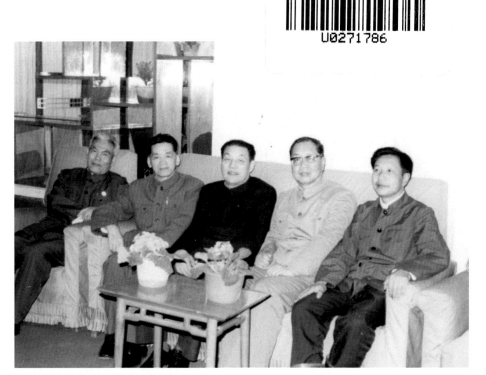

1984 年 5 月马骏与国医大家焦树德、路志正、董建华、朱良春合影

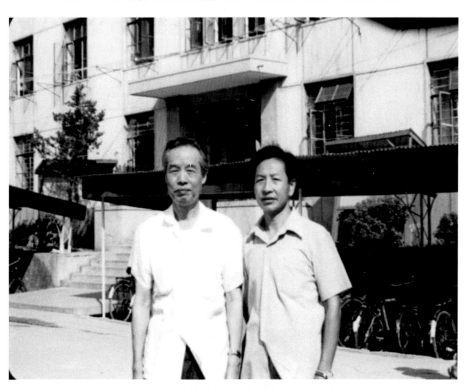

1985 年 8 月马骏与蒲辅周高徒高辉远合影

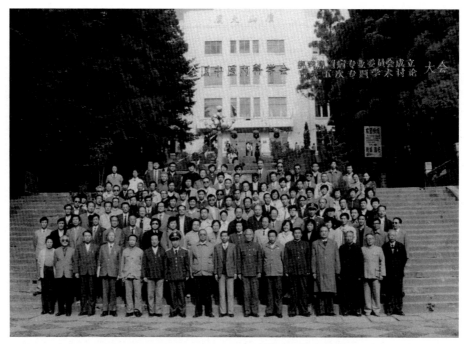

1989 年 9 月全国中医内科学会痹病脾胃病专业委员会成立大会

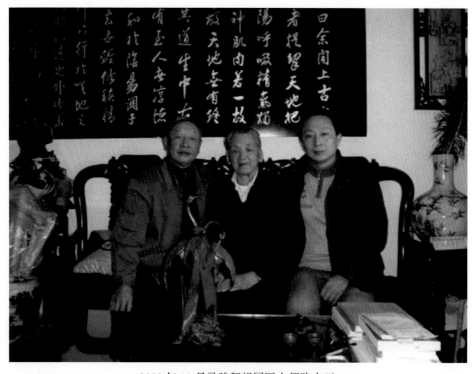

2008 年 10 月马骏拜望国医大师路志正

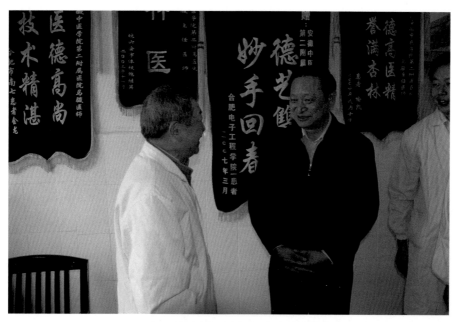

2009 年 4 月卫生部王国强副部长看望马骏

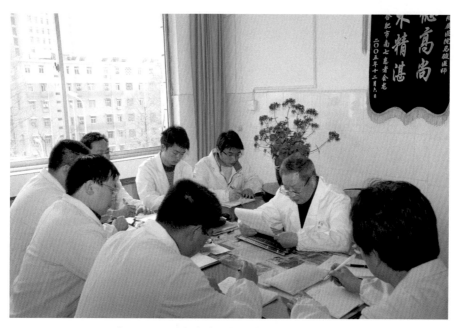

2014 年 10 月马骏名老中医药专家传承工作室业务学习

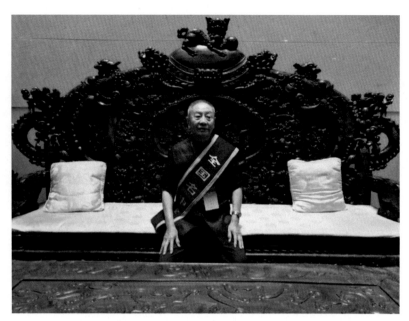

2017 年 6 月马骏荣获首届全国名中医称号

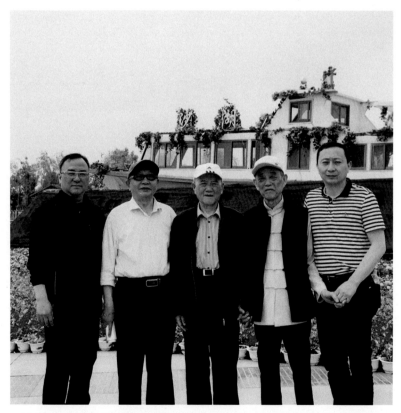

2018 年 5 月马骏与国医大师徐经世（左三）、李业甫（左四）等合影

杏林春暖

——马骏脾胃病临证精粹

主 编 李学军

科学出版社

北京

内 容 简 介

　　马骏先生是首届全国名中医，第二、第三、第四、第五和第六批全国老中医药专家学术经验继承工作指导老师，从事医教研工作 60 载，勤耕不辍，学验俱丰，特别是在脾胃病证治中有独到的造诣。本书从学术思想、学术探讨、临证心得、经方临床运用、验案撷英五个方面介绍了马骏先生诊治脾胃病的特色经验。马骏先生临证十分重视脾胃在脏腑学说中的主导地位，强调脾胃后天之本及护胃气的重要性；认为"证辨"是纲，"寒热、虚实、气血"是目，纲举才能目张；主张脾胃病证治遵循"权衡、升降、润燥、通补"八字方针；施治多予"温、清、消、补、和、疏、润、升、降、通"十法，尤其擅用"疏、和、补"三法，执简驭繁，提纲挈领，切合临床实用，屡治屡验。

　　本书可供从事中医临床尤其是中医内科脾胃病临床的医务工作者及名老中医师承人员阅读，也可供中医爱好者参阅。

图书在版编目（CIP）数据

　杏林春暖：马骏脾胃病临证精粹 / 李学军主编.—北京：科学出版社，2020.5

　ISBN 978-7-03-064381-0

　Ⅰ.①杏⋯　Ⅱ.①李⋯　Ⅲ.①脾胃病-中医临床-经验-中国-现代　Ⅳ.①R256.3

　中国版本图书馆 CIP 数据核字（2020）第 011487 号

责任编辑：郭海燕　国晶晶／责任校对：王晓茜

责任印制：徐晓晨／封面设计：北京图阅盛世文化传媒有限公司

科 学 出 版 社 出版

北京东黄城根北街 16 号

邮政编码：100717

http://www.sciencep.com

北京凌奇印刷有限责任公司 印刷

科学出版社发行　各地新华书店经销

*

2020 年 5 月第 一 版　开本：787×1092　1/16

2020 年 5 月第一次印刷　印张：14 3/4　插页：2

字数：387 000

POD定价：98.00元

（如有印装质量问题，我社负责调换）

本书编委会

主　编　李学军

副主编　储浩然　刘礼梅　俞红五

编　委　（按姓氏笔画排序）

丁义侠　马芳琪　龙小娜　叶莎莎　刘　云

刘礼梅　许　飞　孙　建　孙　琴　李玉凤

李永帅　李学军　李晓伟　李婷婷　杨圣燕

吴　婧　吴清林　汪　瑛　张　艺　张　成

张玉萍　陈亮亮　金月萍　周　婷　胡玉翠

胡晓春　俞红五　夏建国　储浩然

前　言

　　早已数不清，在繁华喧闹、林立高楼的摸爬滚打和砥砺前行中，经历了多少的峥嵘岁月；渐渐模糊了，于人情练达的纷杂社会里，经历过的迎刃而解和千回百折。中医讲究人生有形，不离阴阳。万物皆有源，万事皆有因。无论时光荏苒，于吾而言，促人上进激人奋发的源泉，最是内心深处梦想栖息的故乡，无日不瞻望，无夕不思量：那是三十五年前，填报中医学院时，父命难违的彷徨无奈和懵懵懂懂、莽打莽撞、奋力寻求人生方向的一往无前与孜孜不倦；那是宣誓词中愿为祖国医药卫生事业的发展和人类身心健康奋斗终生的踌躇满志；亦是第一次担纲主治医师指挥若定、救死扶伤于危急之中的百感交集；更是漫漫行医路上——初心不改、虽远不怠，初衷不避、虽苦不弃的拳拳碧海丹心。夫医者，非仁爱不可托也，非聪明理达不可任也，非廉洁淳良不可信也。蓦然回首，为医三十载，依古训，承新法，循涂守辙，开成创新，正己正物，结缘良多，却依似不得法门，惶惶求之，心之所向，盼望万分。

　　吾远非丹溪之才，却不乏丹溪之幸，不惑之年得马骏先生赏识，匪面命之，言提其耳，谆谆如父语，殷殷似友亲。先生，幼承岐黄，择善而从，精耕不辍，精益求精；先生，学识广博，大知闲闲，鸿儒硕学，经师人师；先生，华夏名医，杏林翘楚，仁心仁术，德艺双馨。吾自知愚钝，故朝乾夕惕，孜孜矻矻，仍减师半德，远未能习得先生岐黄之精髓，然心内一瓣之香常燃。长绳难系青春日，乐莫乐分心相知，终究以满满赤诚，广聚师门，和衷共济，言师之志，继师之学。吾才疏学浅，斗胆为之，只言片语，一得之愚，不及先生之万一，供诸君一览以晓吾师之经络，赏中医之绮丽，得方法以效，晓阴阳以养，是以取之于道，而用之于生活焉。

李学军

己亥年春于庐州

目　录

第一章 学术思想

第一节 证辨寒热虚实气血

一、医理依据

辨证论治是中医临床应用的一个诊疗法则。从认识病症到进行治疗,都是依靠这个法则来完成的。辨证论治是以理、法、方、药作为基础,离开了这个基础就谈不上辨证论治,也就无法进行诊治疾病。

辨,就是分析、鉴别;证,就是证据、本质;论,就是讨论、考虑;治,就是治疗方针。证和治是现实的,辨和论是灵活的,要通过分析和思考来实现。究竟凭什么来认识这个证,凭什么用这种法和这类药,需要在辨和论上下一番工夫。疾病的发生必然有某种因素,有某种因素就会表现出某种症状,离开症状就无从辨别疾病的性质;同时仅仅注意到症状还不能全面了解病情,有时症状的表现不一定反映真相,中医称之为"假象",这就要求必须做到细致地辨证。辨证,就是从疾病变化的过程中找出疾病的客观规律,务使症状和病因相统一。引用辩证法的词句来说,就是"本质决定现象,现象表现本质"。中医对任何疾病在没有辨明证候之前,是无法确定治法的,更谈不到处方用药。治病重在辨证,所有治法、处方和用药等一系列的措施,都是根据辨证而来。在辨证论治中,首先强调辨:辨病因、辨病证、辨病位和辨病势。至于辨证的法则,可依据六经来辨,也可依据三焦来辨,还可依据阴、阳、表、里、虚、实、寒、热八纲来辨,然后进行全面的分析、综合,探求疾病的发生和发展规律,从而拟出治疗的方针,给予相应的治疗。

风、寒、暑、湿、燥、火(热),六种外感病邪统称为六淫。其中凡致病具有寒冷、凝结、收引特性的外邪,称为寒邪,寒邪入侵人体所致病证,称为外寒病证;寒客肌表,郁遏卫阳者,称为"伤寒";寒邪直中于里,伤及脏腑阳气者,称为"中寒"。寒为阴邪,易伤阳气,可致寒遏卫阳的实寒证,或阳气衰退的虚寒证。凡致病具有炎热升腾等特性的外邪,称为火热之邪。火与热异名同类,本质皆为阳盛,都是外感六淫邪气,致病也基本相同,亦有实热证和虚热证。寒与热是机体阴阳失调所致的两种性质相反的病机。病机的寒热属性,既可由邪气亢盛引起的阴阳偏盛所致,也可因机体的阴虚、阳虚而变化,即所谓"阳盛则热,阴盛则寒""阳虚则寒,阴虚则热"。因此,寒热的转化,实际是由阴阳的消长和转化所致,也必然会涉及虚实的转化,出现寒热虚实错综复杂的病机转化。由寒化热主要有两种基本形式:一是实寒证转为实热证,以寒邪化热入里为常见。如太阳表寒证,疾病初期恶寒重,发热轻,脉浮紧;不治入里则出现里热证,而见壮热,不恶寒反恶热,心烦口渴,脉数。二是虚寒证转化为虚热证。实寒证亦可转化为虚热证,因为寒邪难以直接伤阴,则少有直接转化者。但若实寒证化热,日久亦可伤阴而转化为虚热证。虚寒证转为实热证,亦有所见,可由重感于邪、邪郁化热、过用辛热类药物所致。由热转寒,主要有三种形式:一是实热证转化为虚寒证,一般因伤阳所致;二是实热证转化为实寒证；三是虚热证转化为虚寒证，即阴损及阳，阴阳互损。至于虚热证转化为实寒证，则较为少见。

《素问·通评虚实论》曰："邪气盛则实，精气夺则虚。"实，主要指邪气亢盛，是以邪气偏盛为矛盾的主要方面的一种病理反应。实就是说，邪气的致病力和机体的抗病能力都比较强盛，或是邪气虽盛而机体的正气不衰，能积极与邪抗争，故正邪相搏，斗争剧烈，反应明显，在临床上出现一系列机体反应比较剧烈的、亢奋的、有余的证候，即谓之实证。实证常见于外感六淫致病的初期和中期，或由于痰、食、水、血、结石等滞留于体内而引起的病证。如临床上见到的痰涎壅盛、食积不化、水湿泛滥、瘀血内阻等病证，以及壮热、狂躁、声高气粗、腹痛拒按、二便不通、脉实有力等症状，都属于实证。虚，主要指正气不足，是以正气虚损为矛盾的主要方面的一种病理反应。也就是说，机体的气、血、津液和经络、脏腑等生理功能较弱，抗病能力低下，因而机体的正气对于致病邪气的斗争，难以出现较剧烈的机体反应，所以，临床上可出现一系列虚弱、衰退和不足的证候，即谓之虚证。虚证，多见于素体虚弱或疾病的后期，以及多种慢性病证。如大病、久病、消耗精气；或大汗、吐利、大出血等耗伤人体气血津液，均会导致正气虚弱，出现神疲体倦，面容憔悴，声低息微，心悸气短，自汗、盗汗，或五心烦热，或畏寒肢冷、脉虚无力等正虚的临床表现。在疾病过程中，邪正的消长盛衰，不仅可以产生单纯的虚或实的病理变化，还会出现虚实之间的多种变化，主要有虚实错杂、虚实转化及虚实真假。虚实错杂包括虚中夹实和实中夹虚两种病理变化；如果从病位来分析，虚实错杂的病机，尚有表里、上下等虚实不同的错杂证候，如表实里虚、里实表虚、上实下虚、下实上虚等。虚实真假主要包括真实假虚和真虚假实两种情况，即所谓"至虚有盛候""大实有羸状"。而在疾病的发生和发展过程中，病机的虚和实，都只是相对的而不是绝对的。由实转虚、因虚致实和虚实夹杂，常常是疾病发展过程中的必然趋势。

气与血是人体内的两大类基本物质，在人体生命活动中占有很重要的地位，如《素问·调经论》云："人之所有者，血与气耳。"《景岳全书·血证》又云："人有阴阳，即为血气。阳主气，故气全则神旺；阴主血，故血盛则形强。人生所赖，唯斯而已。"气是人体内活力很强而又运行不息的极精微物质，也是构成人体和维持人体生命活动的基本物质之一。气的运行不息，推动和调控着人体内的新陈代谢，维系着人体的生命进程。气的运动停止，则意味着生命的终止。人体之气，由精化生，并与肺吸入的自然界清气相融合而成；一身之气的生成，是脾、肺、肾等脏腑综合协调作用的结果。血是循行于脉中而富有营养的红色液态物质，也是构成人体和维持人体生命活动的基本物质之一。水谷精微和肾精是血液化生的基础，它们在脾胃、心、肺、肾等脏腑的共同作用下，经过一系列气化过程，而得以化生为血液。气与血都由人身之精所化，而相对言之，则气属阳，血属阴，具有互根互用的关系。气有推动、激发、固涩等作用；血有营养、滋润等功效。故《难经·二十二难》曰："气主煦之，血主濡之。"气是血液生成和运行的动力，血是气的化生基础和载体，因而有"气为血之帅，血为气之母"的说法。气为血之帅，包含气能生血、气能行血、气能摄血三个方面。血为气之母，包含血能养气和血能载气。气血失调的病机，同邪正盛衰、阴阳失调一样，不仅是脏腑、经络等各种病变机制的基础，也是分析研究各种疾病病机的基础。气的病变，包括气的生成不足或耗散太过、气的运行失常，以及气的生理功能减退等，具体表现为气虚、气陷、气滞、气逆、气闭、气脱等几个方面。血的生理功能异常，主要表现为血液的生成不足或耗损太过、血液的运行失常，以及血液濡养功能减退等，具体包括血虚、血瘀、血热和出血等。气和血之间具有相互资生、相互依存和相互为用的关系。气对于血，具有推动、温煦、化生和统摄的作用；血对于气，则有濡养和运载等作用。故气的虚衰和升降出入异常，必然影响及血；血的虚衰和血行失常，必然影响及气。临床上气血关系失调,主要有气滞血瘀、气虚血瘀、气不摄血、气随血脱及气血两虚等几个方面。

二、学术特色

马老对脾胃病的诊查有独到的见解,临证强调寒热、虚实、气血的辨证,并能取得良好的临床疗效。

1. 寒热

马老在辨别脾胃病病因中尤其注重寒热的变化。脾胃病常见的寒证有实寒证、虚寒证,常见的热证有实热证、虚热证,亦可有寒热夹杂的复杂病变,其中较常见的有上热下寒及上寒下热两种证候。如既有腹痛、便溏、四肢欠温,又有反复发作性口腔溃疡的,此是上热下寒的主要表现;又如,既有胃脘冷痛、呕吐清涎,又兼见尿频、尿痛、大便深黄、滞而不爽的,属上寒下热证。马老认为,脾胃病还经常发生寒热转化及各种形式的转化,其机制与病邪的"从化"有重要关系。即病邪侵入机体后,能随着人之体质差异、邪气侵犯部位,以及气候、时间、地域等各种变化而发生性质的改变,形成与原来病邪性质不同而与机体的体质一致的病理反映。如阳盛阴虚体质,易热化、燥化;阴盛阳虚体质,则易寒化、湿化。其中,尤其是兼有湿邪者,常可随体质而发生转化,湿邪所伤,若其人为阳虚阴盛之体,常从阴化寒而成寒湿困脾证;若其人素体阳热偏盛,常常从阳化热而成湿热中阻证;长夏季节多成湿热证;长江中下游地区多见湿证。马老临床用药,针对不同的病因病机,分析其因果先后,标本缓急,制订不同治法,既有寒凉又有温热,寒热并投,相反相成,以恢复阴阳之间的生理平衡而消除寒热失常。临证时马老擅用经方,如清上温下,和胃降逆,以黄连汤为代表;清上温中,清热除烦,以栀子干姜汤为代表;外散风寒,内清郁热,以小青龙加石膏汤为代表;酸苦泻热,辛甘温阳,以乌梅丸为代表;寒温并用,阴阳并补,以炙甘草汤为代表;宣郁清热,温中健脾,以麻黄升麻汤为代表;泻热消痞,扶阳固表,以附子泻心汤为代表;辛温解表,清热除湿,以麻黄连翘赤小豆汤为代表;寒温并用,和解少阳,以小柴胡汤为代表;甘寒佐温,护胃固本,以竹叶石膏汤为代表;辛热佐寒,以防格拒,以通脉四逆加猪胆汁汤为代表;辛开苦降,和中消痞,以半夏泻心汤、生姜泻心汤、甘草泻心汤为代表。马老尤擅用半夏泻心汤,例如,患者王某,男,39岁,2015年2月初诊。脘腹胀满2个月余,食欲不振,腹胀满,矢气,口微苦,食后胃脘满闷,腹胀甚,午后脘部胀满,甚则烦闷懒言,疲乏无力,大便日行2~4次、呈稀糊状,睡眠不佳,脉沉而有力,舌苔白润微黄。胃镜示:慢性胃炎活动期。马老分析患者病程既久,反复发作,脾胃虚弱于前,便溏腹胀,神疲懒言,口干微苦,舌苔微黄;寒热错杂于后,终致气机痞塞,升降失常而见心下痞满,干噫食臭,矢气不畅。辨为寒热错杂、阴阳失调、升降失常之胃痞证。取用仲景半夏泻心汤,以辛温之生姜、半夏配苦寒之黄芩、黄连,寒热并用,辛开苦降,使清升浊降,痞利得除。坚持服用,终使顽疾尽拔。

2. 虚实

马老在病机中更注重辨别虚实的变化及气血盛衰。其中虚实的内涵,马老认为是包括多方面的,如正气盛衰分虚实,邪盛正衰分虚实,病与不病分虚实,病变微甚分虚实,寒热亦分虚实。虚与实是一个广泛而相对的概念。从证的角度来说,无论是"虚证",还是"实证",均是对疾病状况所表现出的证候的概括。"虚证"和"实证"中的虚与实,是指证的虚和实,而不是正虚和邪实,虽然它们之间关系密切,但却不是同一个概念。其中虚应包括整体之虚、局部之虚和暂时之虚等多种意义。整体之虚,即指人体阴阳、气血某一方面或几个方面表现为全身性虚弱，如阴虚、阳虚、气虚、血虚、阴阳两虚、气血两虚等。造成整体之虚的原因，一是先天禀赋不足，二是后天调养失宜，三是疾病所伤，四是自然衰老。局部之虚，是指机体某部位、某脏腑、某经络等的虚弱，如肺气虚、脾阳虚、心血虚、肝阴虚、上虚、下虚、经气虚等。局部之虚，可以导致整体之虚；而整体之虚，又可影响到局部之虚。暂时之虚，是由于某种原因，如劳累、饱食、情志刺激等，导致机体功能紊乱，抗病能力暂时下降。当此之时，邪气可乘其暂时之虚而侵入人体。《素问·五脏别论》说："五脏者，藏精气而不泻也，故满而不能实；六腑者，传化物而不藏，故实而不能满也。"马老根据这种生理特点，认为脾病多虚，胃病多实，亦有脾胃俱虚者。脾胃病常见虚证主要有脾气虚，脾阳虚，脾阴虚，胃阴虚等；脾胃病常见实证主要有寒湿困脾，寒邪犯胃，胃热炽盛，湿热蕴脾，胃停食积，胃肠燥热，瘀血凝滞，虫积内扰等。马老在临床实践中，对脾虚者，常用益气、温中、升举、养阴、固涩等法；擅用六君子汤、参苓白术散、补中益气汤等。常用中药有党参、白术、茯苓、山药、薏苡仁、焦山楂、焦神曲、陈皮、砂仁、炒扁豆、莲子肉等。如时见脘腹痞闷胀痛，恶心呕吐者，加木香、姜半夏、藿香；兼舌苔白腻者，加苍术、白豆蔻、厚朴；大便清稀，小便色清，腹部隐隐作痛者，加炮姜、肉豆蔻、益智仁；少气懒言，便泻不止，甚至脱肛者，加黄芪、升麻、葛根；兼夹湿热，口苦舌黄，或大便夹黏冻者，加黄连、黄柏、马齿苋；泄泻而兼腹中冷痛、手足不温者，可加炮附片、桂枝、干姜；小儿疳积者，加鸡内金、神曲、麦芽、山楂。对胃实者，马老常用消导、理气、通腑、清热、祛湿等法；擅用厚朴干姜半夏甘草人参汤、保和丸、调胃承气汤、温脾汤等。常用中药有焦山楂、神曲、半夏、茯苓、陈皮、厚朴、连翘、鸡内金、旋覆花、代赭石（包）、莱菔子等；便秘者加用制大黄、枳实；呕吐加姜竹茹、改法半夏为姜半夏。马老认为，脾胃病的病机以纯虚纯实少见，而寒热错杂、虚实夹杂较多，因此症状表现常错综复杂。当脾胃同虚时，应用甘味，扶正以补虚，慎用苦寒，需要时亦当中病而止，应以时时保护胃气为治疗原则。如可见胃中灼热、口气臭秽，同时并见下利清谷，此胃热而肠寒也。此时如果一味清胃热而不顾肠中有寒，或虽寒热并进，补清同用，而其间药量有偏，病皆不得愈。另马老强调食补，若平素脾胃虚寒的人，或胃痛、腹痛、泄泻之属寒证者，应多食性味辛热的葱、姜、韭、蒜、胡椒等；脾胃虚弱的人，宜食用性味甘平的红枣、山药、扁豆、芡实、莲子肉等。而胃热素盛的人，宜食梨、藕、甘蔗、蜂蜜等甘寒生津之品。总之，马老强调，在临床上不能以静止的、绝对的观点来对待虚和实的病机变化，而应以运动的、相对的观点来分析虚和实的病机。

3. 气血

马老强调，气血是人体脏腑、经络等一切组织器官进行生理活动的物质基础，而气血的生成与运行又有赖于脏腑生理功能的正常。因此，在病理上，脏腑发病必然会影响到全身的气血，而气血的病变也必然影响到脏腑。气血的病理变化是通过脏腑生理功能的异常而反映出来的。由于气与血之间有着密切关系，所以在病理情况下，气病必及血，血病亦及气。马老据《素问·刺法论》"正气存内，邪不可干"及《素问·评热病论》"邪之所凑，其气必虚"等理论，指出：气是疾病发生发展过程中的主导因素，强调顾护正气，并认为气病及血为多见。人体一身之气与邪气相对而言，称为正气，具有防御、抗邪、调节、康复等作用。从其生成来源而言，由先天之精化生者为元气，由水谷之精化生者为谷气。《灵枢·玉版》云："人之所受气者谷也，谷之所注者胃也，胃者，水谷气血之海也，中焦之所出，亦并胃中，出上焦之后，此所受气者，泌糟粕，蒸津液，化生精微，上注于肺脉，乃化而为血，以奉生身，莫贵于此。"故马老认为，人体一切生命活动和脏腑功能均依靠气血的供应，而脾胃乃气血阴阳之根蒂，产生气血之源泉，故也是维持生命、元气的根本。脾胃之气无所伤方能滋养元气，脾胃之气既伤，而元气亦不能充，故诸病之所由生。马老总结指出：脾胃之气病，常见的有气郁证、气陷证，病变多在脾；有气滞证、气逆证，病变多在胃。脾胃之血病，常见的有血瘀证、血热证，以实证居多。气血同病，气和血相互依存，相互为用，在脾胃病中气血同病者亦不少见，常见的有气滞血瘀、气虚血瘀、气不摄血等证。气滞血瘀是气机郁滞而致血行瘀阻所出现的证候，临床以脘腹胀痛或刺痛连胁、刺痛拒按、胁下痞块、舌质紫暗或有紫斑、脉细涩为主症。气虚血瘀是气虚运血无力，血行瘀滞所表现的证候，可见于胃痛、积聚等病症中，临床以身倦乏力、少气懒言、疼痛如刺、痛处不移、拒按、舌质淡暗或有紫斑、脉沉涩等为主要表现。气不摄血是气虚不摄，血虚不统而致出血的证候，临床以吐血、便血或黑粪、气短倦怠、脉弱、舌淡为辨证要点。在临床治疗方面，马老独树一帜地侧重补脾升阳，疏肝理脾，善用升麻、柴胡等提升之品，黄芪、党参等健脾之药，香附、枳壳等理气之类；以补中益气汤、升阳益胃汤、四逆散等为代表方剂。

4. 证辨寒热、虚实、气血

对于疾病的各种临床表现，一般相对独立的表现为症状，由几个具有一定关联的症状组合为证候。马老指出：疾病在不同的阶段，有不同的证候表现，临证时要抓主证候进行辨证论治。主证是病机最典型的反映，它也代表了病势的趋向，临床辨证论治实践中，马老善于抓主要证候，抓主要症状，提出抓住主症、参考次症及舌象和脉象来确定证候，查明气血盛衰，辨清寒热虚实，辨证析机，因机立法，因法施方。马老临证时根据患者求医时最痛苦的主诉，即主要症状，作为辨证的主要依据及切入点。如胃部胀痛多考虑气滞证；胃部隐痛多考虑虚证；胃部针刺样或刀割样疼痛多考虑血瘀证；胃部灼痛多考虑热证或阴虚证。脾虚气滞是胃痛的常见病机，脾虚宜用四君子汤以补气健脾；气滞宜用四逆散以疏肝理气；脾虚气滞宜用四君子汤合四逆散为基础方，随兼夹证候、兼夹症状进行药物加减。如兼见血瘀证，加丹参、三七；兼见寒凝证，加干姜、桂枝；兼见食积证，加鸡内金、神曲；兼见阴虚证，加北沙参、石斛；兼见湿热证，加茵陈、虎杖；兼有失眠者，加酸枣仁、首乌藤；兼有便秘者，加火麻仁、六月雪；兼有反酸者，加乌贼骨、瓦楞子；兼有嗳气、呃逆者，加旋覆花、代赭石。如脘腹痞塞不舒、胸闷气憋，多考虑为痰湿中阻证；脘腹痞闷、胸胁胀满、心烦易怒、善太息多考虑为肝胃不和证；脘腹痞闷而胀、进食尤甚、拒按、嗳腐吞酸、恶食呕吐多考虑为饮食内停证；脘腹满闷、喜温喜按、纳呆便溏多考虑为脾胃虚弱证。痰湿中阻者宜用二陈汤合平胃散加减以除湿化痰；肝胃不和者宜用柴胡疏肝散加减以疏肝解郁、和胃消痞；饮食内停者宜用保和丸合枳术丸加减以消食和胃；脾胃虚弱者宜用香砂六君子汤加减以健脾益气、行气消痞。若兼见心下痞硬、噫气不除者，可用旋覆代赭汤加减以益气和胃、降气化痰；湿久郁而化热，见口苦、苔黄者，可用黄连温胆汤加减以清热化郁；气结显著者加用柴胡、郁金以疏肝解郁；郁而化火，口干口苦明显者，加黄连、栀子以泻火祛郁；嗳气者，加竹茹、沉香以和胃降逆；脾阳不振，手足不温者，可加附子、干姜以温阳化气；气虚失运，脘腹满闷较重者，可加木香、枳壳、厚朴以助脾运，或用四磨汤以行气降逆；湿浊较甚，舌苔厚腻者，加制半夏、茯苓、苍术以化湿和胃，或改用香砂六君子汤加减以健脾祛湿、理气除胀；血瘀者，加丹参、红花、莪术以活血化瘀。

临床中马老擅于抓主要症状、主要证候、主要矛盾用药，注重辨别寒热、虚实、气血的转变，大大提高了诊断速度和诊断准确率，提高了临床疗效。马老常言道：临床诊察疾病就像审理案件一样，必须搜集证据，抓住主线主证，兼顾次证，层层深入，摸清底情，然后给予恰当的处理。在诸多辨证方法中，马老更着重证的辨别，以及寒、热、虚、实、气、血的变化。

第二节 权衡润燥升降通补

一、医理依据

《素问·太阴阳明论》曰："脾与胃以膜相连。"脾与胃同居腹中，互为表里，共有后天之本之称，又为气血生化之源，五脏六腑、四肢百骸皆赖其所养。胃主受纳、脾主运化；肝主疏泄、肾主温煦。脾与胃相互配合，在肝、肾等脏腑协助下共同完成人体对水谷的受纳、消化、吸收和输布等生理功能。脾与胃的关系，体现在水谷纳运相得、气机升降相因、阴阳燥湿相济三个方面。

脾胃病是指在外感或内伤因素影响下，造成脾、胃、肠功能失调而出现病理改变的一类病证。《素问·阴阳应象大论》云："善诊者察色按脉，先别阴阳。审清浊，而知部分，视喘息，听音声，而知所苦，观权衡规矩，而知病所主，按尺寸，观浮沉滑涩，而知病所生。以治无过，以诊则不失矣。"善于治病的医生，看患者的色泽，按患者的脉搏，首先要辨明疾病属阴还是属阳。审察浮络的五色清浊，从而知道何经发病；看患者喘息的情况，并听其声音，从而知道患者的痛苦所在；观察四时不同的脉象，因而知道疾病发于哪一脏腑；诊察尺肤的滑涩和寸口脉的浮沉，从而知道疾病所在的部位。这样，在治疗上，就可以没有过失。权，古指秤砣，有下沉的意象。衡，古代的秤杆，有平衡的意象。"权衡"，有品评、度量的意思。诊察脾胃病，首推权衡，只有追本求源，注重遵照望、闻、问、切四诊合参的规则，方能明确诊断。

脾与胃相对而言，脾为阴脏，以阳气温煦推动用事，脾阳健则能运化升清，故性喜燥而恶湿；胃为阳腑，以阴气凉润通降用事，胃阴足、胃津充则能受纳腐熟，故性喜润而恶燥。《临证指南医案》曰："太阴湿土，得阳始运，阳明燥土，得阴自安。以脾喜刚燥，胃喜柔润故也。"脾易湿，得胃阳以制之，使脾不至于湿；胃易燥，得脾阴以制之，使胃不至于燥。脾胃阴阳燥湿相济，是保证二者纳运、升降协调的必要条件。若脾湿太过，或胃燥阴伤，均可产生脾运胃纳的失常。如湿邪困脾，可引起胃纳不振；若胃津或胃阴不足，亦可导致脾运失健。脾湿则其气不升，胃燥则其气不降，可见中满痞胀、排便异常等症。故脾为太阴湿土，以燥为健；胃为阳明燥土，以润为降。脾胃燥湿相济，是脾胃对水谷的纳运、转输功能的保证。

气机升降是机体生理活动的基本形式，是维持生命活动的必然过程。脾胃是气机升降的枢纽，脾气升，不仅能助胃进一步消化，而且能吸收、转输水谷的精微和水液，还能统摄、升提内脏，不使之下陷，以保持诸脏各安其位。胃气降，不仅能使饮食得以下行，而且能将初步消化后的水谷精微物质移交小肠而供给脾以运化转输，上奉于心肺，布散周身，心、肺、肝、肾均赖其水谷之精气以供养。即《素问·玉机真脏论》所谓"脾为孤脏，中央土以灌四旁"。脾胃受纳、运化功能正常，水谷精微物质充盛，营卫方能充实，五脏始得安和。清阳上升则耳目聪明，腠理固密，筋骨强劲；浊阴下降则湿浊渗泄，阴精凝聚，下窍通利，脏腑调和。若脾虚气陷，可导致胃失和降而上逆，而胃失和降，亦影响脾气升运功能，均可产生脘腹坠胀、头晕目眩、泄泻不止、呕吐呃逆、或内脏下垂等脾胃升降失常之候，即《素问·阴阳应象大论》所谓"清气在下，则生飧泄；浊气在上，则生䐜胀"。总之，脾胃是心、肺、肝、肾四脏的中心，心、肺、肝、肾的升降浮沉运动均以脾胃为枢纽，心、肺、肝、肾的生理机能都依赖于脾精的输布，"脾宜升则健"，"胃宜降则和"，若脾胃升降失常则五脏俱病，百病丛生。

"六腑以通为用"，"六腑以通为顺"。饮食入胃，经胃的腐熟，成为食糜，下降至小肠，小肠承受胃的食糜，再进一步消化，并泌别清浊。水谷经过六腑的共同作用，从消化吸收乃至糟粕的下传排出，必须不断地由上而下递次传送。六腑中的内容物不能停滞不动，其受纳、消化、传导、排泄的过程，是一个虚实、空满不断更替的过程。六腑的生理特点是实而不能满，满则病；通而不能滞，滞则害。六腑在病理上相互影响，如胃有实热，津液被灼，必致大便燥结，大肠传导不利。而大便传导失常，肠燥便秘也可引起胃失和降，胃气上逆，出现嗳气、呕恶等症。又如胆火炽盛，每可犯胃，出现呕吐苦水等胃失和降之证；而脾胃湿热，郁蒸肝胆，胆汁外溢，则见口苦黄疸。六腑者，传化物而不藏，六腑病变，多表现为传化不通，故治疗上又有"六腑以通为补"之说，这里所说的"补"，不是用补益药物补脏腑之虚，而是指用通泄药物使六腑以通为顺，对腑病而言，堪称为补。治疗胃肠病证时，常以通降为大法，正如《临证指南医案·胃脘痛》所云："夫痛则不通，通字须究气血阴阳，便是看诊要旨矣。"通降，是指使气滞、湿阻、痰浊、水饮、食积、瘀血、胃火等邪气得以通畅下行，恢复六腑正常功能，使邪气得除，胃热得清，气滞得通，胃胀得消。"实则阳明"，胃病多实证、热证、燥证、滞证、逆证，实证用泻，热证用清，滞证用通、用行，逆证用降、用镇。故胃病多用苦寒药、凉药、润药、通药、行药、降药。

二、学术特色

马老辨治脾胃病注重润燥、升降、通补之法，权宜而施，反复衡量，灵活运用，自有心法，从不拘泥于经方时方。每随证变化，加减化裁，制方遣药，法度谨严，值得吾辈学习借鉴。

1. 润燥

马老依据"脾喜燥而恶湿"之理论，在临床上，对脾生湿、湿困脾的病证，强调健脾与利湿同治，所谓"治湿不理脾，非其治也"。常用醒脾化湿之剂，少用甘润滋腻之品，以免助湿。"胃喜润而恶燥"，如《医学求是·治霍乱赘言》所言"胃润则降"，治胃病时，当注意燥热易伤胃阴，故马老常用甘凉滋润之剂。即使必苦寒泄下之剂，也应中病即止，以祛除实热燥结为度，不可妄施，以免伤津化燥。临证时，针对脾湿太过，运化呆滞，见呕吐、恶心、纳呆、腹胀、苔腻者，宜燥湿健脾，方用平胃散配砂仁、白蔻仁之属，口黏腻配佩兰以化湿醒脾，口臭苔腻用草果以化湿和中。水湿轻者从脾治，用胃苓汤以利水渗脾湿；脾湿甚者，水湿内生，表现为痰饮水肿，从补脾益肾寻法。胃燥太过，其多为胃阴不足，胃络涸涩，表现为胃脘隐痛、灼热、口干、饥不欲食、舌红少津等，马老常用养阴益胃汤以滋养胃阴，尤其胃有灼热感用石斛功最殊；兼咽干、口唇干燥为肺胃阴虚，用沙参、玉竹作用甚好。阳明燥结，"无水行舟"，大便干结难解，用增液汤以滋润阳明燥土，缓通大便；燥结甚者，配入调胃承气汤；腹胀排便不畅，配枳实、槟榔、炒莱菔子以通降腑气、理气导滞。

脾湿与胃燥并见，多出现在湿热伤阴证中，临床既见胃脘痞满、灼热、反酸、嘈杂、口苦、苔黄腻等湿热表现，幽门螺杆菌多为阳性，又有口干不欲饮，饥不欲食，舌红少津等胃阴虚证候。湿热内蕴与胃阴不足相兼者，用左金丸配半夏、栀子、白蔻仁以清化湿热，养阴益胃汤以滋养胃土阴津之亏，润燥相济而收良效。久患胃病胃阴亏虚者，若过食滋腻或寒凉伤中，也可形成脾寒湿与胃津亏并见的证候，症见口干不欲饮，脘腹胀、纳食呆，舌红苔白腻，治疗要健脾化湿与滋养胃阴并举。

病例　患者王某，男，72岁，退休工人，2015年10月20日初诊。胃脘隐痛1个月余，空腹胃脘灼热不适，似饥而不欲食，食后隐痛，嗳气，无反酸，口燥咽干，体倦乏力，大便干结，脉沉弦，舌淡红，苔薄黄。胃镜检查提示：慢性浅表性胃炎活动期；腹部B超检查结果：未见明显异常。马老认为此患者胃阴亏耗、胃失濡养，兼见肝郁脾虚。治宜养阴益胃、疏肝健脾、和中止痛。予一贯煎、百合乌药汤、芍药甘草汤、金铃子散加减。马老认为：一贯煎、芍药甘草汤两方合用滋阴而不腻,止痛又不伤阴;百合乌药汤理气和胃,养阴止痛。诸药合用,润燥适宜,相得益彰。

2. 升降

马老临证强调脾气主升、胃气主降,脾以升为健、胃以降为和,治脾毋忘调胃,治胃毋忘健脾的原则。治脾病时常用健脾、益气、升提之品;治胃病时多用和中、清利、降逆之药。处方用药时,马老十分重视药性的升降沉浮,讲究药对的配伍、分量的轻重,以升中有降、降中有升,谨防升之不足、降之有余。脾为阴土,体阴而用阳,病则水湿壅盛而阳气易亏,阳气亏虚则其气不升甚则下陷。"辛甘入脾,辛苦入胃",辛甘之药性多温燥,有补脾益气、升阳举陷之功效,故以甘味之品补其脾,辛味之品升其阳。凡是味辛性散的药物均具有升清的作用,如辛温之苏梗、藿梗、苏叶、荆芥、防风,有内湿困脾者选苏梗、藿梗、苏叶,无湿者选荆芥、防风。有热者选用辛凉之荷叶、荷梗、荷叶蒂等。

马老特别喜欢使用荷叶,荷叶味苦辛微涩、性凉,归心、肝、脾经,清香升散,具有消暑利湿、健脾升阳、醒脾和胃、清利头目的作用,在夏季湿邪困脾、胃纳呆滞、头目不清时使用荷叶最为合拍,即使在秋冬季节,凡有湿困之征出现头昏、头沉、头晕、昏蒙不清者恒用之。胃为阳土,体阳而用阴,胃为燥土,病多燥热亢盛,辛苦性寒之药为必用之品。辛苦之品,具通降胃气、清解胃热之功效,辛苦之药有性温性寒之不同,性寒者又分辛寒和苦寒两类。辛寒之品如生石膏、知母,苦寒之品如大黄、黄芩、黄连、黄柏之属,使用上述诸药,可达到降浊的作用。《素问·阴阳应象大论》有"酸苦涌泄为阴"的说法,凡酸苦之品亦具有降浊的作用,但要根据病情选用不同的剂量,轻者用3~6g,重者用6~9g,剂量不宜过大,否则"涌泄"太过,损伤脾气。

马老还善用药对调节脾胃升降功能,如白术配百合,白术甘苦温,益气升清;百合甘平濡润,使胃气下行,通利二便,升降相施,配合得宜,每收良效。莱菔子配决明子,莱菔子辛甘平,长于利气,《滇南本草》谓其"下气宽中,消膨胀,降痰";决明子苦甘凉,清肝明目,利水通便。二药配伍,通降胃肠气机,药性平缓,尤适合于胃肠动力障碍而致的大便不畅者。枳壳配桔梗,桔梗辛苦而平,使清气上升,通利胸膈;枳壳苦微寒,降逆散满。两药配合用于屡用理气药而不见效的患者。马老强调:治脾当用温升,但亦须佐以降胃;胃失通降,积湿生浊常伴随脾不运化,治胃当用通降,但亦须佐以升脾。若脾虚运化无力,易积湿生浊,脾湿郁滞常影响到胃而致胃气不降、受纳失常。降胃常选辛苦通降之品,虽与甘温升脾之药性味相反,但同奏祛湿化浊、恢复脾运之功,有异曲同工之效。马老常在益气升脾方药中,少佐顺降开泄之半夏、陈皮、枳实之类,以疏通湿浊之壅塞,畅利脾气之运行,常用五味异功散、六君子汤或香砂六君子汤等。马老尤为擅用陈皮,《本草纲目》云:"橘皮苦能泄能燥,辛能散,温能和,同升药则升,同降药则降……但随所配而补泻升降也。"可见用陈皮调理脾胃气机,往往能切中病机。

病例 患者张某,女,40岁,职员,2015年10月6日初诊。胃脘胀满不适、烧灼感1年,进食后胃脘不适、满而不痛,有嘈杂感而无明显反酸,有饥饿感,偶有呕吐呃逆,心烦不眠,二便正常,脉沉细,舌质暗红,苔薄黄。胃镜检查提示:慢性浅表性胃炎活动期;腹部B超检查提示:未见明显异常。马老认为此患者以寒热互结之虚痞为主,兼存胆胃不和痰热内扰之象,治宜寒热平调、散结除痞、清胆和胃。予半夏泻心汤、温胆汤合六君子汤加减治之。半夏泻心汤辛开苦降,寒热平调,配合温胆汤、六君子汤进一步调和升降,使气机畅顺、胃痞得安。

3. 通补

马老认为，要广义理解运用通补之法，正如《医学真传·心腹痛》所言："调气以和血，调血以和气，通也；下逆者使之上行，中结者使之旁达，亦通也；虚者助之使通，寒者温之使通，无非通之之法也。若必以下泄为通，则妄矣。"又如《伤寒论》阳明病篇的应用，从广义上言，纠正人体气血、阴阳、脏腑经络偏损偏衰，寒热虚实，甚至阴阳亡绝等，都属于"补"法之列，通即为补，通补为用，以通为补，以补为通，寓补于通，通补合一。马老指出理气药、降气药、消导药、清热药、泻下药等，均有通下作用，如苏子、莱菔子、代赭石、旋覆花、青皮、枳实、厚朴、槟榔、沉香、降香、广木香、大黄等。马老常用八月札、枳实、厚朴、槟榔、广木香、绿萼梅和陈皮等，厚朴、广木香偏温，八月札和焦槟榔偏凉，可根据不同的情况选用。马老善用八月札，八月札又名预知子，甘寒无毒，具有疏肝理气、活血止痛的作用。孟诜言其"厚肠胃，令人能食，下三焦，除恶气，和子食之更好。通十二经脉"。《食性本草》说预知子"主胃口热闭，反胃不下食，除三焦客热"。《崔禹锡食经》云："食之去淡（痰）水，止赤白下利。"说明八月札具有行气和胃、疏肝理气、消食化痰的功效，并且行气而不伤阴，是一个非常理想的调理脾胃的药物。马老也擅用炒枳实，如枳术丸，以行中有补，用量一般10～15g。一般情况下，马老治疗胃病不使用过补，即使出现脾虚也要缓补、慢补、行补，补中有行，动静结合，升中有降。即使其他慢性脾胃病需要补药者，也须适当加入和胃理气药，以防补而壅滞，补而碍胃。对于胃肠急性气滞、阻滞、食滞类疾病，使用纯动药，一旦胃气通畅，自当脾胃同治，如二陈汤中茯苓健脾祛湿，即取脾胃同治之意。

病例 患者黄某，男，39岁，工人，2015年11月24日初诊。胃脘胀满隐痛1年余，嗳气反酸，恶心欲吐，大便溏薄带黏液，每日2～3次，腹胀肠鸣，食少体倦，脉弦细，舌淡，苔薄黄。胃镜检查提示：慢性浅表性胃炎；肠镜检查提示：结肠炎。马老认为此患者胃肠同病，初诊证属湿滞脾胃、肝郁胃热，兼见脾胃虚弱；治以疏肝理脾、清热利湿、行气和胃，以通为主。予四逆散、平胃散、左金丸、乌甘散、香砂六君子汤加减化裁，服7剂症减。复诊时患者肝郁已除，湿热明显好转，脾胃气虚凸显，治以益气升阳、健脾和胃、清热利湿，通补兼施，予升阳益胃汤加减，药到病除。

4. 权衡润燥、升降、通补

马老将"权衡"引申为一种"判断"的思维方法，权衡轻重，权衡利弊，权衡得失，实际上比较全面地概括了望、闻、问、切四诊合参的辨证论治方法。马老认为脾胃病临床十分常见，一年四季均可罹患，且无年龄、性别之差异，与人体禀赋、饮食习惯相关。脾胃病病证多样，病情反复，病程延久。辨证中要权衡脾胃之虚实寒热、气血之荣盛虚衰、肝肾等脏腑之关联影响。在治法中权衡调阴阳、和气血、安脏腑、扶正祛邪、标本兼治。在治疗上必须权衡利弊，分清轻重缓急，无论是攻是补，是润是燥，是升是降，是通是补，必须综合考虑，用之有度。

病例 患者蔡某，男，63岁，农民，2015年9月10日初诊。胃脘胀痛1周，嗳气吐酸，胸胁苦满，口苦咽干，咳嗽有痰，痰浓色白，纳谷不香，大便偏干，小便正常，脉细濡，舌胖，苔薄黄。既往有慢性胃炎病史2年。胃镜提示：十二指肠球炎。马老权衡此患者症状虽多，突出在中焦脾胃湿滞，脾为生痰之源，肺为贮痰之器，湿痰阻于少阳，肝气郁结，胆气犯胃，胆火上炎，兼有痰热互结之象，以实证为主，湿热并重，脾胃肝胆肺合病。治以和胃燥湿、疏肝利胆、清热化痰、理气解郁。予柴平汤以疏肝健脾和胃，同时利胆清化痰热，顾及胆肺；妙用温胆汤合小陷胸汤，使肝胆得以疏泄，痰热得以清化。诸方合用，相得益彰，脾健胃和，诸症悉除。

第三节 脏腑别通

一、医理依据

脏腑别通，即心与胆通、肺与膀胱通、胃与心包通、肾与三焦通、肝与大肠通、脾与小肠通。它是一种不同于阴阳表里关系的关联方式，首见于明代李梴的《医学入门》，但其医理可溯源至《内经》的开阖枢理论。后经清代唐容川、何仲皋及当代杨维杰等医家不断发展，形成了相对完备的理论体系。

《灵枢·根结》曰："太阳为开，阳明为阖，少阳为枢；太阴为开，厥阴为阖，少阴为枢。"三阳的开阖枢分别与三阴的开阖枢为阴阳表里关系。太阳、太阴皆属"开"，太阳偏重布气，太阴则侧重运化水液；阳明、厥阴皆属"阖"，阳明主受纳通降，厥阴司阴血潜藏；少阳、少阴皆属"枢"，少阳偏于枢气，少阴偏于枢血，它们在功能上协调呼应，一方发生失常时易导致向另一方的传变，互为病理因果关系。按照手经与足经为一组对应起来，就形成了一脏一腑、一阴一阳、一手一足的脏腑别通关系。

二、学术特色

脏腑别通理论拓展了脏与腑之间的关系，丰富了脏象学说的内容，尤其是为临床治疗提供了新的理论依据和思路。《医学入门》中基于脏腑别通理论提出了一些具体的治疗方法，如治疗肝病注重疏通大肠，大肠病如痢疾、泄泻、便秘等皆宜平肝和血；水道不利时治肺宜利水的"提壶揭盖"法等，在临证时具有一定的指导作用。《医学入门·五脏穿凿论》指出："心与胆相通，心病怔忡宜温胆，胆病战栗癫狂宜补心。肝与大肠相通，肝病宜疏通大肠，大肠病宜平肝。脾与小肠相通，脾病宜泻小肠火，小肠病宜泻脾土。肺与膀胱相通，肺病宜清利膀胱，膀胱病宜清肺。肾与三焦相通，肾病宜调和三焦，三焦病宜补肾。此合一之妙也。"马老认为，临床辨证，除注重脏腑之间的表里联系外，合理运用脏腑别通理论，往往也会收到良效，尤其对脾胃病辨治，有很好的指导作用。

1. 肺与膀胱通

肺与膀胱，在生理上密切相关，其主要表现在肺与膀胱相联，共同维护人体正常的津液代谢。《素问·经脉别论》云："饮入于胃，游溢精气，上输于脾，脾气散精，上归于肺，通调水道，下输膀胱，水精四布，五经并行。"正充分说明了肺与膀胱在津液代谢中的重要性。肺主通调水道，水液由肺下输膀胱，膀胱经过气化作用，将其中的废物以尿的形式排出体外。膀胱的气化功能正常，有赖于肺主治节功能的正常。肺主气，为诸气之主司，总司人体的气化功能，肺正常地宣发和肃降，水液才能正常地下输膀胱，膀胱气化功能才得以正常发挥。同样，膀胱气化功能正常，由肺下输膀胱的津液才得以正常下达，水液运行畅通，若膀胱功能失常，水液停留下焦，则水气上逆影响肺气的肃降功能。肺与膀胱相通，是以气为媒介，以三焦为道路而相关联的。清代唐容川《中西汇通医经精义》云："肺主通调水道，下输膀胱，其路道全在三焦油膜之中。"这里所指的"三焦油膜"，正是肺与膀胱气化相通之路也。太阳主一身之表，为诸经之藩篱，膀胱为足太阳之腑，其为水脏，加之肺主气卫，其亦主表属皮，故云"水气连天"，通过肺的宣发肃降功能，水液下输膀胱，达到"水精四布，五经并行"的目的。故云"相传下达州都官，俨若江淮河汉"，肺与膀胱，生理上密切相联，病理上亦密切相关。如肺主治节失常，膀胱气化则不利，津液排泄就会异常。如肺气失于宣发或肃降，肺气郁闭则膀胱气化无权，而为尿闭、遗溺，或水肿；若肺为邪热所伤，热盛伤津耗液，肺金燥热，金不生水，不能下输水液于膀胱，则膀胱气化无源，同样可致津液排泄之异常。

《脏腑疏凿论》确立了通治的一般原则，"肺病宜清利膀胱水，后用分清利浊，膀胱病宜清肺气为主，兼用吐法"，这些原则对现代临床仍具有重要指导意义。治肺每多兼治膀胱，膀胱病亦多兼治肺。膀胱气化不利，亦可导致肺主治节功能的失常。膀胱本为"州都之官"，气化正常，则水液之排泄正常而下源通利，下源通利则上源为之正常；膀胱气化功能失常，下源不利，则肺之通调水道功能亦因之而失常，肺失治节。近贤秦伯未所言"膀胱不利，则肺气不达"，正是对膀胱气化不利影响至肺的精妙概括。

马老认为，若肺气虚弱，不能主司诸气，则膀胱气化无力，致使津液输布排泄功能异常。比如对于遗尿病，李杲云："如小便遗失者，肺气虚也，宜安卧养气，禁劳役，以黄芪、人参之类补之。"尤怡在《金匮翼·小便不禁》云："有肺脾气虚不能约束水道而病，为不禁者，宜补中益气汤为属。"肺气虚日久，必伤肺阳，肺阳一虚，其病更甚。《金匮要略·肺痿肺痈咳嗽上气病脉证治》的虚寒肺痿，就是"上虚不能制下"的小便遗失不禁证。对于癃闭病，传统的宣肺气以利小便，即"提壶揭盖"法即是例证。对于臌胀病，马老认为同样可以运用肺与膀胱相通之理论，运用益气补肺、宣肺发表、渗湿利小便之法，完美结合，收效甚佳。

2. 心与胆通

从解剖位置来看，心位于胸腔之内，两肺之间；胆在右胁之内，附于肝下，二者并未有毗邻关系。从经脉上分析，《灵枢·经脉》指出"足少阳之脉……循胸里属胆，散之上肝贯心""心主手厥阴心包络之脉，起于胸中……其支者，循胸出胁……"。胸胁为肝胆之分野，经气之所达，而心包络之络循行其间，必气息相通，相辅相成。《灵枢·经别》曰："足少阳之正，绕髀入毛际，合于厥阴；别者，入季肋之间，循胸里属胆，散之上肝贯心……"说明了胆的经脉与心是直接相通的。《灵枢·经筋》又曰："足少阳之筋……上走腋前廉，系于膺乳，结于缺盆。"膺乳，即侧胸和乳部，是心之气所聚之处，这也说明心胆之气是相互通达。即通过胆—心及胆—肝—心的经络，胆与心之间建立了密切的联系。

从生理功能上来讲，《内经》曰"心者，五脏六腑之大主""心者，君主之官，神明出焉""主明则下安……主不明则十二官危……"。这说明在人体的脏腑体系中，心是统帅，为一身之主。《素问·灵兰秘典论》云："胆者，中正之官，决断出焉。"《素问·六节脏象论》曰："凡十一脏，取决于胆也。"第一，胆主决断功能的正常发挥是在心主神明的统帅之下完成的；要想"主明"也必须保证"中正"之官生理功能的正常发挥，胆腑清净，胆汁精纯，胆气畅达，气机疏调，则心气平和，血脉运行正常，神志亦安而有序，才有主"明则下安"之道理。第二，心司君火，胆寄相火，君相相辅，疏泄平调，才能心气充足，畅通无碍。这就说明"君主"与"中正"关系密切。第三，心位于胸腔居上焦，在上者宜降，以使下焦之阴水不寒；胆腑附于肝位居于下焦，"以通为用，以降为顺"，疏泄畅达而助消化主决断，其内盛精汁而近似水性，自然有赖于心火的温煦才能保持其生理之常，否则胆腑寒而不温致精汁阴冷，必气逆不畅而疏泄失调，病症丛生，由此，心火下司温煦必有助胆气之通降疏泄，同时，胆汁入肠腔助消化，将其中精微物质输入心脏，充养心脉，以保证心之"五脏六腑之大主"功能的正常发挥，正如："故称胆汁为人身五脏精血津液所结晶，六腑无此胆汁，则六腑失其传化之能；五脏无此胆汁，则五脏失去接济之力。"这也说明了心与胆有一定的相通之处。

从现代医学的观点来看，胆道传入神经纤维与心脏传入神经纤维在第5~8胸椎处重叠；

此外，心脏、胆囊同受自主神经支配，二者在胸第4、5脊神经处也有交义。

心与胆在生理上相互联系、相互协调，必然在病理上也相互影响。胆的功能异常对心的影响，《灵枢·经脉》有云："胆足少阳之脉……是动则病口苦，善太息，心胁痛，不能转侧。"《素问·阴阳别论》云："一阳发病，少气、善咳、善泄；其传为心掣，其传为膈。"说明了胆病及心的发病情况。唐代孙思邈对胆病引起不寐十分重视，在所著《备急千金要方》中特意列"胆腑"一篇，创立"治大病后虚烦不眠，温胆汤方""治胆腑实热精神不守，泻热半夏千里流水汤方"。《济生方·惊悸论治》曰："惊悸者，心虚胆怯之所致也，且心者君主之官，神明出焉，胆者中正之官，决断出焉，心气安逸，胆气不怯，决断思虑，得其所矣。或因事有所大惊，或闻虚响，或见异相，登高涉险，惊忤心神，气与涎郁，遂使惊悸。"李梴在《医学入门》中也提出了"心病怔忡宜温胆"的观点，并且认识到"气痛心胁，膊项不便"等属于胆心病的临床证候。

"心为君火，胆为相火"。马老认为，当君相之火不协调时，则引起胆心俱病。若胆火亢盛，肝胆疏泄失职，内扰心神可致胁痛、心悸、失眠、烦躁易怒等症；若胆火挟痰内扰，可致癫狂、癫痫；若胆气亏虚，则虚怯惊悸。同时，胆为中清之腑，附于肝而输胆汁，其本身的功能活动是由胆气的升发作用所主持的，胆气的升发作用具体体现在疏泄胆液上，助脾运化及调畅气机等。若胆气失和，胆汁疏泄不畅，气机郁结，则致经脉不利，气血运行滞涩，痹阻心脉，即可发为心病。马老在临床中用温胆汤加味治疗心病怔忡获得满意效果，常以泻"君相之火"、降逆止呕之法治胆胀并胸痹而获良效。

3. 肝与大肠通

肝为风木之脏，性喜条达，具有疏调人体气机，推动血液和津液运行等作用。肝的疏泄功能对全身各脏腑的气机升降起着平衡、协调作用，主要通过协调脾胃气机升降而完成，使清阳之气上升以助脾的运化，浊阴之气下降以助胃的受纳腐熟，以及大肠的传导排泄，清升浊降，魄门启闭有常，促进了气机的和畅顺达。

张锡纯说："大便不通，是以胃气不下降，而肝火之上升，冲气之上冲，又多因胃气不降而增剧。是治此证者，当以通其大便为要务，迨服药至大便自然通顺时，则病愈过半矣。"

大肠具金体而兼土性，大肠的降浊功能需要肝的疏泄功能辅助；肝的疏泄升发同样也需要大肠的降浊功能辅助，二者一升一降，相反相成。《素问·至真要大论》记载："厥阴司天，风淫所胜，则……腹胀水闭，冷痕溏泄；岁厥阴在泉，风淫所胜，则……腹胀善噫，得后与气则快然如衰。"以上明确指出了在肝厥阴主气时，寒多则大便溏泄，热多则大便秘结（腹胀，得大便和排气后则"快然如衰"）。《素问·生气通天论》云："因于露风，乃生寒热，是以春伤于风，邪气留连，乃为洞泄。"在《伤寒论·辨厥阴病脉证并治》中也有类似论述，第331条言："伤寒先厥，后发热而利者，必自止，见厥复利。"第341条言："热不除者，必便脓血。"第345条言："下利至甚，厥不止者，死。"讲的是阳气来复则利止，亦即寒胜则利。此外，第371条的白头翁汤证和第374条的小承气汤证，表述的是肝热驻于大肠造成的热盛、肉腐、化脓、出血和津伤便秘。这些描述的是肝的寒热异常影响大肠而表现的临床症状。

另外，《素问·调经论》有情志不畅致大肠不运的记载——"志有余则腹胀飧泄"，肝之疏泄失常，不仅影响大肠的开阖功能（泄泻与便秘），还可影响大肠的结构和位置（痔疮、脱肛）。反之，大肠的功能异常亦可影响肝的正常生理功能。马老认为，大肠为关，在肝之疏泄下调节开阖，行使降泄浊气的功能。便秘、痔疮，甚至中风、癫狂，均可视作肝的浊气不泄；久泻、脱肛可视作肝之脏气过泄，而这些都是大肠关门开阖不利的表现。可见，大肠为肝降泄浊气，若肝郁攻肠，浊气郁积可致大肠病变；而大肠金性收敛，可防木气过泄，但大肠开阖失调，浊气上攻，又可导致肝的功能失调出现诸多病证。

肝寄腑于大肠，借道大肠而降气泄浊。生理上，因与肝相表里的胆无法为肝降泄浊气，故肝利用大肠之金土二重属性，借道大肠，以之代替胆而行降泄浊气之功能。肝与大肠因而相通，二者生理功能相互促进，肝气疏泄正常利于大肠降泄浊气、排出糟粕，以及维持大肠的位置和结构正常；大肠为关，其开阖正常同样利于肝的疏泄、谋虑、藏血等一系列生理功能正常，现代解剖学的门静脉系统极可能就是肝与大肠之间的通路。病理上，肝之浊气下攻，大肠关门不收则泄利发作，日久魄门不敛，肝气过泄而致脱肛；若大肠关门收闭，肝郁化火灼伤肠津而成便秘，郁火攻筋，又成痔疮，火盛动血又肠风下血。大肠不利，浊阴不降，化火生风，挟浊循肝经上脑则中风、癫狂诸疾生。马老在治疗上往往利用"肝与大肠相通""肝寄腑于大肠"之论，根据情况，调肝而治大肠，调大肠而治肝，或两调肝与大肠。比如对于中风急性期患者，如果存在便秘神昏者，往往用星蒌承气汤治疗，就是调大肠治肝。而对于慢性腹泻患者，运用痛泻要方就是调肝治大肠的例证。慢性腹泻从脾论治疗效不佳的改从肝治，使用疏肝止泻、清肝止泻、补肝止泻等方法，往往可获良效。

4.脾与小肠通

脾主运化的功能包括了小肠的受化功能,而小肠的分清泌浊功能又为脾化生气血和升清降浊创造物质条件。

《素问·灵兰秘典论》曰："脾胃者，仓廪之官，五味出焉……小肠者，受盛之官，化物出焉。"《素问·太阴阳明论》言："四支皆禀气于胃，而不得至经，必因于脾，乃得禀也。"《素问·厥论》云："脾主为胃行其津液。"《素问·经脉别论》亦云："饮入于胃，游溢精气，上输于脾，脾气散精，由归于肺，通调水道，下输膀胱，水精四布，五经并行。"《素问·脏气法时论》又云："脾病者，虚则腹满肠鸣，食不化。"所以小肠化水谷，即小肠是主运化水谷，将水谷转化为精微物质。水谷精微则由小肠化物而生。

脾依靠其散精功能将小肠所化之精微物质上输于肺而灌溉四旁，为小肠进行新的饮食物消化打下了良好基础。若小肠所化生之精微物质不能及时上输，留滞于肠，与新入饮食物相杂一团，小肠亦清浊不分，化物无权。另一方面，饮食物虽经小肠初步转化为精微物质，但尚未转化为人体所必需的精、气、血、津、液等物质，其进一步的转化却离不开脾脏的升清功能。只有以小肠为主的六腑器官完成了饮食物的初步转化，在此基础上，脾脏才能借其升清功能完成水谷精微物质的进一步高级转化；即饮食物入胃，经胃腐熟后传给小肠，经小肠化物、分清转化为精微物质，上输于脾，经脾的运化、升清，转化为气血等营养物质，供小肠发挥生理功能之所需。脾主要是通过运化的作用，把水谷精微化生气血，而充养五脏六腑、四肢百骸。而小肠的化物，是在脾气的统领下进行的。

清朝医家何仲皋在其著作《脏腑通》中曰："小肠直接胃腑，脾胃则属夫妇。小肠热其脾湿滋，火土相连一气。太阳小肠受暑，脾土由之而虚。清暑益气诸参芪，外感偏宜补剂。"《金匮要略》之黄土汤治疗便血，吴鞠通认为"粪后便血，责之小肠寒湿，不与粪前胃大肠湿热同科"。病因责在小肠，但以黄土汤温脾摄血，其实即脾与小肠通治之例。马老亦认为脾病宜泻小肠火，小肠病以润脾为主。临证治疗小肠吸收不良患者，症见便溏清稀，腹痛喜温喜按，纳谷不香，脉细弱，舌质淡红苔薄白等；辨证属脾胃虚寒证；马老运用附子理中汤或黄芪建中汤加减温中健脾、脾与小肠同治，疗效甚佳。

5. 肾与三焦通

肾寄腑于三焦，借道三焦而主水液，而肾气充足保证了三焦水道气道的畅通。《灵枢·本脏》曰："肾合三焦膀胱，三焦膀胱者，腠理毫毛其应……肾应骨，密理厚皮者，三焦膀胱厚；粗理薄皮者，三焦膀胱薄。疏腠理者，三焦膀胱缓；皮急而无毫毛者，三焦膀胱急。毫毛美而粗者，三焦膀胱直，稀毫毛者，三焦膀胱结也。"肾与三焦相通，以膀胱为腑，三焦膀胱之通调水道俱得以肾脏为主宰。《难经·六十六难》云："脐下肾间动气者，人之生命也，十二经之根本，故名曰原。三焦者，原气之别使也，主通行三气，经历于五脏六腑。"《中西医汇通医经精义》认为三焦之源起于肾，亦云："三焦之根，出于肾中……人饮之水，由三焦而下膀胱，则决渎通快。如三焦不利，则水道闭，外为肿胀矣。"三焦决渎，赖肾阳蒸腾；肾阳蒸腾，须取道于三焦。胃肠道中的水液通过三焦渗入膀胱中，然后由肾气的蒸化作用吸清排浊，而三焦和膀胱都需要依赖肾阳的蒸腾和温煦作用。三焦气化失司，气、血、津、液、精升降出入的通道不畅，肾精得不到滋养和濡润而逐渐衰退，并内生风、火、湿、热诸邪及痰、瘀、浊毒等病理产物。

马老认为，三焦为肾行水化气，故肾病宜调和三焦。譬如肾气丸用茯苓、泽泻利三焦之水，保元汤用黄芪以充三焦之气。三焦因病不能行水，则宜滋肾阴；不能化气，则宜补肾阳。对于难治性肾病综合征，马老认为其病机多为外邪侵袭，水湿内停，导致少阳三焦枢机不利，气机不畅，水液运化失常，湿浊、瘀血滞留，化热酿毒，湿热瘀毒胶结，日久损伤肾脏，脏腑温煦失职；故治疗上从三焦入手，疏利三焦之壅滞，俾三焦气化得以畅利，气行则血行，水湿毒邪得以顺利排出，以达邪去正复之效。对于难治性便秘，特别是老年习惯性便秘，马老认为与肾气不足和三焦气机不利关系密切；肾开窍于前后二阴，大肠的传导功能有赖于肾气的温煦和肾阴的滋润；而少阳不和，三焦失畅，津液不布，肠道失润是造成习惯性便秘难愈的重要因素。马老擅用济川煎、小柴胡汤合增液汤治疗老年习惯性便秘，获得良效，这正是运用肾与三焦通理论的最好诠释。

6. 胃与心包通

胃与心包通古籍未载，为当代医家杨维杰所补充。

从经络关系看，胃之大络则与心直接连络沟通。《素问·平人气象论》指出："胃之大络，名曰虚里，贯隔络肺，出于左乳下，其动应衣，脉宗气也。"大络的命名是以所注之穴位而得名的，所以"虚里"实指心尖搏动处。《灵枢·经脉》言："少阴之脉……络小肠……从心系上夹咽……"《重楼玉钥》又言："咽者咽也，主通利水道，为胃之系，乃胃气之通道也。"

在病候表现上，《灵枢·经脉》言："胃足阳明之脉……是动则病……心欲动……贲响腹胀。"可见胃经与心经在结构上有连通。胃心相通，生理上互相资生，关系紧密。如《素问·经脉别论》中言"食气入胃，浊气归心"。心是人体气血之大主，而胃为气血水谷之海，前者是流，后者是源，二者之间密不可分的源流关系，构成了"胃心相通"的生理病理基础。

脾胃位居中焦，为人体气机升降之枢纽，脾主升清，胃主降浊，大、小肠为受盛传导之官，司饮食糟粕之排泄。清阳之气得升，则神得煦养而聪明充沛；浊阴之气得降，则神无邪扰而安和如常。倘脾胃升降失职，清阳不升，浊阴不降，则神明失其常度，而发生病变。是故《灵枢·经脉》曰："胃足阳明之脉……是动则病洒洒振寒，善呻，数欠，颜黑，病至则恶人与火，闻木声则惕然而惊，心欲动，独闭户塞牖而处。甚则欲上高而歌，弃衣而走。"

胃与心包通可用于指导失眠和消化不良的诊治。思则伤脾，胃不和则眠不安也。马老认为，失眠多由邪气扰动心神或心神失于濡养、温煦，心神不安所致；胃主血所生病，脾胃受纳、运化水谷，为后天之本，气血生化之源，气血是神志活动的物质基础，神赖气血奉养而精明。《素问·八正神明论》云："血气者，人之神。"而气血的充足及运行正常与否，与脾胃的功能是休戚相关的。人体之虚，始源胃也，胃之虚滞纳呆，生化乏源，则心脉失养或水湿泛滥，亦可致心悸不宁，失眠健忘，头昏神乱等症。反之，心悸怔忡，健忘失眠，心神不宁日久，可伤及脾胃，致脾胃升降失常、运化失司，出现或加重不思饮食，纳谷不香，脘腹痞闷等症。脾胃位居中焦，为人体气机升降之枢纽，脾主升清，胃主降浊，浊阴之气得降，则神无邪扰而安和如常。倘脾胃升降失职，清阳不升，浊阴不降，则神明失其常度，而发生病变。《灵枢·逆调论》亦指出："阳明者，胃脉也，胃者，六腑之海，其气亦下行。阳明逆，不得从其道，故不得卧也。下经曰：胃不和，则卧不安，此之谓也。"指出了胃气以下行为顺，如下行不顺，不得其通降之道，阳明胃脉气机发生紊乱，不能顺其本来的通道运行，故而发为夜不得寐。因此，对于失眠和消化不良等病症，可以在胃心相通理论的支持下，通过调理心胃进行治疗。故马老临床中常常在健脾和胃方中加入半夏秫米汤等治疗失眠症；也常于和胃消痞方中配合养心汤加减治疗消化不良等病症。

总而言之，马老认为，经典的脏象学说注重各脏腑间的联系，传统的五脏调节模型存在着五大功能系统之间关系的不足，金元以后的众多医家对五脏的关系进行了补充和修改，"脏腑别通"学说则扩展了脏与腑之间功能、病机传变、经络等多因素间的关系，丰富了脏象学说的内容，对后世五大功能系统的研究具有启发意义。根据脏腑别通理论，相通的脏腑所连属的经络之间虽然在经脉循行上未必通连，但在气化上却密切相关，从而在功能上息息相通，故在临床治疗，特别是脾胃病治疗上有着重要的指导意义。

附　何仲皋《脏腑通》相关内容

*心胆
胆腑内藏心火，其气上通于心。心神不足胆便惊，先庚三日在巽。
少阳胆气不足，心悸肾水相侵。小柴胡汤加茯苓，其方传于仲景。

*肝大肠
肝脉直贯胃腑，大肠同是阳明。厥阴伤寒小便清，伤热亦多燥粪。
加味理中诸品，止泻并治肝经。当归龙荟大黄增，消息还需细讨。

*脾小肠
小肠直接胃腑，脾胃则属夫妇。小肠热甚脾湿滋，火土相连一气。
太阳小肠受暑，脾土由之而虚。清暑益气诸参芪，外感偏宜补剂。

*肺膀胱
太阳与肺合表，分明水气连天。相传下渡州都官，做若江淮河汉。
痰饮二经同病，经方苓桂术甘。咳嗽小便滴涓涓，止嗽散加苓半。

按：原文缺有关心包与胃、肾与三焦相关论述。

第四节　分辨标本，急则治标

一、医理依据

《素问·标本病传论》载："知标本者，万举万当，不知标本，是谓妄行。"指出了分辨标本的重要性。本与标相对应，本为根本，标为末。标本比喻事物的元始本体与效应现象。《素问·至真要大论》曰："知标与本，用之不殆……言标与本，易而勿损，察本与标，气可令调。"《素问·标本病传论》又曰："有其在本而求其之标，有其在标而求其之本。"张介宾《类经·标本类》云："标，末也；本，原也；犹树木之有根枝也。"《素问·评热论》言："邪之所凑，其气必虚。"说明了正气先虚，才致受邪，故以正邪而论，正虚为本，邪实为标。在发病上是以正气为主，在病情轻重、病程长短、病变转归上，也是以正气为主，故正虚为本，邪实为标。但疾病是动态变化的，所以又有"急则治其标，缓则治其本"的说法，以适应变化的情况。一般来说，治本则标证可以解除，如在危急情况下，虽为标证，但治标总为权宜之计，亦当治本，治本才是根本之意，急则治标的目的也是更好的治本。当然，在标本俱急的情况下，也可采用标本同治的原则，但总以治本为主要。

标本，是概括地说明在一定范围内相对的两个方面及其内在的联系。"本"是对"标"而言，"标"根于"本"。本系根本，是本质；标为支末，是现象。那么，从疾病本身来说，病因是本，症状是标；从正邪双方来说，正气是本，邪气是标；从病变部位来说，病在内、在下是本，病在外、在上是标；从疾病发生的先后来说，原发病（旧病）为本，继发病（新病）为标。一般来说，"本"代表着疾病过程中占主导地位和起主导作用的方面；而"标"则是疾病中由"本"相应产生的，或属次要地位的方面。但在某些特殊情况下，标也可以转化为主要方面。因此，在辨证时，必须通过标本的分析归纳，分清矛盾的主次关系，从而确定治疗的步骤，以指导临床实践。这就是《素问·标本病传论》说的"知标本者，万举万当，不知标本，是为妄行"。

疾病的发展变化，尤其是复杂的病证，往往存在着多种矛盾，在疾病的发展过程中，有时次要矛盾可以上升为主要矛盾，或旧矛盾尚未解决又出现新矛盾。在治疗时应用"标""本"的理论，则可帮助分析其主次缓急，并运用"急则治其标，缓则治其本"等原则来指导临床治疗。《素问·标本病传论》曰："先病而后逆者，治其本；先逆而后病者，治其本；先寒而后生病者，治其本；先病而后生寒者，治其本；先热而后生病者，治其本；先热而后生中满者，治其标；先病而后泄者，治其本；先泄而后生他病者，治其本。必且调之，乃治其他病。先病而后生中满者，治其标；先中满而后烦心者，治其本。人有客气，有同气。小大不利治其标；小大利治其本。""有其在标而求之于标，有其在本而求之于本，有其在本而求之于标，有其在标而求之于本。""病发而有余，本而标之，先治其本，后治其标。病发而不足，标而本之，先治其标，后治其本。"

由此可见，"标本缓急"对临床实践具有重要的指导作用。就"急则治其标"而言，是指某些情况下，标病甚急，如不先治其标病，可影响本病的治疗，甚至危及患者的生命，在这种情况下就采取"急则治其标"的原则。先治其标，后治其本。

二、学术特色

急则治标，缓则治本，是临床辨证论治的应变治则，与治病求本的原则是相辅相成的，是疾病治疗的先后治则。急则治标是先治，缓则治本是后治。疾病是复杂的，其标本之间存在着缓与急的关系；疾病又是多变的，标病与本病可依据急与缓而相互移易其位置。当标病急于本病时，本病的主要地位即被标病取而代之，从而转变为次要地位，此时应先治标病，待标病缓解后，本病复原为主要地位，再治本病。急则治标，缓则治本，马老指出临床常见有以下三种情况。

1. 症急因缓

对疾病而言，症状为标，病因为本。马老认为，一般情况下应针对病因治本，本因除则标症自愈。但在某些情况下，标症甚急，不及时解决可危及患者生命，则应采取先治标症的应变措施。如胃疡病，因胃疡病而见呕血，胃疡病是病因为本，呕血是见症为标，治病求本当以治胃疡病为常法。但当胃疡病呕血有生命之危时，则标症便上升为主要矛盾，应先采取紧急止血措施，待血止后，病情缓和，此时，胃疡病因仍是其主要的本质所在，病因不除，呕血难以避免而再发，故缓则治本，虽属后治，但为彻底治疗疾病的根本之图。

2. 表里同病

在外感病的发展过程中，病邪的传变一般是由表及里。当表邪入里出现里证，而表证尚未罢时，便是表里同病的证候。由于表证是病之源为本，里证是病之变为标，治疗时一般应先解表，待表证解除后再治里。但马老认为，在某种情况下，里之标症甚急，不及时解决可使病情恶化，甚则危及生命安全，故应采取先治里标的应急措施。如《伤寒论·辨太阳病脉证并治》曰："伤寒，医下之，续得下利清谷不止，身疼痛者，急救里；后身疼痛，清便自调者，急当救表。救里宜四逆汤，救表宜桂枝汤。"病在表，而误下之，伤其脾胃，以致表证（本）之身体疼痛未除，里证（标）之下利清谷不止又起，权衡表里轻重，此时以里证（标）为急，应移作本位来权宜处理。因下利清谷不止，正气已经虚弱，不但不能抗邪，进一步将致阳气欲脱，当急用四逆汤以救里（标）之危。若此时以为表证（本）未解，而误用汗法更虚其阳，则会导致上下俱脱的危候发生。当里证（标）基本解除，"清便自调"时，再救表证（本），用桂枝汤以祛其邪，治疗"身体疼痛"。否则表证（本）不解，势必再行传变入里，引起其他变化。

3. 新久同病

新病、久病同病，久病发病在先，故为本，新病发病在后，故为标。按一般常理，应先治久病，后治新病。但是由于久病势缓，根深难拔，不易急除；新病势急，病浅易治，如不早治，稍缓即起变化，且能影响久病的病情和治疗。根据这些情况，马老将新病（标）移作本位来对待，予以先治，待新病解除后，再治久病（本）。例如，中气虚弱，内脏下垂患者，复感热痢，当用白头翁汤治其热痢，待湿热除而下痢止时，再用补中益气汤治疗中气下陷之证。此即《金匮要略》"夫病痼疾加以卒病，当先治其卒病，后乃治其痼疾也"之训。

根据分辨标本，急则治标的缓急诊治大法，临证中，马老对于外感急性病应采取急祛其邪的果断措施；对于内伤慢性病应采取缓扶其正的长远策略。急性病，多属邪气盛实，发病急骤，传变迅速，若不急除，则生变证；慢性病，多属正气已衰，病邪胶固，若不缓图，欲速则不达。此外，在处方用药把握剂量与剂型上，也要根据这一原则适当运用。马老指出，"急则治标"与"缓则治本"是相互为用的，必须结合起来运用，才能对疾病做到妥善处理。在临床治疗过程中一般急的、重的为主要方面，应当先治；而缓的、轻的为次要方面，法当后治；决不能不分主次，不按照病势发展的动态趋势，不分先后地盲目治疗。

第五节　注重未病，已病早治

一、医理依据

中医学"治未病"思想是疾病的防治原则，预防人体从健康和患病之间的"亚健康"状态发展到疾病状态，防治疾病的进一步发展，"治未病"的这种防微杜渐的思想对于疾病的防治有着深远影响。《难经》云："治未病者，见肝之病当传之于脾，故先实其脾。"在治未病的同时，须尽早采取有效措施阻断其传变发展，以防止出现不可挽回的预后，并且通过脏腑之间的相互关系及五行生克关系来发现未病可能出现的趋势，给予及时的调摄和治疗。脾胃乃后天之本，气血生化之源，固护脾胃在"治未病"上有着重要的作用。

1. "治未病"思想的蕴义

"治未病"源自《内经》，是中医学中重要的防治思想。《内经》率先提出治未病原则，其内涵多被解释为"无病先防，已病早治，既病防变"三个部分。《素问·四气调神大论》言："是故圣人不治已病治未病，不治已乱治未乱，此之谓也。夫病已成而后药之，乱已成而后治之，譬犹渴而穿井，斗而铸锥，不亦晚乎。"《素问·刺热》云："病虽未发，见赤色者刺之，名曰治未病。"此处所谓"未发"，实际上指的是疾病症状较少且又较轻的阶段。《灵枢·逆顺》对治未病的含义进行了阐述："上工，刺其未生者也，其次，刺其未盛者也，其次，刺其已衰者也。故曰，上工治未病，不治已病，此之谓也。"唐代大医家孙思邈重视治未病，将疾病分为"未病""欲病""已病"三个层次，《备急千金要方》载："上医医未病之病，中医医欲病之病，下医医已病之病。"以上阐述的未病者，未盛者明确地称之为病，即病前状态，是健康至疾病之间存在的中间状态。正如清代叶天士治疗温病提出"先安未受邪之地"的理论，强调要有效地防止某些疾病的传变和进展，以达到未病先防的目的。对于疾病调治，防其发作，掌握最佳治疗时机进行有效调治是治疗疾病的关键所在，体现了治未病的思想。治未病的目的在于及时调整人体的阴阳平衡和脏腑功能，使机体处于"阴平阳秘，精神乃治"的最佳健康状态。

2. 脾胃与"治未病"的关系

脾胃为后天之本。人处在天地之间，作为自然界的一部分，与自然具有相通相应的关系，"五谷为养，五果为助，五畜为益，五菜为充"。《本草纲目》记载："饮食者，人之命脉也，而营卫以赖之。"张介宾指出："盖气味之正者，谷食之属是也，所以养人之正气。"这说明人之生，全赖五味所化之精气，而脾胃运化水谷精微，以资五脏六腑及四肢百骸，供养机体精神意识思维活动等作用极其重要。又如李杲《脾胃论》中"内伤脾胃，百病由生"的观点，亦强有力地体现出脾胃是后天之本，是人体正气形成、安身立命的重要基石。其次《内经》所载"正气存内，邪不可干"，指出脾胃在人体生命活动中具有重要意义，脾胃受纳腐熟水谷，游溢精气，化赤血液，充养元气，为全身气血之来源，内养五脏六腑，外养四肢百骸、皮毛筋肉，对机体之正复祛邪及疾病向愈意义重大。

3. 胃气的盛衰预示疾病转归

《金匮要略》提出的"四季脾旺不受邪"的防未病思想，体现了在内伤杂病治疗中重视保护胃气的观点。盖脾胃为后天之本，胃气强则运化功能亦强，气血生化有源；胃气弱则脾胃的运化功能亦弱，气血生化乏源。因此，凡疾病的发生和转归莫不与脾胃关系密切。又如古人所说的"有胃气则生，无胃气则死"。治病者，必先顾其脾胃之盛衰，如果脾胃生气受伐，则难复，若脾胃健运，则患者可通过服药或摄入食物，使气血生化有源，正气得以充足，以利于机体祛邪外出；病后初愈，症状多消失，但大多正气虚弱，余邪未尽，此时若不注意保护胃气，极易病复，缠绵难愈。以上均指出胃气是机体健康的体现，胃气旺盛又是疾病康复的关键所在。

4. "治未病"思想对脾胃病防治的具体措施

外感邪气、饮食劳倦、七情内伤等都可影响脾胃功能，使脾阳不振，脾失健运；或者郁怒忧思，肝气失调，横逆犯胃犯脾出现脾胃运化失调，气血生化乏源，不能充养人体五脏六腑、四肢百骸及皮毛筋肉。脾胃不能发挥正常的生理功能，影响食物的消化吸收和精微物质的吸收输布，从而产生一系列消化系统的病变及气血生化不足的表现。防治脾胃病应始终贯穿"健运脾胃，顾护胃气"的防治原则，体现"治未病"防治脾胃疾病的思想。

二、学术特色

1. 注重未病

"治未病"源于《素问·四气调神大论》"是故圣人不治已病治未病，不治已乱治未乱，此之谓也"。《素问·四气调神大论》首次将"治未病"引入疾病的防治中，以此逐渐确立了以"治未病"为核心的中医预防医学体系，其核心内涵为：①未病先防，养生固本；②已病早治，扶正祛邪；③既病防变，标本兼治；④愈后防复，择时防发等。既提倡"未病"先防，又要求"既病"防变，防中有治，治中有防，引导疾病沿"未病防发→既病防变→病愈防复→未病防发"良性循环发展。体现着对疾病发生、发展的密切监测及根据其演变的不同阶段施予相应干预的认识，不仅体现着三级分层、防病养生、辨证施防等预防理念及个体化诊疗的多种防病康复之法，而且已成为干预现代医学尚未阐明病因机制的如"亚健康"等多种"未病"的最佳选择。

马老强调饮食养生，必须遵循一定的原则和法度。概括地说，大要有四：一要"和五味"，即食不可偏，要合理配膳，全面营养；二要"有节制"，既不可过饱，亦不可过饥，食量适中，方能收到养生的效果；三要注意饮食卫生，防止病从口入；四要因时因人而异，根据不同情况、不同体质，采取不同的配膳营养。饮食物的种类多种多样，所含营养成分各不相同，只有做到合理搭配，才能使人得到各种不同的营养，以满足生命活动的需要。因此，全面的饮食，适量的营养，乃是保证生长发育和健康长寿的必要条件。《素问·五常政大论》指出："谷、肉、果、菜、食养尽之。"我们应坚持以谷类为主食品，肉类为副食品，用蔬菜来充实，以水果为辅助的饮食习惯，根据需要，兼而取之。中医将食物的性味归纳为：酸、苦、甘、辛、咸五种，统称"五味"。五味不同，对人体的作用也各有不同。五味调和，有利于健康。马老告诫人们饮食要有节制。节制，包含两层意思：一是指进食的量，二是指进食的时间。所谓饮食有节，即进食要定量、定时。新鲜、清洁的食品，可以补充机体所需的营养，新鲜饮食其营养成分很容易被消化、吸收，对人体十分有益。食品清洁，可以防止病从口入，避免被细菌或毒素污染的食物进入机体而发病。因此，饮食物要保证新鲜、清洁。大部分食品不宜生吃，需要经过烹调加热后变成熟食，方可食用，食物在加工变热的过程中，得到清洁、消毒，除掉一些致病因素。故饮食以熟食为主是饮食卫生的重要内容之一，肉类尤须煮烂，这对老年人尤为重要。马老总结了饮食防治脾胃病的五大原则：①寒温适中，不可偏性；②谨和五味，不可偏嗜；③食知饥饱，不可过食；④饮可适度，不可乱饮；⑤清洁卫生，不可不究。

2. 已病早治

《医学源流论》云："病之始生浅，则易治；久而深入，则难治。"在疾病的萌芽阶段，邪气未盛，正气未衰，抓住有利时机积极治疗可以取得更好的效果。以泄泻（痛泻，肠易激综合征等疾病可归于本病）为例，现代医学认为肠道感染和精神心理障碍是肠易激综合征发病的重要因素。精神因素可能导致自主神经功能紊乱而致肠道的运动及分泌功能失调，焦虑、抑郁、紧张等情感变化都可以使患者的肠道症状加重。同样，控制了情感变化，肠道症状也可得到缓解。应及时做好心理指导，保持心情舒畅，使患者认识到情绪对于疾病的影响，保持心情舒畅、情绪稳定、气机调畅、怡情放怀，使脾胃功能逐渐恢复。泄泻为临床常见病证，其病位在肠道，其关键脏腑是脾胃，与肝肾关系密切。《景岳全书》曰："泄泻之本，无不由于脾胃。"脾在志为思，平素多思善疑之人，易导致脾失健运、气机郁滞、升降失常，遂成泄泻。《素问·举痛论》云："怒则气逆，甚则呕血及飧泄，故气上矣。"平素脾虚之人，若加之情志不舒，极易引发肝气横逆，肝郁脾虚，变为"痛泻"。《金匮要略》指出"治未病者，见肝之病，知肝传脾，当先实脾"，指出肝病"实脾"谓之上工之举。针对本病，发病早治的重点在于对平素脾虚之人的情志调理。《临证指南医案》曰："情志之郁，由于隐情曲意不伸……郁证全在病者能移情易性。"可以通过适当的运动、旅游、听音乐等多种形式来改善患者的情绪来移情易性，以达到"治未病"的效果。《素问·天元纪大论》言："人有五脏化五气，以生喜怒悲忧恐。"说明情志与五脏息息相关。古人云："思出于心，而脾因之。"故脾在志为思，《素问》中记载："脾藏意。"马老认为，思作为脾的情志变化，对喜、怒、悲、恐的情志变化均有影响，愉悦之思则气缓而喜，情感急迫则气上而怒，消极之思则气消而悲，惊乱之思则气下而恐。情志过极，或直接损伤脏腑，或导致气血失和、升降失常。脾胃作为气机升降之枢纽，必然受情志过极所伤。肝主疏泄，情志的调畅责之于肝。情志失调，肝失疏泄，则容易横逆犯脾。情志过极，无论直接间接，最终必将影响脾胃功能，故"怡情志"必然成为调理脾胃过程中重要的一环。张仲景在《金匮要略》阐述治未病理论时指出："治未病者，见肝之病，知肝传脾，当先实脾。"反之，见脾之病，也当疏肝解郁，抑木扶土来促进脾胃病的康复。马老在临证用药中，常佐以疏肝理气解郁之品来治疗腹胀、嗳气、呃逆、纳呆、痞满等气机失调所致病症，疏肝调脾和胃从而达到身心兼顾。常用药物如香附、枳壳、佛手、娑罗子、八月札、玫瑰花、绿萼梅、木香、槟榔、旋覆花、代赭石、杏仁、枇杷叶等，以求标本兼顾。同时马老注重人文关怀，常对患者进行适当的心理疏导，临床效果颇佳。

《素问·阴阳应象大论》曰："善诊者察色按脉，先别阴阳。审清浊，而知部分，视喘息，听音声，而知所苦，观权衡规矩，而知病所主，按尺寸，观浮沉滑涩，而知病所生。以治无过，以诊则不失矣。""胃肠一体，从脾着手，治未病"为马老防治胃肠病的整体治疗思路。临证注重纳差症状，无论是否为脾胃病，无论纳差是否为主症，只要有纳差之症出现，均提示脾胃功能的改变。脾主运化，胃主受纳，同为后天生化之本，中气之源。如《灵枢·大惑论》"热留于胃，胃热则消谷，消谷则善饥，胃气逆则胃脘寒（'寒'字当是'塞'之字误)，故不嗜食矣"。若病在脾不在胃，则多不知饥，食后不化。临床上常脾胃俱病，如李杲所言"胃中元气盛，则能食而不伤，过时而不饥。脾胃俱旺，则能食而肥。脾胃俱衰，则不能食而瘦"。

病在脾者，多病久，虚者为多，即"阴道虚"是也，以温补为要。病在胃者，多病短，实者为多，即"阳道实"是也，以消积导滞为要。胃主受纳功能失常，水谷、糟粕不得下行，出现饮食停滞胃脘诸症；食积胃脘易化热而成胃热之证；胃热日久，耗伤胃阴，又可见胃阴虚证；胃气壅塞不通，进而出现胃气上逆证。脾主运化功能失常，气血生化乏源，出现脾气虚、脾阳虚、脾阴虚等证；脾失健运，不能升清，则出现在上不能濡养头目、心肺，在下出现内脏下垂等脾气下陷证；水液代谢失常，则出现痰、饮、水、湿等病理产物滞于体内所致的痰饮、水肿、臌胀等诸多病证。

纳化常，即保持胃的受纳、脾的运化功能的正常。纳化常则气血得养，五脏得滋，肌肉得长，机关得利，孔窍得通，脉络得畅。常见脾胃病临证诊治时，马老善用香砂六君子汤、四逆散为主方加减,伴喜太息、心烦易怒等肝郁气滞症状者以四逆散合越鞠丸加减;伴有疲乏无力,嗳气等脾虚症状者则多以香砂六君子汤合甘麦大枣汤加减。力求患者恢复到脾健胃旺的状态,脾胃健则诸症自除。

马老临证辨证论治注重胃气之虚实。治疗脾胃病常用以下方法。①健脾益气摄血法:代表方为归脾汤。方中用黄芪、人参、白术、甘草补气健脾,龙眼肉、酸枣仁、当归补血养心,茯神、远志宁心安神,木香行气醒脾,以使本方补不碍胃,补而不滞,少配生姜、大枣以和药调中。本方有气血双补,心脾同治之妙。②甘温补气升阳法:代表方为补中益气汤。该方以黄芪补中益气、升阳固表为君;人参、白术、甘草甘温益气,补益脾胃为臣;陈皮调理气机,当归补血和营为佐;升麻、柴胡协同参、芪升举清阳为使。综合全方,一则补气健脾,使后天生化有源,脾胃气虚诸证自可痊愈;一则升提中气,恢复中焦升降之功能,使"下垂之脏腑自复其位"。③益气升阳除湿法:代表方为升阳益胃汤。重用黄芪,并配伍人参、白术、甘草以补气养胃;柴胡、防风、羌活、独活升举清阳,祛风除湿;半夏、陈皮、茯苓、泽泻、黄连除湿清热;白芍养血和营。适用于脾胃气虚,清阳不升,湿郁生热之证。④疏肝解郁行气法:代表方为柴胡疏肝散。本方是四逆散加陈皮、川芎、香附而成。而四逆散中四药等量,侧重调畅气机,疏肝理脾;本方根据"木郁达之"之旨,重用柴胡,轻用甘草,将枳实改为枳壳,再加陈皮、川芎、香附重在行气疏肝,兼以和血止痛,为治疗肝郁血滞之良方。方以柴胡为君,调肝气,散郁结。臣以香附专入肝经,既疏肝解郁,又理气止痛;川芎辛散,开郁行气,活血止痛,二药助柴胡疏肝理气止痛。佐以陈皮理气行滞和胃,醋炒以增入肝行气之功;枳壳理气宽中,行气消胀,与陈皮相伍以理气行滞调中;白芍、甘草养血柔肝,缓急止痛。炙甘草又调和诸药,兼作使药。诸药合用,能理肝气、养肝血、和胃气,诚为疏肝理气解郁之名方。⑤辛开苦降调和法:代表方剂为三泻心汤,适用证为脾胃升降失常、寒热错杂的痞证,半夏泻心汤为三泻心汤的基础方,以半夏、干姜辛散脾寒、降逆止呕;黄芩、黄连苦寒清泻胃热,使脾胃升降功能恢复则痞满自除;以甘味药甘草、人参、大枣补脾胃之气,助运化以复其升降之职,如此寒温并用而治寒热错杂之痞。

第六节 脾胃分治

一、医理依据

(一)脾胃的关系和区别

《内经》云:"脾胃者仓廪之官,五味出焉。"《素问·灵兰秘典论》又云"谷气通于脾""脾为之使,胃为之市""胃者,五脏六腑之海,水谷皆入于胃,五脏六腑皆禀气于胃"。因此中医对脾胃在机体中的作用极为重视,而且经常是相提并论的。后世医家有人认为脾是助胃化谷的,如杨玄操曰:"脾,裨也……裨助胃气,主化水谷。"李杲则根据经旨强调人以"胃气"为本,并在《脾胃论》中指出"后天之本在脾""诸脏腑百骸受气于脾胃而后能强,若脾胃一亏,终体皆无以受气,日见羸弱矣""人无胃气曰逆,逆者死""人以水谷为本,人绝水谷则死,脉无胃气亦死"。故"善治胃者,能调五脏即治脾胃也,能治脾胃而使食进胃强,即所以安五脏也"。同时,"脾与胃以膜相连耳""胃者脾之府"。可见古人言胃,将脾的生理功能也概括在其中,因而历代医家把脾胃视同消化的重要脏器。

脾胃在生理、病理、诊断、治疗等多方面虽有广泛的联系,但二者之间又各有不同的特性,脾胃在五行属土,土有阴阳之别。如李杲曰:"脾者阴土也,至阴之气,主静而不动;胃者阳土也,主动而不息。"万密斋云:"阴土坤也,万物之所归也;阳土艮也,万物之所以成始成终也……阳土备化,阴土司成,受水谷之入而变化者,脾胃之阳也,散水谷之气以成营卫者,脾胃之阴也。"同时"胃阳主气,脾阴主血,胃司受纳,脾司运化,一运一纳,化生精气",而喻昌认为这种生化作用,是因"脾之体阴而用阳,胃之体阳而用阴,两者和同,则不刚不柔"。还由于脾属阴脏,而胃属阳脏,脾喜刚燥,胃喜柔润,而"燥湿调停,在乎中气,中气旺则阴阳和平,燥湿相得"。所谓"太阴湿土,得阳始运;阳明燥土,得阴自安"。脾脏居中,运行其气于上下,故叶氏又说:"脾宜升则健,胃宜降则和。"以上这些精辟的论述,就更加明确了脾胃有阴阳、气血、动静、运纳、刚柔、燥湿、升降及互为体用等一系列的不同性能,而这些不同的性能,表现在机体上是彼此制约,相辅相成,从而保持生理功能的平衡协调。故沈金鳌强调"脾胃为气血阴阳之根蒂";又云"脾内而胃外,以脏腑言之也;脾阴而胃阳,以表里言之也;脾主运,胃主化,以气化言之也"。从而指出脾胃功能的同中有异,可谓要言不烦。

(二)脾胃的生理、病理特点

胃主降浊,脾主升清。胃主降浊,是指饮食物进入胃腑,通过胃的腐熟后,必须下行入小肠,进一步消化吸收;若胃气不降,气逆于上,就会产生呃逆、嗳气、恶心、呕吐等症状。脾主升清,是指脾具有把精微物质上输心肺,从而化生气血、营养全身的功能;若脾不升清,或清气下陷,就会产生头晕目眩、泄泻、脱肛、内脏下垂一类的病证,即《素问·阴阳应象大论》所言:"清气在下,则生飧泄。"故总而言之,"胃宜降则和""脾宜升则健"。

胃喜通恶滞,脾喜补恶攻。《素问·五脏别论》曰:"六腑者,传化物而不藏,故实而不能满也。所以然者,水谷入口,则胃实而肠虚;食下,则肠实而胃虚。"若六腑满而不通,胃气壅滞,则会出现食积、便秘等实证病变,故"六腑以通为用"。而脾属脏,五脏主藏精气,又不能壅实不行,"故满而不能实"。因此,治胃以通降为要,滞则气结,食停不化;补脾寓通,静中有动,不可纯补。

胃喜凉恶温,脾喜温恶寒。胃为阳腑,"阳者,天气也,主外""故犯贼风虚邪者,阳受之",犯病多外邪有余,主要向阳、热、实的方面转化。"脾为阴脏,阴者,地气也,主内""食饮不节,起居不时者,阴受之",犯病多内伤不足,主要向阴、寒、虚的方面转化。故治胃宜凉,凉能清润,热则伤津;治脾宜温,温能通阳,寒则损阳。"胃喜润恶燥,脾喜燥恶湿",胃为燥土,性燥喜柔,只有胃阴充足,胃腑才能腐熟水谷,若燥邪过盛,伤津耗液,就会产生口干、咽燥等临床表现;脾为湿土,湿盛则困脾,若湿邪壅盛,困遏脾阳,便会产生肢重倦怠、嗜卧懒言、舌苔厚腻等临床表现。故叶天士云"太阴湿土得阳始运,阳明燥土得阴自安",即治胃宜润,治脾宜燥。

(三)脾胃分治的理论依据

1.《内经》奠基

早在《内经》中就有对脾胃的生理、病理及其发病的论述,奠定了脾胃分治理论的基础。《素问·灵兰秘典论》云:"脾胃者,仓廪之官,五味出焉。"脾胃的主要生理功能是腐熟运化水谷,其中脾主运化水谷精微,胃主受纳水谷;脾主升清,胃主降浊;脾为胃行其津液,通过受纳、运化、升清,以化生气血津液而奉养周身。在阴阳五行学说中,脾胃属土,脾为阴土,胃为阳土,脾喜燥恶湿,胃喜润恶燥。

脾胃生理不同，发病有异。《灵枢·小针解》指出："寒温不适，饮食不节，而病生于肠胃。"《灵枢·邪气脏腑病形》中云："有所击仆，若醉入房，汗出当风，则伤脾。"《素问·太阴阳明论》黄帝问曰："太阴阳明为表里，脾胃脉也，生病而异者何也……故阳道实，阴道虚。故犯贼风虚邪者，阳受之；食饮不节，起居不时者，阴受之。阳受之则入六腑，阴受之则入五脏。入六腑，则身热，不时卧，上为喘呼；入五脏，则满闭塞，下为飧泄，久为肠澼……故阳受风气，阴受湿气。"其中"阳道实"指阳明胃腑其病多实，"阴道虚"则言太阴脾脏病变多虚。故叶天士《临证指南医案》对脾胃病证总结为"实则阳明，虚则太阴"，在治疗上胃病侧重泻实，脾病侧重补虚。

2. 仲景护"中"论

张仲景将《内经》所确立的脾胃理论创造性地应用于临床，他虽没有专论脾胃，但在《伤寒论》中首开临证保胃气之先河，其"以脾胃为本"的学术思想贯穿于六经辨证体系中，对中医脾胃理论的形成与完善起到了承前启后的作用。

《伤寒论》中提出"阳明之为病，胃家实也"，而"太阴之为病，腹满而吐，食不下，自利益甚，时腹自痛"。"胃家实"作为阳明病提纲之证，进一步说明阳明胃腑以热证、实证为主。对此，仲景创白虎、承气等方分治阳明经、腑两证；而针对太阴脾病则用理中丸、四逆汤之类，以此示后人脾胃病变不同，治法方药亦当各异。

3. 李杲补土、升降相宜

脾升胃降学说始见于金元时期的脾胃大家李杲。李杲阐发《内经》之微旨，开创脾胃病学，成为补土派创始人。他在《脾胃论》中详述了"内伤脾胃，百病由生"这一著名论点，并倡导"脾胃为后天之本"，如《脾胃论·脾胃虚则九窍不通论》曰："真气又名元气，乃先身生之精气也，非胃气不能滋之。"并于《脾胃论·脾胃胜衰论》言到："夫饮食不节则胃病，胃病则气短精神少而生大热，有时而显火上行独燎其面。""《黄帝针经》云：面热者足阳明病……形体劳役则脾病，脾病则怠惰嗜卧，四肢不收，大便泄泻。"可见脾胃发病不同，其治亦当各异。李杲重视脾胃不足及胃气的升发，在治疗上擅用甘温补益、升阳益气之法，如其创制的代表方剂补中益气汤、清暑益气汤、升阳益胃汤、升阳除湿汤等便充分体现了这一治疗思想。其代表著作《脾胃论》提出："万物之中，人一也，呼吸升降，效象天地，准绳阴阳。盖胃为水谷之海，饮食入胃，而精气先输脾归肺，上行春夏之令，以滋养周身，乃清气为天者也；升已而下输膀胱，行秋冬之令，为传化糟粕，转味而出，乃浊阴为地也。"李氏认为脾、胃二脏在生理上互为表里，脾主运化，主升清，胃主受纳腐熟，主降浊，一升一降，共同完成水谷的消化、吸收和输布，化生精气血津液，濡养五脏六腑、四肢百骸。病理上李氏提出"内伤脾胃，百病由生"。治疗上李氏又提出脾胃合治，以促使升降协调，全身气机运行畅达，病愈正复。若"不达升降浮沉之理，而一概施治，愈者幸也"。这一学说是中医发展史上的重要里程碑，为脾胃病的诊断、治疗开辟了新的思路和方法。

4. 叶天士养阴、脾胃分治

李杲的补土派观点为后世医家所推崇，导致金元以后一段时期内，甚至直到现在，很多医家大多脾胃不分，笼统用之。清代医家叶天士仔细研读东垣之法、方，有感于李氏详于治脾，而略于治胃；详于升脾，略于降胃；详于温补，略于清润之偏颇，在李氏《脾胃论》基础上，针对"以治脾之药笼统治胃"之时弊而提出脾胃分治学说：①脾胃同处中焦，互为表里，共同完成水谷的消化和水谷精微的输布。脾属脏主升，胃属腑主降，二者一升一降，所谓"脾宜升则健，胃宜降则和"。一旦升降失调，会导致"清气在下，则生飧泄；浊气在上，则生䐜胀"。②五行归类，脾胃属土，其中胃属戊土，脾属己土，戊阳己阴，阴阳之性有别。脾为太阴，喜燥恶湿；胃为阳明，喜润恶燥。脾之湿，赖胃阳以运之；胃之燥，赖脾阴以和之。二者燥湿相济，脾胃方能发挥其正常功能，所谓"太阴湿土，得阳始运；阳明燥土，得阴自安"。③治疗上由于脾喜刚燥，胃喜柔润；治脾宜用辛温药升之燥之，治胃宜用甘凉药润之降之。所以脾胃之病，虚实寒热皆有，当详辨，而"升降"二字，尤为紧要。叶天士的学说观点补充了李杲之不足，使脾胃病辨证论治之理论趋于完整。其门生华岫云对叶氏学说作了"超出千古"之评价。其认为："盖东垣之法，不过详于治脾，而略于治胃耳。乃后人宗其意者，凡著书立说，竟将脾胃总论，即以治脾之药笼统治胃，举世皆然。今观叶氏之书，始知脾胃当分析而论。"

叶天士倡养胃阴之法，主张脾胃分治，并在《临证指南医案》中指出："纳食主胃，运化主脾""胃宜降则和""脾宜升则健""胃喜柔润，脾喜刚燥"，故其临证多用甘寒益胃之品，如沙参、麦冬、玉竹、石斛之属，常以"益胃汤""玉女煎"调胃阴不足，内热津伤之病变。正如其言，"太阴脾土得阳始运，阳明燥土得阴自安"。叶氏主张"腑宜通即是补，甘凉濡润，胃气下行，则有效验"，确立了甘润通降的治胃法则。又言："在阳旺之躯，胃湿恒多；在阴盛之体，脾湿亦不少，然其化热则一。"将湿郁化热这一病机分言脾胃，由此可见其对脾胃分治之重视。

二、学术特色

马老治疗脾胃病多秉承李杲、叶天士之说，推崇叶天士脾胃分治理论。脾为太阴湿土，胃为阳明燥土；脾宜升则健，胃宜降则和，脾喜刚燥，胃喜柔润。马老指出，若误以脾病为胃病，或误以胃病为脾病，均影响疗效和转归，故治疗脾胃病时，治脾治胃应泾渭分明。马老指出，叶天士脾胃分治的理论主要强调"六腑以通为补"的观点，是对《内经》"六腑者，传化物而不藏""六腑以通为用"的发展。马老明确提出"胃腑以通为用"的观点，并应用于临床治疗胃脘痛等胃疾，在治疗肝气犯胃之胃脘痛时，理气药多用降而不用升，用枳实、乌药、制香附、沉香曲等沉降之品。

马老治疗脾胃病重视脾胃分治。临床观察慢性萎缩性胃炎的患者大多自觉有畏寒、怕冷的症状，有患者不能进食水果，食后便溏，喜温食，故多数医家投以温补之剂，症状虽得一时缓解，但未能消除，反复发作，越发加重。马老遵循胃以通降为顺，喜凉润之性，投以凉润通降的中药，并临床实践证明此法确实能消除胃黏膜肠化和异型增生。治疗泄泻亦重视脾胃分治，脾胃升降失司致食少难化，当腹泻见完谷不化伴胸膈不畅，治以健脾气为主，注重升阳益气，可以理中汤加减；当饮食难下，伴咽干口燥、舌红少津，治以补脾阴为主，以甘润清凉、酸甘柔润为特色，选用石斛、木瓜、牛膝、麦冬、酸枣仁之品。马老认为便秘分为阳明便秘与太阴便秘。治阳明之便秘，在于通下，用药取胃之所好，皆凉润之品，使胃气和降，大肠传导正常而便通；治太阴之便秘，意在升补，遣药以脾之所喜，均温燥之味，所谓"塞因塞用"。脾守于中而运化畅行，清升浊降，大肠司传导之职，则便秘除。对于胃实脾虚，胃强脾弱者，应合而治之。另外脾胃分治还体现在马老用一贯煎治疗肝胃阴虚之胃脘痛，表明通降之法并不仅仅限于理气、行气。若只注重行气、香燥为治，尤其对阴虚胃脘痛之人，长期使用只能使病情加重。魏玉璜云："此病外间多用四磨、六郁、逍遥，新病多效，久服则杀人矣。"故马老治疗肝胃阴虚之胃脘痛，强调降法，不宜苦降下夺，而宜甘凉濡润，使津液复，通则不痛。马老善用通法另一特点是对芍药之独特应用，白芍是马老喜用药物之一，以其柔肝止痛、养血敛阴为主。

不同方剂的配伍都是在芍药具有"通"的主导作用下发挥其不同药效的。马老认为芍药的功效主要集中在"通"上，尤其与甘草合用的芍药甘草汤，具有酸甘化阴的作用，所谓"化阴"即指"生寒"而言，即古人说"寒生则阴足"。

脾胃病变大多错综复杂，当细心观察其临床表现，辨清其病位、病势、病性，做到主辅分明，轻重缓急各有法度。就临床观察来看，马老运用脾胃分治理论辨治脾胃病变特点如下：①脾多寒证，胃多热证。脾病多见阳虚而生寒，以腹胀纳少，畏寒肢冷，腹冷痛，便溏，面白，脉沉迟无力，舌淡胖，苔白为辨证要点；胃病多见阴虚而生内热，以脘腹嘈杂、隐隐灼痛，饥不欲食，口干，干呕，脉细数，舌红苔少或光剥为辨证要点。②脾多虚证，胃多实证。《素问·太阴阳明论》云："故阳道实，阴道虚。"胃腑属阳明，主降浊，推送糟粕下行外出，胃病则腑气不通，浊气不降，糟粕停滞而生阳明腑实证；脾脏属太阴，主运化、升清，脾病则水谷精微不能化生，清阳不升而生虚证。③脾多湿证，胃多燥证。脾为太阴湿土，喜燥而恶湿，故脾主运化水湿，脾失健运则水湿无法及时输布，内停而困犯脾土，多为水湿痰饮内停，多以脘腹痞闷，便溏为辨证要点；胃为阳明燥土，喜润而恶燥，阳明为病大多容易导致胃阴不足，胃失濡润，化热燥结，多以便秘、口干渴为辨证要点。④脾多见下陷症状，胃多见上逆症状。脾主升清，脾病失于健运，清阳不升，常见体倦、泄泻、便溏症状；胃主降浊，胃病不降，浊气上逆，常见恶心、呕吐、嗳气、呃逆症状。⑤脾病多见食之不化，胃病多见不能食。脾主运化，脾病则运化失司，常见水谷不消；胃主通降，胃病浊气上逆故而不能食。胃病多实，胃腑以通为用。如慢性胃炎，病位在胃，马老治疗常用姜半夏、瓜蒌、枳实、厚朴、槟榔、柴胡、青皮、香附、蒲公英、黄连、黄芩、佩兰、石菖蒲、郁金等理气降浊之品，慎用补益，若其过于滋腻则易滞胃气，从而出现脘腹胀满、不欲饮食、大便不爽等症。若兼脾虚者，可选茯苓、山药、薏苡仁、陈皮等甘平微温之品，以健运中气。故每于治疗时须在"通降胃腑"前提下，正确选方用药，灵活配伍，以防壅滞碍胃。胃为燥土，喜润恶燥，慢性胃炎多表现为热证，临床可见胃脘灼热疼痛或隐痛，似饥而不欲食，胃中嘈杂，口燥咽干，五心烦热，消瘦乏力，大便干结，舌红少津、少苔、脉细等。治疗以"燥者濡之"（《素问·至真要大论》）为原则，谨记"救阴不在血，而在津与汗"之常理，药用沙参、麦冬、玉竹、生地黄、天花粉、石斛、五味子、白芍等，以甘寒柔润之品入胃，既可润肠胃之燥，又可济津液之枯，使胃气下行，顺其通降之性，寓通于清、润之中。正如叶氏所言"阳明燥土得阴自安"。若阴伤累及肺肾者，可加百合、女贞子、墨旱莲等物，金水互生，而后天得养。然辛香温燥理气之物常易伤胃为患，故理气之品不可过燥，选药以不伤胃、不伤阴、不破气为原则，多选用佛手、香橼、八月札、绿梅花等，并佐少量清热之品，如蒲公英、败酱草、茵陈等苦寒降胃而不伤胃，又可反佐理气药之温燥。而对于干姜、附子、肉桂等辛燥之品，更易耗气伤阴者，临床应审慎应用。

马老总是谆谆告诫我们，在临床上应该勤求古训，博采前人有关脾胃病的治法、方药，根据脾胃生理特性、病理特点和具体临床表现，在兼顾脾胃、斡旋中州的同时，要灵活地分而治之，以决定用药升降润燥之偏重。病有所偏，治有所宜。治脾要切记脾主升、喜燥之特性，治宜温补升阳燥湿；治胃须牢记胃喜润、以通降为顺，治宜清润濡润通降。

第二章 学术探讨

第一节 脾者土也，虚则多澼

一、医理阐述

"肠澼"一词首见于《内经》，《素问》部分有多处论述。《素问·气厥论》曰："肾移热于脾，传为虚，肠澼，死不治。"《素问·著至教论》云："三阳者，至阳也，积并则为惊，病起疾风，至如礔砺，九窍皆塞，阳气滂溢，干嗌喉塞。并于阴则上下无常，薄为肠澼。"《素问·阴阳别论》注："阴阳虚，肠澼死。"《素问·通评虚实论》言："帝曰：肠澼便血何如？岐伯曰：身热则死，寒则生。帝曰：肠澼下白沫何如？岐伯曰：脉沉则生，脉浮则死。帝曰：肠澼下脓血何如？岐伯曰：脉悬绝则死，滑大则生。帝曰：肠澼之属，身不热，脉不悬绝何如？岐伯曰：滑大者生，悬涩者死，以脏期之。"四篇文章从不同角度做了以下描述："肠澼便血""肠澼下白沫"和"肠澼便脓血"三种临床表现及预后。肠间水气郁积日久，伤及气分则下白沫；伤及血分则下血；气血两伤则便脓血。现代中医术语"肠澼"即基于此，现多指赤白痢。

《内经》中就肠澼的病因、五脏受邪后的临床脉象变化及预后均有一定论述。《素问·太阴阳明论》指出："饮食不节，起居不时，阴受之。……阴受之则入五脏。……入五脏则䐜满闭塞，下为飧泄，久为肠澼。"《素问·大奇论》则曰："脾脉外鼓沉为肠澼，久自已。肝脉小缓为肠澼，易治。肾脉小搏沉为肠澼下血，血温身热者死。心肝澼，亦下血，二脏同病者可治，其脉小沉涩为肠澼，其身热者死，热见七日死。"

泄泻、痢疾在仲景书中统称为下利，但对于"痢疾"，仲景又每以"便脓血""下重""圊脓血"区别。仲景还补充了"下重"这一症状，指出"圊脓血"是因热邪为患，并提出了治疗痢疾的方剂，并对休息痢一证提供了可贵的认识。《金匮要略·呕吐哕下利病脉证治》云："下利三部脉皆平，按之心下坚者，急下之，宜大承气汤。下利脉迟而滑者，实也，利未欲止，急下之，宜大承气汤。下利脉反滑者，当有所去，下乃愈，宜大承气汤。下利已差，至其年月日时复发者，以病不尽故也，当下之，宜大承气汤……下利谵语者，有燥屎也，小承气汤主之……下利便脓血者，桃花汤主之……热利下重者，白头翁汤主之。"又云："下利脉数而渴者，今自愈。设不差，必清脓血，以有热故也。下利寸脉反浮数，尺中自涩者，必圊脓血。"

《中藏经》中记述："脾者土也，谏言之官，主意与智，消磨五谷，寄在其中，养于四旁，王于四季，正王长夏，与胃为表里。"脾脏多气少血，具冲和之德，具有运化、升清、生血统血作用。脾胃互为表里又各有分工，脾主升清，胃主降浊，脾主运化，胃主受纳。脾为阴中之至阴，以湿土主令，其性湿，胃从燥金化气，为从令，其性燥。从令不敌主令之强，因而胃家之燥不敌脾家之湿。在人体则体现为湿气恒长而燥气恒消。湿气日益为胜，故临床以脾阳多不足而脾阴常有余最为多见，证见纳呆痞满，腹胀便溏，神疲乏力，面色少华等。

马老认为，肠澼一病，病机多为脾虚土弱，运化失权，湿困肝郁，木气升发疏泄不畅，转而下陷大肠，肠腑气滞湿阻而病发。临床以脘腹疼痛，痢下赤白，里急后重为表现。大肠与肺相表里，肺金收敛不及，肠腑气机阻滞，愈滞愈敛；肝气疏泄，愈郁愈泄。木气疏泄，而金强敛之，则敛而不闭，泄而不透，藏不能藏，泄不能泄，势必梗阻，传导艰难，症见里急后重。气滞湿阻日久，胶缠鼓瑟，肉腐络破，血脂俱下，发为痢下赤白。

二、临证心悟

1. 治痢常法重舌脉

马老认为土湿木郁，郁而化热，下陷大肠者多为湿热痢，来势多急迫，粪便多为红白脓冻，而所下不多。白多于红偏于气分，红多于白偏于血分，白多数为湿，红多数为热。如肾寒脾湿、肝木郁陷，大肠湿寒者则为寒湿痢，来势多较缓，白多赤少或如白涕白沫，甚则呈白冻状，经年不愈，反复缠绵。寒湿痢脉较沉，临证多夹表证而脉兼浮象，以关尺为大，细缓濡弦最为多见。痢疾一证脉象最是"大则病进，小则病退"。木火旁泄则脉大，金水敛藏则脉小。此脉大重按必无力，劳伤虚损最忌脉大而浮，多为阳根离断，浮越外脱之兆，如身热血温，预后必然不佳。寒湿痢舌象多白腻，而湿热痢多苔薄腻、燥腻或腻而微黄，也有部分呈白腻、白满腻，临证于此要多加用心。

针对湿热痢与寒湿痢，马老制方多以茯苓、泽泻、陈皮、甘草健脾渗湿，白芍、牡丹皮、柴胡疏肝举陷，桔梗、肉苁蓉、当归、赤芍宣泄肺气、通肠祛瘀。属热者加黄芩、黄连、金银花；属寒者加白术、桂枝、木香。

2. 顾护脾阳勿忘脾阴

马老从多年脾胃病临床实践中体会到，治疗脾病思路往往容易陷入温补脾阳，而疏漏了对脾阴的调护。正如吴澄在《不居集》中所论："古方理脾健胃，多偏重胃中之阳而不及脾中之阴，然虚损之人，多为阴火所灼，津液不足。"张锡纯也在《医学衷中参西录》中指出："治阴证者，当以滋脾阴为主。自然灌溉诸脏腑也。"脾阴与脾阳，一体而两面，在脾脏功能发挥中都起着重要的作用。唐容川对此曾有形象比喻，云："脾阳不足，水谷固不化，脾阴不足，水谷仍不化也，譬如釜中煮饭，釜底无火固不熟，釜中无水亦不熟也。"脾阳虚者多因劳倦、饮食不节而致，其症状多见形寒肢冷、大便溏薄、脘腹冷痛、食入难化、食后腹胀、不渴、舌淡；脾阴虚者常因思虑、饥饿、脏腑内热、药石温燥而致，其症状常见食少腹胀、腹痛消瘦、便结尿黄、渴饮不多、低热、舌红，并伴其他脏腑虚衰症状。脾阴虚与急性热病后期，邪热伤阴的胃阴虚又有所区别，后者常有食少或饥不欲食、胃中灼热、嘈杂、呃逆、干呕、口燥咽干等症状。湿热痢、寒湿痢迁延日久，多伤津耗血，损伤脾阳脾阴，甚则损伤肾阳。其中多见脾阳受损，但也有部分殃及脾阴。马老多以吴澄的中和理阴汤、理脾阴正方、参苓白术散及一味薯蓣饮加减变化以滋补脾阴。常用药物有人参、山药、白扁豆、莲子肉、陈仓米、紫河车、白芍、茯苓、橘红、薏苡仁、砂仁、桔梗等。马老认为滋补脾阴山药最是上品，故仿张锡纯重用山药。马老滋补脾阴山药一味多用至 30～40g。《神农本草经》中记述山药"味甘，温。主治伤中，补虚羸，除寒热邪气，补中，益气力，长肌肉"，为补阴虚，健脾气，长肌肉，强筋骨，止遗泄，除泻利之要药。

如素体阴虚，感邪而病痢，或久痢伤阴，遂成阴虚之痢。邪滞肠间，阴血不足，则下利赤白脓血或鲜血黏稠；阴亏灼热，故脐腹灼痛；营阴不足，则虚坐努责；胃阴亏虚，故食少口干；阴虚火旺，故心烦；脉象多细数，舌质红绛、光红是其特点。制方可选用驻车丸加减以养阴清肠。方中黄连苦寒清肠止痢；阿胶、当归养阴和血；少佐炮姜以制黄连苦寒太过。并可加白芍、甘草以酸甘化阴、和营止痛，瓜蒌以滑利气机。如虚热灼津而见口渴、尿少、舌干者，可以加沙参、石斛以养阴生津；若见痢下血多者，可加牡丹皮、仙鹤草、赤芍、墨旱莲、地榆炭以凉血止血；若湿热未清，而见口苦、肛门灼热者，可加黄芩、黄柏、秦皮以清解湿热。

3. 久痢错杂复平权

马老认为痢久则脾虚中寒，寒湿留滞肠中，故下利稀薄带有白冻；寒盛正虚，肠中失于温养，故腹部隐痛；胃主受纳水谷，脾主运化四旁，胃气虚弱，脾阳不振，故食少神疲，四肢不温；脾胃虚寒，则化源不足，面色萎黄；肠中久痢，则精微外流，导致肾阳不固，所以滑脱不禁，腰酸怕冷。脉象多呈濡软沉细。制方以桃花汤或真人养脏汤温补脾肾，收涩固脱。桃花汤中赤石脂收涩力强，重用干姜、糯米温中补脾。真人养脏汤中的罂粟壳、肉豆蔻、白术、人参既可收涩又能补脾，肉桂温肾，归、芍调血，木香行气，更为合度。有时两方也可合用。若服之效果不显可酌用附子理中丸。部分痢久脾虚气陷导致少气脱肛可用补中益气汤加减，以益气补中，升阳举陷。

下利日久，正虚邪恋，寒热夹杂，肠胃传导失司，故缠绵难愈，时发时止。脾胃虚弱，中阳健运失常，故纳减嗜卧，倦怠怯冷；湿热留连不去，病根未除，故感受外邪或饮食不当而诱发，发则腹痛里急，大便夹黏液或见赤色。时发时止，经久不愈是休息痢的特点。制方以连理汤加味温中清肠，佐以调气化滞。方中人参、白术、干姜、甘草温中健脾；黄连清除肠中湿热余邪。可加槟榔、木香、枳实以调气行滞。如脾阳虚极，肠中寒积不化，遇寒即发，下利白冻，倦怠少食，舌淡苔白脉沉，可用《备急千金要方》中温脾汤以温中散寒、消积导滞。此方为脾阳气不足而积滞未尽之证而设，如单纯温补脾阳，则积滞不去，贸然予以通导，又更伤中阳，法宜兼顾两全，故予温补中佐以下导之品去积，实属扶正与祛邪兼顾的方法。但肾为胃关，开窍于二阴，若久痢不愈，势必累及于肾，如下利兼见肾虚证候者，宜予补脾化滞中加入补肾之品。或久痢顽固不愈，症见寒热错杂者，可用《伤寒论》中乌梅丸主之。

4. 乌梅丸中寓乾坤

马老擅用乌梅丸治肠澼，马老认为该方是寒热并用的经典方，方中黄连、桂枝、人参、干姜是《伤寒论》中黄连汤（黄连、桂枝、人参、干姜、半夏、甘草、大枣）主要成分。"伤寒胸中有热，胃中有邪气，腹中痛，欲呕吐者，黄连汤主之"。胸中有热又同时腹中有寒，胃中气机阻滞，升降失调，寒热错杂，阴阳不交。故用黄连清解胸热，桂枝通阳散寒、宣发太阳之气，人参益气和胃，干姜协助黄连以宽胸散结，使阴阳升降复常，寒热和解。正如喻昌所论"表里之邪，则用柴胡、黄芩；上下之邪，则用桂枝、黄连"，此为仲景用药大法。黄连味苦，能泄能降；桂枝味辛能抑肝，味甘归脾，性温能运，抑肝兼能运脾升清，是其精妙之处。二味寒热相济，寓有升阴降阳，疏肝运脾之妙。识得此意方能进一步领悟仲景连、桂并用的奥旨。

另乌梅丸中黄连与干姜的配伍也是仲景方剂常用组合。干姜味辛、性温，入心、肺、脾、胃、肾经，功擅温中消食，燥湿化饮，通脉止痛。黄连为苦寒泻火、燥湿清热药。二味并用苦辛相合，能通能降；寒热相协，温清兼施。多用于痞证、痢疾、腹泻，以及湿热病湿热遏伏。连、姜并用，或配合他药治疗痢疾，历代名方甚多。如《普济方》之姜连散，治"气痢后重，里急或下泄"。黄连为坚肠止痢之要药，伍入干姜，深得寒热兼济之妙，湿热下利可以取法。《备急千金要方》之驻车丸，为久痢赤白、日夜无度、腹中疼痛之证而设，疗效为后人称道。药用炮姜，既可制黄连其苦寒之性，又能开通肠间郁结，并可温养脏气；久痢赤白，阴血暗耗，用阿胶滋养；腹中疼痛，虚中夹滞，用当归养血和营，散结止痛。故本方不失为刚柔相济、标本兼顾的良方。宋代《太平圣惠方》之阿胶散从驻车丸加味而来，治脓血痢日久不愈、绕脐腹疼痛之证，药用阿胶、赤石脂、当归、芍药、黄连、干姜，具滋养扶正、敛肠止痢、调和寒热之功。其固涩止痛之功较驻车丸犹有过之，当因证而施。《证治准绳》另有一阿胶梅连丸，主治下利赤白，腹中疼痛，阴伤液耗。药用：阿胶、黄连、乌梅肉、黄柏、赤芍、当归、赤茯苓、炮干姜。胶、梅、黄连并用养阴清热，炮姜反佐。这一配伍组合方法，可为阴虚下痢借鉴。

乌梅丸中黄连配附子又是寒温异性，功用相反。二味相合往往有相反相成的效果。若以黄连为主，反佐小量附子可治热厥心痛；若连附俱用常量，又有温清兼施之妙，可用于治疗胃痛、痢疾、泄泻、疟疾、小儿暑热症；若以附子为主，反佐少量黄连，还可用于阴盛格阳之证。连、附并用所主之痢疾，一般为冷热痢或冷痢，其寒滞或阳虚症状，较之黄连、干姜同用之适应证更进一层。《证类本草》引胡洽九盏汤"治下痢，不问冷热赤白，谷滞休息久下，悉主之"，药用黄连、附子、干姜、龙骨、阿胶。得温摄下焦、寒热平调之义，可为阳虚阴弱，滑脱难禁，肠间冷热不调之证取法。《备急千金要方》之附子汤"治暴下积日不住及久痢"，药用附子、石榴皮、阿胶、龙骨、甘草、芍药、干姜、黄芩、黄连、粳米。暴下积日，不仅阴伤液耗，抑且阳气虚衰，如果不能阴阳兼顾，则无以收拾离散之元气。故用附、姜温阳，胶、芍益阴，方可挽元阳，固阴液。肠间积热为患，取乎芩、连；滑脱难禁，故用龙骨、石榴皮以固；甘草、粳米，意在和中养胃，为涩中寓通，温中兼清之良方。宋代《太平圣惠方》之血痢乌梅丸，为久痢脓血，兼见阳虚气弱之症而设，药用乌梅、黄连、附子、干姜。痢久当固涩，血痢多宜凉营，用乌梅、黄连是矣；兼见阳虚气弱，故用姜、附温壮阳气；且附、连、姜并用，能调肠间寒热。证情错杂，用药看似杂乱，实则紧切病机。近代程门雪对乌梅丸有一段精彩的评述："方药连苦酒共十一味，乌梅、芪、椒是一对，干姜、黄连是一对，细辛、黄柏是一对，是为合化之法，铢两悉称，极为精妙，能变化之，治厥阴肝肾等病，可得其大半矣。肝体柔用刚，厥阴为寒热错杂之藏，故用方必如是偶复，乃能适应所需耳！此法叶天士最得其秘，变化甚多，可于医案中求之。桂枝、当归以温通营血，人参、附子以温通营卫，在扶正一面，亦气血双方兼顾也，且当归、桂枝、细辛，即当归四逆之意也。人参、附子、干姜，即四逆加参之意也。合两种四逆法于一炉治，并连同前列六味，复成扶正泄肝之功，可谓尽复方之妙矣。以乌梅、黄连合蜀椒，黄柏合干姜、黄连，咸苦辛开泄，酸苦泻热，可收治肝之良效；且蛔虫得酸苦以安伏，苦辛、酸苦合用，为唯一治虫之法也，酸以收之，苦以泄之，辛以通之，治肝大例，不出此三种，错综变化，其用无穷矣。"

第二节　清气在下，则生飧泄；湿盛则濡泻

一、医理阐述

1. 清气在下，则生飧泄

《素问·阴阳应象大论》云："清气在下，则生飧泄；浊气在上，则生䐜胀，此阴阳反作，病之逆从也。""飧泄"一词，丹波元简注："飧，本作飡。"《说文解字》曰："飡，吞也。"《玉篇》亦曰："飡，水和饭也。"《释名》亦云："飧，散也，投水于中自解散也。"《列子·说符》言："飧，水浇饭也。"盖水谷杂下，犹水和饭，故云飧泄也。全元起注曰："飧泄者，水谷不分为利。"据此，可知飧泄即是消化不良的腹泻。本条原文是举例说明人体清阳与浊阴之气升

降失常，阴阳错位，清浊之气该升不升，该降不降所致病变的道理。

其后《素问·阴阳应象大论》云："故清阳为天，浊阴为地……故清阳出上窍，浊阴出下窍……"本条解释了人体清阳之气主升，浊阴之气主降，因此当清阳与浊阴不能各归本位时必然会使机体产生病变，而人体阴阳的升降主要是通过中焦脾胃这个枢纽来完成的。脾主升清阳，胃主降浊阴，因此不难看出"清气在下，则生飧泄；浊气在上，则生䐜胀"的论述是指脾胃升降失常后人体出现的病理反应。其所谓的"清气在下，则生飧泄"是指各种病因致使脾气不能升清，清阳不升，则水谷精微失于运化，不升必降，从下而出，故见泄泻。所谓"浊气在上，则生䐜胀"是指胃气亏虚，失于降浊，浊阴不降，必然阻滞中焦，则中焦气机壅滞而不畅，故可见腹部胀满。具体来说清阳不升而下陷，其本质是清阳虚弱而无力升举，可致多种临床病症，如眩晕、泄泻、脏器下垂等，益气升阳是基本治则。

飧泄是指完谷不化的一类泄泻，系由中气虚陷、清阳不升而致。清代尤怡《金匮翼·泄泻门》谓："飧泄，完谷不化也。脾胃气衰，不能腐熟水谷，而食物完出。经所谓'脾病者，虚则腹满肠鸣，飧泄食不化'是也。又清气在下，则生飧泄者，谓阳气虚则下陷也。"历代医家论治泄泻诸症，特别是脾虚泄泻，多加升清之品。《王九峰医案·泄泻》治飧泄一案中有述："清气在下，则生飧泄；浊气在上，则生䐜胀。肝脉循于两胁，肝实胁胀；脾虚腹满，木乘土位；食少运迟，营卫不和。补中益气是其法程，更兼以涩固胃关之品，冀效。洋参、茯苓、冬术、炙草、川连、升麻、柴胡、归身、木香、陈皮、山药、补骨脂、肉豆蔻。"

李杲非常重视中焦脾胃的升降运化作用，把脾胃看作人体精气升降运化的枢纽，特别推崇《内经》的阴阳清浊升降理论。在他的《脾胃论》中很多地方都直接引用《内经》的原文，如《素问·阴阳应象大论》和《素问·经脉别论》中关于阴阳清浊升降原文，在《脾胃论》中被反复引用，且用临床实践加以阐述："饮食入胃，先行阳道，而阳气升浮也。浮者阳气散满皮毛，升者充塞头顶，则九窍通利也。若饮食不节，损其胃气，不能克化，散于肝，归于心，溢于肺，食入则昏冒欲睡，得卧则食在一边，气暂得舒，是知升发之气不行者此也。""盖胃为水谷之海，饮食入胃，而精气先输脾归肺，上行春夏之令，以滋养周身，乃清气为天者也。升已而下输膀胱，行秋冬之令，为传化糟粕转味而出，乃浊阴为地者也。"

关于清气在下之泄泻的治疗原理，《医宗必读》认为脾气具有上升之特点，如果清气下陷，治疗宜用"升、柴、羌、葛之类，鼓舞胃气上腾，则注下自止"；又如"地上潴泽，风之即干。故风药多燥，但湿为土病，风为木病，木可胜土，风亦胜湿，所谓下者举之是也"。此所论指出，升提既强调下者举之，以升腾鼓舞胃气为法，又涵盖以风药胜湿之深意。升提法临床主要用于脾胃虚弱，清气不升，反而下陷，水谷失运，并走肠间之泄泻。常用药如柴胡、升麻、葛根、防风、羌活，以升提中气，常用方如李杲的升阳益胃汤、升阳除湿汤、补中益气汤。

2. 湿盛则濡泻

《素问·阴阳应象大论》论及"湿胜则濡泻"，明确指出湿邪是泄泻的重要致病因素。《素问·六元正纪大论》亦有相同论述。王冰注曰："湿胜则内攻于脾胃，脾胃受湿则水谷不分，水谷相和，故大肠传道而注泻也。以湿内盛而泻，故谓之濡泻。"湿邪为患，最易于内侵脾胃，使之运化失常，而致水谷混杂而下，"故大肠传而注泻也"。其阐释说明脾胃虚弱，湿邪偏盛，脾胃运化失司，乃产生泄泻的基本病机。李中梓《医宗必读》亦云："脾土强者，自能胜湿，无湿则不泄。"言及若脾运化水湿功能失常，不仅湿邪易于入侵，而且还易致"风寒与热皆得干之而为病"，即风、寒、热等邪可合于湿邪而为病。故临证无论因于外感或内伤所致，祛除湿邪均是治疗泄泻的关键。

二、临证心悟

基于《内经》之论，马老结合临床实践，归纳其要，认为祛湿治泻之法主要包括淡渗利湿法、清热利湿法、苦温燥湿法、祛风胜湿法、健脾利湿法等。

1. 淡渗利湿法

淡渗利湿法，即以淡渗之品分利湿邪之治法。《素问·至真要大论》提出"湿淫于内……以淡泄之"，即以淡泄之法祛除湿邪。陈无择在《三因极一病证方论·叙中湿论》中指出"泄泻唯利小便为佳"，强调以分利小便为治泄泻之良法。朱丹溪《平治会萃·泄》亦云："故凡泄泻之药，多用淡渗之剂利之。"倡导以淡渗之剂，通过利湿而治疗泄泻。张介宾在《景岳全书·杂证谟》总结云："治泻不利小水，非其治也。"阐发了临床使湿从小便而去的意义，突出治疗泄泻当以利小便治"湿"为纲，乃泄泻的核心治疗途径，水谷清浊有分则泄泻止。李中梓《医宗必读·泄泻》倡导治泻九法，第一法便是淡渗，原理在于"利小便而实大便"，其解释治疗机制"如农人治涝，导其下流，虽处卑监，不忧巨浸"。此法主要适用于水湿壅盛、困脾伤中所致的水湿泄泻。淡渗利湿法的代表方剂有六一散、五苓散、胃苓散等，常用药如茯苓、猪苓、白术、薏苡仁、车前子、泽泻、砂仁、大腹皮，亦可加用芳香化湿之藿香、佩兰，燥湿之厚朴、苍术等品。马老治疗湿邪所致泄泻，芳香化湿常用藿香、佩兰、白豆蔻；淡渗利湿常用茯苓、白扁豆、大腹皮等；常用药对薏苡仁配泽泻。

2. 清热利湿法

《素问·刺热》记载："脾热病者……腹满泄。"《素问·至真要大论》曰"暴注下迫，皆属于热"，提出湿热壅盛，邪热交蒸，热迫肠道而发生湿热泄泻；或夏令暑湿困脾，导致暑湿泄泻，治疗宜用清热利湿法。如李中梓治泻九法中的清凉法，适用于湿热之邪侵犯胃肠，或夏令暑湿蕴结肠胃所致暴注下迫之泄泻。此时若用苦寒之品，则徒伤其阳，而变生他病，故宜选用清凉剂治之。常用方如葛根芩连汤、黄芩芍药汤；常用药如黄连、黄柏、马齿苋、苦参、黄芩等。后世医家临床总结出众多清热利湿方，总以利湿与清热药合用，如孙一奎《赤水玄珠·泄泻》认为泄泻多由湿所致，因而"治湿泻之法，宜燥脾利水"。临床常用方如胃苓汤、五苓散，若有热则减桂枝，加黄芩、木通、滑石之类。朱丹溪《金匮钩玄》记载："协热自利者，宜用黄芩汤。"《景岳全书·杂证谟》指出湿热泄泻病机为"湿热在脾"，其表现特点为"热渴喜冷而泻"，主张运用大分清饮、茵陈饮、益元散，意在去其湿热而利之也。马老治疗湿热所致泄泻，常用萹蓄、瞿麦、土茯苓等清热利湿。

3. 苦温燥湿法

《素问·金匮真言论》云"长夏善病洞泄寒中"，指出寒湿之邪侵袭，乃是引起泄泻的重要病机。《素问·至真要大论》曰："湿淫于内，治以苦热……以苦燥之。"其中蕴含了以苦热燥湿之意。《素问·脏气法时论》亦曰"脾苦湿，急食苦以燥之"，提出以苦燥脾之湿邪。张志聪《黄帝内经素问集注》云"脾属阴土，喜燥恶湿，苦乃火味，故宜食苦以燥之"，阐发了苦能燥湿之原理。张介宾在《景岳全书·杂证谟》中针对"湿挟微寒而泻者"，认为宜用五苓散、胃苓汤之类主之，因其"以微温而利之"，提出温而兼利之的用药法则。朱丹溪以四苓散加苍术、白术，体现以燥湿兼以渗泄之法。依据温可祛寒之理，苦温燥湿法适用于治疗寒湿泄泻。如叶天士常用胃苓汤，或以四苓汤、五苓散为基础，随证加减，常用药如苍术、厚朴、白术、猪苓、泽泻、黄连。

4. 祛风胜湿法

《素问·生气通天论》曰："是以春伤于风，邪气留连，乃为洞泄。"《素问·气交变大论》亦云："岁土不及，风乃大行……民病飧泄霍乱。"《素问·阴阳应象大论》指出"春伤于风，夏生飧泄"，说明风湿泄泻多发生在夏季，且兼风邪与湿邪之致病特点。《素问·阴阳应象大论》论及"风胜湿"，提出风能除湿邪。陈梦雷《古今图书集成·医部全录》提出"苍术防风汤"，治风湿泄泻，认为方中苍术、防风可宣化湿邪，体现健脾与祛风、升提配合的组方之理。运用此法治疗泄泻的代表方还包括李杲的补中益气汤及升阳益胃汤等。故临床治疗泄泻，可在健脾之剂中酌情加用荆芥、防风、羌活、葛根、升麻、柴胡、白芷等辛散之品，因其性多燥，有助于升阳除湿止泻。马老祛风除湿，常用木瓜、独活、秦艽等，且善佐用风药，如柴胡、升麻、防风等。

5. 健脾利湿法

《素问·五常政大论》曰"其病飧泄，邪伤脾也"，指出脾病是引起泄泻的重要原因。脾失健运，易生湿邪，故脾病多湿胜。《素问·至真要大论》曰："诸湿肿满，皆属于脾。"明示泄泻的病机与湿邪密切相关，而湿之为病，最易伤脾，故脾虚与湿胜并见，亦是脾病的临床特点之一。朱丹溪《金匮钩玄》云"泄泻者，水泻所为也，由湿本土"，认为泄泻与湿密切相关，而湿之来源则与脾胃气虚、运化失常有关，原理在于"脾病则升举之气下陷，湿变注于出大肠之道"。盖脾主运化水湿，且喜燥恶湿，故脾旺能胜湿，因此健脾利湿是治疗泄泻的常用之法。李中梓《医宗必读·泄泻》云"故泻皆成于土湿，湿皆本于脾虚"，认为湿邪是引起泄泻的核心病因，究其原因，则本于脾胃虚弱，运化水湿无权，故当补脾祛湿而止泄。脾土健运，水湿得以祛除，则泄泻可止。健脾利湿法适用于脾虚湿胜之泄泻，马老常用药有党参、白术、白扁豆、薏苡仁、茯苓等，常用代表方有香砂六君子汤、参苓白术散。

6. 调理脾胃，恢复气机

马老治疗泄泻重视脾虚，总以恢复脾胃气机升降为主旨。用白术、茯苓、党参、山药、莲子、甘草等健脾化湿，加用木香、陈皮等以防过补导致气机壅滞。对久泻阴分不足者，较少选用茯苓，恐其利湿而伤阴。如气虚症状较甚者，可加黄芪，但如兼有胃脘胀闷不舒、苔腻，气滞湿阻明显者，则不宜加入。对脾胃素弱，肝气犯脾，致脾虚肝旺者，用理中丸合痛泻要方加减，以抑肝健脾。其中炒防风有升清止泻的作用，但必须与白术、白芍、陈皮配伍，起健脾、理气、柔肝止痛的作用。马老认为，本病的肝旺，不是肝经实火，故不能用龙胆草、山栀之苦寒泻肝，而应用白芍之类，通过柔养肝体以达抑肝制肝的目的。芍药配甘草又能酸甘化阴，或与乌梅同用，通过抑肝可以间接扶脾，而起止泻的作用。升麻与防风均能升清止泻，但二者有不同之处。《本草纲目》言："人参、黄芪，非此引之，不能上行。"故升麻配党参、黄芪以引清阳之气上升，而后重自除，其升清之力，较防风为强。如《菊人医话》中提到："东垣用升麻以升脾阳，每嫌其过；天士改用防风，比较稳妥。"

此外，对脾胃虚弱，肠中湿热较重，有里急后重者，也可用桔梗、生甘草。桔梗苦辛平，入肺经，辛开苦泄，宣通肺气。因肺与大肠相表里，故可通过桔梗宣开肺气，而治泄泻后重之症，并与生甘草同用，又有排脓消炎的作用。

对于理气药的运用，马老常选用广木香、枳壳、陈皮、制香附等药。马老认为广木香能调理中焦气机，鼓舞脾胃健运，用于慢性泄泻，既能行气止痛，又能助脾运之力，促进肠胃功能的恢复，有助泄泻的痊愈。《本草纲目》指出，陈皮"同补药则补，同泻药则泻，同升药则升，同降药则降"，与广木香、香附等配伍，共奏理气健脾之功。马老治疗慢性泄泻，一方面以调理脾胃为主，选药以轻灵为贵，上述各药可鼓舞脾胃之气，使脾胃健运，胃纳渐增，资助气血生化之源；另一方面调整脾胃功能，增强脾胃对药物和营养物质的吸收，增强机体抵抗力，则有利于泄泻的痊愈。

第三节　见肝之病，知肝传脾，当先实脾，四季脾旺不受邪

一、医理阐述

《金匮要略》开篇即以肝脾为例，论述脏腑病变的病理传变规律及防治原则，以统括全书。其曰："夫治未病者，见肝之病，知肝传脾，当先实脾，四季脾旺不受邪，即勿补之……夫肝之病，补用酸，助用焦苦，益用甘味之药调之……余脏准此。"此为著名的肝病实脾、调脾理论，具有重要的临床指导意义。

仲景以"上工""中工"所为，从正反两个方面论述肝病实证时治肝实脾的既病防变治则，并指出该治则的灵活运用方法；同时论述了肝病虚证的治则。徐彬以五行生克制化之理注曰："此则论五行相克之理，必以此传，而病亦当预备以防其传也……谓五行相克之理，每传于所胜，假如见肝之病，肝木胜脾土，故知必传脾，而先务实脾。脾未病而先实之，所谓治未病也。"

尤怡在注释肝病虚证治法时还指出，《金匮要略》与《内经》补肝之药味不同，是因补肝体与补肝用不同之故。《金匮要略心典》云："肝之病补用酸者，肝不足，则益之以其本味也。与《内经》以辛补之之说不同。然肝以阴脏而含生气，以辛补者所以助其用，以酸补者所以益其体，言虽异而理各当也。助用焦苦者，《备急千金要方》所谓心王则气感于肝也。益用甘味之药调之者，越人所谓损其肝者缓其中也。"尤氏又从脏气和病证的虚实方面对肝实、肝虚证的治法作了分析，曰："盖脏病唯虚者受之，而实者不受；脏邪唯实则能传，而虚则不传。故治肝实者，先实脾土，以杜滋蔓之祸；治肝虚者，直补本宫，以防外侮之端。此仲景虚实并举之要旨也。"

马老认为，在伤寒论中，治肝补脾法是对于肝虚病证而言，其与肝体用俱虚，寒热错杂，上热下寒所致的蛔厥病证有相似之处。仲景用乌梅丸寒温并用，安蛔止厥，其中寓有治肝补脾之法。如主用乌梅之酸平补肝体，此即"夫肝之病，补用酸"之意，当然还要佐以当归苦温入肝养血，畅其肝用；遣黄连、黄柏入心（肾）降火，蜀椒、桂枝入心（肾）补阳气，附子入肾，暖水脏之寒，细辛之辛以交通上下，此寓"助用焦苦"之意；更以人参甘寒补益脾阴，白蜜甘平益气补中，干姜苦温补脾阳，此未尝不是"益用甘味之药调之"。故陈修园《金匮要略浅注》谓乌梅丸"味备酸甘焦苦，性兼调补助益，统厥阴体用而并治之，则土木无忤矣，可以视为治肝补脾（心）之代表方。其他如柔肝补脾、建立中气的小建中汤，温肝补中的吴茱萸汤亦然。

对于肝实病证而言，仲景治"诸黄，腹痛而呕"，投小柴胡汤，用人参、大枣、甘草益气补脾、扶正和胃；治疗肝气上逆的奔豚汤，用甘草和胃缓急，半夏、生姜健胃降逆，除药用黄芩、葛根、芍药、川芎、当归清肝调肝之外，也照顾到了实脾。马老认为，肝虚者补用酸，是取"同气相求"之义，"助""益"二字不同于"补"，并不是扶助、补益之意，而是辅助、加以之意。其实"肝克脾"只是一种哲学观念和说理方法，并非肝实才能克脾，肝虚也可以克之。肝主疏泄，肝虚则疏泄不利，脾的运纳功能相应受到影响，而致"土壅"之变。所以肝实是木

疏土太过；肝虚是木不疏土。肝虚最终导致了"三虚两实"的结局。即：肝虚、肺虚、肾虚；脾实，心实。"助用焦苦"之意，就是加用泻心火的焦苦之品，如黄连、焦山栀之类。意义有二：一曰焦苦药能燥湿，以防酸甘化阴而滋腻，从而有助于肝气的升发和疏泄；二曰焦苦药坚阴，且能减缓苦寒药伤阳之弊，使其泻火而不伤阳气。"益用甘味之药"之意是辅以甘味之品，包括甘淡渗利之品，如猪苓、薏苡仁之类；甘平消食之品，如山楂、麦芽之类。"补用酸，助用焦苦，益用甘味之药"是从五行相克的角度提出的，从五脏整体水平调肝治脾的一种方法。

肝属木，脾属土，肝和脾是木和土之间的关系，木能疏土，土能荣木，土得木而达，木得土而荣，两者生理上相互依存，病理上是木土乘克关系。肝藏血而主疏泄，脾统血而主运化，为气血生化之源。肝脾两脏的关系首先在于肝的疏泄功能和脾的运化功能之间的相互影响。脾的运化有赖于肝的疏泄，肝的疏泄功能正常则脾的运化功能健旺。若肝失疏泄，无以助脾之升散，从而引起木不疏土（亦称之为肝脾不和）的病理变化。而肝所藏之血由脾运化所生，只有脾气健运，气血旺盛，肝体得到阴血的濡养，肝用也才能正常，肝病才能尽快治愈。反之土不荣木，肝失所养，则是肝病产生和加重的重要病理因素。临床上遇到的肝病，往往先见头昏、胁痛、胸闷、脉弦，随后饮食减少、乏力、便溏、舌苔白腻等脾病症状相继出现；还有许多肝炎患者主要表现为不思饮食、恶心呕吐、厌食油腻、脘腹胀满、神疲乏力等脾胃病症状，仔细询问还有右胁隐隐胀痛等表现，有的胁痛并不明显，所以肝病传脾确有其生理、病理和临床基础。

二、临证心悟

马老认为实脾可以采取补脾的方法，但补脾仅用于脾虚的患者，更多的患者表现出来的是脾胃失调的症状，如脾胃气机升降失常出现的恶心呕吐、脘腹胀满；运化功能失常出现的食欲减退、厌食油腻、大便稀溏；脾运失调后，痰湿内生所出现的胸闷脘痞、脉滑、苔白腻等症状。所以实脾重在调理脾脏，恢复脾的运化功能，如健脾助运，调理脾气，化痰祛湿，顾护脾气等方法，使脾胃升降有序，气血生化有源，灌溉四旁，这样不仅可以防止肝病传脾，而且肝木得到气血滋养，肝气得疏，肝病容易治愈。可见脾功能的好坏直接影响着病体的恢复和恶化，所以肝病需要实脾。

1. 肝实

马老认为，治肝调肝为临床脾胃病及杂病最常涉及的问题。近世集肝病之大成者首推清代王旭高《西溪书屋夜话录》之治肝三十法。肝气、肝热（火）、肝风为肝病实证三大表现，统而括之有肝气郁滞、肝经郁热（火）和肝风犯胃三种证型。这三种证型的产生都与情绪因素有关，每因忧郁恼怒，情志不畅，肝失条达，肝气不疏，木横克土，而致脾胃失调；此时若素有脾虚，或饮食不当，暴饮暴食，脾胃受戕，胃气损伤则更易为肝木乘侮，而成土虚木侮之证，其中酒性辛热，易助肝火，易使肝气横逆。

肝郁气滞者，如兼有脾气不足者可用逍遥散加减，逍遥散中用白术、茯苓、炙甘草补益脾气；如兼有脾胃升降功能失调出现胃脘胀满、恶心欲吐，用香苏散加减，香苏散中有苏梗、陈皮理气和胃，炙甘草补益脾气；如兼有脾运失健者，可用炒谷麦芽、山楂、六神曲、炙鸡内金、山药、白术、茯苓健脾助运，麦芽最能疏肝，所以对肝郁犯脾而致脾运失健，用之最宜；如兼有痰湿内蕴者，可用柴胡疏肝散合二陈平胃散加减，其中柴胡疏肝散调理肝气，二陈汤化痰、平胃散化湿。

肝经郁热者，往往由肝郁化火所致。肝火犯胃，易伤胃气，《素问·阴阳应象大论》明言

"壮火食气"，但肝火更易伤及脾胃之阴，又如《临证指南医案》言："木火无制，都系胃汁之枯。"所以运用苦寒泻肝时，要注意不可寒凉太过而损伤脾气，更不可苦燥太过而伤及胃阴，尽量不选龙胆泻肝汤等过于苦寒的方剂，可用《重订广温热论》桑丹汤加减以清金制木，桑叶与牡丹皮乃微苦之品，无凝滞碍气之弊，更不至于有损脾胃，药性平和，平中见奇。丹栀逍遥散也是治肝顾脾的一张常用方剂，方中用牡丹皮、山栀清泻肝热，柴胡、薄荷疏泄肝气，白芍、当归养血补肝，白术、茯苓、炙甘草、生姜健脾益气，生姜辛温，以制丹皮、山栀的苦寒之性，全方泻肝而不伤正，标本虚实兼顾。

肝风犯胃者，往往由于肝气郁结，经久化火，火盛伤阴，阴虚阳亢，阳亢化风。此时如素有阴虚，尤其是兼有肾阴虚的患者，由于水不涵木，木火内炽，更易导致内风乘胃。正如叶天士所述"阳气郁勃于中，变化内风，掀旋转动"。明代喻昌《寓意草》中曾有胃中"空虚若谷，风自内生"之论述，后人概称之为"空谷生风"。叶氏根据其实践经验，又补充了"内风乘胃"的病机，补前人不足，对内风与胃的关系，阐述更为全面。其症状如呕吐、脘胁攻痛等，治以平肝和胃之法，用降香、郁金、山栀等苦辛类药以降气清肝；用黄连、吴茱萸与川楝子、白芍相配，苦辛酸并投；还常配用牡蛎之咸，以制肝木，借以潜降泻热。牡蛎常配以阿胶、生地黄、丹参、淮小麦等咸甘苦相伍，以泄肝滋液，平调阴阳。

2. 肝虚

马老认为，肝虚证者首在补肝血养肝阴，临床多用制首乌、菟丝子、枸杞子、酸枣仁、山萸肉、沙苑蒺藜、黑芝麻等。结合《金匮要略》中所提酸甘焦苦法，用酸补肝，用甘益脾，用苦清心，临床酌情加用药物多选用乌梅、白芍、五味子、山茱萸、酸枣仁、当归、川断、牛膝、川芎、杜仲、丹参、地黄、淮小麦、大枣、炙甘草等药。

《金匮要略》开篇即运用五行理论，从脏腑相互之间关系解释为什么脾虚可以导致肝病，因为脾虚可以导致肾虚，肾虚水不济火，可致心火亢盛，心火亢盛可以伤肺，肺伤则金不制木，所以虽然病位在肝，但与脾、肾、心、肺诸脏皆有关系，这非常符合中医的整体观念。当然，肝与脾的关系最为密切，因为脾为后天之本，气血生化之源，所以对于肝虚证的治疗，重在治脾，在运用酸甘焦苦法的同时，配以滋水涵木、养血濡肝、养肺制肝、苦寒清心等方法，拓展了对肝虚证的治疗。

肝肾阴虚者，往往同时兼有脾虚，这是因为脾虚气血生化不足，是肾阴虚产生和加重的因素。症见头晕目眩，耳鸣健忘，胸胁隐痛，口燥咽干，失眠多梦，腰膝酸软，五心烦热，盗汗颧红，男子遗精，女子月经量少，脉细而数，舌红少苔。治当滋水涵木，用一贯煎加减。常用药物有生地黄、沙参、当归、枸杞子、麦冬、川楝子等，由于滋补肝肾的药物比较滋腻，有碍脾运，脾旺有利于肝肾阴虚的恢复，所以还当配伍一些健脾助运的药物，如山药、白术等。

肝脾两虚者，多由土不荣木，或木不疏土，脾运失健，气血生化不足，肝木失养而致。症见右胁隐痛，胸闷脘胀，食欲不振，神疲乏力，面色少华，大便溏泄，脉濡，舌淡苔薄白。用当归芍药散、六君子汤加减，常用药物有党参、白术、茯苓、炙甘草、当归、白芍、陈皮、半夏等。

肝肺阴虚者，主要表现为肺阴亏虚，津液不布，肝失滋养，肝气失调等证。症见干咳少痰，口燥咽干，形体消瘦，盗汗颧红，胁肋隐痛，脉细数，舌红少苔。宜用沙参麦冬汤、麦门冬汤加减，养金制木，同时配伍一些健脾益气药物以助生化之源，药用北沙参、麦冬、玉竹、桑白皮、天花粉、牡丹皮、枸杞子、佛手片、陈皮、山药、白术、炙甘草等。

马老指出，"四季脾旺不受邪，即勿补之"，结合《金匮要略》上下文来看，是意在告知时令有盛衰，既要知五脏相互传变之理，也要明了五脏自生时令有旺盛之分。"四季脾旺不受邪"的四季指春、夏、秋、冬，此四季每季最末的十八天都是脾土旺盛的时候，四季共七十二天，单列出来即我们所说的长夏，也是脾土所主的季节。在这个长夏周期中脾气旺盛，治疗肝病时就无须补脾了。当然这是一种基于五行理论上的运用，目的是要医者知常达变，不同状态及时间段要采取不同的调制方法。

第四节　六腑以通为顺

一、医理阐述

六腑，是胆、胃、小肠、大肠、膀胱、三焦的总称。它们的共同生理功能是"传化物"，其生理特点是"泻而不藏""实而不能满"。饮食物入口，通过食管入胃，经胃的腐熟，下传于小肠，经小肠的分清泌浊，其清者（精微、津液）由脾吸收，转输于肺，而布散全身，以供脏腑经络生命活动之需要；其浊者（糟粕）下达于大肠，经大肠的传导，形成大便排出体外；而废液则经肾之气化而形成尿液，渗入膀胱，排出体外。饮食物在消化吸收排泄过程中，须通过消化道的七个要冲，即"七冲门"，意为七个重要门户，《难经·四十四难》云："唇为飞门，齿为户门，会厌为吸门，胃为贲门，太仓下口为幽门，大肠小肠会为阑门，下极为魄门，故曰七冲门也。"六腑的生理特性是受盛和传化水谷，具有通降下行的特性。《素问·五脏别论》曰："六腑者，传化物而不藏，故实而不能满也。所以然者，水谷入口，则胃实而肠虚。食下，则肠实而胃虚。"每一腑都必须适时排空其内容物，才能保持六腑通畅，功能协调，故有"六腑以通为用，以降为顺"之说。突出强调"通""降"二字，若通和降太过或不及，均属于病态。

二、临证心悟

马老认为，临床上，十二经病变以脾、胃、肝、胆、肺、肾六经发病为重为多，其余六经（大小肠、膀胱、心包、三焦、心）病则为轻为少。前六经治，则后六经自治。六腑气机升降以胆、胃最显为重。

1.胆宜舒畅，以利为要

胆居六腑之首，又隶属于奇恒之腑，其形呈囊状，若悬瓠，附于肝之短叶间。胆属阳属木，与肝相表里，肝为脏属阴木，胆为腑属阳木。胆贮藏排泄胆汁，主决断，调节脏腑之气。胆为阳中之少阳，禀东方木德，属甲木化相火，下降以温肾水，故称胆气主降。临床少阳胆病多呕，即因胆气不降，逆而上行，胃土受迫，不得不呕；胆气不降，郁而化火，火逆刑金，则肺气失宣发为咳嗽；胆经由头项循胁下行，逆则经气盘塞，发为头项胸胁胀痛；耳目额腮口齿项者，胆经不降，横逆上冲，故耳痛、耳鸣、耳聋、目赤、目晕、目痛、额角胀痛、腮腺肿痛、口苦、口痛、口酸、齿痛、咽喉痛；胆经上逆，火泄于外，下利于中，胁有相火之热而发为协热下利。《素问·六节脏象论》曰"凡十一脏皆取决于胆"。言胆经下降，相火生土，而后中气斡旋，各经之气乃能升降。

胆为清净之府，喜宁谧而恶烦扰。宁谧而无邪扰，胆气不刚不柔，禀少阳温和之气，则得中正之职，而胆汁疏泄以时，临事自有决断。邪在胆，或热，或湿，或痰，或郁之扰，胆失清宁而不谧，失其少阳柔和之性而壅郁，则呕苦、虚烦、惊悸、不寐，甚则善恐如人将捕之状。

马老在临床上用温胆汤治虚烦不眠、呕苦、惊悸，旨在使胆复其宁谧温和之性而得其正。胆宜舒畅，治疗时多须疏肝利胆，临床如见胁下胀痛，脘腹胀满，口苦，咽干，大便秘结，身目黄染者，以大柴胡汤酌情加入茵陈、金钱草等药物，往往能收获良效。

2. 胃喜润恶燥，以降为和

胃是腹腔中容纳食物的器官。其外形屈曲，上连食管，下通小肠。主受纳腐熟水谷，为水谷精微之仓、气血生化之海，胃以通降为顺，与脾相表里，脾胃常合称为后天之本。胃与脾同居中土，但胃为燥土属阳，脾为湿土属阴。胃主通降与脾主升清相对。胃主通降，是指胃腑的气机宜通畅、下降的特性。《医学入门·脏腑》曰："凡胃中腐熟水谷，其滓秽自胃之下口，传入于小肠上口。"饮食物入胃，经过胃的腐熟，进行初步消化之后，必须下行入小肠，再经过小肠的分清泌浊，其浊者下移于大肠，然后变为粪便排出体外，从而保证了胃肠虚实更替的状态。这些均是依赖胃主通降下行的作用而完成的。故《素问·五脏别论》曰："水谷入口，则胃实而肠虚；食下，则肠实而胃虚。"《灵枢·平人绝谷》云："胃满则肠虚，肠满则胃虚，更虚更满，故气得上下。"所以，胃贵乎通降，以下行为顺。

中医的脏象学说以脾胃升降来概括整个消化系统的生理功能。胃的通降作用，还包括小肠将食物残渣下输于大肠和大肠传化糟粕的功能在内。脾宜升则健，胃宜降则和，脾升胃降，彼此协调，共同完成饮食物的消化吸收。胃之通降是降浊，降浊是受纳的前提条件。所以，胃失通降，可出现纳呆脘闷、胃脘胀满或疼痛、大便秘结等胃失和降之证，或同时出现恶心、呕吐、呃逆、嗳气等胃气上逆之候。脾胃居中，为人体气机升降的枢纽。所以，胃气不降，不仅直接导致中焦不和，影响六腑的通降，甚至会影响全身的气机升降，从而出现各种病理变化。

胃喜润恶燥，是指胃喜于滋润而恶于燥烈的特性。中医运气学说认为：风、寒、热、火、湿、燥六气分主三阴三阳，即风主厥阴，热主少阴，湿主太阴，火主少阳，燥主阳明，寒主太阳。三阴三阳之气又分属五运，即厥阴风气属木，少阴热气属君火，少阳火气属相火，太阴湿气属土，阳明燥气属金，太阳寒气属水。《素问·天元纪大论》云"阳明之上，燥气主之"，此为六气分阴阳，即燥主阳明，指运气而言。人与天地相应，在人体，阳明为六经之阳明经，即足阳明胃经、手阳明大肠经。胃与大肠皆禀燥气，如《伤寒论浅注补正》曰："人身禀天地之燥气，于是有胃与大肠，二者皆消导水谷之府，唯其禀燥气，是以水入则消之使出，不得停胃。"火就燥，水就湿，阳明燥土必赖太阴湿土以济之，则水火相济，阴阳平衡，胃能受纳，腐熟水谷而降浊。故《伤寒论浅注补正》又曰："胃与大肠，在天属申酉二辰，申当坤方属土，酉当兑方属金，在四时当七八月，为燥金用事之候。盖天地只是水火二气化生万物，水火相交，则蒸而为湿，湿与燥交，乃水火不变之气也。火不蒸水，则云雨不来，水不济火，则露降不降。"概言之，胃喜润恶燥的特性，源于运气学说中的标本中气理论，即《素问·天元纪大论》所谓"阳明之上，燥气主之，中见太阴"。胃禀燥之气化，方能受纳腐熟而主通降，但燥赖水润湿济为常。所谓"恶燥"，恶其太过之谓。"喜润"，意为喜水之润。胃禀燥而恶燥，赖水以济燥。故《临证指南医案》云"胃喜柔润""阳明燥土，得阴自安"。胃之受纳腐熟，不仅赖胃阳的蒸化，更需胃阴的濡润。胃中津液充足，方能消化水谷，维持其通降下行之性。因为胃为阳土，喜润而恶燥，故其病易成燥热之害，胃阴每多受伤。所以，在治疗胃病时，要注意保护胃阴，即使必用苦寒泻下之剂，也应中病即止，以祛除实热燥结为度，不可妄施苦寒以免化燥伤阴。

总之，胃喜润恶燥之性，主要体现在两个方面：一是《四圣心源》所言"胃以阳体而合阴精，阴精则降"。胃气下降必赖胃阴的濡养；二是胃之喜润恶燥与脾之喜燥恶湿，阴阳互济，从而保证了脾升胃降的动态平衡。脾宜升则健，胃以降为和。临床诊治胃病，马老以脘腹痞塞，胀满疼痛，口干咽燥，胃痛绵绵等为辨证要点，常以半夏泻心汤酌情加入旋覆花、代赭石等药物和胃降逆；以益胃汤随证加石斛、竹茹滋阴养胃。

3. 小肠主液，泌别清浊

小肠居腹中，上接幽门，与胃相通，包括十二指肠、空肠、回肠，下连大肠。主受盛化物和泌别清浊，与心相表里，属火属阳。小肠分清别浊的功能正常，则水液和糟粕各走其道而二便正常。若小肠功能失调，清浊不分，水液归于糟粕，即可出现水谷混杂，便溏泄泻等。因"小肠主液"，故小肠分清别浊功能失常不仅影响大便，而且也影响小便，表现为小便短少。所以泄泻初期常用"利小便即所以实大便"的方法治疗。

小肠传化物而泌别清浊，将水谷分为精微和糟粕，精微赖脾之升而输布全身，糟粕靠小肠之通降而下传入大肠。升降相因，清浊分别，小肠则司受盛化物之职。否则升降紊乱，清浊不分，则现呕吐、腹胀、泄泻之候。小肠之升清降浊，实为脾之升清和胃之降浊功能的具体体现。小肠治疗以通为用，马老临床诊治以小肠泌别清浊功能失常所致心火亢盛证，以口舌生疮，小便黄赤或涩痛为辨证要点，以导赤散为基本方加减。

4. 大肠易实，以通为用

大肠居于腹中，其上口在阑门处接小肠，其下端紧接肛门，包括结肠和直肠。大肠属金、属阳，主传化糟粕和吸收津液。大肠在脏腑功能活动中，始终处于不断地承受小肠下移的饮食残渣并形成粪便而排泄糟粕，表现为积聚与输送并存，实而不能满的状态，故以降为顺，以通为用。六腑以通为用，以降为顺，尤以大肠为最。所以通降下行为大肠的重要生理特性。大肠通降失常，以糟粕内结，壅塞不通为主要表现，故有"肠道易实"之说，治法多以通下为要。临床诊治大肠疾病，马老以腹胀便秘，脉沉实有力，舌苔黄腻为辨证要点，通常以大承气汤、小承气汤、调胃承气汤为基本方加减。

5. 膀胱司开合，以利为顺

膀胱又称净腑、水府、玉海、脬、尿脬，位于下腹部，在脏腑中，居最下处。主贮存尿液及排泄尿液，与肾相表里，在五行属水，其阴阳属性为阳。膀胱具有司开合的生理特性。膀胱为人体水液汇聚之所，故称之为"津液之腑""州都之官"。膀胱赖其开合作用，以维持其贮尿和排尿的协调平衡。

肾合膀胱，开窍于二阴，《笔花医镜》云："膀胱者，州都之官，津液藏焉，气化则能出矣。然肾气足则化，肾气不足则不化。入气不化，则水归大肠而为泄泻。出气不化，则闭塞下焦而为癃肿。小便之利，膀胱主之，实肾气主之也。"膀胱的贮尿和排尿功能，全赖于肾的固摄和气化功能。所谓膀胱气化，实际上，属于肾的气化作用。若肾气的固摄和气化功能失常，则膀胱的气化失司，开合失权，可出现小便不利或癃闭，以及尿频、尿急、遗尿、小便不禁等症，故《素问·宣明五气》曰"膀胱不利为癃，不约为遗尿"。所以，马老认为膀胱的病变多与肾有关，临床治疗小便异常，常从肾治之。膀胱气化不利分为虚实两种，虚为脏气失调，实为邪气阻滞，根据其虚实不同，分别采取通利之法。对于实证要清湿热，散瘀结，利气机，以祛病邪通水腑，以八正散为基本方加减。对于虚证要补脾益肾以助气化通水腑，以补中益气汤和春泽汤为基本方加减。

6.三焦五脏六腑之总司，通利为常

三焦是脏象学说中的一个特有名称。三焦是上焦、中焦、下焦的合称，为六腑之一，属六腑中最大的腑，又称外腑、孤腑。主升降诸气和通行水液，在五行中属火，其阴阳属性为阳。上焦如雾，是指上焦主宣发卫气，敷布精微的作用。上焦接受来自中焦脾胃的水谷精微，通过心肺的宣发敷布，布散于全身，发挥其营养滋润作用，若雾露之溉，故称"上焦如雾"。因上焦接纳精微而布散，故又称"上焦主纳"。中焦如沤，是指脾胃运化水谷，化生气血的作用。胃受纳腐熟水谷，由脾之运化而形成水谷精微，以此化生气血，并通过脾的升清转输作用，将水谷精微上输于心肺以濡养周身。因为脾胃有腐熟水谷、运化精微的生理功能，故喻之为"中焦如沤"，因中焦运化水谷精微，故又称"中焦主化"。下焦如渎，是指肾、膀胱、大小肠等脏腑主分别清浊，排泄废物的作用。下焦将饮食物的残渣糟粕传送到大肠，变成粪便，从肛门排出体外，并将体内剩余的水液，通过肾和膀胱的气化作用变成尿液，从尿道排出体外。这种生理过程具有向下疏通，向外排泄之势，故称"下焦如渎"。因下焦疏通二便，排泄废物，故又称"下焦主出"。

三焦关系到饮食水谷受纳、消化吸收与输布排泄的全部气化过程，所以三焦是通行元气，运行水谷的通道，是人体脏腑生理功能的综合。《类经附翼·求正录》说三焦为"五脏六腑之总司"。如果三焦通调不利，则往往水液潴留，发为小便不利、水肿等症，治疗以通利为主。全身的水液代谢和元气通行，都必须以三焦为通道，才能正常的升降出入，如果湿热之邪困遏三焦，阻滞气机，升降失调，运化失常，则会出现上、中、下三焦不利的症状，如头胀痛，胸痞闷，脘腹胀满，恶心呕吐，小便不利，大便溏而不爽，四肢倦怠，舌苔厚腻等症状。临床诊治三焦疾病，马老以头重胸闷，腹胀呕恶，尿少便溏，舌苔厚腻为辨证要点，以藿朴夏苓汤为基本方加减以宣上、运中、渗下。

第五节 实痞者可散可消，虚痞者非大加温补不可

一、医理阐述

痞满是指心下胃脘部满闷不适，外无胀急之形，触之柔软不痛的证候，是中医脾胃病常见病症。根据其症状特点，大致包括了西医学中的功能性消化不良、慢性浅表性胃炎和萎缩性胃炎等疾病。痞满之名首见于《内经》，称为否、满、否塞、否膈等，如《素问·五常政大论》中"备化之纪……其病否""卑监之纪……其病留满否塞"等的论述。《伤寒论·辨太阳病脉证并治》明确痞的基本概念为"但满而不痛者，此为痞"。《诸病源候论·痞噎病诸候·诸痞候》提出了"八痞""诸痞"之名。《景岳全书》中以"痞满"之名立专篇，自此痞满的病名遂趋于一致。症状方面，《素问·至真要大论》曰"太阳之复，厥气上逆……心胃生寒，胸膈不利，心痛否满"，指出了本病胸膈满闷，心下痞塞的症状。类证鉴别方面，《丹溪心法·痞》把痞满与胀满作了区分，认为二者相类似而痞满轻，胀满重，所言"胀满内胀而外亦有形，痞则内觉痞闷，而外无胀急之形"，较为中肯。明代王肯堂《证治准绳·杂病·诸气门》认为"胀在腹中，其病有形；痞在心下，其病无形"，进一步把痞与胀进行了鉴别。古代医家所论痞满的病因病机有饮食不节、起居不时、寒气侵犯、表邪内陷、湿热所侵、情志不和、痰气搏结及脾胃内伤等方面，所涉及的脏腑有肝、脾、胃等。

《景岳全书·痞满》中云："凡有邪有滞而痞者，实痞也；无邪无滞而痞者，虚痞也。实痞

者可散可消；虚痞者非大加温补不可。此而错用，多致误人。"认为对痞满的辨治应分虚痞与实痞两大证型论治。对于遣方用药则言："饮食偶伤致痞满，宜大和中饮或和胃饮加减治之，或枳术丸亦可。若食滞既消，脾气受伤不能运行而虚痞不开者，当专扶脾气微者，异功散，养中煎，甚者五福饮，温胃饮，圣术煎。"清代张璐《张氏医通·诸气门上》载"肥人心下痞闷，内有湿痰也""瘦人心下痞，乃郁热在中焦""老人、虚人则多脾胃虚弱，转运不及"，认为可根据人体质类型辨其虚实。

虚痞者多病程较长，反复发作。病机特点是脾胃虚弱，正如《素问病机气宜保命集》云："脾不能行气于脾胃，结而不散，则为痞。"因此，治疗虚痞当补益脾胃为先。《景岳全书·痞满》云："虚寒之痞，治宜温补，使脾胃气强，则痞开而饮食自进，元气自复矣。"《医学正传》曰："胸中之气，因虚而下陷于心之分野，故心下痞闷，宜升胃气。"然《证治汇补》云："大抵心下痞闷，必是脾胃受亏……久之固中气，参、术、苓、草之类，佐以他药。有痰治痰，有火清火……庶可疏导。"说明了虚痞虽以脾胃气虚为病变基础，但以满闷不舒、闭塞不通为直接病机特点，在健脾益气时要适当疏导，气机通则痞满除。

实痞有痰气壅塞、饮食阻滞、七情失和等之分别，其病机虽以邪实为主，但临床所见实痞者除实证之外，还有不同程度的脾胃受损现象，只是虚损较轻，尚未达到脾胃虚弱的程度，所以治疗实痞除以疏理气机、化痰消积、疏肝除痞为主外，还要适当加用顾护脾胃之品。如《备急千金要方·脾脏方》之槟榔散以槟榔、厚朴、吴茱萸、陈皮、神曲、麦芽等理气化积散寒为主，但少加党参、白术、茯苓以顾护脾胃；《普济本事方》之枳壳散用槟榔、香附、枳壳等配以白术；《太平惠民和剂局方》之和胃散用三棱、槟榔、厚朴、枳壳等配人参、白术、茯苓；《丹溪心法》之保和丸，《内外伤辨惑论》之枳术丸，都以治疗实痞祛实为主，辅以一、二味健脾益胃之品，以防克伐太过，反伤中土。

痞满虽有虚实、寒热之别，但在病变过程中，因寒热虚实可相互转化，故可出现虚实相兼、寒热错杂等复杂证型。如《伤寒论》中云："伤寒五六日，呕而发热，柴胡汤证具，而以他药下之……满而不痛者，此为痞，柴胡汤不中与之，宜半夏泻心汤。"对寒热互结，脾胃不和，气机壅滞之痞满，用方之中既有清热燥湿的黄连、黄芩，又有温补脾胃的干姜、党参、大枣、炙甘草等，以寒热并用、消补互用为特点。还如《伤寒论》所云："伤寒汗出，解之后，胃中不和，心下痞硬，干噫食臭，胁下有水气，腹中雷鸣，下利者，生姜泻心汤主之。"对脾胃虚弱，寒热互结，以致水饮内停，食滞不化而气机壅滞的痞满，方用半夏泻心汤减干姜用量，加生姜增强宣散水饮之功。此外甘草泻心汤也是以半夏泻心汤加重炙甘草用量以治中气虚弱，因虚而滞，寒热互结之痞满。诸泻心汤立法精要，一直为后世医家所效法。正如《类证治裁·痞满》云："伤寒之痞，从外之内，故宜苦泄。杂病之痞，从内之外，故宜辛散。痞虽虚邪，然表气入里，郁热于心胸之分，必用苦寒为泄，辛甘为散，诸泻心汤所以寒热互用也。"还有《临证指南医案·痞满》也重视使用仲景伤寒方，谓此"即遵古贤治痞之以苦为泄，辛甘为散二法"。《兰室秘藏》的消痞丸、枳实消痞丸及《内外伤辨惑论》的枳术丸，均是效法仲景，以消补兼施，苦降辛开合用，是治疗痞满的良方。

人体气机的升降是重要的生理活动现象，《素问·六微旨大论》曰："升降出入，无器不有。"芬余氏《医源·阴阳升降论》云："天地之道，阴阳而已矣，阴阳之理，升降而已矣。"人体的脏腑功能活动是由气机的升降来完成。升清与降浊是人体新陈代谢的主要表现。《素问·阴阳应象大论》言："清阳出上窍，浊阴出下窍，清阳发腠理，浊阴走五脏，清阳实四支，浊阴归六腑。"论中又言："清气在下，则生飧泄，浊气在上，则生䐜胀，此阴阳反作，病之逆从也。"升降失调会造成病变，清阳不升与浊阴不降又相互影响。升降沉浮为中药的基本药性，揭示调节升降为中医治疗之大法。

人体五脏六腑中，脾胃居于中土，为气机升降之枢纽，胃气主降，脾气主升，胃降则传导无碍，浊阴得以下行，脾升则转输正常，清阳得以上布。两者升降相因，才能有效发挥其生理功能。朱丹溪《格致余论》云："脾居坤静之德，而有乾健之运，故能使心肺之阳降，肾肝之阴升，而成天地之交泰，是为无病之人。"五脏六腑的气机升降，也无不与脾胃配合以完成其升清降浊、斡旋中州之能。临床最为多见的是肝脾的升降协调，张锡纯《医学衷中参西录》言："肝主左而宜升，胃主右而宜降，肝气不升则先天之气化不能由肝上达，胃气不降则后天之饮食不能由胃下输。"脾胃升降失常，气机阻滞则胃脘胀痛，痞满；胃气上逆而嗳气，恶心呕吐。升降法用于调理中焦脾胃功能障碍最为广泛，如健脾理气、疏肝解郁、和胃降逆、苦辛开泄、养胃化湿等。

二、临证心悟

马老最常用调节升降法治疗寒热互结，虚实夹杂的心下痞证，即仲景半夏泻心汤。方中以干姜与黄连配合为组方核心，寒热并用，辛开苦泄，斡旋中焦。适用中气不足，寒热互阻，上下失其交泰，中州升降失职，心下痞塞不通之症。叶天士曰："干姜气温，禀天春升之木气……气味俱升，阳也；黄连气寒，禀天冬寒之水气……气味俱降，阴也。"方中取姜连并用，意为调阴阳，复升降，合补中健脾之味，俾中焦健运，痞证自除。本方治疗消化系疾病应用极广，如胃炎、食管炎、消化性溃疡、胆囊炎、胆结石、急慢性肝炎、胰腺炎、胃神经官能症、幽门梗阻、胃下垂等消化系疾病均可辨证施用。本法亦可治痰痞，凡阳虚水停成饮，遇热灼液成痰，往往非单纯化痰逐饮可效，以姜连合用，温阳化饮与清热燥湿并进，可以从本治痰痞。所谓脾为生痰之源，肺为贮痰之器，泻心汤也可用于治疗上呼吸道感染、肺炎、慢性支气管炎急性发作、哮喘及肺尘埃沉着病等表现为咳喘多痰者，治疗痰积胸中之痞者亦每每见效，细析之，此乃脾之升清、肺之肃降失调，痰浊湿热内阻之故也，治从中焦着手，故均可用泻心法。本法还可治疗泌尿系统、内分泌系统、心脑血管系统疾病及妇儿疾病、恶性肿瘤等疾病因升降失司、寒热互结而出现胃脘痞胀者，均可加减使用而见效。

针对临床较常见的虚寒之痞，多因过于忧思，劳倦，或饥饱失时，或病后脾气未醒，或脾胃素弱之人，而妄用寒凉克伐之剂，以致重伤脾气。其证往往表现为胀闷不显，但不知饥，亦不欲食。正如《景岳全书》所描述："问其胸腹胀痞，则曰亦觉有些，而又曰不甚胀。盖本非胀也，只因不欲食而自疑为胀耳。察其脉则缓弱无神，或弦多胃少，察其形则色平气怯，是皆脾虚不运而痞塞不开也。此证极多，不得因其不食，妄用消耗，将至胃气日损，则变证百出矣。治宜温补，但使脾肾气强，则痞满开而饮食自进，元气自复矣。又凡脾胃虚者，多兼寒证，何也？盖脾胃属土，土虚者多因无火，土寒则气化无权，故多痞满，此即寒生于中也。亦有为生冷外寒所侵，而致中寒者，然胃强则寒不能侮，而寒能胜之，总由脾气之弱耳。此义详命门火候论中，当并察之。凡脾胃微虚，而若满非满，食少不化者，宜四君子汤，或异功散。若心脾气虚，或气有不顺者，归脾汤或治中汤。若三阴气血俱虚，治节不行，而不便于温者，宜五福饮。若中焦不暖，或嗳腐，或吞酸而痞满者，非温补不可，宜温胃饮、五君子煎，或理中汤、圣术煎，或参姜饮。"

针对四君子汤，马老曾谈过他的体会：该方主治脾胃气虚证。临床症见胃脘痞闷，面色萎白，语声低微，气短乏力，食少便溏，脉虚弱，舌淡苔白。本方证由脾胃气虚，运化乏力所致。脾胃为后天之本，气血生化之源，脾胃气虚，受纳与健运乏力，则饮食减少；湿浊内生，故大便溏薄；脾主肌肉，脾胃气虚，四肢肌肉无所禀受，故四肢乏力；气血生化不足，血不足不荣于面，而见面色萎白；脾为肺之母，脾胃一虚，肺气先绝，故见气短、语声低微；脉虚弱，舌淡苔白皆为气虚之象。正如《医方考》所言："夫面色萎白，则望之而知其气虚矣；言语轻微，则闻之而知其气虚矣；四肢无力，则问之而知其气虚矣；脉来虚弱，则切之而知其气虚矣。"治宜补益脾胃之气，以复其运化受纳之功。方中人参为君，甘温益气，健脾养胃；臣以苦温之白术，健脾燥湿，加强益气助运之力；佐以甘淡之茯苓，健脾渗湿，苓、术相配，则健脾祛湿之功益著；使以炙甘草，益气和中，调和诸药。四药配伍，共奏益气健脾之功。四君子汤与补中益气汤同为补气之方，四君子汤为治气虚总方，有冲和之气，性质平和，主治气虚脾弱之证，功效主在补气健脾，强壮中焦，只能补气无和血之功；补中益气汤则治劳倦内伤，身热心烦或中焦清阳下陷而致泻痢下坠，脏器下垂，补中益气为肺脾双补，升举清阳，益气之中兼能和血养血，甘温除热。注意使用四君子汤时，可加些行气之品，如陈皮、香附、藿梗、砂仁等，不仅效果会更强，且能防止有的人服用补气药后加重胸满脘痞等症。阴虚咳嗽、盗汗、五心烦热及阴虚肝旺者忌用。

马老治虚痞另一常用方为理中汤，该方顾名思义就是以温阳益气的方药调理中焦脾胃功能。该方是温中健脾代表方，可振奋脾阳、扶助消化。方中干姜辛热，温中焦脾胃以祛寒为君药；人参甘温，补气健脾为臣药；白术味甘微苦而性温，甘则补益脾胃，苦则健脾燥湿，温则暖脾胃而为佐药；甘草甘平，缓急止痛，与干姜合用辛甘化阳，且调和诸药。如寒重者可加入炮附子即附子理中汤；气虚甚者加黄芪、党参；腹痛者加小茴香、厚朴；食滞者加焦三仙；虚寒性出血者可将干姜改为炮姜。

第六节　痰饮之患，从胃而起

一、医理阐述

津液的输布和排泄，是水液代谢中的两个重要环节。津液输布和排泄的功能障碍，虽然各有不同，但其结果都能导致津液在体内不正常的停滞，成为内生水湿、痰饮等病理产物的根本原因。津液的输布障碍，是指津液得不到正常输布，导致津液在体内运行迟缓，或在体内某一局部发生潴留，因而津液不化，水湿内生，酿成痰饮的一种病理变化。

导致津液输布障碍的原因很多，涉及肺的宣发和肃降、脾的运化和散精、肝的疏泄和条达、三焦水道的通利等各个方面，但其中最主要的是脾的运化功能障碍。津液的排泄障碍，主要是指津液转化为汗液和尿液的功能减退，而致水液潴留，溢于肌肤发为水肿的一种病理变化。津液化为汗液，主要是肺的宣发功能；津液化为尿液，主要是肾的蒸腾气化功能。肺肾的功能减弱，固然均可引起水液潴留，发为水肿，但起着主宰排泄作用的则是肾的蒸腾气化。津液的输布障碍和排泄障碍，二者虽然有别，但亦常相互影响和互为因果，其结果则导致内生水湿，酿成痰饮，引起多种病变。总之，水湿停聚，主要形成湿浊困阻、痰饮凝聚和水液潴留等病理变化。

湿浊困阻虽为肺、脾、肾等脏相关为病，但以脾不化湿为要。湿之为病最多，清代沙书玉辑《医原记略》云："其为害最缓，最隐，而难觉察也……在经多见是肿而冷，或腰背强，头重如裹，或肢作困，为疮为疡，湿性缠绵，或全身疼，浮肿、痹证、痿躄，种种为病；入里则气机壅塞，为胀为痞，或温湿寒热、湿痰泄泻，为病不一。"痰与饮都是脏腑功能失调，津液代谢障碍，以致水湿停聚而形成的病理产物，又是多种疾患的致病因素，导致复杂的病理变化。水液潴留则多由肺、脾、肾等脏腑功能失调，水液代谢障碍所致，从而使水液潴留体内，而发为水肿。水液泛溢肌肤，则头面、眼睑、四肢浮肿，其则全身水肿。若水邪潴留腹腔，则腹肿胀大，发为腹水。气可以化水，水停则气阻。津液代谢障碍，水湿痰饮潴留，可导致气机阻滞的病理变化：如水饮阻肺、肺气壅滞、宣降失职，可见胸满咳嗽、喘促不能平卧；水饮凌心、阻遏心气，心阳被抑，则可见心悸、心痛；水饮停滞中焦，阻遏脾胃气机，可致清气不升，浊气不降，而见头昏困倦、脘腹胀满、纳化呆滞；水饮停于四肢，则可使经脉阻滞，表现为肢体沉重胀痛、活动不利等。喻昌《医门法律·痰饮论》指出："痰饮之患，未有不从胃起者矣。"解释从胃而起之因是由于"五谷百物之品，从口而入，脾胃之湿所结"。这与"脾（胃）为生痰之源"之说是一致的。喻氏之论，颇为精辟。

脾主运化水湿，是指脾对水液的吸收和转输，调节人体水液代谢的作用，即脾配合肺、肾、三焦、膀胱等脏腑，调节、维持人体水液代谢平衡的作用，又称运化水液。脾运化水湿是调节人体水液代谢的关键环节。在人体水液代谢过程中，脾在运输水谷精微的同时，把人体所需要的水液（津液），通过心肺运送到全身各组织中去，以起到滋养濡润作用，又把各组织器官利用后的水液，及时地转输给肾，通过肾的气化作用形成尿液，送到膀胱，排泄于外，从而维持体内水液代谢的平衡。脾居中焦，为人体气机升降的枢纽，故在人体水液代谢过程中起着重要的枢纽作用。因此，脾运化水湿的功能健旺，既能使体内各组织得到水液的充分濡润，又不致使水湿过多而潴留。反之，如果脾运化水湿的功能失常，必然导致水液在体内的停滞，而产生水湿、痰饮等病理产物，其则形成水肿。故《素问·至真要大论》曰："诸湿肿满，皆属于脾。"这也就是脾虚生湿、脾为生痰之源和脾虚水肿的发生机制。

痰饮起于胃，喻昌《医门法律·痰饮论》认为，"由胃上入阳分，渐及心肺，由胃下入阴分，渐及于脾肝肾"。由于"胃体阳而用阴"，胃阳不振，胃中之液潴留而不下，即成为饮。"随食并出"，从幽门而下。治胃之饮，当"开幽门"。一是和胃降逆，二是分利水湿。仲景小半夏加茯苓汤、茯苓泽泻汤、五苓散等方，可能即属于开幽门之法。开幽门是治胃中痰饮之重要治则。"痰饮结于胸隔，小有窠囊"，由"窠囊"而"渐渍于胃"，按喻氏之说治胸膈之痰应消胃中之痰饮，并除其"窠囊"之饮，若"窠囊"不去，病难治愈。"窠囊"可能如支气管囊状扩张之处，或为胸膜之体腔。以"窠囊"作比喻颇为确切、生动。提示医家应进一步研究消除"窠囊"中痰饮，包括祛除"窠囊"病理因素之治法，这也是喻氏的独到之见。不仅如此，喻氏还指出："人身之痰，既由胃中以流于经隧，则经隧之痰亦必返之于胃。"经隧遍及全身，从内脏至于五体，无处不有。按喻氏之说，善于及早治胃中之痰，可以防止痰流经隧；万一经隧有痰，还可治胃祛饮，以利消除经隧之痰，这一论述别开生面，亦其可贵。

喻氏提出用理中汤"兼阴阳体用而理之，升清降浊，两擅其长"，并认为附子理中汤是更进一筹之方，使"釜底有火"，则水谷自熟，不致留饮。验诸临床，附子理中汤确是温阳健脾、防治痰饮之良方，善于化裁用之，适应证甚广，喻氏之经验值得参用。理中汤功可温中祛寒，补益脾胃。主治腹胀满，时腹自痛，喜温喜按，呕吐，下利，自利不渴，饮食不下，或多涎唾，或胸痹又见胸脘痞满，逆气上冲心胸，脉沉缓迟弱，舌质淡嫩，苔白。该方以阳亡而阴血损伤为病机关键；以阳气衰亡之厥逆、下利、无热恶寒及阴血损伤之无所利而利止为审证要点。方中人参、炙甘草补脾益气；干姜、白术温化寒湿。俾脾阳振，寒湿去，则清浊升降复常，而吐利自止。本方是治太阴虚寒病证的主方，因其具有温中复阳、燮理中焦阴阳的作用，故名曰理中。柯琴在《伤寒来苏集·伤寒附翼》中曾谓之："太阴病，以吐利腹满痛为提纲，是遍及三焦矣。然吐虽属上，而由于腹满；利虽属下，而亦由于腹满，皆因中焦不治以致之也。其来由有三：有因表虚而风寒自外入者，有因下虚而寒湿自下上者，有因饮食生冷而寒邪由中发者，总不出于虚寒。法当温补以扶胃脘之阳。一理中而满痛吐利诸症悉平矣。故用白术培脾土之虚，人参益中宫之气，干姜散胃中之寒，甘草缓三焦之急也。且干姜得白术，能除满而止吐，人参得甘草，能疗痛而止利。或汤或丸，随机应变，此理中确为主剂。"理中汤（丸）、小建中汤与厚朴生姜半夏甘草人参汤均可治疗脾阳虚弱证候。理中汤（丸）具有温中祛寒，补益脾胃之功，用于治疗脾阳不足，脾胃升降失常之证，证虽有腹痛，但以腹满为主；小建中汤则功在温中健脾，调和气血，用于治疗脾阳不足，气血不和之证，证以腹中痛为主，兼见虚怯少气，面色无华等；厚朴生姜半夏甘草人参汤则用于治疗以腹胀满为主证之脾阳虚，运化失职，气滞于腹之证，故其有健脾温运、宽中除满之功。三者虽均有温阳健脾之功，但存温中祛寒、调和气血、宽中除满之异，故临证可审证而用之。理中汤与四逆汤均具有温阳之功，但本方重在温补脾阳，而后者则重在温肾回阳，故二者宜于区分。但在临床上二者又有"四逆辈"之用，其义则在于前者扶土以生火，后者益火以补土，相互补充，互为调节，达到相辅相成之功。

二、临证心悟

马老擅用平胃散加减祛湿化痰。平胃散燥湿健脾，消胀散满。主治脾土不运，湿浊困中，胸腹胀满，口淡不渴，不思饮食，或有恶心呕吐，大便溏泻，困倦嗜睡，舌不红，苔厚腻。本方是燥湿祛痰，行气健脾之剂。苍术燥湿健脾为君药，厚朴除湿散满为臣药，陈皮理气化痰为佐药，甘草、姜、枣调和脾胃为使药。大凡脾胃病变，只要属于湿滞脾胃，以胸腹胀满、口淡食少、舌苔白厚而腻为主症者，都可用它来治疗，所以古人称之为"治脾圣药"。后世有许多健胃化饮方剂，都是从它扩展演变而来。平胃散所治脾胃不和，是由痰湿留滞，困遏脾胃，或感受山岚瘴气，或水土不服所致。脾胃被困，则升运和降失常，诸症遂起。方中苍术苦辛温燥，最善燥湿健脾，故重用；厚朴苦温芳香，行气散满，助苍术除湿运脾；陈皮理气化滞，合厚朴以复脾胃之升降；炙甘草、姜、枣调补脾胃，和中气以助运化。诸药相配，共奏燥湿运脾、行气和胃之功。用于治疗消化不良、慢性胃炎、溃疡病及胃肠神经官能症等，均有一定疗效。唯方中诸药多苦辛温燥，易耗阴血，故孕妇不宜。

本方功专燥湿和胃，擅化胃中痰饮，为治疗脾胃不和的基本方剂。许多调理脾胃的方剂，都是在此基础上扩充而来。如本方加麦芽、炒神曲，名"加味平胃散"，治宿食不化，嗳腐吞酸，不思饮食者。若伴大便秘结，可再加大黄、芒硝以通下导滞；本方加人参、茯苓，名"参苓平胃散"，治脾虚食滞，大便不实者；本方加黄连（姜汁炒）、木香，名"香连平胃散"，治食积化热，腹痛泄泻者。本方与小柴胡汤合方，名"柴平汤"（《景岳全书》），功能为和解少阳，燥湿健脾，治湿疟脉濡，一身尽痛，手足沉重，寒多热少。"平陈散"（《症因脉治》），是本方加入祛痰化湿的二陈汤而成，适用于脾胃运化不食，湿痰内阻，胸膈痞闷，或有呕吐泄泻等症，症情较平胃散证重。"胃苓汤"（《丹溪心法》），是本方加入渗湿利尿的五苓散而成。适用于停饮夹食，脾胃不和，腹痛泄泻，小便不利，或有浮肿等症。"不换金正气散"，又名"藿香平胃散"（《太平惠民和剂局方》），是本方加入芳香化浊、燥湿祛痰的藿香、半夏而成，适用于感受不正之气，脾胃食滞，腹痛呕吐，舌苔白腻等症。

第七节　胃中空虚，风自内生

一、医理阐述

脾胃为后天之本，气血生化之源，若先天禀赋不足，或素体脾胃虚弱，则气血生化乏源，致机体正气不足，卫外不固，易为风邪所袭；土虚木壅，致肝气郁滞，郁久则化火伤阴，使筋脉失濡,而变生内风;脾胃虚弱,则生血不足,肝无所藏,亦可致筋脉失养,血不荣络而虚风内动;阴血既亏,久必耗伤肝肾之阴,阴虚阳亢,水不涵木,而致阳亢化风;中土失职,则水湿不化,痰浊内生,积而生热,痰火郁结生风;中土一虚,则气血不足,气虚则行血无力,血虚则流行缓滞,以致瘀血内结,风自内生。

《素问·风论》云:"风者百病之长。"并列举各脏腑之风证。但对"胃风"之论,言犹未详。喻昌《寓意草》中曾有"胃中空虚,风自内生"之论说,见于医案呕吐之后篇,喻氏取象比类,认为胃中"空虚若谷,风自内生"。胃何以会空虚,是由于胃气上逆、呕吐而使"所受之水谷,出尽无留",并指出这是"虚风之候",属于内风范畴。另又论及"风入于胃"之外风证候。《寓意草》中精辟概括了"胃风"五大变证:寒热、巅疾、消中、飧泄、疠风。风气通肝,风入肝胃,土虚木乘,易生寒热;肝胃风气逆而上行,易成巅疾;热壅于胃,与风相煽,消谷善饥,易成消中;风扰肠胃,易成飧泄;阳明主肉,风郁胃中,酝酿成热,易致肌肉溃烂、鼻柱坏而色败之疠风。

二、临证心悟

《素问·至真要大论》指出"急者缓之";《素问·脏气法时论》亦云,"肝苦急,急食甘以缓之"。所谓急者,缩也,乃收缩、拘紧、不舒展之意,即指拘急痉挛一类的病症,《内经》虽未明言为肝风,但其与肝风诸证恰相吻合。所谓缓者,柔也,舒也,即柔软、舒展之意,也就是使肝风诸证得以解除。中药之中,甘味药多具有缓和之性,可使诸"急"证得以舒缓,故曰"急者缓之""肝苦急,急食甘以缓之"。经云,"五味所入……甘入脾",甘味药入于中焦脾胃,具有健脾益气、养阴生津等功效,由此可见,通过补益中焦脾胃,可舒缓由肝风所致的拘急、痉挛、抽搐等症状。汉以后至宋,对中风立论,多着眼于"内虚邪中"。如隋代巢元方《诸病源候论·风病》明确提出,"中风者,风气中于人也""手足不随者,由体虚腠理开,风气伤于脾胃之经故也"。唐代孙思邈治疗中风,倡用诸续命汤,方中常配伍人参、白术等以健脾益气、扶正祛邪。宋代严用和《济生方》认为,中风乃由"真气先虚,营卫失度,腠理空疏,邪气乘虚而入"所致。宋以后,对中风的发病从"非风"立论者渐多。如李杲认为,中风皆因气虚,"乃本气病也""非外来风邪";叶天士认为"阳明络虚"可致中风,其《临证指南医案·中风》云"肢体缓纵不收者,皆属阳明气虚",治疗以"人参为首药,而附子、黄芪、炙草之类佐之";并提出,治肝治脾胃之法,大凡木强内风之证,兼土虚者,多治以健脾益气,或养胃生津。

胃中空虚,风自内生。马老据以上理论创立"培土宁风法",主要包括两层含义:一是通过健脾益气,实卫固表,达到抵御或祛除外来邪风的目的;二是通过补益脾胃,益气滋阴,达到预防或消除内生风邪的目的。

马老认为,喻氏"空谷生风"的理论,可从以下四个方面理解。

1. 频繁呕吐,胃津耗竭,阴液亏虚,可致虚风内动

呕吐导致胃津耗竭,阴液亏虚,虚风内动,表现为头昏目眩,手指麻木或搐搦、瘛疭。凡有此类症状,当先镇其吐,继而滋养胃津,以息其风。如原有肝风之人,一旦产生呕吐,胃中一空,其风尤甚,应警惕其预后之严重性。后人王泰林《王旭高医书六种·西溪书屋夜话录》"治肝三十法"中所列"培土宁风"一法,亦可能是受喻氏之论的启发。王氏指出"肝风上逆,中虚纳少,宜滋阳明,泄厥阴,如人参、甘草、麦冬、白芍、甘菊、玉竹。即培土宁风法,亦即缓肝法也"。王氏培土宁风所用之药大致可分为两类,一则补益脾胃之气,如人参、大枣、甘草;一则滋养脾胃之阴,如麦冬、白芍、玉竹。该法一面培土,勿使胃空;一面宁风,滋阴

息风，二者兼顾，较为恰当。如原有肝风（高血压、动脉粥样硬化）的患者，一旦呕吐或兼胃病而致呕吐者，治疗时宜宗此法，并应警惕中风卒变之可能。遇到中年以上卒然呕吐的患者，要考虑到有内风的可能，应认真诊查处理，密切观察，切勿主观武断地认定呕吐仅仅是胃家之病，而致放松警惕。临床上不少中风初起正是表现为卒然呕吐，随之而出现眩晕、肢麻、口眼㖞斜、半身不遂甚至神昏、言语不利等症状。频繁呕吐，耗伤津液，阴液亏虚，可以导致内风，表现为肢麻、搐搦、目眩、口渴等征象，应予滋液息风和胃的方药，并及时检查和纠正水、电解质的紊乱。

2. 呕吐泄泻，腹鸣响动，乃"风胜则动"，当祛风以胜湿

呕吐、泄泻，胃肠蠕动异常，伴有腹鸣响动之声，符合"风胜则动"之理论。投以祛风之剂，祛风以胜湿，是治疗慢性泄泻的治法之一，可选用防风、羌活、秦艽等药。有些"胃中风炽，餐已即泄"，肠易激惹、功能紊乱的患者，亦可配用祛风方药取得治效，如胃风汤。胃风汤为《太平惠民和剂局方》载方，原为风寒湿邪容留肠胃引起的腹痛泄泻所设，后世医家用来治疗慢性腹泻，效果显著。日本著名汉方医家矢数道明，善用此方治疗寒湿久泄。方中红参、茯苓、苍术益气健脾化湿；肉桂、吴茱萸、高良姜温中散寒，行气散风；川芎、当归、白芍行气解郁活血；重用白芍缓急止痛；重用煨豆蔻涩肠止泻。诸药合用则健脾益气，散寒化湿，养肝祛风，缓急止泻。其特点是辨病与辨证结合，行气解郁与健脾化湿共用，养肝调荣与和血息风兼顾，调补共施，具有协同作用。

3. 胃风久炽，津液干枯，真火内燔，食入易消

喻氏引申前义，认为"胃风久炽，津液干枯，真火内燔"者，宜用"知母、人参"。由于"风煽胃中"，可致"食入易消"，说明消渴中消之证是由于胃中"风火"相燔。显然，此风属于"内风"，此火乃是"郁火"，风火相加，于病尤甚。这一病机特点说明：消渴主要是阴虚、郁热，阴虚生热，若有内风则阴虚尤甚。欲治其消，必补其阴；欲补其阴，应据证而兼清其热；欲清其热，亦须注意有无内风征象。中年以上之人，消渴而兼内风征象者，甚为多见。喻氏这一学术思想和经验，有利于消渴病的防治。消谷善饥，能食而瘦，病机主要是胃中有热，不少是由于阴虚郁热，火盛而消胃谷。但尚应据证分析，考虑热甚生风，正如喻嘉言所云："风煽胃中，如转丸之捷，食入易消。"故在益气清胃润燥的方药知母、人参、生地黄、麦冬中还可酌情加以白僵蚕、珍珠母、全蝎等息风之品，有助于提高疗效。

4. 风证常因阳化内风，风煽胃府，气血亏虚致肝阳痰浊上扰清窍

梅尼埃病（内耳性眩晕，如内耳眩晕症、迷路炎等），病机大多与气血亏虚致肝阳痰浊上扰清窍有关。由于阳化内风，风煽胃腑，恶心呕吐不已，应用平肝息风、化痰降逆之法，常用方如半夏白术天麻汤等。但一般常需添加其他平肝息风之品，使其风得息，眩得平，吐亦自止。林珮琴《类证治裁》指出："风依于木，木郁则化风，为眩、为晕、为舌麻、为耳鸣、为痉、为瘛、为类中，皆风震颤也。"肝风诸证，可因肝阳上亢，引动肝风；或肝肾阴虚，水不涵木，阴虚风动；或痰浊中阻，痰动风生；或气血亏虚，肝失所养，虚风内动。故其治疗总以平肝息风为主，或佐以滋补肝肾，或补养气血，或辅以健脾化痰等法。如前所述，内风的产生均与"内虚"有关，尤其是气血亏虚具有重要作用。蒲辅周老先生在治疗眩晕（高血压、梅尼埃病）时，常告诫不可拘泥于"无痰不作眩""肝风成眩"之说，而常在方中加用炙黄芪、党参、白术、茯苓、甘草等药。马老治疗梅尼埃病、小舞蹈病、震颤麻痹、癫痫等风证，亦每在遣方

用药之际，加用益气健脾之品，如治眩晕方中用党参、黄芪、甘草；治震颤方中用党参、白术、甘草、白芍；治癫痫方中用党参、白术、甘草、茯苓，等等，皆为此义。培土宁风者，于外风则健脾益气，实其藩篱，风自不能入；于内风则抑木扶土，滋水涵木，风自无所生。

第八节　纳食主胃，运化主脾，脾宜升则健，胃宜降则和

一、医理阐述

叶天士《临证指南医案》曰："纳食主胃，运化主脾，脾宜升则健，胃宜降则和。"由此可以看出，脾胃病的发生发展，无不与升降密切相关。脾胃为后天之本，气血生化之源，处于中州，沟通上下，故为人体气机的枢纽。脾胃为气机升降之枢，地位显得十分重要。《内经》为脾胃学说奠定了理论基础。《素问·六微旨大论》云："非出入则无以生长壮老已；非升降则无以生长化收藏。是以升降出入，无器不有。"说明人体脏腑经络、气血津液、各种功能活动和相互之间的平衡变化，均须依赖气机的不断上下、升降和出入变化。脾胃功能的发挥依赖于脾胃气机的升降正常，这关乎到人体脏腑统一的整体机能。

二、临证心悟

马老在治疗脾胃病时，非常重视脾胃的升降功能。

1. 脾胃升降是中州气机运行的常态

脾与胃同居中焦，脾主升，胃主降，只有脾升胃降协调，饮食的消化过程才能正常。脾主升清，是消化功能的一个方面。脾的运化功能不仅包括消化食物，而且还包括吸收和输布食物中的水谷精微物质，这种输布是上输精微物质于肺，化生气血，然后营养全身，是向上的趋势，是谓升清。胃主降浊是腐熟受纳的具体体现，胃的受纳，初步消化食物，然后下传至小肠。这种向下传导初步消化的食物（包括食物残渣）的过程，名为"降浊"。脾胃的升降，相反相成，构成对立统一的整体。

脾胃升降正常是脾胃功能的生理基础。人体脏腑的功能活动无非是升清降浊、吐故纳新。所以，升降出入是人体新陈代谢、维持生命的重要条件。气机升降与机体各脏腑都有关系，但其中最主要的枢纽在脾胃。脾为中土，灌溉四旁，脾升胃降，脾升则健，胃降则和，二者一升一降，共同发挥对饮食的消化吸收作用。脾主运化，胃主受纳，脾气上升则行其运化之职，胃气下降则受纳水谷，进而腐熟消化，故脾胃为后天之本、气血生化之源。脾与胃有着重要的生理功能，在阴阳五行学说中，脾胃属土。脾为阴土，胃为阳土；脾喜燥恶湿，胃喜润恶燥。清代吴达《医学求是》曰："脾以阴土而升于阳，胃以阳土而降于阴，土于中而火上水下，左木右金，左主乎升，右主乎降，五行之升降，以气不以质也，而升降之权，又在中气……升则赖脾气之左旋，降则赖胃土之右转也，故中气旺，则脾升而胃降，四象程以轮旋，中气败，则脾郁而胃逆，四象失其运行矣。"说明脾胃是以胃纳脾运为枢纽，形成了以五脏为主体的人与自然的生态平衡。

气机升降是机体生理活动的基本形式，而脾胃又是气机升降之枢纽。《素问·经脉别论》云："饮入于胃，游溢精气，上输于脾，脾气散精，上归于肺，通调水道，下输膀胱，水精四布，五经并行。"物质代谢过程，虽在各脏器中进行，但脾胃升降牵动全局。如肝气的升发，胆气的下降，肺气的宣肃，心肾相交等，无不受到脾胃升降之气的影响。何梦瑶《医碥》明确

指出："脾胃居中，为上下升降之枢纽。"脾与胃同居中焦，在五行属土，二者以膜相连，一脏一腑，一阴一阳，互为表里。生理上，脾为气血生化之源，主运化；胃为水谷之海，主受纳腐熟水谷，二者共同完成饮食物的消化、吸收与转输。脾气主升，胃气宜降，胃强脾健，则水谷气盛，先天得养，后天得济，故称之为"后天之本"。脾气主升，是指脾的运化功能，是以升清为主。"清"是指水谷精微等营养物质，"升清"即是指水谷精微等营养物质的吸收和上输于心、肺、头目，通过心肺的作用化生气血，以营养全身，故说"脾以升为健"。胃气主降，即在胃气的主持下，协诸腑浊气下降。马老认为其义有三：一为胃气的布散，胃蠕动的移行方向，皆以向下为顺；二为由口腔经食管所转输的食团，能顺利入于胃腑内；三为胃中食糜能下输入小肠，以进一步腐熟与化物。故腑之气以降为顺，乃是重要的生理特性之一。脾胃升降相辅相成，共同完成饮食物的消化、吸收和输布全过程，化生精微，灌溉四旁，心、肝、肺、肾均受其益。所以脾胃正常生理功能的实现是脾升胃降的结果，正因为有脾的升清和胃的降浊作用，才维持了人体的生命活动。

2. 脾胃升降失序是中州气机运行的病态

"清气在下，则生飧泄；浊气在上，则生䐜胀"是对脾胃升降失常所致病证的病理及临床表现的概括。在正常生理情况下，脾升胃降有序，升清降浊保持平衡，一旦脾胃这种相对平衡失常，便会导致气机逆乱，变证由生。李杲言："脾胃之气既伤，而元气亦不能充，而诸病之所由生。"诸病多生于脾胃，说明了脾胃虚弱、升降失调，乃是诸病由生的内在根源。而脾胃升降失常之变化在临床上以脾升不及、脾虚下陷和胃降不及、胃气上逆为多见。清气升而不升，则物停于中，浊气难降，必上为患；浊气降而不降，清气难升，食不入胃，必影响气血生化之源。若脾胃气机升降失常，则影响消化吸收，致他脏疾病的产生。正如黄元御《四圣心源》所言"胃主降浊，胃逆则浊气上填，仓廪不纳，恶心呕吐之病生焉。脾主升清，脾陷则清气下郁，水谷不消，胀满泄利之病生焉"。从而确定了治脾胃之法即调升降、和阴阳之法。如脾不升清，在上发为眩晕，在下发为飧泄；如胃不降浊，在上则发为呕逆嗳气，在中则为脘腹胀满疼痛，在下则为便秘。胃降不畅则胃腑不能正常的受纳降浊，不但会累及脾运升清，使气血化源亏乏，而且会使浊液不能及时下传肠腑，留滞肠中而变生他病。临床多见脘腹胀闷，食纳不佳，便秘不调；若胃气不降而反升，便会出现胃气上逆的呕吐、嗳气、呃逆等。由于脾升胃降是相对的，同时升与降又是互相影响，升之不及则为降，降之不及则为升。如果升降失常，后天之精不能归藏，饮食清气无法散精出入，则表现为脾胃同病、脾病及胃、胃病及脾，再加上脏腑之间相互影响，导致脾胃升降失常的病理变化往往是错综复杂的。

3. 脾胃气机升降失常的病机表现

在正常生理情况下，脾升胃降有序则阴阳平和，而外感六淫、情志内伤、饮食失调、久病劳伤、脏腑失和等病因出现，均可导致脾胃机能紊乱。脾胃升降相因，燥湿相济，才能保持正常的胃肠动力，维持水谷饮食的消化吸收。这种生理功能一旦失调，脾胃气机升降失司，就会导致气机逆乱而发病。其主要病理表现为升降不及、升降反常、升降太过三个方面。脾的升清和胃的降浊是相对而言的。脾胃升清降浊既对立又统一，脾升胃降既是脏腑的协调，表里的相关，更是功能的配合。脾升是胃降的前提，胃降是脾升的保证。只有清气正常上升，浊气方得以更好下降，而浊物之降更促使清气之上升，二者相得益彰。脾气不升则不能运化水谷精微，从而出现痞满、腹胀、腹泻等症；脾气不升而反降则中气下陷，而出现脱肛、内脏下垂等症。胃气不降则糟粕不能向下传递，而出现脘腹胀满疼痛、便秘等症；胃气不降而反升，则可出现呃逆、呕吐等症。因此，脾胃气机升降失调与多种脾胃病密切相关，升降失调是脾胃发病的根源。

除了与脾胃相关的消化功能异常之外，另一方面，由于脾胃为气机升降的枢纽，对整体气机的升、降、出、入发挥重要的作用，故脾胃升降失常将波及其他脏腑，心、肝、肺、肾均受其影响。《中藏经》认为若"阳奔于上，则燔脾肺""阴走于下，则冰肾肝"，诸病"皆由阴阳否格不通而生焉"，体现了脾胃居中，斡旋阴阳的作用。脾胃升降失司可导致心肾不交，出现心悸、怔忡、失眠健忘等病症；临床常见的气喘、中风、肝火目赤、耳聋目障、癃闭、水肿、臌胀、便血呕血、肌衄、女子崩漏等都与脾胃升降失调有关。

4. 恢复脾升胃降的正常气机运动是治疗脾胃病的关键

中医学界非常重视脾胃升降理论，如李杲言："脾胃之寒热虚实，宜燥宜润，应当详辨，至于升降二字，尤为紧要。"脾胃是升降之枢，升降失调是脾胃发病的关键。马老认为"治病必求其本"，调理脾胃升降是治疗脾胃病基本大法。

顺应脾胃升降之性，灵活应用升降药物。脾宜升则健，胃宜降则和。《丹溪心法》云："当升者不得升，当降者不得降，当变化者不得变化，此为传化失常，六郁之病见矣。"因此，治脾必知其欲升，治胃必知其欲降，治病立法应顺应脏腑升降之规律，灵活应用药物升降浮沉之特性，或因势利导，或逆向调整，使异常的升降状态恢复正常。升降如常，则脾胃的纳谷运化功能正常，而荣卫气血的生化之源亦旺。脾宜升、宜健、宜燥、宜温、宜补，因此健脾就必须治以温补脾阳、燥湿行气。常用药物有党参、黄芪、茯苓、苍术、白术、升麻、柴胡、陈皮、半夏、干姜、木香、香附、炙甘草等。其中苍术为阳明经药，强胃健脾，升发水谷之气，其功最大。升麻既能引胃中清气上行，又能引甘温药之气味上升，故黄芪、人参等甘温之药需借升麻升提之性，以治脾胃元气不足，诚如张元素《医学启源》所言："补脾胃药，非此为引用，不能取效。"胃宜降、宜和、宜润、宜清、宜泄，故调胃以和胃、理气、通降为主。常用药物有麦芽、神曲、山楂、谷芽、莱菔子、木香、沉香、乌药、枳实、枳壳、槟榔、大黄、代赭石、旋覆花、丁香、柿蒂等。药物升降浮沉性能不同，功能亦各异，用药物的升降浮沉之性调理脾胃之升降，也是治疗脾胃病的关键。《素问·阴阳应象大论》曰："阴味出下窍，阳气出上窍。味厚者为阴，薄为阴之阳；气厚者为阳，薄为阳之阴。味厚则泄，薄则通；气薄则发泄，厚则发热。"说明了药物升降浮沉的特性及在治疗中的重要作用。

马老临证非常重视询问患者的饮食和大便情况来分析患者的脾胃状况。若患者有恶心、嗳气、呃逆、大便秘结，则可知机体的气机不通降，马老常用理气、顺气药物来通腑以达到降胃气的作用，甚至加用大黄来加强通降腑气之效。马老临床上擅用枳实、枳壳理气而不温燥；用苏梗、苏子疏理胃气而又兼降肺气，加强了理气通降之效；若有肝郁之证又常用青皮、陈皮疏肝理气以减轻肝木对脾土的克伐。若患者纳呆、大便溏泄，甚则每日数次大便，则表明患者脾气不健运，脾不升清，马老常用党参、白术、茯苓、柴胡、葛根、砂仁等来补益脾气升举清气。总之，根据患者的临床表现来分析患者的气机状况，或通过降胃气，或通过升脾气，或升降同用以恢复脾胃气机的正常转运。

马老强调，脾胃病常兼见，勿忘分清主次。脾与胃互为表里，脾既病，胃不能独行津液；胃既病，脾无所禀受，故脾胃为病相互影响。临床上，脾病常兼见胃的证候，胃病又常见脾的病证，因此，治疗时则应分清主次，有所侧重。如单纯表现脾虚，应重点补脾，方用参苓白术散、补中益气汤等；胃滞而致脾虚，则重点不在治脾，而在导滞，滞去则利止，脾气也得以恢复，方用保和丸、枳术丸等；脾虚而致胃滞，则单纯用消导剂不能奏效，而用香砂六君子汤或五味异功散等以补脾为主，反而能治愈。因此，健脾与和胃二者殊难分开，但必须分清主次，有所侧重，以求治本。

第九节　脾喜燥恶湿，胃喜润恶燥

一、医理阐述

脾胃为后天之本，气血生化之源，脾与胃虽同居中焦，皆属土，互为表里，相互协调共同作用，但因其特性各异，喜恶亦有别，临证须当分析而论。"脾胃合治，若用之得宜，诚效如桴鼓，盖东垣之法，不过详于治脾，而略于治胃耳……今观叶氏之书，始知脾胃当分析而论，盖胃属戊土，脾属己土，戊阳己阴，阴阳之性有别也"。这是叶氏弟子华岫云对叶氏脾胃分论的评述，指出脾与胃因其阴阳属性不同，治疗时应当具体而论，而不应脾胃不分，笼统而治。"太阴湿土，得阳始运，阳明燥土，得阴自安，以脾喜刚燥，胃喜柔润也"。"脾喜刚燥，胃喜柔润"是中医辨治脾胃病思路之一，语出叶天士《临证指南医案》，是对其二者特性的总结。二者特性又与其功能相关，"纳食主胃，运化主脾，脾以升为健，胃以降为和"。脾为己土，属阴，主运化水湿，升清阳气。脾气升清，则运化水液正常，水谷精微得以输布，无痰饮水湿停聚；若脾失健运，脾气虚衰，运化水液障碍，痰饮水湿内生，困遏脾气，使脾气不升，脾阳不振，则影响脾正常功能的发挥，故脾喜燥而恶湿，即"脾喜刚燥"也；胃为腑，以通为用，以降为顺，属阳土，主受纳腐熟水谷，通降浊气。胃气通降，则水谷精微能通降下行，饮食纳运机制正常，临床叶氏效仿东垣润下法的应用，以通幽法来治胃阳燥结，增加胃中津液的濡润。胃中津液充足，则能维持其受纳腐熟的机能和通降下行的特性，故胃喜润而恶燥，即"胃喜柔润"也。

二、临证心悟

脾喜燥恶湿，其病多由湿邪所困。"脾生湿，湿困脾"，湿邪致脾气不升，中气下陷，常累及胃降功能。病理情况下，常可见脾虚湿困，运化升清失司，症见胸闷、头重如裹、肢体困重、便溏、腹胀等；脾阴亏虚，水液代谢失常，津液枯耗，又可见胸脘嘈杂、大便秘结等一派燥象，脾燥津亏，不能为胃行其津液，故脾宜甘凉濡润，"择其不腻滞者调之"。胃喜润恶燥，其病多为燥热之害。胃受纳通降失司，胃中津液每多受损，常可见口淡无味、饥不欲食、腹胀、嗳气、反酸、呕吐等，临床应注意养护胃阴。虽脾与胃之病中或皆有滞腻不行之症，但因其致病之因不同，所以其治疗亦各异。因此，在诊治脾胃病中，治脾每以燥药助其阳，不宜过用滋腻；疗胃多以润药滋其阴，不宜过用香燥。要力求做到濡胃阴而不腻，理胃阳而不燥，运脾阳以防耗气伤阴，敛脾阴以免滋腻碍滞，润燥适宜，刚柔相济。诚如罗浩《医经余论》所云："故治脾以燥药升之，所谓阳光照之也；治胃以润药降之，所谓雨露滋之也。"

以病机而论，"各随其所不喜者为病"，脾喜燥恶湿，易为湿邪所困；胃喜润恶燥，易为燥邪所伤。正如《金匮要略》所云："五脏病各有所得者愈，五脏病各有所恶，各随其所不喜者为病。"脾之为病，无论虚实，其病机都离不开一个"湿"字。湿邪按其生成原因，又有内湿与外湿之分。内湿每因脾气（阳）虚弱，运化无力而聚湿困脾；外湿多由饮食不当、外受湿邪所致。"有诸内者，必形诸外"，但内在湿邪"形诸外"的证候表现，也并非显而易辨。根据湿候明显与否，又当区别"显湿"和"隐湿"。所谓"显湿"是指脘腹胀满、纳差、肢体困重、大便黏滞不爽、脉濡缓、舌苔白腻等湿邪症状彰显者。但临床上有时湿候并不明显或根本无湿象可寻，如最能反映湿邪存在的舌苔是薄白苔而非白腻，大便正常甚至偏干而非不成形，此时虽外候不显，但内湿已存，谓之"隐湿"。"显湿"易辨，而"隐湿"难查，往往会忽略了病机中的湿邪因素。辨"隐湿"的依据即是"各随其所不喜者为病"，脾土所不喜者正是湿邪，故脾之为病，无论外在症状有无湿象可寻，而内在湿邪作祟均依理可推。《伤寒论》太阴病提纲为："太阴之为病，腹满而吐，食不下，自利益甚，时腹自痛。"本条是脾虚寒证的典型证候，对应的舌苔脉象应是舌质淡胖大或有齿痕，脉沉细，苔薄白。虽然根据舌苔尚不能辨识内湿存在，但其"自利益甚"则是脾阳不振、运化失职、寒湿下注所致，此时大便泄泻应作为辨脾湿的要点。四君子汤证临床表现是四肢乏力，少气懒言，纳差，大便溏或正常，舌质淡，苔薄白。如果大便溏是辨脾湿的依据，那么大便正常则无湿象可寻，但脾病总由湿作祟，故方中用白术、茯苓化湿健脾。

胃为阳燥之土，喜润恶燥，燥易伤阴，其之为病，"阳常有余，阴常不足"，具体证候表现为胃阴虚证和胃热实证。胃阴虚证表现为口干唇燥，饥不欲食，大便干燥，舌红，脉细数，少苔或无苔，其燥象自不必言。《伤寒论》阳明病的特点是"胃家实"，多由太阳病失治、误治，外邪入里所致。邪入阳明，转机从化，不论是白虎汤证的大渴、舌苔黄燥，还是大承气汤证的痞、满、燥、实，无不突出一个"燥"字，所谓"胃中干燥，因转属阳明"。另外饮食不当，嗜食辛辣，易致胃脘灼痛，口干口臭，牙龈肿痛，口舌生疮，大便干结，皆为燥热使然。脾恶湿，脾之为患湿作祟；胃恶燥，胃之为病燥为先，皆是各随其所不喜者为病。

根据脾胃喜恶特性，马老认为治疗脾胃病的基本原则就是要顺其所喜，远其所恶，即"投其所好"。脾喜燥恶湿，脾病无论虚实，遣方用药均应遵循"燥以趋之，湿以避之"，以达到"所得者愈"，换而言之，脾之为病必须用燥湿化湿之品。如临床上常用的四君子汤、理中汤、平胃散及厚朴温中汤等，其所对应的证候虽有气虚和阳虚之分、虚证与实证之别，但各方中无不有化湿燥湿之品。其中四君子汤和理中汤所适用的证候表现常常是湿候不显或根本无湿象可寻，但无论是脾气虚弱还是脾阳不足，湿内生、脾所恶的病理环境都是存在的，治疗时必须化湿燥湿。如外湿表现不著，用白术、茯苓化湿即可；若外湿表现明显，见脘腹胀满、纳差、肢体困重、大便黏滞不爽、脉濡缓、舌苔白腻等，则必须加强燥湿化湿之力，如平胃散和厚朴温中汤等，须用厚朴、苍术、白豆蔻等燥湿之品。就是说，根据不同证候类型及湿邪之轻重，化湿燥湿药物的选择也须随之调整。但无论是化湿运脾还是燥湿健脾，都是顺脾土之所喜，以求"所得者愈"。脾阳虚多由湿困脾土，脾失健运而来。湿为阴邪，最易伤人阳气，以致湿邪困脾，损伤脾阳。叶天士认为"脾阳宜动则运，温补极是，而守中及腻滞皆非"。欲健脾者，旨在运脾，欲使脾健，则不在补，而贵在运。故治脾阳虚见吞酸嗳腐者，宜用香燥之品，如砂仁、丁香、白术、神曲、谷芽、干姜、肉桂、茯苓等。对脾阳衰弱，能食而不运，症见腹满便溏、肢凉腹痛，脉象沉细等，宜用苍术、茯苓、益智仁、干姜等治之。

胃喜润恶燥，胃阴虚证，如口干、纳差、便干、脉细数、舌质红、少苔或无苔，治宜滋阴生津，以益胃汤或沙参麦门冬汤加减。如同脾喜燥，燥湿即可健脾一样；胃喜润，生津即能益胃。由沙参、麦冬、生地黄等组成的益胃汤以"益胃"名方，理即于此。胃热实证根据舌苔当辨有无脾湿，治法有甘寒和苦寒之分，舌苔黄燥者是胃中燥热，宜用石膏、知母等甘寒之剂，因甘润生津可益胃；舌苔黄腻者是胃热兼加脾湿的湿热证，当用黄连、黄芩等苦寒之品，以寒清胃热，以苦燥脾湿，如投以甘寒之药，势必加重脾湿。胃喜柔润，治多宜清养胃阴，温通胃阳。胃阴虚则内火生，治疗宜甘凉。马老认为甘入脾胃，养胃阴以味甘性凉为主，反对用升补脾阳之法，倡导保护胃阴，确立了甘凉濡润胃阴之法。药选沙参、麦冬、石斛、玉竹、半夏、陈皮、扁豆等，所用药物皆性味平和，益胃而不呆滞，清热而不损胃气，且在甘凉濡润药中，予半夏、陈皮等辛开苦降之品，使之滋而不腻，寓补于通，也有助于脾胃升降，充分体现了马老运用养胃阴法，而不忽视通补以顺应脾胃生理特性的原则。胃分阴阳，马老不仅重视胃阴，亦重视胃阳。他认为胃是赖胃阴胃阳充足协调、相互为用以纳腐水谷的，并强调甘凉药物只能益胃阴，不能补胃阳。所以胃阳虚时当以辛甘温药通补之，如人参、益智仁、陈皮、厚朴、茯苓、半夏、生姜等，使阴充阳足，胃复如常。

脾为阴湿之土，喜燥恶湿；胃为阳燥之土，喜润恶燥。二者所喜好恶正好相反，顺脾土之所喜，"投其所好"，势必为胃之所恶，反之亦然。为了顾此不失彼，在燥湿健脾的同时酌加生津益胃之品，如麦冬、沙参等，在生津益胃的基础上少佐燥湿健脾之药，如沙参麦门冬汤中用扁豆，旨在顺应所喜，以求"所得者愈"的同时，不忘彼之喜恶，做到用药"顾此不失彼"。

马老又认为，脾胃同病，喜恶相反，应以和解为法。脾气虚弱、湿邪困脾及胃阴不足、失于和降，因病机单纯，近其所喜、远其所恶的用药原则易于把握。在燥湿健脾或益胃生津的同时，也要虑及另一方之所不喜，酌加一二味反佐，但只是稍稍为之。胃热实证中舌苔黄腻者虽有脾湿存在，而病机仍以胃热为主，给予苦寒之剂，以苦燥兼顾即可。但脾胃同居中焦，生理上紧密联系，病理上相互影响，故脾胃同病临床上较为多见，而二者所喜所恶正好相反。那么，脾胃同病又如何体现顺脾胃之所喜，以求"所得者愈"呢？要回答这个问题，必须了解脾胃同病的病机特点。因脾为阴湿之土，其之为病"阴常有余，阳常不足"；胃为阳燥之土，其之为病"阳常有余，阴常不足"，《伤寒论》中太阴病提纲证为脾气虚寒证，而阳明病则是"胃家实"证，所谓"实在阳明，虚在太阴"也。脾胃同病多表现为脾虚胃实，具体证候主要是脾气虚寒但胃有热证及脾阳虚胃热证。前者即是半夏泻心汤证，病机是脾气虚寒，清气不升，胃热上逆，失于和降，寒热错杂，气机痞塞。证候表现为胃脘痞满，恶心，纳差，倦怠乏力，口干，大便溏薄，脉濡数，舌苔黄腻或白腻而干，舌质淡或舌质红。治宜健脾清胃，和中消痞。半夏泻心汤中人参、干姜、甘草、大枣可温健脾气，黄芩、黄连能清泻胃热，非常切合上述病机。胃为燥土，清胃热理应予甘寒之剂，因甘润生津为胃之所喜。但脾虚胃热同时存在，清胃热则不宜甘寒，因甘能助湿，为脾之所恶，当用黄连、黄芩等苦寒之品，以寒清胃热，以苦燥脾湿，体现了脾胃兼顾、中庸和解的寓意。顾及病机中有胃热存在，方中没有白术、茯苓等燥湿化湿之品，而是以半夏作为君药，且以半夏作为方名，盖半夏既能燥湿健脾又可降逆和胃，一味半夏兼顾脾胃，突出了和解的深刻寓意。根据脾寒与胃热在病机中的消长，又有生姜泻心汤、甘草泻心汤、黄连汤的对应变化。对于脾阳虚胃热证，证候表现为胃脘痞满，恶心、纳差，喜暖怕凉，大便溏泻或完谷不化，口干口苦，脉沉细数，舌质胖大有齿痕，舌苔黄或黄腻。因病机以脾阳虚寒为主，故以理中汤温脾散寒，以黄连清胃热，谓之连理汤。脾胃同病，脾虚胃热，清胃热而顾及脾湿，用苦寒之黄芩、黄连而不用甘寒之石膏、知母；燥脾湿又顾及胃热，如半夏泻心汤不用茯苓、白术而仅用半夏，即使脾气虚甚，"其人下利日数十行，谷不化，腹中雷鸣"，也只是重用甘草，一方面加强健脾益气之力，另一方面取其性甘而润亦能益胃之性。凡此变化，皆是兼顾脾胃、中庸和解为法。

第十节　满而不痛者，此为痞

一、医理阐述

张仲景在《伤寒论》中明确指出："满而不痛者，此为痞。"痞满是脾胃科临床的常见病和多发病，是以自觉心下痞塞，胸膈胀满，触之无形，按之柔软，压之无痛为主要症状的病证。痞满的发生，与各种因素引起中焦气机不利，脾胃升降失职有关，主要包括以下几点：

1. 感受外邪

外感六淫邪气，表邪入里，或误下伤中，邪气乘虚内陷，结于胃脘中焦，阻塞气机，升降失司，遂成痞满。如《伤寒论》曰："脉浮而紧，而复下之，紧反入里，则作痞，按之自濡，但气痞耳。"

2. 内伤饮食

暴饮暴食，恣食生冷，或过食肥甘厚味，或嗜酒无度，损伤脾胃，纳运无力，食滞内停，痰湿阻中，气机被阻，而生痞满。如《伤寒论》云"胃中不和，心下痞硬，干噫食臭""谷不化，腹中雷鸣，心下痞硬而满"。

3. 情志失调

抑郁恼怒，情志不遂，肝气郁滞，失于疏泄，横逆乘脾犯胃，脾胃升降失常，或忧思伤脾，脾气受损，运化不力，胃腑失和，气机不畅，发为痞满。如《景岳全书·痞满》言："怒气暴伤，肝气未平而痞。"

脾胃居于中焦，脾主运化，胃主受纳，共司饮食水谷的消化、吸收与输布。脾主升清，胃主降浊，清升浊降则气机调畅。肝主疏泄，调节脾胃气机，肝气条达，则脾升胃降，气机顺畅。上述病因均可影响到胃，并涉及肝、脾二脏，使中焦气机不利，脾胃升降失职，发为痞满。

痞满初始，多为实证，因外邪入里，食积内停，痰湿中阻等，导致脾胃运纳失职，清阳不升，浊阴不降，中焦气机阻滞，升降失司而见痞满；如外感湿热、客寒，或食滞、痰湿停留日久，均可困阻脾胃而成痞；肝郁气滞，横逆犯脾，亦可致气机郁滞之痞满。实痞日久，可由实转虚，正气日渐消耗，损伤脾胃，或素体脾胃虚弱，而致中焦运化无力；湿热之邪或肝胃郁热日久伤阴，阴伤则胃失濡养，和降失司而成虚痞。因痞满常与脾虚不运、升降无力有关，脾胃虚弱，易招致病邪内侵，形成虚实夹杂、寒热错杂之证。此外，痞满日久不愈，气血运行不畅，脉络瘀滞，血络损伤，可见吐血、黑粪，亦可产生胃痛或积聚、噎膈等变证。

二、临证心悟

马老认为，痞满之病须与以下病症相鉴别。

痞满与胃脘痛：二者病位同在胃脘部，且常相兼出现。但胃脘痛以疼痛为主，痞满以满闷不适为主，可累及胸膈；正所谓"满而不痛者，此为痞"。胃痛病势多急，压之可痛，而胃痞起病较缓，压无痛感，二者易于鉴别。

痞满与臌胀：二者均为自觉腹部胀满的病证，但臌胀以腹部胀大如鼓，皮肤绷急，皮色苍黄，脉络暴露为主症；痞满则以自觉满闷不舒，外无胀形，触之柔软为特征；臌胀发于全腹，胃痞则在胃脘；臌胀按之腹皮绷急，胃痞却按之柔软。如《证治汇补·痞满》曰："痞与胀满不同，胀满则内胀而外亦有形，痞满则内觉满塞而外无形迹。"

痞满与胸痹：胸痹是胸中痞塞不通，而致胸膺内外疼痛之证，以胸闷、胸痛、短气为主症，偶兼脘腹不舒。如《金匮要略·胸痹心痛短气病脉证治》云："胸痹气急胀满，胸背痛，短气。"而痞满则以脘腹满闷不舒为主症，多兼饮食纳运无力之症，偶有胸膈不适，并无胸痛等表现。

痞满与结胸：二者病位皆在脘部，然结胸以心下至小腹硬满而痛、拒按为特征；痞满则有心下胃脘满闷不舒，按之柔软的特点。

马老认为，痞满的治疗，应首辨虚实，次辨寒热。外邪所犯，食滞内停，痰湿中阻，湿热内蕴，情志失调等所成之痞皆为实痞；脾胃气虚，无力运化，或胃阴不足，失于濡养所致之痞，则属虚痞。痞满能食，食后尤甚，饥时可缓，伴便秘，脉实有力，舌苔厚腻者为实痞；饥饱均满，食少纳呆，大便清利，脉虚无力者属虚痞。痞满绵绵，得热则减，口淡不渴，或渴不欲饮，脉沉迟或沉涩，舌淡苔白者属寒；而痞满势急，口渴喜冷，脉数，舌红苔黄者为热。临证还要辨虚实寒热的兼夹。痞满的基本病机是中焦气机不利，脾胃升降失宜。所以，治疗总以调理脾胃升降、行气除痞消满为基本法则。根据其虚、实分治，实者泻之，虚者补之，虚实夹杂者补消并用。扶正重在健脾益胃，补中益气，或养阴益胃。祛邪则视具体证候，分别施以消食导滞、除湿化痰、理气解郁、清热祛湿等法。

马老指出，在药物治疗的同时，患者还应节制饮食，勿暴饮暴食，同时饮食宜清淡，忌肥甘厚味、辛辣醇酒及生冷之品。注意精神调摄，保持乐观开朗，心情舒畅。慎起居，适寒温，防六淫，注意腹部保暖。适当参加体育锻炼，增强体质也十分必要。

第十一节　脏寒生满病

一、医理阐述

《素问·异法方宜论》云："脏寒生满病。"脏气虚则气机运化无力，阳气虚则阴寒内生，脏寒多滞，因而出现胀满之证。脾胃虚寒，运化功能减弱，气机不运，故出现腹胀满，临床多见于功能性消化不良病证。

《伤寒论》云："太阴之为病，腹满而吐，食不下自利益甚，时腹自痛。"此条即虚寒腹满的纲领性条文。《金匮要略·血痹虚劳病脉证并治》云："脉沉小迟，名脱气，其人疾行则喘喝，手足逆寒，腹满，甚则溏泄，食不消化也。"乃是虚寒更甚，而成虚劳病时的表现。

痞满多以本虚标实为主：在本为脾胃虚弱，在标则为寒湿内侵。正如《脾胃论》中所言："百病皆由脾胃衰而生。"寒邪内侵，脾胃阳气被困，脾胃受损，运化失职，胃失温养，内寒中生，因而发为本病。本病病程较长，多因气候时令的变化和饮食所伤而容易复发，甚至迁延难愈。特别是随着现代生活节奏的加快及生活水平的提高，越来越多的人饮食不节或偏嗜较为严重，嗜食肥甘厚味或喜食辛辣或平素贪凉喜冷饮等，日久均致脾胃受损，发为此病；部分年轻人或喜于追求时尚，衣着较单薄，或夏日贪食冷饮，久之则寒邪渐入体内，故脾胃虚寒证患者中年轻人所占的比例也逐渐增多。痞满病程日久，病情缠绵，脾虚健运失职，运化乏力，不能为胃"行其津液"，纳运无力，水谷不化，脾虚而胃滞，阻滞中焦。太阴湿土得阳始动，脾阳不振则寒从中生，阳气不足，上寒则气化无权，温运无力而发痞满。而传统的治疗方法较多针对患者的症状改善，而忽视了患者整体阳气的恢复及胃肠动力的改善，因而未能彻底长期地改善患者的症状。

二、临证心悟

马老认为，对于痞满脾胃虚寒证患者，治疗上应以温阳健脾，理气和胃为先。《金匮要略·腹满寒疝宿食病脉证治》云："腹满时减，复如故，此为寒，当与温药。"由于寒气或散或聚，故腹满时而减轻，时复如故，治宜温中健脾散寒。根据《内经》"因其衰而彰之"的原则，补益脾胃使其恢复正常的运化功能，则腹满可愈。《金匮要略·呕吐哕下利病脉证治》又云："下利腹胀满，身体疼痛者，先温其里，乃攻其表。"指明了虚寒腹满而兼表证时的治疗原则。《素问·异法方宜论》曰"脏寒生满病"，此时当"以温药和之"，治当温中健脾益气。《金匮要略·腹满寒疝宿食病脉证治》中指出"腹满时减……当予温药"，并创立了小建中汤及黄芪建中汤治疗脾胃虚寒型胃痞，成为后世推崇的理法方药。《伤寒论·太阴病脉证并治》论述了"脾家虚"，以太阴虚寒为主要病机，并用理中汤温脾，治疗中虚腹满。唐代孙思邈《备急千金要方》中有治疗"脾胃冷食不消"的温脾汤。宋代钱乙《小儿药证直诀》中所载异功散、白术散、益黄散等方剂，亦有健脾益气，温运中阳之效。李杲《兰室秘藏》中提出："如或多食寒凉，及脾胃久虚之人，胃中寒冷则生胀满，或脏寒生满病，以治寒胀，中满分消丸主之。"明代张介宾《景岳全书·痞满》也指出："虚寒之痞，治宜温补，但使脾胃气强，则痞开而饮食自进，元气自煦也。脾阳虚弱者，当温脾助运。"清代程钟龄《医学心悟》云："《经》又谓腹满而吐，食不下……此直中之寒邪也，法当理中汤以温之。"清代李用粹《证治汇补》言："食后感寒，饮食不消，或食冷物成痞者，宜温中化滞。"

临证具体运用时，又当随证立方。马老常以甘温建中法用于中焦虚寒证。对于中焦脾胃虚寒所致的腹满，如"腹满时减，复如故，此为寒，当与温药"所言，脾胃虚寒，运化迟缓，中寒之气时聚时散，故腹满时轻时重，治疗宜温运脾阳。根据其"当用温药"可以推知，理中汤和附子理中汤可供选用，厚朴生姜半夏甘草人参汤方是典型的甘温健胃，消满除胀的方剂。温阳化湿法用于虚寒水湿内停证，如附子粳米汤温阳散寒、化湿降逆。温阳通便法用于阳气不运的寒实内结证。邪实正虚、阳气不运、寒实内结之证，故用温阳通便、散寒止痛之法。如症见《金匮要略·腹满寒疝宿食病脉证治》中"腹中……雷鸣切痛，胸胁逆满，呕吐"，属胃肠阳虚寒盛，用附子粳米汤以温阳散寒除满；如症见"心胸中大寒痛，呕不能食，腹中寒，上冲皮起，出见有头足，上下痛不可触近"，为脾阳虚衰，中焦寒盛，用大建中汤以温中散寒、除满止痛；如症见"手足逆冷，腹满痛，呕吐，或心下动悸"等证，为脾肾阳虚，水饮上逆，用赤丸散寒除满、化痰镇逆；如症见《金匮要略·呕吐哕下利病脉证治》之"下利腹胀满"，为肾阳虚衰，阴寒内盛，用四逆汤以温里除满；再如症见《金匮要略·黄疸病脉证治》之"腹满而喘"，为胃阳虚弱，水饮内停所致，用小半夏汤以温胃止呕、降逆除满。

在长期的临床实践中，马老通过对"脏寒生满病"理论的不断认识，深入研究和探讨，提出痞满病的最常见病机为寒邪犯胃，阻滞气机，久病致脾胃虚弱，胃失温养，内寒滋生，并以"健脾益气、温胃散寒"之大法治疗脾胃虚寒型痞满，取得了良好的临床疗效，突显了中医中药在本病治疗中的优势。

第十二节 大凡内因之症，原属脾胃虚弱，当审所致之由，而调养之，若稍重其剂，复伤胃气，虚证蜂起

一、医理阐述

王肯堂《名医杂著》云："苦寒甘寒辛辣降火化痰行气破血之剂，须审有是病而乃服是药可也。病去六七，即当止之，过剂则反伤中气，而病益甚。大凡内因之症，原属脾胃虚弱，当审所致之由，而调养之，若稍重其剂，复伤胃气，虚证蜂起。"

胃气是五脏之本，是人体正常生命活动的基础。《灵枢·五味》曰："五脏六腑皆禀气于胃。"《素问·玉机真脏论》云："胃者五脏六腑之本也。"《素问·痿论》云："阳明者，五脏六腑之海。"这些论述明确指出了，胃气对于脏腑生理功能的正常发挥具有重要意义，胃气旺盛则身体健康，反之胃气羸弱则是导致疾病发生、恶化的重要因素。胃气不仅为五脏六腑之本，在危

重病状态下甚至是人一身之本，正如张介宾在《类经》中所言："胃气者，实平人之常气，有不可以一刻无者，无则为逆，逆则死矣。"《灵枢·营卫生会》曰："人受气于谷，谷入于胃，以传于肺，五脏六腑皆以受气。"脏腑之气、血、精均赖于胃所受纳的水谷精微所化，胃气的强弱决定着五脏的虚实，胃气的有无反映着五脏之气的盛衰。胃气健旺，生化气血，贯通经络，输布精微，洒陈六腑，和调五脏，因此说胃气是奉养生身之源。李杲正是以此为理论基础，提出"人以胃气为本""百病皆由脾胃而生"，开创了脾胃学说的体系。叶天士则在此基础上提出了滋养胃阴之法，使"脾胃乃后天之本"的理论得到进一步发展。另一方面，胃气为脏腑之本还体现在转枢气机上，即脾胃为人体气机运行的枢纽。脾胃同居中焦，脾主升清，胃主降浊，相反相成，不仅维持着水谷纳化、糟粕排泄的正常进行，而且对全身气机的升降出入起着斡旋、转枢的作用。

《素问·刺禁论》曰："肝生于左，肺藏于右，心部于表，肾治于里，脾为之使，胃为之布。""使"和"布"明确了二者转枢、畅通脏腑气机的重要作用。张琦《素问释义》进一步解释说："中枢旋转，水木因之而左升，火金因之而右降。"在脾胃之气的枢转协调下，人体之气才能进行正常的升降出入，持"清阳出上窍，浊阴出下窍，清阳发腠理，浊阴走五脏，清阳实四肢，浊阴归六腑"这种平和的生理状态。因此，脾胃之气是脏腑气机之本。

二、临证心悟

马老认为，临证诊治时，对病邪实、胃气伤者，不宜蛮攻，必先补胃气之伤，再行攻伐。血虚者，往往胃气自弱，气血亦少，可用四物汤加白术、陈皮，补血同时补胃气。例如，治疟疾若用速效、劫病之药，则胃气重伤，宜用参、术、陈皮、芍药等，辅以本经之药，先补胃而取汗。滞下本是可下之证，但患者平时嗜食过饱损伤胃气，也可用参、术、陈皮、芍药等，补足胃气后再下之。攻击之药，有病则病受之，病邪轻而药力重，则胃气受伤，故攻击之法，必其人充实，禀质本壮，乃可行，否则邪虽去而正亦伤。胃虚而秘，纳食减少、小便清长、大便秘结、欲便不得者，用厚朴汤，重用白术，佐姜、枣以健脾养胃，以厚朴、枳实、半夏、陈皮降气行滞，补虚通便。中病即止，不可攻伐太过，《伤寒论》攻下法中病即止，如桂枝汤后有"服已须臾，啜热稀粥"，助胃气、益津液。注意事项中有"禁生冷、黏滑、肉面、五辛、酒酪、臭恶等物"，以顾护胃气。栀子汤苦寒，在栀子豉汤类方后指出"得吐后，止后服"，不要过吐以损胃气；"病人旧微溏者，不可予栀子汤"以免伤阳气。逐水峻剂十枣汤后有"得快下利后，糜粥自养"，中病后，胃气被损，当糜粥以养胃气。大陷胸汤后"得快利，止后服"，小承气汤后"若更衣者，勿服之"，大承气汤后"得下，余勿服"，可见攻下不可太过也。

当下，慢性病患者多，用药时间较长，多见欲求得一方而自行购药长期服用的患者，这不但不符合辨证施治原则，所用药与当时的病情已不相符，而且对某些（含重金属或含马兜铃酸）中药，有发生毒性作用的可能。因此即使不是攻下药，也不宜长期服用。临床所用攻伐之剂多为苦寒重坠，甚或有毒之品，其攻邪之力虽强，却总有伤损胃气之虞。现代药理研究亦表明苦寒药能够影响消化酶的分泌和活性及对胃肠道造成不良刺激，从而造成"苦寒伤胃"的后果。因此慎用攻伐也是顾护胃气不可小觑的一个方面。

马老在慢性萎缩性胃炎的治疗及胃癌前病变的防治中尤其重视这一点，在辨证基础上多选用蒲公英、白花蛇舌草、半枝莲、预知子等甘寒之品以清解瘀毒，以避免大量苦寒药的应用。

总结慎用攻伐的方法主要有慎用苦寒，谨防败胃；甘味相佐，和护胃气；攻伐有度，中病即止；煎煮有道，以制药力。这四个方面，早已广为学者、同道所熟识。在辨证立法用方正确的前提下，应十分重视中病即止，以珍惜胃气，严防过用伤中。尤其投用汗、吐、下剂后，应注意观察患者的反应，使攻邪之品祛邪不伤正，用得恰到好处。如桂枝汤，其服法言明"若一服汗出病瘥,停后服,不必尽剂",汗出,以遍身絷絷微似有汗者益佳,不可令如水流离,因汗乃中焦水谷之津,过汗必伤津损胃,胃气一伤,正气无以后援,则"病必不除";若服后汗出病愈,则停服,不必尽剂。强调了中病即止,且不可不及的用药法度。诚如张介宾云:"药不及则无济于事,药过于病则反伤正而生他患矣,故当知约制而进止有度。"再如《温疫论》言:"其时邪在夹脊之前,肠胃之后,虽有头疼身痛……又不可下。此邪不在里,下之徒伤胃气……宜达原饮。"当"如舌上纯黄色,兼见里证,为邪已入胃"方可用承气类。下后反发热者,证见"若温疫将发,原当日渐加热,胃本无邪,误用承气,更加发热……但嫌下早之误,徒伤胃气耳",须再下者应小剂量复下、间服缓剂。《温疫论·邪气复聚》认为遇到须再下的情况,用药不可过量,取小剂量复下,"宜再下之即愈。但少与,慎勿过剂,以邪气微也"。吴又可认为于数下之间,应该有宽缓的时间,以免伤了胃气。"下后或数下,膜原尚有余邪未尽传胃,邪热与卫气相并,故热不能顿除,当宽缓两日,俟余邪聚胃,再下之,宜柴胡清燥汤缓剂调理"。

滋阴降火法,因以寒凉为主,也要保护胃气。丹溪创"阳有余、阴不足"论,其滋阴降火之补损方,主药是黄柏与龟板、生地黄、熟地黄、白芍、知母等,药性苦寒,损人胃气。丹溪也注意顾护胃气,如在大补丸(黄柏一味)的主治证中,提出:"气虚以补气药下,血虚以补血药下,并不单用。"在三补丸(黄柏、黄连、黄芩、龟甲)方后亦指出:冬加干姜,夏加砂仁(或五味子),或者白术、香附煎汤下。马老认为生地黄大寒,宜斟酌用之,对寒药加以炮制,如大黄酒浸煨熟,黄柏、知母酒浸曝干。至于石膏"能伤胃气,令人不食,胃弱者不可服,非腹有极热者,不宜轻用"。白虎汤本有甘草、粳米,防石膏、知母之大寒伤胃,可再加人参少许同煎,竹叶石膏汤入粳米百余粒,以助谷气之力。

平补胃气,勿伤胃气。"正气存内,邪不可干;邪之所凑,其气必虚",脾胃病患者病机的发展多经过了因虚夹邪的过程;且古既有"脾胃亏损药不运,纵有名医陷入坑"之说,若脾胃虚弱,不但不能使药物发挥应有的效力,反而会使服下之药不治已病,反生他病。因此治疗中必须审查胃气的虚弱与否。所谓平补胃气,即用药性寒温偏甚不明显,或平或微温微凉的药物来调理脾胃的生理功能,以轻柔之品,一则顾护虚损的胃气,二则佐助药物运化。临床一些老年脾胃病患者及脾胃长期不愈之人,多表现出本虚标实的特点,故在用药上适当加入平补之品,可提高临床疗效。马老认为临床上平补胃气的常用药物包括党参、太子参、茯苓、山药、白扁豆、甘草等,或辨证以中成药四君子丸,香砂六君子丸等守方治疗。

体质强弱不同,药物服法有别。用药剂量应根据个人体质强弱决定,体强用量大、羸者用量小,酌情增减,因人制宜。体强胜药势,宜服大剂量;体羸量大伤正,宜小剂量。如十枣汤,虽能攻泻水饮,但有攻伐正气之弊,故"强人服一钱匕,羸人服半钱"。对于体质强壮者,大剂量可加快祛邪速度,缩短病期;对体质虚弱者,不可大剂峻攻,以免伤及正气,加重病情。如三物白散服法注云"强人半钱匕,羸者减之",亦由于药性猛烈,故体虚瘦弱者应减量。桂枝附子去桂加白术汤方后注云:"附子三枚,恐多也,虚弱家及产妇,宜减服之。"乃因方中用附子量较大时,身体虚弱者和孕妇难以承受。故服用药量应视体质强弱,而灵活增减,而对于剧毒药的服用量更应加审慎,以顾护胃气。

第十三节 胀病亦不外水裹、气滞、血瘀

一、医理阐述

胀病是指因气机阻滞,机体胸、腹、胁下、皮肤等部位出现胀闷不适或胀满疼痛的一类病

证，有脾胀、肺胀、心胀、肤胀等。胀病病名最早见于《内经》，《灵枢·胀论》注："夫胀者，皆在于脏腑之外，排脏腑而廓胸胁，胀皮肤，故命曰胀。"胀既是一种症状，也是一种病证。凡机体某一部位出现胀闷不适感皆可称之为胀，可出现在多种疾病之中，因脏腑气机运行阻滞或痰饮瘀血等病理产物积聚而引起。其中，癥瘕、积块、痞结日久不愈，可致"腹大如箕、腹大如瓮，是名单腹胀"，常见于肝硬化失代偿期，称之为"臌胀"。喻昌在《医门法律·胀病论》中概括说："胀病亦不外水裹、气滞、血瘀。"此处"胀病"即言"臌胀"。臌胀属中医"风""痨""臌""膈"四大难证之一，临床以腹大胀满如鼓，皮肤苍黄或暗黄，腹壁青筋显露为特征，常伴有乏力、纳差、尿少、出血、黄疸等症状。

1. 正气内虚，外邪致病

臌胀病因，不外饮食不调、情志不遂、虫毒感染及病后续发。嗜酒过度，或恣食肥甘厚味，损伤脾胃，运化失司，导致湿热内生，蕴聚中焦，清浊相混，壅阻气机，遂成臌胀。《素问·腹中论》云："有病心腹满，名为鼓胀。其时有复发者何也？岐伯曰：此饮食不节，故时有病也。"明代《景岳全书》载："少年纵酒无节，多成水鼓。"恼怒忧思，情志郁结，肝失疏泄，气机阻滞，日久由气及血，脉络瘀阻，或肝失疏泄，横逆犯脾，脾失健运，水湿内停。气滞、血瘀、水停三者互结于中焦，日久而成臌胀。清代《杂病源流犀烛·肿胀源流》曰："鼓胀……或由怒气伤肝，渐蚀其脾，脾虚之极，故阴阳不复，清浊相混，隧道不通，郁而为热，热留为湿，故其腹胀大。"血吸虫感染，虫毒阻滞经络，脉道不通，久延失治，损伤肝脾，气机升降失常，导致浊气水湿，气滞血瘀，蕴聚中焦，形成臌胀。《诸病源候论·水病诸候·水蛊候》曰："此由水毒气结聚于内，令腹渐大，动摇有声，常欲饮食，皮肤粗黑，如似肿状，名水蛊也。"另他病损伤肝脾，导致肝失疏泄，脾失健运，均有续发臌胀的可能。如黄疸日久，湿邪蕴阻中焦，肝脾受损，气机不畅，气滞血瘀；或病久气阴耗伤，生化乏源，水湿滞留，日久也可形成臌胀。今时之人，因病毒性肝炎导致肝硬化臌胀者多见，可因纳差、情绪不佳加重病情进展。

2. 气滞、血瘀、水停腹中

臌胀病机，或从"气"立论，《素问·阴阳应象大论》曰"浊气在上，则生䐜胀"；或从"水、气"立论，《金匮要略》则言水病"气分，心下坚，大如盘"；或从"血、气"立论，如《景岳全书》之"单腹胀者……血气结聚，不可解散"。喻昌《医门法律·胀病论》认识到癥积日久可导致臌胀，从"气、血、水"立论，"凡有癥瘕、积块、痞块，即是胀病之根""不外水裹气结血凝"所致。马老对臌胀的认识源于喻昌《医门法律·胀病论》，认为臌胀病理变化为肝、脾、肾受损，气滞、血瘀、水停腹中。肝主疏泄、肝藏血，肝病则疏泄失职，气滞血瘀，肝逆乘脾；脾主运化，脾病则运化失司，水湿内停，土壅木郁，则肝脾同病；病久则及肾，开阖不利，水湿不化，胀满愈盛。

臌胀总属本虚标实之证，初起多实，久病多虚，本虚为肝、脾、肾俱虚，标实为气、血、水互结于中焦。气滞、水停、血瘀互结于腹中，影响脏腑功能，尤其是肝、脾、肾、三焦及膀胱的气化作用，引起气血津液运行失常。津液输布障碍，水液停留腹中，日久而成臌胀。另一方面，肝、脾、肾俱虚，则出现肝失疏泄、脾失健运、肾失开阖，肝促进津液的输布和贮藏血液功能减退，脾气升达输布和胃气和降的作用失常，肾阳蒸腾气化作用减退，均使人体水液代谢失常，日久致肝、脾、肾衰败，可出现腹胀如鼓，加重病情。临床可见或偏重于气滞者，或偏重于血瘀者，或偏重于水湿者，治疗亦各有偏重。此类病证病情复杂多变，多属临床上疑难杂症，晚期多兼有纳呆、乏力、气促、黑粪、呕血等，辨证遣方用药须准确无误，否则失之毫厘，谬以千里。根据本病的临床表现，现代医学所指的肝硬化腹水、腹腔内晚期恶性肿瘤、结核性腹膜炎腹水、慢性缩窄性心包炎、肾病综合征等出现腹水的疾病均属于臌胀范围，其中以肝硬化腹水最为常见。

二、临证心悟

1. 运脾和胃治臌胀

马老治疗臌胀以运脾和胃为主，攻补兼施，反对峻剂攻伐、损失脾阳。马老认为，"人以胃气为本""四季脾旺不受邪""脾主大腹"，力主理脾健中，寓泻于补。脾主运化，以升为健；胃主受纳，以降为和。肝随脾升，胆随胃降，升降疏泄条达，诸脏安和。喻昌云："唯理脾一法，虽五脏见不治之证而能治者尚多。""故理脾则百病不生，不理脾则诸疾续起。"所谓理脾法包括"则有培养一法，补益元气是也；则有招纳一法，升举阳气是也；则有解散一法，开鬼门洁净府是也"。臌胀乃气血水互结、虚实夹杂，单攻而不补则伤其元气，再攻之"如铁石矣"；单补而不泻，则大剂甘温之品有壅中之弊，于胀不利。故攻补兼施，以偏气滞、血瘀、水湿分别治之，以六君子汤、理中汤、胃苓汤、苓桂术甘汤为主，常用药物有焦白术、苍术、太子参、山药、陈皮、木香、大腹皮、枳实、茯苓、猪苓、泽兰、益母草、薏苡仁、白蔻仁、牡蛎、鳖甲、龟甲、穿山甲（代）、当归、川芎、桃仁、红花等。

2. 辨病理因素

马老博采众家之长，推崇喻昌之说，认为胀病不同阶段，病理因素各有侧重，治疗时须审时度势，兼顾邪正虚实。水裹、气滞、血瘀三者共同参与臌胀发病，故临床常合健脾、行气、化瘀、逐水为一体，临床有偏气滞者、有偏血瘀者、有偏水停者。气滞可加二陈汤、柴胡疏肝散，常用药物有柴胡、香附、木香、郁金、八月札、枳实、鳖甲、牡蛎等；血瘀加丹参饮、软肝煎，常用药物有当归、川芎、丹参、赤芍、水蛭、桃仁、三棱、莪术、牛膝、大黄等；水停加肾气丸、真武汤，常用药物有茯苓、猪苓、泽泻、泽兰、大腹皮、益母草、车前子等；有黄疸者，重用茵陈；热盛而鼻衄者加生地黄、犀角、鲜茅根、藕节等；食欲不振者加砂仁、山楂、鸡内金等；肝脾大明显者加鳖甲、牡蛎、穿山甲（代）、地鳖虫等。

3. 分标本缓急

马老指出，臌胀病治疗当以"急则治标、缓则治本""不急不缓，标本同治"为原则。此病易出现危重证候，如严重感染、出血、昏迷等，当中西医结合治疗，及时抢救。若经治疗，患者臌胀消退，亦不可随便停药，当调护正气，以免病情反复。另外臌胀亦可内服、外治相结合，脐部敷贴历来有所记载，疗效良好。《本草纲目》记载："方家治肺满，小便不利者，以赤根捣烂，入麝香三分，贴于脐心，得小便利，则肿消。"临床上可随证选用麝香、人工牛黄、甘遂、大黄、大戟、商陆、芫花、香附等，加姜泥调制成膏，外敷脐部，以利水消肿。

4. 分型论治

马老总结前人经验，结合多年临床，认为臌胀病临床常见六种证型，可分别遣方用药，各有侧重。

气滞水停证：临床表现为腹大坚满，叩之如鼓，两胁胀满或疼痛，饮食减少，食后胀甚，嗳气，矢气而舒，脉弦，舌淡红，苔白腻。此证病机要点为肝郁气滞，脾失健运，水停中焦，治疗须疏肝健脾、理气化湿。可拟四逆散、柴胡疏肝散、五苓散、胃苓汤等加减，常用药物有柴胡、枳实、香附、厚朴、白芍、陈皮、茯苓、猪苓、泽泻等。

水湿困脾证：临床表现为腹大胀满，按之如囊裹水，颜面或下肢浮肿，头昏困倦，疲软乏力，甚至畏寒肢冷、得热则舒，食少便溏，脉缓，舌白滑或白腻。此证病机要点为湿困脾阳、寒水内停，治疗须温中健脾、行气利水。可拟七味白术散、补中益气汤、实脾饮等加减，常用药物有人参、党参、黄芪、茯苓皮、白术、苍术、砂仁、薏苡仁、山药、甘草等。

湿热内结证：临床表现为腹大坚满，脘腹胀急，或腹痛拒按，两目发黄，烦热口苦不欲饮，脉弦滑或数，舌红、苔黄腻。此证病机要点为湿热壅盛、蕴结中焦，治疗须清热利湿、攻下逐水。可拟茵陈蒿汤、黄连温胆汤、五苓散等加减，常用药物有茵陈、薏苡仁、板蓝根、大腹皮、泽兰、山栀子、莪术、郁金、生大黄、赤芍等。

瘀血内停证：临床表现为腹大如鼓，腹壁青筋暴露，胁肋刺痛，固定不移，面色晦暗，皮肤出现血痣或蟹爪纹，口干不欲饮，脉细涩，舌紫红或有瘀斑，苔白润。此证病机要点为肝脾瘀结、脉络壅滞，治疗须活血化瘀、行气利水。常用药物有鳖甲、龟甲、桃仁、红花、丹参、三七、当归、赤芍、莪术等。

脾肾阳虚证：临床表现为腹大胀满，形似蛙腹，朝轻暮重，面色萎黄，神疲乏力，畏寒肢冷，身体浮肿，小便短少，舌淡胖，或有齿痕，脉沉细，苔白润。此证病机要点为脾肾阳虚、温运失职，治疗须温补脾肾、化气利水。常拟肾气丸、真武汤等加减，常用药物有附子、干姜、人参、肉桂、仙茅、淫羊藿等。

肝肾阴虚证：临床表现为腹大胀闷，面色晦暗，口舌干燥，心烦失眠，小便短少，或可见牙龈出血，脉弦细数，舌红绛少津，苔少或花剥。此证病机要点为肝肾阴虚、津液失布，治疗须滋肾柔肝、养阴利水。常拟一贯煎、六味地黄丸等加减。常用药物有沙参、生地黄、麦冬、枸杞子、知母、鳖甲、茯苓皮等。

5. 肝硬化腹水的治疗

胀病最常见于现代医学所述的"肝硬化腹水"，其多因饮食不节、外感六淫、七情内伤、疫水邪毒等导致肝、脾、肾功能失调、气血失和、血脉壅塞，形成气滞、血瘀、水停的复杂证候。臌胀有气臌、血臌、水臌之分。马老认为，此病早期多为气臌，随病逐渐加重，则以血臌或水臌为主，后期往往三者相互影响。在治疗肝硬化的早期，须祛除病因、畅调肝气、活血化瘀，此期若治疗及时，往往预后尚佳，马老在治疗此期患者时，多选柴胡疏肝散或柴胡活络汤加减。肝硬化中晚期，病变趋于复杂，寒热夹杂、气血俱病、虚实互见，治疗难度极大，难以获得良好的疗效，随时可出现生命危险，治疗此期患者时，马老强调，不仅要调畅肝气、活血化瘀、清热解毒，还须通利水道、疏调三焦、标本同治，在利水化湿的基础上扶助正气，攻补兼施。此期正虚邪盛，应根据患者轻重缓急，以扶正或祛邪为主，保元汤、肾气丸、真武汤等均可辨证加减，病情危重时，可配合西医治疗，如补充白蛋白、利水以缓解腹水。马老指出，肝硬化腹水的患者多以本虚为主，气滞、血瘀、水停夹杂而成本虚标实之证，发病过程中，往往兼有肝肾阴虚的表现，患者可出现燥热、口干、舌红等症，此刻若滋阴，可助涨水势，马老在治疗此类病证时，在主方上加用鳖甲、龟甲、赤芍、山栀子、茵陈等以凉血滋阴、软坚润燥。部分患者在病程中出现腹泻，往往提示病进，此属脾气虚寒，须温阳益气，应重视扶助患者的正气，以免延误病情。朱丹溪在《格致余论·臌胀论》中说："此病之起，或三五年，或十余年，根深矣，势笃矣，欲求速效，自求祸耳。知王道者，能治此病。"提示臌胀迁延难愈，欲求速效，则病危矣。马老还强调，肝硬化在治疗过程中，饮食尤为重要，宜清淡易吸收食物，切忌油腻或过食高营养、高蛋白之物，以免损伤脾胃，加重病情。

第十四节 大肠者，传导之官，变化出焉

一、医理阐述

《素问·灵兰秘典论》云："大肠者，传导之官，变化出焉。"指出了大肠作为消化道排泄器官的基本功用。早在 2000 年前，中医就已认识到肠胃致病的重要性，《素问·通评虚实论》有"头痛耳鸣，九窍不利，肠胃之所生也"的记载，朱丹溪的《格致余论》中有言："五味入口，即入于胃，留毒不散，积聚既久，致伤冲和，诸病生焉。"大肠病如便秘、腹泻等在脾胃病，其至在整个内科疾病中均占据重要地位，肠腑功能的正常直接影响着疾病的预后与转归。

（一）六腑以通为用

要了解大肠的功能，须从六腑着手。胆、胃、小肠、大肠、膀胱、三焦为六腑，多为中空有腔的脏器，主"传化物"，生理特点为"泻而不藏""实而不能满"。《素问·五脏别论》曰："六腑者，传化物而不藏，故实而不能满也。所以然者，水谷入口，则胃实而肠虚。食下，则肠实而胃虚，故曰：实而不满、满而不实也。"《灵枢·本脏》云："六腑者，所以化水谷而行津液者也。"说明六腑有摄纳饮食、消化吸收、传导排泄等功能。"六腑以通为用"，六腑必须通降正常，才能发挥正常的生理功能。如果六腑通降失常，可导致多种疾病的发生。

（二）大肠主津，有传导之功

大肠上接阑门，与小肠相通，下接直肠，直肠下端为肛门，亦称魄门。"魄门"即"肛门"，魄门为"五脏之使"，指出魄门不仅是大肠的终端，而且也是五脏排浊的重要出口。大肠主津，有传导之功。《素问·灵兰秘典论》曰："大肠者，传导之官，变化出焉。"说明大肠是传化糟粕、形成大便、进行排泄的一条管道。《中藏经》曰："大肠者，肺之腑也，为传送之司，号监仓之官。"《韩诗外传》云"大肠者，转输之府也""腑气通则脏气安"，指出大肠既能排泄五脏六腑代谢过程所产生之浊气残渣，又能疏调内脏气机之升降。

若大肠传导功能失职，可出现多种病变。《素问·痹论》曰："肠痹者，数饮而出不得，中气喘争，时发飧泄，饮食自倍，肠胃乃伤。"《灵枢·师传》云："肠中热则出黄如糜，脐以下皮寒……肠中寒，则肠鸣飧泄。"均提示大肠病变可出现腹泻肠鸣等症。若腑气不通，浊气上逆，上犯心脑，可出现烦躁、失眠、癫狂等，《伤寒论》多处记载了大肠病变诱发神志异常的现象，如"大下后，六七日不大便，烦不解，腹满痛者，此有燥屎也""病人不大便五六日，绕脐痛，烦躁……"等。

而大肠的正常排泄，亦须脾胃、肺、肝的行气功能正常发挥，脾失运化、胃失降浊、肺失宣发肃降、肝失疏泄均可导致大肠失司、传导失职。

1. 大肠传导为胃降浊功能之延伸

大肠的传导变化作用，是胃的降浊功能的延伸，《灵枢·本输》云："大肠小肠，皆属于胃。"脾胃居于中焦，为气机升降之枢纽，大肠为六腑之下极，以通畅下降为顺。其气通降，六腑之气随之而畅；其气不通，则六腑之气自然受碍而失于和降顺畅。《医学入门》曰："胃号太仓，俗呼为肚，上透咽门，而受其所吞；曲接小肠，而传其所腐，容三斗五升，而留亦如之。"饮

食入胃，经过消化，通过胃气的通降作用，向下传入小肠，经小肠"泌别清浊"，清者上升化为营养，浊者下移大肠而排出体外。若胃失通降，饮食残渣不能下行，就会出现胃脘胀满疼痛、大便秘结等症。如果不降反升，则出现呕吐、呃逆等。

2. 肺与大肠相表里

从经络系统而言，手太阴肺经与手阳明大肠经互为表里，"肺手太阴之脉，起于中焦，下络大肠""大肠手阳明之脉……络肺，下膈，属大肠"，二者通过别络与表里经相连，扩大了经络系统的相互作用。肺和大肠相表里，是指肺气的宣发肃降功能正常，才能使大肠发挥正常的传导功能；同理，大肠的传导功能正常，有助于肺的肃降。胃为仓廪之官，肠居胃下，胃气下降，输送腐熟食物，必须通过大肠，才能发生质变，所以称为"监仓"，乃监视胃之输出之意。即言大肠接受小肠下注的饮食物残渣，吸收其中水分后继之将剩余滓秽排出体外。肺气清肃下降，促进胃气下行，肺胃之气协行，下注大肠，气旺津生，才能使大肠滋润，顺利化糟粕为粪便而排出体外。若肺气不降，津液不能下达，可出现大便干燥之症。王冰在《增广补注黄帝内经素问》云："传道为传不洁之道，变化谓变化物之形。"高世栻《素问直解》中补充说明："食化而变粪，故变化而由之出也。"明确指出了大肠主变化就是将饮食糟粕转化为粪便，并将之排出体外。《灵枢·经脉》说大肠"主津液所生病者"，大肠吸收部分水液，以保持肠中润泽，维持正常传导。故大肠发生病变，或肺气虚弱，不能推动大便下行，则必致大便的质、量、排泄次数发生改变；反之亦然，若腑气不通出现便秘，则可影响肺的宣发肃降功能，出现胸闷、喘促等症，《素问·咳论》云："大肠咳状，咳而遗矢。"《灵枢·四时气》记载："腹中常鸣，气上冲胸，喘不能久立，邪在大肠。"

3. 肝主疏泄对大肠功能的影响

肝性条达，可疏调人体气机，推动血液和津液的运行，肝的疏泄功能对全身脏腑组织的气机升降起着平衡、调节的作用。其疏泄功能与脾胃气机升降相辅相成，清阳之气升以助脾的运化，浊阴之气降以助胃的受纳腐熟和大肠的传导排泄，升清降浊，魄门启闭有常，糟粕粪便有规律地排出体外。肝主疏泄功能正常，则可使全身气机畅达，通而不滞；若肝气郁滞，或肝气虚弱、疏泄失常，则可致上焦心肺、中焦脾胃失常，直接或间接地影响大肠传导功能，出现腹胀痞满、泄泻便秘等；反之，腑气不畅，下降不及，既可影响肝气的升发疏泄，又可影响中焦脾胃的升降功能，从而导致气行不畅、气机郁滞，若肠腑湿热，逆犯肝胆，则可出现黄疸等症。张锡纯指出："大便不通，是以胃气不下降，而肝火之上升，冲气之上冲，又多因胃气不降而增剧。是治此证者，当以通其大便为要务，迨服药至大便自然通顺时，则病愈过半矣。"若情志抑郁或恼怒太过，肝阳上亢，横逆犯脾，或上犯心肺，重则上逆冲脑，出现癫狂、抽搐等症，这时使用通降肠腑之法，使邪有出路，则疾病自愈。

二、临证心悟

1. 大肠病症

马老师从名医，尤善治脾胃肠腑病变，其治疗肠腑病，从"传导之官"来认识大肠的生理功能，了解大肠与其余脏腑的联系，指导疾病的诊治，从而"变化出焉"，引导疾病朝着痊愈的方向发展。

马老认为，大肠本腑病候较为单一，主要表现为腹部的病变和大便的异常，如腹痛、肠鸣泄泻、便秘等。从经络循行经过来看，表现为大肠经的经络证候，如齿痛颈肿、目黄口干、鼽衄、喉痹、肩前臑痛、大指次指痛不用、脉所过者热肿、虚则寒栗不复等。根据"肺与大肠相表里"，大肠病还可表现出咳喘等症。另因腑气不通，上犯心脑，则可出现烦躁、失眠、癫狂等。大肠本腑病证马老多选用承气汤、麻子仁丸、二陈汤、半夏厚朴汤、参苓白术散、芍药甘草汤、甘草干姜汤等；腑气上犯心脑所致的烦躁、癫狂等，可合用泻心汤、柴胡汤、逍遥散、归脾丸、柴胡疏肝散等；肺气上逆，可合用苏子降气汤、定喘汤等。

2. 辨证论治

马老治疗肠腑病，强调辨证论治、审证求因，重视调养结合。发生肠腑病者，若年轻体质壮实者多为外因所致，病性属实，病因不外寒、热、食、痰、郁、瘀，此类患者治疗强调注意饮食起居，适当佐以药物可较快痊愈；部分体质虚弱或老年患者为气血亏虚，病性本虚标实，此类患者疗效难以持久，往往停药则复发，治疗上既要强调饮食起居，又须补气血、温阳、清虚热、补肝肾等。马老润肠多用火麻仁、郁李仁、瓜蒌仁、肉苁蓉、桃仁、当归等；止痛多用芍药、甘草、八月札、丹参、延胡索、木香、槟榔等；止泻多用补骨脂、肉豆蔻、芡实、山药、扁豆、赤石脂、白术、太子参、肉桂等。马老强调，治疗大肠病当分清寒热虚实，以温清消和，切忌长期使用苦寒泻下药，以免损伤中阳、败坏脾胃。急证可用承气汤急下存阴，再施以药物缓调；久病成虚者可攻补兼施，如增液承气汤、黄龙汤，或润下如麻子仁丸、五仁丸等；老年患者多为本虚之症，可据体质之阴虚、阳虚、气虚、血虚而选择不同的用药，滋阴生津多用麦冬、石斛、花粉、玉竹、黄精、百合等；益气养血多选黄芪、山药、白术、党参、太子参、茯苓、当归、熟地黄、扁豆等；温阳化湿多选干姜、肉桂、附子、苍术、白豆蔻、薏苡仁、砂仁、半夏等。

3. 大肠与"神"的关系

《内经》中除指出"大肠者，传道之官"外，还有多处对"大肠"和"神"的关系予以论述。《素问·六节脏象论》云："五味入口，藏于肠胃，味有所藏，以养五气，气和而生，津液相成，神乃自生。"《灵枢·天年》也提到："胃满则肠虚，肠满则胃虚，更虚更满，故气得上下，五脏安定，血脉和利，精神乃居。"临床上，大肠传导功能失司，肠道功能异常，见于多种神经系统疾病中，如中风、癫狂、失眠等病；现代医学之帕金森病、肝性脑病、肺性脑病等常也伴有便秘、腹胀等症状。因此，马老强调，在治疗神经系统疾病的同时，兼顾调理大肠，有助于疾病更快的痊愈。柴胡加龙骨牡蛎汤常常用来治疗神经系统疾病，其中有大黄二两，以泻阳明之热而和胃气。《伤寒论》阳明病篇中有较多关于躁狂、失眠、健忘的记载，如"阳明病，其人多汗，以津液外出，胃中燥，大便必硬，硬则谵语，小承气汤主之""若发汗则燥，心愦愦，反谵语""阳明证，其人喜忘者，必有蓄血"等。马老善用经方，临床上可灵活运用各类承气汤、泻心汤、抵当汤、栀子豉汤等治疗此类病症，起效迅速，甚至一剂而愈。

4. 肠易激综合征的治疗

现实生活中，肠易激综合征高发，且多为青中年人群，表现为便秘、泄泻或腹痛，属典型的"大肠病"。此病难以治愈，往往因饮食、情志、劳累等因素诱发加重，反复的肠镜检查未见异常，属功能性疾病，西医已证实此病与心理因素相关，加用抗焦虑药、抗抑郁药有效。中医认为此病与"肝"有关，针灸、中药治疗此病疗效尚佳，但往往停止治疗则易复发。马老教导我们治疗此类病症须重视"心、肝"的作用，言语上须耐心疏导患者，告知其须建立正确的生活习惯，重视运动，重在"心身调养"，次在"药物治疗"。用药则根据患者的症状，可合用四逆散、逍遥丸、越鞠丸、柴胡疏肝散、归脾丸等，以疏肝健脾养心，常用药物有柴胡、预知子、远志、茯苓、柏子仁、白芍、枳实、木香、陈皮等，重视整体调养，往往可明显改善病情、缩短病程。

5. 大肠为排毒器官

按现代医学解释，大肠为排毒器官之一，人体代谢或自口鼻传来的多种毒素，既可经大肠传导排出，也可因肠道病变而吸收，对人体产生重大毒副作用。肠道黏膜是人体重要的免疫器官，各种原因致黏膜屏障破坏后，肠内细菌或毒素可越过肠黏膜而迁移移位，通过门静脉系统进入肝脏，损害肝脏功能。另外进入血液的有害物质可以对人体神经、血管、脏器造成一定的损伤，从而导致各种疾病的发生。大肠发生病变可影响全身，出现内外科多种疾病。内科有神经系统、免疫系统、消化系统等病变，外科可见各种皮肤病。因老年人脏腑功能衰退，便秘尤其多见，心脑血管疾病频发，大多伴有肠道功能的异常，加之各种药物的使用，损伤脾胃，进一步加重了消化系统的负担。肺部感染伴有便秘的患者，经通腑治疗往往感染更容易控制。马老治疗便秘，强调祛邪不伤正，尤其老年患者，多为阴虚燥热之体，在以大黄、芒硝荡涤大肠积热时，须注意滋阴润燥、补气养血，常用麻子仁、杏仁、瓜蒌仁、肉苁蓉、当归、桃仁、郁李仁等润肠通便。马老常告诫学生，看病当有全局观，把握疾病的本质，做到脏腑与六经辨证了然于胸，方能药到病除。

第十五节　欲实脾土，必先远肝木

一、医理阐述

叶天士有言"欲实脾土，必须远肝木"，反映了肝木对脾土的制约，包含我们后世常用的"健脾疏肝"法。马老临证六十余载，对脾胃病证治有深刻的研究及临床应用体会。工作之余，马老时常教诲弟子，要重视脾与肝的关系，灵活把握，临证运用得当，治病会起到事半功倍的效果，反之，疾病往往缠绵难愈。

（一）肝脾的生理功能

脾为"后天之本""气血生化之源"，脾的生理功能正常，则气血旺盛，未病之体五脏安和、阴阳协调，已病之体祛邪于外、扶正有源。肝为"将军之官""风木之脏"，主疏泄而藏血，其气升发，喜条达而恶抑郁，肝以血为体，以气为用，体阴而用阳，集阴阳气血于一身，成为阴阳统一之体。肝居下焦，气主升发，能疏泄调节气机；脾胃居中焦，升清而降浊，为气机升降之枢，二者共同参与了人体一身之气的运行和输布。肝的疏泄调节作用，使诸脏之气通达于内外而不郁不结；脾胃的升清降浊作用，保证了脏腑之气上下转输通利而不停不滞。肝气的畅达为脾气的升降疏通了道路；脾气的升降为肝气的条达奠定了基础。

生理上，肝和脾的功能相辅相成。肝主疏泄，分泌胆汁，输入肠道，帮助脾胃对饮食物的消化。所以，脾得肝之疏泄，则升降协调，运化功能健旺。《素问·宝命全形论》云"土得木而达"；陈士铎《石室秘录·伤寒相舌秘法》言："肝，克土也……然而肝木未尝不能生土，土得木以疏通，则土有生气矣。"大抵脾之运化升清，胃之腐熟受纳，还需要肝之升发疏泄相助。若肝不升达脾土，则见脾气不升，出现纳呆、呕恶、腹胀、腹泻等。唐容川《血证论·脏腑病机论》云："木之性主于疏泄，食气入胃，全赖肝木之气以疏泄之，而水谷乃化。若肝木不能疏泄水谷，则渗泻中满之证，在所不免。"脾主运化，为气血生化之源。脾气健运，水谷精微充足，才能不断输送和滋养于肝，肝才能得以发挥正常的作用，即"木赖土以培之"。《医宗金鉴·删补名医方论》曰："肝为木气，全赖土以滋培，水以灌溉。"《程杏轩医案辑录》云："木虽生于水，然江河湖海无土之处，则无木生。是故树木之枝叶萎悴，必由土气之衰，一培其土，则根本坚固，津液上升，布达周流，木欣欣向荣矣。"可见脾的运化，有赖肝的疏泄，肝的疏泄功能正常，则脾的运化功能健旺。肝脾之间的关系表现在肝主疏泄和脾主运化、肝藏血和脾统血两个方面，共同作用于人体的消化吸收、气血运行及水液代谢过程中。

1. 消化吸收方面

脾胃为"仓廪之本"，胃主受纳腐熟水谷，脾主运化。脾宜升，通过"脾气散精"，传输水谷精微上供心肺，布散全身；胃宜降，腐熟水谷后驱糟粕而下。脾胃运纳自如、升降得宜，则气机调畅，气血化源充足。肝脏分泌胆汁，胆汁有规律地输入肠道，成为食物消化吸收的必需物质，肝胆脾胃共同参与了饮食物的消化吸收过程。《灵枢·决气》云："中焦受气取汁，变化而赤，是谓血。"肝血是否充足有赖于脾胃水谷精微的化生。脾胃消化吸收功能正常，"散精于肝"，滋养肝体，肝得脾所输布的水谷精微濡养，则肝气条达，生机旺盛，"木赖土而荣"。肝的疏泄功能正常，则全身气机调畅；气机调畅，又有助于脾升胃降，从而促进饮食物的消化吸收。临床若肝气失于疏泄致肝胆或其窍道发生病变，必碍于饮食物的消化吸收，出现脾胃病证，如肝胆湿热之黄疸患者，既有发黄、口苦等胆汁外溢的症状，又常有恶心、呕吐、不欲饮食的脾胃症状。

2. 气血运行方面

肝藏血，脾统血，二者共同促进血液于脉道内正常运行，充养全身。脾胃化生气血，统摄血液循行于脉道内；肝脏调节血液的运行分布，若肝对血液失去调节，肝血不能随人之动静顺利出入，则成为瘀血，临床可见各种气滞血瘀之证。脾之运化，赖肝之疏泄，而肝藏之血，又赖脾之化生。脾气健运，血液的化源充足，则生血统血机能旺盛。脾能生血统血，则肝有所藏，肝血充足，方能根据人体生理活动的需要来调节血液。此外，肝血充足，则疏泄正常，气机调畅，使气血运行无阻。所以肝脾相互协作，共同维持血液的生成和循行。若脾虚气血生化无源，或脾不统血，失血过多，均可导致肝血不足。另外，肝藏血，阴血充足，可制约肝内的阳气升腾太过；肝疏泄正常，气机条达，有助于脾胃的运化功能，使其升降得宜，纳化正常，气血化生得以保障，则肝血充足，肝体得养，肝阳潜藏。肝藏血，主情志，性喜疏泄条达，与气血休戚相关。若脾虚气血生化无源，或脾不统血，失血过多，均可导致肝血不足。同时肝藏血，脾统血，共同发挥防止出血的功能。若二脏受损，统藏失司，即可导致出血。

3. 水液代谢方面

脾主运化，肝主疏泄，二者共同促进体内水液及物质代谢。《素问·厥论》云："脾主为胃行其津液。"《素问·经脉别论》云："脾气散精，上归于肺。"说明脾能运化水湿。肝之疏泄，对水液代谢有间接调节作用，既可助脾运化水湿，又可通利三焦，通调水道。若肝疏泄适度，则气机冲和，行水推血，湿无所聚，络无所阻。反之，肝失疏泄则影响脾土的运化和三焦、水道的通利，不利于水液的正常运行，水湿内停，则困阻脾阳，脾病生焉，故疏肝则脾安，木赖土荣。如有胁下胀满疼痛，腹部胀大如鼓的患者，亦伴有神疲倦怠，饮食不振。

（二）肝病可传脾

病理上，因五行生克制化的关系，黄元御《素问悬解》云："五脏相通，移皆有次，五脏有病，则各传其所胜。"《素问·五运行大论》曰："气有余，则制己所胜而侮所不胜；其不及，则己所不胜，侮而乘之，己所胜，轻而侮之。侮反受邪，侮而受邪，寡于畏也。"因肝属木，脾属土，木克土，若木克土超过了正常限度，就会使土的作用难以发挥，名曰"木乘土"。如肝木气过盛或脾胃气弱，肝木气就易乘脾土，传病于脾胃。《素问·玉机真脏论》言"五脏受气于其所生，传之于其所胜……肝受气于心，传之于脾……"，指出了根据五行生克关系，肝病可传脾的传变规律。

正常情况下，肝木对脾土有一定的克制作用，《素问·五脏生成》云："脾之合肉也，其荣唇也，其主肝也。"而肝作为"将军之官"，其性刚烈，当肝阴不足，肝体失去其条达之性，或脾土虚弱，常会出现过度克制。故临床上多见肝气乘脾，治疗脾病的同时，当时时谨记疏肝，防止肝木过度克制脾土。清代林珮琴在《类证治裁·肝气肝火肝风论治》中云："肝木性升散，不受遏郁，郁则经气逆，为嗳，为胀，为呕吐，为暴怒胁痛，为胸满不食，为飧泄，为疝，皆肝气横决也。"由此可见，肝气的疏泄功能发生了异常，无法调畅气机以促进脾气运化，必然会出现为嗳、胀、呕吐、不食、飧泄等一系列脾虚之症。

肝脾生理上相互依存、互相为用，病理上相互影响。了解肝脾间的生克制化关系，可预防疾病的发生，并指导疾病的治疗。肝脾病理上相互影响主要表现在肝疏泄太过之"木旺乘土"，脾虚肝乘之"土虚木乘"，脾病及肝之"土反侮木"，前二者临床多见。

1. 木旺乘土

《灵枢·病传》曰："病先发于肝，三日而之脾，五日而之胃。"《素问·玉机真脏论》曰："五脏受气于其所生，传之于其所胜……肝受气于心，传之于脾。"明确指出肝病传于脾；"肝传之脾，病名曰脾风，发瘅，腹中热，烦心出黄"，则记载了肝病传脾的症状。在药食的使用方面，若药食不慎，也可致肝脾受累，《素问·生气通天论》有言："味过于酸，肝气以津，脾气乃绝。"马元台亦云："味过酸，则肝气津淫，而木盛土亏，脾气以兹而绝矣。"提出了药食不慎，可致肝气过亢，损伤脾气，以致脾气衰竭。

2. 土虚木乘

饮食、情绪、劳倦、风寒、水湿等多种原因均可导致脾虚。脾虚气血生化乏源、脾不统血，新血不生或失血过多，均可导致肝血不足。肝体阴而用阳，以阴血为体，以气为用，若肝体失养，肝脏正常疏泄功能受损，肝阳不潜，更易横逆犯脾，即"肝体愈虚肝用愈强"。张介宾曾曰："肝邪之见，本由脾胃之虚，使脾胃不虚，则肝木虽强，必无乘脾之患。"

3. 土反侮木

脾气太过，反侮于肝，影响肝之疏泄及藏血功能。《素问·气厥论》云："脾移热于肝，则为惊衄。"张介宾点注曰："脾移热于肝，反传所胜，热之甚也，肝藏血，病主惊骇，邪热搏之，则风火交作，故为惊，为鼻中出血也。"此种类型较为少见，多为中焦热盛，移热于肝而发，病症较为单一，往往易于痊愈。

二、临证心悟

1. 肝脾同治

脾病及肝或肝病及脾，最终致肝脾同病，有了"肝病实脾，脾病调肝"的肝脾同治原则。脾病治肝是从脏腑间"制其所胜、扶其不足"推论而立，其目的是为了祛除病邪，调节脏腑间气血阴阳的动态平衡。肝脾同治最早见于《难经·七十七难》，言："所谓治未病者，见肝之病，则知肝当传之与脾，故先实其脾气，无令得受肝之邪，故曰治未病焉。"《金匮要略》在总结前人经验的基础上，更是极为重视肝脾二脏的关系，提出："夫治未病者，见肝之病，知肝传脾，当先实脾，四季脾旺不受邪，即勿补之。中工不晓相传，见肝之病，不解实脾，唯治肝也。"此金玉良言贯穿我们学医的始终，为治疗肝脾病的准则之一。马老从医六十载，学习经典，总结各代医家经验，对肝脾之间相依相病的关系认识透彻。马老治疗脾病，极重视肝木克脾、土虚木乘理论，以"欲实脾土，必先远肝木"为原则，在补脾运脾的同时，不忘疏肝。此治病原则着眼于肝脾两脏，强调"疏肝"的同时要注意"健脾"，"健脾"的同时亦要考虑"疏肝"，二者应相协而用，防止发生肝木乘脾土的病理变化。此法既体现"脾胃为后天之本"的理论，也反映了中医"治未病"的思想。

临床上，疾病的肝脾间传变方式是较为普遍的传变方式，常见的与肝脾密切相关的内科病证，涉及临床心脑、脾胃、肝胆、气血津液等多个系统。心脑病证常见失眠、胸痹、心悸、眩晕、中风、痴呆等；脾胃病证常见胃脘痛、痞满、腹痛、呕吐、噎膈、呃逆、泄泻、便秘等；肝胆病证常见黄疸、胁痛、臌胀等；气血津液病证常见郁病、吐血、内伤发热、积聚、厥证、肥胖等。马老认为，上述诸多病证，均可从肝脾同治着手，或调整虚实阴阳，或行气活血，或化痰消瘀等，多获良效。

2. "和"治肝脾

马老善以"和法"治疗肝胆脾胃病。"和法"，即寒温并用、气血同调、补泻兼施、辛开苦降、肝脾同治，即调和肝脾，属"和"之大法。常用方有四逆散、柴胡疏肝散、香砂枳实丸、痛泻要方、六君子汤、泻心汤、柴胡汤、理中汤、一贯煎、左金丸、二陈汤、逍遥丸、小建中汤、乌梅丸、芍药甘草汤、吴茱萸汤等。马老在临证用药时，辨证灵活，善用经方，常用健脾药有白术、苍术、党参、太子参、山药、扁豆、薏苡仁、砂仁、甘草、大枣等；疏肝养肝药有木香、柴胡、八月札、玫瑰花、枳实、香附、香橼皮、赤芍、白芍、当归、川芎、山栀等；更有自拟经验方"马氏和中丸"，由莪术、木香、砂仁、党参、赤芍等11味中药组成，具有健脾消积、行气和胃之功效，也体现了健脾疏肝的原则。

3. 疏肝健脾治胃肠病

马老治疗胃肠病，认为胃肠病因肝脾不和所导致的居半数以上，故善以合方"四左金陈"同调肝脾，即四逆散（或四君子汤）、左金丸、金铃子散、二陈汤加减合方，或用青皮易陈皮，香附易半夏，拟加强疏肝理气降逆而调脾胃。临证中若出现痞满、腹胀腹泻、困倦、乏力等脾虚症状，马老则将四逆散易为四君子汤，用白术、太子参、茯苓、甘草等健脾益气；若出现反胃、呕吐、嗳气、呃逆等明显胃气不降者，马老常加苏梗、旋覆花、刀豆壳、厚朴等理气降逆之品；若见大便干结或便秘，则加大黄、芒硝等泻腑通便；若气郁重者加郁金、八月札；血瘀明显者加丹参、赤芍、川芎；肝胃郁热明显者加蒲公英、黄芩、栀子；肝脾不和症见腹痛、肠鸣泄泻者，重用白芍，加白术、苍术、防风、薏苡仁等。

第十六节　脾欲缓，急食甘以缓之；用苦泻之，甘补之

一、医理阐述

（一）脾苦欲补泻理论

《素问·脏气法时论》云："脾欲缓，急食甘以缓之；用苦泻之，甘补之。"其与"脾苦湿，急食苦以燥之"被后世称为脾苦欲补泻理论，即《内经》调脾的气味配伍理论。"欲"和"苦"分别指代"好"与"恶"，《内经》意为"从"与"逆"。五脏各有其自身特性，如肝喜条达恶抑郁，脾喜燥恶湿，当五脏功能的表现与其本性所喜相同时，则称为"欲"，又称为"从"；反之，当五脏功能的表现与其本性所喜相反时，则称为"苦"，又称为"逆"。

"补"与"泻"就功能上而言，表现为五脏"气"的有余和不足。如果出现气虚、或功能不足，则需要"补"；反之，气盛、或功能过于强盛，侵犯他脏，则须泻其有余。通常"欲"与"补"对应，"苦"与"泻"相对应。脾胃属土，为仓廪之官，能滋长周身，是后天之本。脾欲"缓"主要相对于"急"而言。当人体脾胃充足，气血旺盛时，可以耐饥、耐劳，有平稳而持续供养周身的能力，称为"缓"；当人体脾胃虚弱，气血亏虚时，五脏六腑、筋骨肌肉失以气血津液濡养，出现相应的病证，则称为"急"。脾土本性和缓，甘药亦有和缓之性，甘能入脾补脾，滋益和缓之性，故脾虚可用甘药益气补虚，甘与脾同性，既可缓之，也可补之。另脾为阴土，脾易生湿，从功用方面来说，脾主运化、主升清降浊，其性喜温、喜燥恶湿，若脾湿太过，则脾胃湿热，反而影响脾的功能，故需"苦泻之"，即以苦寒药泻脾之湿热，使其发挥正常的生理功能。

（二）脾胃的主导地位

"脾欲缓，急食甘以缓之；用苦泻之，甘补之"，此条文中，"脾"即指脾胃。脾与胃，五行属土，同居中焦，一阴一阳，一升一降，脾属太阴湿土，多阴多湿，喜燥恶湿，主运化及统血，以升为宜；胃为阳明燥土，多气多火，喜湿恶燥，主受纳腐熟，以降为顺。二者阴阳相调、燥湿相济、纳运结合、相反相成，共同完成饮食物的消化和水谷精微的输布，为气血生化之源、后天之本。脾胃在人体中共同发挥重要的作用。

五脏六腑在生命活动中皆起重要作用，但脾胃尤为关键，医家多言"有胃气则生，无胃气则死""胃者，水谷之海也，水谷皆入于胃，五脏六腑皆禀气于胃"。因此，马老认为脾胃在脏腑学说中占据主导地位。

历代医家中，马老较为推崇李杲的学术观点，李杲重视脾胃理论，创立了"补土派"，并在《脾胃论·脾胃虚实传变论》中提出："元气之充足，皆由脾胃之气无所伤，而后能滋养元气。若胃气之本弱，饮食自倍，则脾胃之气既伤，而元气亦不能充，而诸病之所由生也。"说明脾胃即元气之本，元气为健康之本；脾胃伤则元气衰，元气衰则疾病生。脾属太阴主升运，将水谷精微之气上输心肺，流布全身；胃属阳明主降纳，使糟粕秽浊从下而出，二者一升一降，使人体气机生生不息。李杲提出"清浊之气皆从脾胃出"，他在《脾胃论·天地阴阳生杀之理在升降浮沉之间论》中言："万物之中，人一也，呼吸升降，效象天地，准绳阴阳。盖胃为水谷之海，饮食入胃，而精气先输脾归肺，上行春夏之令，以滋养周身，乃清气为天者也；升已

而下输膀胱,行秋冬之令,为传化糟粕,转味而出,乃浊阴为地也……或下泄而久不能升,是有秋冬而无春夏,乃生长之用陷于殒杀之气,而百病皆起。或久升而不降,亦病焉。"明确指出脾胃升降功能失常,则百病由生。

(三)甘补之,苦泻之

1. 甘可补脾,过食亦可伤脾

甘与脾同属土,既可缓脾,又可补脾。《尚书·洪范》曰:"稼穑作甘。"《素问·阴阳应象大论》云:"气味,辛甘发散为阳,酸苦涌泄为阴。"甘味属阳,为中央之味,能灌溉四旁,有向四周运动的趋势,故其性发散。辛甘皆属于阳,然二者之间仍有区别:辛主散,甘主缓;辛主走,甘主守;辛主动,甘主静。甘为五味之一,对脾有趋向性。《素问·至真要大论》言:"夫五味入胃,各归所喜。故酸先入肝,苦先入心,甘先入脾,辛先入肺,咸先入肾。"五味入胃,生成水谷津液,布散到全身。然而,五味不同,对于各脏腑的趋向性也有差异。甘与脾同属于土,同气相求,甘先入脾。《素问·五运行大论》云:"酸生肝,肝生筋,筋生心。苦生心,心生血,血生脾。甘生脾,脾生肉,肉生肺。辛生肺,肺生皮毛,皮毛生肾。咸生肾,肾生骨髓,髓生肝。"甘生脾是指甘味之品能够养脾之阴,化生脾的清轻之气。饮食五味是维持人体生命活动的物质基础,既可化生精气,又可充养脏腑。甘与脾同气相求,甘先入脾,甘可补脾,亦可生脾。

甘可补脾,过食亦可伤脾。《素问·生气通天论》云:"味过于酸,肝气以津,脾气乃绝;味过于咸,大骨气劳,短肌,心气抑;味过于甘,心气喘满,色黑,肾气不衡;味过于苦,脾气不濡,胃气乃厚;味过于辛,筋脉沮弛,精神乃央。"张介宾注:"味过于甘,则滞缓上焦,故心气喘满。甘从土化,土胜则水病,故黑色见于外,而肾气不衡于内。"《灵枢·五味》有记载:"黄帝曰:甘走肉,多食之。令人悗心,何也?少俞曰:甘入于胃,其气弱小,不能上至于上焦,而与谷留于胃中者,令人柔润者也,胃柔则缓,缓则虫动,虫动则令人悗心。其气外通于肉,故甘走肉。"以上均说明多食甘,可伤心肾,病久可及脾。心主血,脾统血主化生,心气衰弱,则脾运化失常;肾为先天之本,脾为后天之本,脾之健运,赖肾阳之温煦,肾阳不足,则脾阳亏虚。故以甘补脾须适量,防过犹不及,耗伤五脏。

2. 苦能泻脾

苦能燥湿,最早见于《内经》,也是临床最为常见的祛湿方法之一。酸苦涌泄为阴,苦能燥湿,苦寒兼能泻热,此所以"用苦泻之"。又按"湿生土,土生甘,甘生脾"理解,燥湿可减脾生化之本,而苦寒泻热亦折脾胃之阳,所以苦能泻脾。脾有"主运化、主升清,其性喜温、喜燥恶湿"的特点,而湿为阴邪,性黏滞,易夹寒邪伤脾土。王冰认为"苦为火味,属阳性燥",认为属阳则能调寒湿之阴,性燥则能祛湿之滞,所以用之可以解脾受湿之困。

二、临证心悟

1. 脾宜升,胃宜降

马老治病立足中焦,以脾胃为本,并推崇李杲"补土派"学术思想,治脾病时遵循"脾宜升则健,胃宜降则和"的原则。处方用药时,马老十分重视药性的升降沉浮,做到升中有降,降中有升,治脾常用健脾、益气、升提之品;治胃病时多用和中、清利、降逆之品。

马老指出"用苦泻之",既指泻中焦脾胃之湿热,又指泻阳明胃之实热。胃以通降顺,保持胃腑的通降,对维持脾胃升降相宜至关重要。马老又指出,降胃非仅"下"之一法,如《医学真传·心腹痛》所言:"调气以和血,调血以和气,通也;下逆者使之上行,中结者使之旁达,亦通也;虚者助之使通,寒者温之使通,无非通之之法也。若必以下泄为通,则妄矣。"明确提出,通之大法,即为"辨证论治",当灵活运用。

2. 辨证用药

脾属阴,为湿土,脾主运化、主统血,故病多表现为脾气虚、脾阳虚、脾不统血、寒湿困脾、湿热蕴脾;胃属阳,主受纳腐熟,故病多表现为胃热炽盛、胃气上逆、胃失和降、胃阴不足。脾气虚多见纳呆便溏、腹胀、倦怠乏力、脉弱、舌淡,或头晕目眩、恶心呕吐,或胃下垂、子宫下垂、脱肛等,补气健脾最常用药物有人参、党参、白术、山药、黄芪、扁豆、薏苡仁、莲子等;脾阳虚则见腹中冷痛、泛吐清水、胃纳不佳,或消化不良、大便溏泄、畏寒肢冷、脉沉、舌淡暗,可选用温脾暖胃之品,如半夏、苍术、草果、陈皮、豆蔻、白术、干姜、良姜、附子、肉桂等;脾不统血见吐血、便血及衄血、月经过多、面色萎黄、体倦乏力、脉细弱、舌淡,可选用如党参、白术、山药、黄芪、炮姜等健脾温脾之剂;寒湿困脾可见纳呆恶心、腹胀便溏、头身困重、身冷、小便不利、脉濡缓、舌淡苔白腻,可于健脾药中加燥湿之药,如半夏、苍术等;湿热蕴脾可伴纳呆恶心、头身困重、便溏黏滞、小便短赤、脉滑数、舌质红、苔黄腻,可于健脾药中加黄芩、黄连等清热利湿之品。

马老指出,木能疏土,土得木而达。故治疗脾胃病应注意疏肝、柔肝,可选枳壳、香附、青皮、陈皮、木香、柴胡等以行气疏肝;选白芍、川芎、当归等以养血柔肝;组方如逍遥散、四逆散、柴平汤等调肝治脾。此外,脾阳得健,还须注意脾阴的作用,脾阴是人体阴液的一部分,为脾脏功能活动的物质基础。马老创立"加减异功散"一方,以北沙参易人参、以山药易白术、以生甘草易炙甘草,加麦冬、石斛、莲子、扁豆、鸡内金等,使补脾阳变为补脾阴,效果迥异。

3. 用苦泻之,甘补之

马老指出,"用苦泻之,甘补之"可理解为泻湿热以通腑,健脾胃以和中。"脾欲缓,急食甘以缓之",多兼有"以甘补之"的内容,且气味配伍多以甘温、辛热的形式出现。临床上因虚生寒最为常见,治法当以辛甘温之味,补虚缓急散寒。因辛甘化阳能发散,甘温补虚可缓急,辛热散寒,故常常甘、辛、温三者配伍以应对此类虚寒之证。马老认为脾病多虚多寒,胃病多实多热。中焦之虚常用健脾、补气、温中之品;中焦之实多用消导、和胃、泻热之药。故处方用药讲究"和"法,寒热虚实并调,于甘补之药中配伍苦寒、行气之品,以显阴平阳秘之精髓。常用的补脾甘药有人参、党参、黄芪、大枣、甘草等;常用的清泻湿热之药有大黄、黄连、黄芩、茵陈等;可配伍行气疏肝之品,如厚朴、青皮、陈皮、柴胡、枳实、木香;常用的方剂有大小建中汤、补中益气汤、升阳益胃汤等。马老指出脾胃之病临床症状变化多端,用药如用兵,须做到补而不滞。

"脾苦湿,急食苦以燥之",此处"以苦燥之",多用苦温之品,湿生土,过湿则阻碍滞脾,宜食苦温以燥多余之湿,药用苍术、白术、枳实、陈皮、木香、半夏等,以使脾健运,常常伴用甘味药,如四君子汤,以防过燥伤气;而"用苦泻之"多用苦寒之品,泻脾胃之湿热,药物如芍药、黄芩、黄连、大黄,方剂如各类泻心汤、承气汤等。马老强调,治脾贵在运,在于解除脾困、舒展脾气、恢复脾运,以达到脾升胃降、脾健胃纳的目的。运脾法属于治病八法中的

"和"法，具有补中寓消、消中有补、补不碍滞、消不伤正的作用。提出健脾不在补，而在维护脾气。在临证时，马老常以苦温、苦寒、甘温之品并用，在祛除病邪的同时，不忘顾护正气，扶正时不忘祛邪。马老常用半夏泻心汤调治寒热错杂之痞证，方中黄芩、黄连苦寒以泻热除痞，半夏辛苦温散结以降逆止呕，配以干姜之辛热，人参、大枣甘温益气健脾，全方寒热互用以和其阴阳、苦辛并进以调其升降、补泻兼施以顺其虚实，使寒热得解、升降得复、痞满自愈。

第十七节 肝欲散，急食辛以散之，用辛补之，酸泻之

一、医理阐述

《素问·脏气法时论》云："肝欲散，急食辛以散之，用辛补之，酸泻之。"李中梓在《医宗必读》中说："夫五脏之苦欲补泻，乃用药第一要义也，不明乎此，不足以言医。"又说："夫五脏者，违其性则苦，遂其性则欲，本脏所恶，即名为泻，本脏所喜，则名为补。"由此可看出，顺其性者为补，逆其性者为泻，肝属木，应春之气，性喜条达而恶抑郁、喜散而恶收，故说"肝欲散"。五味之中，唯辛能散、能行，走而不守，升发通达，正与肝性相合，当肝郁不舒，条达被遏时，辛散可顺其通达舒展之性；而酸能敛、能守，逆肝升发之特性，故言"辛为补，酸为泻"。要阐明"肝欲散，急食辛以散之，用辛补之，酸泻之"的含义，须了解肝脏的生理特性与五味补泻理论。

1. 肝体阴而用阳

肝的主要生理功能为主疏泄、藏血。肝主疏泄是指肝具有疏通畅达全身气血津液，使其通而不滞、散而不郁的功能。肝不仅通过疏泄人体的气血津液，使气血和调，情志正常，各脏腑功能协调统一，还通过疏泄人体的气血津液，排泄人体的废物，防止其停留于体内而发生疾病。因此，肝主疏泄功能的正常，是保持人体正气旺盛、抗邪防病的重要前提。

肝失疏泄，会导致气机不利，气血失和，情志异常，废物停留于体内，各脏腑功能失常，人体正气亏虚，进而发生各种疾病。情志方面可出现狂躁、郁郁不欢、失眠、健忘等病；脾胃方面可出现胃纳不佳、腹胀满、呃逆、噎膈、便秘、腹泻等症；还可致肺气上逆而出现喘促、咳嗽；也可因影响水液代谢而出现臌胀。

肝藏血是肝具有贮藏血液、调节血量和防止出血的功能。肝藏血不仅表现为贮血、藏血、调节血量，更重要的是合成血中新的精微物质，并通过调节血量以供给机体的需要。血是构成人体、维持人体生命活动的基本物质，肝贮存血为各脏腑提供物质基础，同时调节血量，使脏腑、经络、肢体、官窍及时得到血的濡养，正常发挥各自的功能，使人体正气充足，防止疾病的发生。若肝藏血功能异常，则易导致各种出血。因此，肝藏血、主疏泄功能的正常发挥，对于增强正气、保护机体、预防疾病具有重要意义。

"肝苦急，急食甘以缓之"与"肝欲散，急食辛以散之，用辛补之，酸泻之"一起提出治肝三原则，即甘缓、辛散、酸泻。肝为刚脏，体阴而用阳，肝主疏泄，主藏血。叶天士《临证指南医案》曰："肝为风木之脏，因有相火内寄，体阴用阳。"又曰："其性刚，主动主升，全赖肾水以涵之，血液以濡之，肺金清肃下降之令以平之，中宫敦阜之土气以培之，则刚劲之质，得为柔和之体，遂其条达畅茂之性。""体阴"是指肝阴、肝血的濡润滋养作用，肝体喜润恶燥；"用阳"是指肝气、肝阳正常的升发疏泄，喜条达恶抑郁，易化肝火和肝风。肝气得肝血之滋润，则升疏不刚；肝血得肝气之疏泄，则润养不滞，二者互为其用。病理上肝阴、肝血不足，则

肝用过充，肝阳偏亢，化火生风，临床上可见头胀痛、头晕、面红耳赤、眼目昏花、心烦易怒、筋脉拘急等上盛下虚之症；肝用不及，则气机郁滞，阴血凝而不通，可出现胸胁胀满、郁郁寡欢，甚至积聚、癥瘕等病。因肝生理特点为喜条达，主升主动，故其发病多见阴虚阳亢之症。

2. 五味入五脏

人体处于一个动态的平衡中，各脏腑相互制约，相互作用，对立统一，以平为期。若饮食五味偏嗜，则五味作用于人体太过或不及，就会造成脏腑功能偏盛或偏衰，使脏腑之间这种相互制约、对立统一的平衡受到破坏，导致疾病的发生。《素问·生气通天论》曰："阴之所生，本在五味，阴之五宫，伤在五味。是故味过于酸，肝气以津，脾气乃绝。味过于咸，大骨气劳，短肌，心气抑。味过于甘，心气喘满，色黑，肾气不衡。味过于苦，脾气不濡，胃气乃厚。味过于辛，筋脉沮弛，精神乃央。"《素问·五脏生成》云："是故多食咸，则脉凝泣而变色；多食苦，则皮槁而毛拔；多食辛，则筋急而爪枯；多食酸，则肉胝䐢而唇揭；多食甘，则骨痛而发落，此五味之所伤也。""五伤"与"五过"意思相似，均是指由于偏食五味中的某一味而导致脏腑受损。过食五味伤人，如多食辛辣之物，则致肝火过亢，灼伤阴液；过食酸味，酸入肝化津，木克土，则脾失运化。

五味既可伤人，又可救人，根据五味升降沉浮、阴阳属性，选择恰当的药物，则可"补其不足""损其有余"，达到治愈疾病的目的。《素问·至真要大论》指出："高者抑之，下者举之，有余折之，不足补之。"张介宾释曰："高者抑之，欲其降也；下者举之，欲其升也；有余者折之，攻其实也；不足者补之，培其虚也。"

一般升浮药多为气厚味薄之品，属性为阳，故有"阳为升"之谓，具有发汗解表、祛风散寒、升阳举陷、温阳补火等功效；而沉降药味多酸、苦、咸，性寒凉，多为气薄味厚之品，属性为阴，故有"阴为降"之谓，并具有泻下通便、行积导滞、清热泻火、凉血解毒、利水渗湿、利尿通淋之功。在《素问·阴阳应象大论》中提出："味厚者为阴，薄为阴之阳。气厚者为阳，薄为阳之阴。味厚则泄，薄则通。气薄则发泄，厚则发热。"又《素问·至真要大论》中指出："急则气味厚，缓则气味薄，适其至所，此之谓也。"简言之，辛甘为阳，酸苦咸为阴，五味各有所长、各有所治。

《素问·脏气法时论》中说到"辛散、酸收、甘缓、苦坚、咸软""此五者，有辛、酸、甘、苦、咸，各有所利，或散、或收、或缓、或急、或坚、或软。四时五脏，病随五味所宜也"。五味的作用为辛味散，酸味收，甘味缓，苦味能坚，咸味软。即辛能发散、行气、行血；甘能补益、和中、缓急；酸能收敛、固涩；苦能泄、燥湿、坚阴；咸能软坚、泻下。又五味入五脏，《素问·宣明五气》云："酸入肝，辛入肺，苦入心，咸入肾，甘入脾，是谓五入。"《灵枢·五味》曰："五味多走其所喜，谷味酸，先走肝；谷味苦，先走心；谷味甘，先走脾；谷味辛，先走肺；谷味咸，先走肾。"辛散，可升发肝之阳气；酸入肝，指酸味食物、药物可酸甘化阴，滋养阴血，又可制约肝阳升发太过。

二、临证心悟

1. "治肝三法"用药选择

治肝之病需分肝体、肝用，同时又需兼顾肝体、肝用，因为"肝欲散，急食辛以散之，用辛补之，酸泻之"，但"多食辛，则筋急而爪枯"，故"肝欲酸"，提示调肝宜辛酸合用，体用兼顾。"肝苦急，急食甘以缓之""脾欲缓，急食甘以缓之"，提示肝脾同调的重要方法。《金匮要略》中说："见肝之病，知肝传脾，当先实脾，四季脾旺不受邪，即勿补之。"即强调肝脾同调的重要性。

临床上，马老治肝病常用辛散、酸泻、甘缓三法，相互配伍，在甘缓补肝的基础上，常佐以酸收，一则甘酸化阴，一则取酸泻肝风，标本兼顾；因肝阴、肝血常不足，在辛散药中，常反佐酸收，一散一收，一用一体，防辛散太过而伤血；在苦寒泻热中，佐以酸收，苦酸泻热，一则补肝火所伤之阴，一则防苦寒化燥伤阴。马老治肝，甘缓以芍药甘草汤、一贯煎、甘麦大枣汤、加减复脉汤、羚角钩藤汤、镇肝息风汤等为主；辛散以四逆散、柴胡疏肝散、当归芍药散、逍遥散、小柴胡汤、吴茱萸汤、血府逐瘀汤、痛泻要方等为主；酸收以酸枣仁汤、乌梅丸、连梅汤等为主。芍药甘草汤以酸甘同用，炙甘草甘缓、白芍酸微苦，拟酸甘化阴、养肝柔肝之用；一贯煎中生地黄、沙参、麦冬甘寒，枸杞子、当归为甘平、甘温之品，川楝子苦寒，全方为甘寒滋阴之方；甘麦大枣汤中甘草、小麦、大枣均为甘味药，取缓肝之意；加减复脉汤、羚角钩藤汤、镇肝息风汤均以甘味药为主。四逆散中柴胡、枳实苦辛，白芍苦酸，炙甘草甘温，全方为辛苦发散之品中佐以酸甘以滋阴收敛；柴胡疏肝散中柴胡、枳壳、川芎、香附、陈皮均为辛苦或辛温之品，白芍苦酸，炙甘草甘温，全方亦为辛苦发散配以酸甘之品；当归芍药散、逍遥散、小柴胡汤、吴茱萸汤、血府逐瘀汤、痛泻要方等均以辛味药为主，配有酸味或甘味药。酸枣仁汤中重用酸甘之酸枣仁、知母、茯苓、甘草甘寒或甘平健脾养肝，川芎辛以散之；乌梅丸、连梅汤均以乌梅为君，配有甘味或苦寒药。

2. 以辛补之

辛味药物具有发散、行气、行血的作用，通过行散之功达到通窍、化痰、祛湿、行津、润燥等功效。辛味药的行散功效，能顺应肝的升散条达之性，顺其性而补之。怒气伤肝，肝气郁滞，疏泄不及，辛可助肝疏泄之性，为其散之，亦为其补之，补其疏泄不及也。故曰："肝欲散，急食辛以散之，用辛补之。"

辛散法治肝，是通过辛味药食升发、宣散、通行的作用，调节肝的生理功能，使人体气血和调，各脏腑功能协调，以达到增强正气、防治疾病、养生保健的目的。辛散法对肝主疏泄的影响主要在于促进气机的正常运行，辛散药食通过调节气机，促进恢复肝主疏泄的功能。另外，肝调节血量必须依赖肝主疏泄、调节气机的功能。辛味药食也能通过宣畅气机，促进肝调节血量，使脏腑经络肢体及时得到血的濡养，防止血行不畅，脏腑失养。可见辛散药食能顺应肝升发条达之性，调节肝主疏泄和藏血的功能，使气血和调，情志正常，各脏腑功能协调统一。

马老常用的治肝之辛药有柴胡、当归、川芎、香附、木香、细辛、吴茱萸、薄荷、佛手、青皮等，常用的代表方剂有逍遥散、四逆散、柴胡疏肝散、小柴胡汤、当归芍药散、吴茱萸汤、金铃子散、痛泻要方等。马老强调，临证时须仔细询问病史，若患者出现情志抑郁、喜太息、胸胁胀满、嗳气等，多有气郁之症，可加辛味药以散之，如癥瘕、积聚，多为本虚标实之症，可在扶正的基础上加行气散瘀药；但女性患者及老年患者，阴常不足，过量的辛散之品可耗液伤津，若患者出现口干口苦、咽喉干燥、舌红等症，可加沙参、麦冬、石斛、生甘草等养阴之品。

3. 以酸泻之

酸能收、能涩，具有止汗、止咳、止泻、缩尿、止带等功效。酸入肝，酸为肝之本味，肝阴、肝血最宜用酸味补之，故"肝欲酸"；肝阴肝阳相互为用、相互制约，若肝气有余，肝风内动，酸能收敛，以酸补肝阴，制其肝阳过亢，故曰"以酸泻之"。肝之疏泄太过，横逆犯胃，上及头目，症见胃脘胀痛、呃逆、嗳气、腹痛、头痛头晕、目胀耳鸣，则宜理气敛肝，以"酸泻之"，酸敛能逆肝疏泄之性。马老指出，肝"体阴而用阳"，肝气欲辛，肝血欲酸，对于肝气而言，辛为补酸为泻；对于肝血而言，酸为补辛为泻。故有"肝欲酸""酸泻之"之说，指肝体、肝用不同而已。治肝之辛味药如柴胡、木香、香附、青皮等，于肝用而言为补，但其过量可耗伤津液，故于肝阴而言为泻，尤以柴胡竭肝阴最为明显；常用的治肝的酸味药物有白芍、山茱萸、乌梅、酸枣仁等，可滋肝阴。于肝体而言为补，于肝用而言为泻，常用的代表方剂有酸枣仁汤、芍药甘草汤、乌梅丸等。芍药养血，乌梅生津，山茱萸补阴，此言酸补之意；芍药用于肝风内动，乌梅用于厥阴病泄泻呕逆，山茱萸用于肝虚风动，此言酸泻之意。马老指出，临证时若须选辛散之品，为防过于发散，多佐以酸甘药，尚可选择当归、川芎等既可发散，又可养血之品，部分患者碍于柴胡竭阴，可以茵陈代替。

第十八节　醒胃先治肝

一、医理阐述

《内经》云："有胃气则生，无胃气则死。"在某些疾病发病过程中，或久病、重病之后，常常会出现不思饮食、食入即吐等情况，即为胃气困顿之证。胃气被困，如人之沉睡不醒，醒胃即是使胃气复苏，恢复其纳谷之职。大凡胃病，病位虽在脾胃，无不与肝密切相关。《素问·宝命全形论》曰"土得木而达"，吴达《医学求是》有言："肝木由脾土而升，胆木由胃土而降，脾土湿则清气不升，胃土逆则浊阴不降。"均说明肝胃相互为用，治胃当虑疏肝，即"醒胃先治肝"。

1. 人以胃气为本

胃气从狭义上讲，指胃腑之气，即脾胃功能消化和吸收营养物质的能力，从广义上讲指人之正气，关乎人体生命活动与健康。胃气一词，首见于《素问·玉机真脏论》，言："五脏者，皆禀气于胃，胃者，五脏之本也。"又言："有胃气则生，无胃气则死。"指明五脏生理活动及人体生命皆依赖于胃气。胃气影响人体的防病抗病能力，所谓"正气存内，邪不可干"。胃的功能是受纳腐熟水谷，主通降。《内经》中关于胃的记载较多，如《素问·经脉别论》曰："饮入于胃，游溢精气，脾气散精，上输于肺，通调水道，下输膀胱。水精四布，五经并行，合于四时阴阳，揆度以为常也。"《灵枢·海论》云："胃者，水谷之海。"《灵枢·五味》云："五脏六腑皆禀气于胃。"指出饮食入胃后经过腐熟消化，吸收营养物质，供五脏六腑维持正常生命活动的全过程，说明胃气对于人体至关重要。《灵枢·玉版》亦曰："人之所受气者，谷也。谷之所注者，胃也。胃者，水谷气血之海也。"其化生气血津液，供养全身。《素问·平人气象论》亦云："人以水谷为本，故人绝水谷则死。"《素问·玉机真脏论》注曰："五脏者，皆禀气于胃。胃者，五脏之本也。"人受水谷之气以生，脾胃之气运化水谷，故人以胃气为本。脾胃为气血生化之源，脏腑经络之根也。

在病理上，胃气的盛衰又是导致疾病发生与否的重要因素之一。胃气不伤，人体就健康，少生病或不生病，即使生病，如果胃气不伤，食欲不损，病情虽重，亦有转机；若胃气一伤，则容易生病或使病情加重。张介宾言："夫胃气之关于人者，无所不至，即脏腑、声色、脉候、形体，无不皆有胃气，若失，便是凶候。"是对"有胃气则生，无胃气则死"很好的诠释。喻昌《医门法律》中指出："胃气强，则五脏俱胜；胃气弱，则五脏俱衰。"清代叶天士在《临证指南医案》中提出："有胃气则生，无胃气则死，此百病之大纲也。故诸病若能食者，势虽重尚可以挽救；不能食者，势虽轻而必致延剧。此理亦人所易晓也。"《中藏经·论胃虚实寒热生死逆顺》亦云："胃者，人之根本也，胃气壮，五脏六腑皆壮也。凡欲察病者，必须先察胃气；凡治病者，必须常顺胃气；凡治病者，必须常顾胃气。胃气无损，诸可无虑。"以上都强调胃气之盛衰有无，直接关系到人体的生命活动和盛衰存亡，而且胃气强弱与人体正气盛衰有着极为密切的关系。因此，中医临床诊治疾病，须十分注意保护胃气，脾胃本脏病变当及时治疗，他脏有疾时亦当顾护脾胃。

2. 肝与胃相互为用

肝胃息息相关，治胃当虑肝。而了解肝之于胃的发病状态，首先须明了生理病理上二者相互依存、相互为用、相互制约的关系。肝与胃，一升一降，肝主疏泄、藏血，胃主纳化；肝喜升恶降，胃以通降为顺。从阴阳五行分析，木能疏土，即肝气的疏泄升发，有利于胃气之和降。《灵枢·平人绝谷》说胃肠"更虚更满，故气得上下，五脏安定""胃肠流通，气机畅茂""食气入胃，散精于肝"，因此，胃与肝关系密切，肝之与胃，以肝为主，二者相互影响，相互制约。肝气疏泄是胃腑通降的重要条件，肝气疏泄有度，则胃气和降，消化功能正常。胃主受纳腐熟水谷，肝之余气，泄于胆，溢于肠，助胃腐熟水谷。唐容川《血证论》中指出："木之性主于疏泄，食气入胃，全赖肝木之气以疏泄之，而水谷乃化。"胃气充盈和顺，有助于肝气疏散；胃为水谷之海，气血化源充盛，胃津胃液满盈，则肝阴肝血充足。

肝与胃相互为用，肝胃和谐。若其中一方或二者同时发病，则出现肝胃失和。肝之起病，胃先受累。叶天士《临证指南医案》云："初病肝气之逆，久则诸气均逆，而三焦皆受，不特胃当其冲矣。"邪在肝，逆在胃，肝气郁结，则木不疏土，肝气横逆犯胃，木旺乘土，胃失和降。肝失疏泄，郁结不畅，可见胸胁不舒、善太息、心烦、急躁等症；又可因肝气乘中焦脾胃，出现胃痛、食欲不振、嗳气噫膈、脘腹胀满、肠鸣腹泻等脾胃病，最终肝脾同病。

肝胃不和，临床症状变化多端，常见呕吐、胃痛、泛酸、纳呆等。呕吐属胃失和降，气逆于上，肝脉挟胃贯膈，若肝气犯胃，胃失和降，气逆则呕吐。《素问·六元正纪大论》曰："厥阴司天，风淫所胜……食则呕。"肝胃不和之呕吐，有虚实之分，实者责之于肝，虚者责之于胃。林珮琴《类证治裁》云："上逆而呕吐者，以肝气犯胃，或胃虚肝乘。"肝之与胃，木乘克土，情志伤肝，肝气郁结，横逆犯胃，发而胃痛。《素问·六元正纪大论》曰："木郁之发，民病胃脘当心而痛。" 沈金鳌《沈氏尊生书》云："胃痛……唯肝气相乘为尤甚，肝胃失和之痛，大多初病在气，久则入络，其痛益甚。"说明肝气犯胃是胃痛的基本病机之一。泛酸者，热者居多，多由胃中热伏，遇肝火所致，高鼓峰《四明心法·吞酸》中指出："凡为吞酸，尽属肝木，曲直作酸也……然总是木气所致。"因而泛吐酸水，责之于肝。肝主升，胃主降，肝胃不和则疏泄不利，胃主受纳腐熟水谷功能失职，出现食欲减退，故纳呆为肝胃不和的常见症状。正如《素问·至真要大论》提出："厥阴司天，风淫所胜……欲食不下。"《临证指南医案》亦指出："脉弦，心中热，欲呕，不思食……乃厥阴肝阳，顺乘胃口。"

二、临证心悟

1. 治肝当升，调胃当降

马老指出，要恢复胃气，可从肝入手，即"醒胃先治肝"。肝胃不和证，若以肝病为主，治疗当调肝兼以和胃，治宜苦辛，辅以酸苦；若以胃病为主，和胃兼调肝，治应扶胃气、和胃气、通腑气以制木逆，养胃阴以柔肝木，于补泻之中，佐以调肝，使肝气条达而能疏土。调和肝胃之用药，宜升降得当、柔润不腻。肝病郁而不升，胃病则逆而难降，治肝当升，调胃当降。肝体阴而用阳，为刚脏，非柔不和；胃为阳土，喜润恶燥，非阴柔不肯协和，故用药宜柔润而避刚燥。

2. 辨证论治

肝气犯胃是指肝的疏泄太过、横逆犯胃，病因多由情志刺激，致肝气郁结，气机失常，产生横逆犯胃之症，主要症见两胁胀满、疼痛、嗳气频频、呃逆吞酸、易怒、善太息、时有烧心、脉沉弦或紧、舌淡苔白或白滑，治当疏肝解郁、和胃降逆，常用四逆散、柴胡疏肝散、香砂枳实丸等，常用药有香附、木香、川楝子、柴胡、枳壳、枳实、陈皮、绿萼梅、八月札等。

胃虚肝乘为中焦虚弱、胃气不足、土虚木乘，主要症见胃脘疼痛、得食痛减、神倦乏力、纳呆、舌质淡、脉弦细、苔薄白，治当益胃健脾、疏肝平木，方用六君子汤、理中汤、桂附理中丸加减，药用太子参、山药、白术、焦苍术、香附、白芍、麦芽、茯苓、炙甘草、桂枝等。

肝胃郁热为肝气郁结、久郁化热，所谓"气之有余便是火"，主要症见胃脘灼痛、得冷而舒、泛吐酸水、嗳气嘈杂、口苦咽干、心烦失眠、烦躁易怒、大便干结、脉弦、舌质红、苔黄，治当理气和胃、泻热降逆，方用左金丸等，常用药有黄连、吴茱萸、枳壳、延胡索、白芍、黄芩、焦山栀、乌贼骨、煅瓦楞子、旋覆花、代赭石等，亦按五行相生相克规律，虚则补其母，实则泻其子，肝胃郁热属实证，故用黄连泻其心火，心火得泻，肝火自平。

肝寒犯胃为肝胃俱病时，肝气挟胃中寒邪上犯，主要症见胸满、恶心、呕吐清稀涎沫、头痛、食欲不振、脉弦迟、舌质淡苔白腻，治当温肝暖胃、降逆化浊，方用吴茱萸汤，常用药物有吴茱萸、生姜、党参、茯苓、炒白术、白扁豆、白芷、炙甘草等。

肝胃阴虚为肝郁化热、灼伤胃阴，可见肝胃阴虚。叶天士说："胃为阳土，以阴为用，木火无制都是胃汁之枯。"主要症见胃脘隐痛、食欲减退、或饥不欲食、心烦不寐、咽燥、大便干燥、脉弦细、舌红少苔或无苔，治当养阴益胃、和中理气，方用一贯煎、麦门冬汤、养胃汤等加减，药用香橼、佛手、沙参、麦冬、玉竹、生地黄、枸杞子、半夏、川楝子等。

马老指出，若常规方法治疗肝胃不和，疏肝平肝难以见效时，可从肺入手，肺属金，金克木，以宣肺之品疏理肝气，药用苏子、旋覆花、枇杷叶、杏仁、桑叶等，往往使升降有常，疗效亦彰。

3. 以"通""和"为法

马老治胃，主张"通降"之法，即通畅和下降之意，若胃出现壅塞，胃气郁滞、失于通降，可产生胃脘部胀满、疼痛、恶心呕吐、纳呆嗳气等症，马老指出："通降"大法，非攻下之意，指审因治症、因势利导，肝有条达之性，可助胃以通降，如四逆散，疏肝解郁，郁滞得散，则胃脘得通。

马老治疗肝脾不和之证，提倡"和"法，重视肝脾同调、气血兼顾、阴阳平衡、升降有序、补泻兼顾。马老治疗脾胃病，最善用四逆散、左金丸、金铃子散、二陈汤四方组合，用以调和肝脾、活血化痰、疏调气机，此为马老治疗脾胃病最显著的特点之一。胃为阳土，喜润恶燥，若气郁日久化火，可出现胃脘疼痛、嘈杂、反酸等肝胃郁热之症，四逆散疏肝解郁、条达肝气，左金丸疏肝清热、辛开苦降，金铃子散可疏肝活血、理气止痛，因脾易生湿化痰，配以二陈汤燥湿化痰、理气和中。治疗肝郁化热型慢性胃炎，马老常以四逆散、左金丸、蒲公英汤加减应用，赤芍以凉血活血，白芍以柔肝养阴，白芍、赤芍同用，一散一敛，一补一泻，使肝气得疏，疗效显著。马老常说，治疗胃病，剂量是关键，可根据症状不同而调整药物剂量，如左金丸中黄连及吴茱萸，若热郁明显，则黄连加倍；若热郁不显，可二者等量。

4. 胃脘痛、胃痞证，治以疏肝

胃脘痛及胃痞是临证中最常见的胃病之一。胃脘痛以反复上腹部疼痛、或脘腹胀满且部位固定为特点，马老治疗此病，强调急则治其标，务求其通；缓则治其本，务求其平，并提出治胃痛十二法。其中疏肝和胃法用于治疗肝失疏泄、木郁不达，侵犯脾胃，治疗当疏肝和胃、理气安中，方以四逆散加香附、延胡索、九香虫等为主；腹胀甚者加佛手、木香、槟榔、木蝴蝶等；嗳气、呕恶者加旋覆花、代赭石、半夏、生姜等。因胃脘痛兼证不一，马老强调在"治中焦如衡"的理论指导下，着眼于肝胆脾胃，抓住不同的病理因素，从而调升降、适寒热、和脾胃。

胃痞可见于多种疾病，为脾之升运不健，胃之纳降失司，清浊升降失常，胃气滞塞不通而成。马老认为痞病多虚实夹杂、寒热错杂，多证并见，最常见的痞满证，当属中虚气滞、痰浊中阻、寒热错杂。其中，中虚气滞者可见脘闷如堵，空腹较著，少食即缓，多食胀甚，神疲乏力，便溏等，治疗宜疏肝和胃、调运建中，以异功散为主方，药用党参、白术、茯苓、山药、陈皮、木香、砂仁、炙甘草等。若患者出现肝郁化火，如胃中灼热、口干苦、嘈杂反酸等，可用四逆散合左金丸，药用柴胡、枳壳、黄连、吴茱萸、香附、苏梗、白芍、厚朴花、绿梅花、山栀子等。马老强调，治疗胃痞，辨证须抓要点，四诊合参，做到有的放矢，方能正确地遣方用药，提高疗效。

第十九节 热无灼灼，寒无沧沧，寒温中适

一、医理阐述

"热无灼灼，寒无沧沧，寒温中适"最早见于《灵枢·师传》言："黄帝曰：便其相逆者，奈何？岐伯曰：便此者，食饮衣服亦欲适寒温，寒无凄怆，暑无出汗，食饮者，热无灼灼，寒无沧沧，寒温中适，故气将持，乃不致邪僻也。"提出饮食起居应随气候寒热及体内之气的寒热变化而变化，达到阴阳平衡。《素问·阴阳应象大论》云："水谷之寒热，感则害人六腑。是饮食之伤，伤于寒热也。"人患寒热之证多因饮食不顾寒热温凉，五脏六腑受邪而患病。《素问·至真要大论》指出治宜"寒者热之，热者寒之"，在遇到具体的寒证时应用热药温寒，遇到热证应用寒药清热。

张仲景《伤寒论》中的许多方剂都是寒温药物并用，但多寡不同，最常用的半夏泻心汤，更是巧妙地运用"辛开苦降"之理，治疗"寒热错杂"之证，但是临床运用时也应根据实际病证的寒热多寡而进行灵活加减。后经李杲发挥，在《脾胃论》中论述："故夫饮食失节，寒温不适，脾胃乃伤。此因喜、怒、忧、恐，损耗元气，资助心火。火与元气不两立，火胜则乘土位，此所以病也。"是对饮食寒温不适伤胃的强调，寒者伤阳，热者伤阴。"饮食失节，寒温不适，所生之病，或溏泄无度，或心下痞闷，腹胁膜胀，口失滋味，四肢困倦，皆伤于脾胃所致而然也"，因此注意饮食，不仅可以起到预防疾病的作用，还可以起到促进脾胃疾病康复的作用。在《内外伤辨·辨内伤饮食用药所宜所禁》中指出时弊为："若内伤脾胃，以辛热之物，酒肉之类，自觉不快，觅药于医者，此风习以为常，医者亦不问所伤，即付之以集香丸、巴豆大热药之类下之，大便下则物去，遗留食之热性、药之热性，重伤元气，七神不炽。经云：热

伤气。正谓此也。其人必无气以动而热困，四肢不举，传变诸疾，不可胜数，使人真气自此衰矣。若伤生冷硬物，世医或用大黄、牵牛二味大寒药投之，物随药下，所伤去矣。遗留食之寒性、药之寒性，重泻其阳，阳去则皮肤筋骨肉血脉无所依倚，便为虚损之证。论言及此，令人寒心。"古时如此，今人亦如此，不辨人之寒热而盲目用药，致使变证百出，因此用药应因人而异，做到"热无灼灼，寒无沧沧，寒温中适"。在《脾胃论》中也提出："夫诸病四时用药之法，不问所病，或温或凉，或热或寒，如春时有疾，于所用药内加清凉风药，夏月有疾加大寒之药，秋月有疾加温气药，冬月有疾加大热药，是不绝生化之源也。"用药如此，进食亦当如此，但是在按照四时不同选择食物的同时也应考虑个人体质，如对于寒性体质的人，即使是夏季也不可过食寒性食物，而对于热性体质的人，冬季也应少食热性食物。无论如何都不可偏嗜，而应做到"寒温中适"。

如果说张仲景与李杲重视温药的使用，那么朱丹溪应该是更重视凉药的使用，朱氏提出"阳常有余，阴常不足"，注重凉药护阴，防止温药助阳以化热。朱氏还提出："阴易乏，阳易亢，攻击宜详审，正气须保护。"又曰"脾具坤静之德，而有乾健之运""脾土之阴受伤，转输之官失职，胃虽受谷，不能运化""脾为消化之器，清和则能运""嗜酒则伤血，血伤则脾中之阴亦伤"。上述均谆谆于脾阴的保养，充实了养阴理论。丹溪又提出"其人素有火盛者，是水不能制火"的病理，与"相火者……阴血愈耗，其升愈甚"相参，说明丹溪较深入地认识到阴虚火旺的病理，注重凉药以护阴的学术思想。

后世温病学家更是提出伤寒温病两不同，注重对温热疫病的辨治，明确提出"温邪"是导致温病的主因，突破了"伏寒化温"的传统认识，从根本上划清了温病与伤寒的界限。叶天士在《温热论》中曰："温邪上受，首先犯肺，逆传心包。肺主气属卫，心主血属营，辨营卫气血虽与伤寒同，若论治法则与伤寒大异也。""大凡看法，卫之后方言气，营之后方言血。在卫汗之可也，到气方可清气，入营犹可透热转气，如犀角、玄参、羚羊角等物，入血就恐耗血动血，直须凉血散血，如生地、丹皮、阿胶、赤芍等物。否则前后不循缓急之法，虑其动手便错，反致慌张矣。"具体指出了温病与伤寒在诊断和治疗上的差异，在用药方面更是提倡清热寒凉之药的使用。叶氏还提出"胃为阳明之土，非阴柔不肯协和"，主张养胃阴，不仅是对李杲温脾阳的补充，更是对吴澄脾阴学说的进一步完善。不是说伤寒学家偏嗜温热，温病学家偏嗜寒凉，而是他们注重对"寒者热之，热者寒之"的具体使用，对于不同的人，不同的病症应使用不同性味的药物，总之应做到"热无灼灼，寒无沧沧，寒温中适"。

二、临证心悟

马老结合临床指出不仅在用药方面，在饮食和养生中也应做到"热无灼灼，寒无沧沧，寒温中适"。

1. 用药宜"寒温中适"

马老指出"寒温中适"在用药中是须长期考虑的，药分四性："寒、热、温、凉"，应对证用之，但不可偏嗜而过用。如李杲在《脾胃论》中所云："当问热食寒食孰多孰少，斟酌与药，无不当矣。喻如伤热物二分，寒物一分，则当用寒药二分，热药一分，相合而与之，则荣卫之气必得周流。"应根据证型、寒热多寡而用药，热证多则寒药多，寒证多则热药多，否则易生变证。对于寒热错杂的病证，马老更是强调寒温并用的方法，特别是对"半夏泻心汤"的使用，马老具有自己的心得体会：热者胃不降，寒者脾不升，中脘痞满不舒，半夏泻心汤尽可放胆用之。临床中马老常用的方剂中还有一寒温并用的就是乌梅丸，《伤寒论》中乌梅丸是厥阴病蛔厥证的主方，也指出可用于泄泻，马老正是常常将其用于治疗泄泻，并取得满意疗效。马老指出泄泻患者常脾胃虚寒，不能运化水湿，湿滞而化热，故用乌梅丸温阳利水，健脾益气，清热燥湿，方证相对，故取效满意。黄连与吴茱萸、砂仁与蒲公英、黄芩与木香更是马老喜用的药对，马老指出寒热并用常在脾胃疾病中体现，体现了脾胃"易寒易热"的特性。马老强调"寒温中适"用于脾胃病证治中有"升降平衡"的意思，因寒药多苦降、温药多辛开，脾胃为气机升降枢纽，脾胃升降平衡，清气自升，浊气自降，泄泻、痞胀等肠胃病症自然痊愈。

2. 饮食宜"寒温中适"

马老常教导我们，饮食失常是造成脾胃病的一个重要原因，饮食失常包括了饮食不节、饮食不洁、饮食过多、饮食过少及饮食寒温不适。饮食不节指饮食不规律和饮食不能遵循四季节气，饮食不洁指饮食不清洁，饮食不节及饮食不洁皆可导致腹痛腹泻等常见肠胃疾病。饮食过多也可导致胃痛、胃痞和胀满等病证，《素问·痹论》云"饮食自倍，肠胃乃伤"，超过胃的受纳与消化负荷，引起胃腑纳化能力下降损伤为患，即所谓"饮食伤胃"之病理。饮食过少，气血生化乏源，进一步导致脾胃虚弱，纳谷不香。饮食偏寒或者偏热，克伤脾胃，也是导致脾胃病的主要原因。饮食无论偏热偏寒，均易损伤咽、食管及胃，偏热可助热伤阴耗气；偏寒易伤阳致虚。尽量少食生冷寒凉或过于辛辣酸甜之品，且进食要规律、食量要适中。另外，还可以应用健脾和胃的中药适当地进行食疗，使得"气将持，乃不致邪僻"。在疾病的预后方面，马老更是常指导患者根据自己的禀赋体质注意饮食，如脾胃虚寒的患者，马老常建议他们食用牛羊肉、韭菜、生姜等温热食物；对于脾胃湿热的患者，马老建议他们食用冬瓜、瓠子、莴苣、藕、苦瓜等凉性食物。

3. 养生宜"寒温中适"

自古大家都重视养生，中医界的长寿星孙思邈就是养生的楷模。养生有很多方式，做到"寒温中适"是其中重要一则。此寒温中适不仅是指饮食做到寒温适当，穿衣也需要根据天气不同做到"热则减衣，寒则加衣"。养生大家多喜食补，食补应根据四时寒温的不同和个人体质的不同选择不同的食物。夏季火热，宜食瓜类清热利湿，降温祛暑，如丝瓜、冬瓜、西瓜等，但也不宜贪食过多，多者反易伤脾胃。外在火热宜清，内在阳气宜顾，俗话说"冬吃萝卜夏吃姜"，正是这个道理。冬季寒凉，饮食宜温热，除了一些肉类，如牛肉、羊肉、鸡肉外，还可吃一些根类作物如土豆、山药等。俗话说冬季宜进补，但是也不可盲目进补，要根据个人的不同情况进补，补的同时还要注意疏通，否则容易停滞。春季与秋季，宜进食平性食物，春季应选择平而偏温的食物，秋季应选择平而偏凉、偏润的食物。

第二十节 治中焦如衡，非平不安

一、医理阐述

吴瑭在《温病条辨·治病法论》中指出"治中焦如衡，非平不安"。认为治疗中焦的病变，要采用质不轻不重、味不厚不薄的适中法度，使药力作用于中焦，调节其升降之功能，犹如秤必须保持平衡一样。

"治中焦如衡"是以中焦为"升降之枢"作为主要理论依据，是对《灵枢·营卫生会》"中焦如沤"的发挥。中焦所属脏腑包括脾、胃、肝、胆，功能包括脾和胃的整个运化腐熟功能。

脾胃处于中焦，是人体气机升降之枢纽，脾以升为和，胃以降为顺，脾喜燥而恶湿，胃喜润而恶燥。脾胃升降有序，燥湿得宜，中焦才能泌糟粕，蒸津液，气血得以化生。如脾胃失调，升降失序则生疾病。治病以常为期，故调补脾胃须顾及气机升降，要寒温相适，营阴兼顾，虚实同理。张仲景在《伤寒论》中对此也有很大发挥，从半夏泻心汤、甘草泻心汤、附子泻心汤、生姜泻心汤的使用中可见一斑。正如吴瑭在《医医病书·治内伤须辨明阴阳三焦论》所云："补中焦以脾胃之体用各适其性，使阴阳两不相奸为要。"

《温病条辨》是吴瑭以《内经》为理论基础，在继承温热大师叶天士学术思想基础上，结合自己的临床经验编撰而成。而《内经》受古代儒道两家"中庸""执两用中"哲学思想影响至深，所以"阴阳以平为期""五行生克制化为常""脏腑气血以和为贵"等调平求和的治疗学思想也就自然渗透到了《温病条辨》的论述中。如吴瑭在该书中指出："天地与人之阴阳一有所偏即为病也。偏之浅者病浅，偏之深者病深，偏于火者病温、病热，偏于水者病清、病寒，此水火两大法门之辨，医者不可不知。"正是基于《内经》治病力求"纠偏调衡"哲学思想的影响，吴氏在论述辨治外感和内伤脾胃病时，运用中医思维方法，结合战争兵法谋略，提出了"治中焦如衡，非平不安"的重要治则。

这里的"治中焦"是指治疗脾胃相关疾病，包括了外感中焦温病和内伤脾胃病，不是指脾胃两脏腑；"衡"，即秤杆，"平"与"衡"同义，引申为调平脾胃脏腑的治法与方药；"安"，平安，即中焦脾胃脏腑功能协调安和。这里的"安"，认为有"以恢复中焦脾胃功能为最终目的"之意，更多的是指通过方药的调平治疗，恢复中焦脾胃功能，它强调的是治疗后脏腑功能调和的一种状态和结果。

二、临证心悟

马老指出，脾胃脏象的生理病理特点决定了治中焦病宜调平求和。脾胃学说是中医脏象理论的重要内容之一，脾胃脏象理论认为：脾居中央，体阴而用阳，主运化，其气主升，性喜燥恶湿，为气血生化之源，脏腑气机升降之枢，人体五脏六腑、四肢百骸皆禀受于脾胃化生之气血而发挥正常的生理功能；胃主受纳腐熟、磨化水谷，体阳而用阴，其气主降，性喜润恶燥。脾与胃以膜相连，互为表里，脾属阴，胃属阳，在生理上脾胃两脏腑阴阳相助，纳运相得，升降相因，燥湿相济，共同完成对饮食物的消化、吸收和转运，所以脾胃之间存在阴阳、表里、升降、燥润等多个体用、属性及功能差异。若脾胃功能失衡，则很容易产生升降、纳运、燥湿、寒热、虚实失常的病机变化。此外，五脏藏泻理论"脏病多虚，腑病多实"的脏腑病机特点也提示脾病多虚胃病多实。所以脾胃脏象在生理病理上具有的多个相反相成的体用、属性和功能特点决定了中焦脾胃病的治疗贵在纠偏调衡，即纠正脾胃失衡失常的病理状态，恢复其纳运相得的正常生理功能和体用属性。

需要指出的是，脏象理论"以五脏为中心"的整体观念决定了脾与胃处于脾主胃从的脏主腑从关系，也就是说在脾胃系统中，脾居于核心主导地位而胃则从属于脾。脾胃之间存在着密切的阴阳相助，纳运相得，升降相因，燥湿相济的稳定气化结构，构成了脾胃为枢的中心体，以维持中焦脾胃正常的升降运动。就这一气化结构本身而言，应是以脏为主，即其关键在于脾，脾胃之间是以脾为主的气化结构，而脾体阴而用阳，以气为用，脾胃功能的正常发挥也主要依赖于脾气的盈满和其升降出入运动的协调，才能发挥枢机调衡的重要作用，所以脾胃疾病纠偏调衡的关键在于调理脾气，扶助正气，以恢复其正常的生理功能和人体健康和谐的平衡状态。因此在临床具体辨证用药中应注意到脾胃易化燥伤阴，易湿滞痞满，易虚实夹杂，易寒热错杂等病机特点，用药宜平和，以求补虚泻实，祛寒清热，平衡中焦的目的。所以马老常用茯苓、白术、薏仁米、炒扁豆、怀山药等平和之药。

1. 升降同调如衡

脾胃是气机升降之枢纽,脾气主升而胃气主降,脾胃气机失调多表现为脾气不升与胃气失降两个方面。治疗时要顾及脾胃气机之升降,使脾胃升降协调,以达中焦平衡。临证治疗胃气上逆之证时,常在降胃方药中配伍健脾益气升提之品,使其降中有升;治疗脾不升清之证时,在健脾、运脾之中佐以理气降逆之品,使其升中有降,脾胃调和。因此,在脾胃病的治疗中,应注意调节脾胃气机升降相因的关系,以达"治中焦如衡"的目的。

马老指出,恢复脾胃的清升浊降常常是调节全身气机的关键。《伤寒论》中既有陷胸汤、旋覆代赭汤等,除水饮痰浊以畅中焦气机之法;也有栀子豉汤类方、大黄黄连泻心汤等清泻无形邪热,以利脾胃升降之法;既有承气类釜底抽薪,存其阴、防其变、保胃气之法;也有理中类温中健脾,顾其阳、救其损、扶中气之法。

2. 燥湿相济如衡

脾喜燥而恶湿,胃喜润而恶燥。正如《临证指南医案》所云:"太阴湿土,得阳始运,阳明燥土,得阴自安。以脾喜刚燥,胃喜柔润故也。"根据脾胃的喜恶之性,养胃阴不宜用苦降或苦寒下夺之品,而宜用甘平或甘凉濡润之品;化脾湿多用温燥之品,但在配方用药时不可温燥或滋腻太过,即益胃润燥与健脾燥湿兼顾,方可言"治中焦如衡"。

3. 通补兼施如衡

高士宗《医学真传》曾指出:"调气以和血,调血以和气,通也;下逆者使之上行,中结者使之旁达,亦通也;虚者助之使通,寒者温之使通,无非通之之法也。"

五脏虚证,每兼痰瘀为患,补益方剂多通补配伍,补益药味多通补功效兼俱,以及临床上脾虚多夹瘀,诸方面的讨论得出脏病虚证应以通补为基本治则。胃宜通补,是叶天士根据胃的生理特性提出的重要观点。六腑主传化物,以通为用,叶氏认为腑病以通为补,五脏主藏精气,五脏虚衰,法当补益为主。但实践证明,脏病虚证,每致痰瘀内阻,邪气壅滞,单纯施以补益,效果并不理想,应以通补为基本治则,方可获得满意的疗效。腑病虚证,纯虚者少,寒热错杂,虚实夹杂者多,治必以通为补,通补兼施。

脾气虚弱,气不行血,可致血瘀;脾气虚弱,统摄失权,血溢脉外而成瘀;脾虚血之化源不足,血行迟缓而成瘀;脾胃病日久入络而致瘀;脾不健运聚湿生痰等,均为因虚致瘀、因虚成痰的病机。故脾病虚证,多表现为正气虚损、痰瘀内阻、虚实夹杂证,临证应以通补兼施为治疗原则。补中寓通的治法,主要有益气活血、养血活血、温阳活血、益气利湿、益气化痰等。把握好通与补的尺度,是"治中焦如衡"的关键。

临证中以脾胃为本,以通立论,通补结合。以益气活血、扶脾助运、益气健中以调升降、益胃润燥、刚柔相济,寒热虚实、统筹攻补,权衡五脏先调脾胃等法灵活变通,恢复脾胃纳化与升降之能。

4. 寒热并治如衡

寒热并治是针对寒热错杂病机确立的治疗原则。脾胃病中寒热错杂证比较多见,治宜寒热平调、辛开苦降之法。辛开苦降法是在寒热并治法则指导下治疗寒热错杂证的常用治法,即用药以辛温升散和苦寒降泄为主,辛温以升散开郁,苦寒以泻热降浊,寒热互用以和其阴阳,苦辛并进以调其升降，从而体现"治中焦如衡"之法则。适用于脾胃虚弱、寒热互结于中焦，升降失常、气机阻滞所致的胃脘痞满、堵闷不适、恶心呕逆等症。

寒热并治是张仲景针对各种寒热错杂证而创立的，其具体治法散见于《伤寒论》太阳病痞证、上热下寒证、厥阴病、寒热错杂证等篇章中。寒热并治的治疗原则，体现了中医辨证论治的基本特点和祛邪扶正、三因制宜、调理阴阳的基本法则，是方剂配伍的精华之一。寒热并用的配伍方法适用于寒热错杂证，然又非全为寒热错杂证而设。根据寒热错杂的不同表现，应采用不同的寒热并治法。

马老常告诫我们在脾胃病的治疗中，应考虑到脾胃自身的特性，遵循"治中焦如衡"这一基本原则，合理用药，以纠正中焦失衡。升降同调、燥湿兼顾、通补兼施、寒热并治等乃是临证常用的、有效的、应遵循的治疗原则。

第二十一节　土旺四时不受邪

一、医理阐述

"土旺四时不受邪"来源于张仲景《金匮要略·脏腑经络先后病脉证》，其曰："问曰：上工治未病，何也？师曰：夫治未病者，见肝之病，知肝传脾，当先实脾，四季脾王不受邪，即勿补之。"但"脾主四时"的理论却首见于《管子》，阐发于《礼记》及《白虎通义》，奠定于《内经》。

《管子·四时》曰："中央曰土，土德实辅四时入出，以风雨节土益力。土生皮肌肤，其德和平用均，中正无私，实辅四时。春嬴育，夏养长，秋聚收，冬闭藏。大寒乃极，国家乃昌，四方乃服，此谓岁德。"其中"土德实辅四时入出"戴望注曰"旺在四时之季与之入出""春夏秋冬之四时皆土之所辅成也"，即言五行之土不独主时而旺于四季。《礼记·乐记》云："春生，夏长，秋收，冬藏，土所以不名时也。地，土别名也，五行最尊，故不自居部职也。"《白虎通义》言"土在中央，中央者土，土主吐，含万物，土之为言吐也""木非土不生，火非土不荣，金非土不成，水非土不高"，皆指出土在五行之中位居尊位，居中央而能生化木火金水四行，体现了古人"贵土"的观念。由此，四时与方位及五脏的配属关系就与"东方曰星，其时曰春""南方曰日，其时曰夏""西方曰辰，其时曰秋""北方曰月，其时曰冬"并列而确定为东方应春属木主肝，南方应夏属火主心，西方应秋属金主肺，北方应冬属水主肾，中央应四时属土主脾。脾主四时之末，其源出也与《管子》将一年360日分属五行，每行各72日所主有关。《管子·五行》指出："睹戊子土行御，天子出令，命左右司徒内御……七十二日而毕。"《礼记·月令》亦云："中央土，其日戊已……天子居太庙太室。"孔颖达《五经正义》注云："四时系天年，有三百六十日间，以木配春，以火配夏，以金配秋，以水配冬，以土则每时则王十八日也，虽每分寄而位本末宜。"所谓位本末宜，以四季言当辰、戌、丑、未月末各十八日，即四时末月之最后十八日寄旺，合而共计七十二日之数。

《内经》中关于时脏关系的认识是脏象理论的重要内容之一，而脾与季节时令的关系因受古代哲学不同学说的影响而有脾主四时与脾主长夏的不同见解，但其中仍以脾主四时理论为其主流而散见于多篇论文之中，如《素问·玉机真脏论》言："然脾脉独何主？"岐伯曰："脾脉者土也，孤脏以溉四傍者也。"帝曰："然则脾善恶可得见之乎？"岐伯曰："善者不可得见，恶者可见。""其善者不可得见"即脾土不独主于时，而是脾土与四时无时无刻不在，伴随着整个时令，四时之中脾土均在，时时刻刻滋灌着四脏。因脾属土，而土能生万物，春夏秋冬四时皆靠土养，故四时之气中皆有土气，不可欠缺。马老认为在医学上因脾主运化，并转输水谷精微给全身各部，以供养脏腑经络组织，故与自然界之土能长养万物类似。又如《素问·五运行大论》曰"中央生湿，湿生土，土生甘，甘生脾，脾居中焦"，《素问·金匮真言论》云"中央黄色，入通于脾……其味甘，其类土"等，都将脾土置于中央方位，职司运化升清而消化饮食水谷，化生水谷精微，并将水谷精微化生气血、充养全身，如同土地承载万物，充养万物，故后世将其称为"后天之本"。

脾主四季之末之说也见于《内经》。《素问·太阴阳明论》称之曰"脾不主时"，并明言其各十八日寄治，另在《素问·刺要论》等篇中也可见到相似论述，概言主时之日四季共七十二日。虽然后世医家在阐述脾主四季之末各十八之确切所属中仍有不同见解，有谓季月最后十八日与四立节气前各十八日之不同，但是推其立论依据则仍不离土居中央生万物，四时必得土气之化这一五行理论，同时也结合干支化五行中十二地支之辰、戌、丑、未所在之月相配，对应于春夏秋冬肝心肺肾之配属，脾主四季之末确定为三、六、九、十二月中各十八日而概属脾脏所主。后世医家根据《内经》对脾胃理论的重要阐发，结合自身临床经验，提出的"四季脾旺不受邪""脾为后天之本"等一系列著名观点，以及李杲创立的脾胃学派等可以说都与脾主四时的理论密不可分，直至今日仍有效指导临床运用。

李杲在《脾胃论·脏气法时升降浮沉补泻之图说》中曰："唯脾无正行，于四季之末各旺一十八日，以生四脏。四季者，辰、戌、丑、未是也。人身形以应九野，左足主立春，丑位是也；左手主立夏，辰位是也；右手主立秋，未位是也；右足主立冬，戌位是也。"可见李杲认为脾的时象位于四季的每季开始之前，并认为"土气"孕育着下一季节，而脾脏滋养着下一季节所属的脏腑，构建了"四季—脾—四肢"的内外相应性及脾作为"后天之本"滋养心、肝、肺、肾的重要作用及特殊地位。黄元御从"寄治"的角度考虑注释为"常以四时之季，长于四脏"，可见黄元御认为脾的时象位于四季之末，并认为"土气"寄长于前一季节，而脾脏功能将会明显受到前一季节所属脏腑的影响。唐代医家孙思邈根据五行相克理论，在其《备急千金要方·食治》中曰："春七十二日省酸增甘以养脾气，夏七十二日省苦增辛以养肺气，秋七十二日省辛增酸以养肝气，冬七十二日省咸增苦以养心气，季月各十八日省甘增咸以养肾气。"另外，日本医家丹波康赖在其《医心方·四时宜食》中引用《崔禹锡食经》云："春七十二日宜食酸、咸味，夏七十二日宜食甘、苦味，秋七十二日宜食辛、咸味，冬七十二日宜食咸、酸味，四季十八日宜食辛、甘、苦味。"并注曰："右相生之味其能生长化成。"日本学者粟岛行春注释"四季十八日"称："中国历法阴历的立春、立夏、立秋、立冬之前的各十八日为土用，一年共有四次。春是清明、夏是小暑、秋是寒露、冬是小寒之后各自于第十三日进入土用，十八日后结束土用，而开始进入新的季节。即立春前十八日为春的土用，立夏前十八日为夏的土用，立秋前十八日为秋的土用，立冬前十八日为冬的土用。"

针对张仲景《金匮要略·脏腑经络先后病脉证》中"四季脾旺不受邪，即勿补之"，《金匮要略方论本义》注释曰："肝病必传于脾，上工必先实脾，使肝病不得传而可愈也。然脏器之衰旺，与时令相流通。四季之月，每季土旺十八日，合算畸零，以应五行各旺七十二日之数，若适当其季，则脾旺子不受邪，即勿补之，而肝自不得肆其侮也。涉过布匹，又犯实实之戒矣……见肝之病，不解实脾，唯治肝也。"北京中医药大学已故伤寒大家刘渡舟教授也曾解释"四季脾旺不受邪"称："如果在四季脾旺的时候，而脾不受肝邪，即勿用补脾之法。另一说：凡是一年四季而脾脏正气充实而不受邪侵的，则可不必拘泥治肝实脾之说。"诚乃真知灼见。

二、临证心悟

马老认识到《内经》脾主四时理论的确立，是四时五脏阴阳观的体现，也是人与自然相应这一整体观念的具体应用，它突出反映了脾土在五行中居于中央而兼控其他四脏的整体观，也部分反映了后天之本在人体中的重要性，这为后世脾胃学说的建立提供了理论基础，并有效指导临床应用。

在临床中常可见到"肺病从脾论治""肝病从脾论治""心病从脾论治"和"肾病从脾论治"的理论方法，这一切源于脾胃为气血生化之源，脾胃健气血方生，五脏方能得以充养。所以临床中马老常用益气健脾之法治疗慢性阻塞性肺疾病（简称慢阻肺）、冠状动脉粥样硬化性心脏病（简称冠心病）、肝硬化、慢性肾衰竭等疾病。白术、茯苓、山药、扁豆、薏仁米等更是常用之药。《内经》五脏理论中，另有多篇论述脾胃生理病理，其主运化散精、主四肢肌肉、主为胃行其津液等都特别强调了脾在五脏生理活动中极其重要的作用，强调"胃气"在整个生命活动中的重要意义，因此医圣张仲景在《伤寒论》中多次强调顾护胃气，多次使用生姜、大枣和粳米等药物，在药物服用方法上更是强调对胃气的保护，如桂枝汤服用法"去滓，适寒温，服一升。服已须臾，啜热稀粥一升余，以助药力"。而以上生理功能及其脏腑特性实际上均与土位中央，脾主四时的时脏理论密切相关。这一理论还能指导我们养生，养生应做到四时护胃，根据四时气候的不同，做到饮食起居与四时相配，方能达到最佳的养生效果。

马老指出，"土旺四时不受邪"强调了脾胃化生气血，以及其在维持脏腑功能及整个生命活动中的作用。人体的生长发育及生命活动，也不能离开脾胃化生的水谷精微的充养。故后世有脾胃为"后天之本""气血生化之源"之称。

第二十二节　火与元气不两立

一、医理阐述

"火与元气不两立"是李杲在《脾胃论》《医学发明》和《内外伤辨惑论》中多次论述阴火与元气相互制约关系时所提出的理论。

李杲在《脾胃论·脾胃虚实传变论》中言："历观诸篇而参考之，则元气之充足，皆由脾胃之气无所伤，而后能滋养元气。若胃气之本弱，饮食自倍，则脾胃之气既伤，而元气亦不能充，而诸病之所由生也。"人身元气的充足依赖于脾胃健运及脾胃之气的不断滋养。《内外伤辨惑论》曰："遍观《内经》中所说，变化百病，其源皆由喜怒过度，饮食失节，寒温不适，劳役所伤而然。夫元气、谷气、荣气、清气、卫气、生发诸阳上升之气，此六者，皆饮食入胃，谷气上行，胃气之异名，其实一也。"李氏认为，元气与胃气，乃至"谷气、荣气、清气、卫气、生发诸阳上升之气"皆名异实同，都是"胃气"的别名，是水谷入胃，脾胃运化所生的精微之气，是后天之本。

关于阴火的概念，李杲在自己的著作中并未明确提出，这也导致后世诸多医家争论不休，至今难有定论。"阴火"一词首见于晋代。其含义为海水中的火光（《汉语大辞典》），亦可引申作海中生物所发之光。如西晋木玄虚《海赋》有言："阳冰不冶，阴火潜然。"东晋王嘉《拾遗记·唐尧》载："西海之西，有浮玉山。山下有巨穴，穴中有水，其色若火，昼则通眬不明，夜则照耀穴外，虽波涛漾荡，其光不灭，是谓'阴火'。"在唐代的一些诗中则有伏于地下之火热、地火、地热的意思，例如，杜甫诗《奉同郭给事汤东灵湫作（骊山温汤之东有龙湫）》云：

"阴火煮玉泉，喷薄涨岩幽。"岑参诗《热海行·送崔侍御还京》云："沸浪炎波煎汉月，阴火潜烧天地炉。"王昌龄诗《出郴山口至叠石湾野人室中寄张十一》云："阴火昔所伏，丹砂将尔谋。"顾况诗《送从兄使新罗》云："飓风晴汩起，阴火暝潜烧。"李杲所提的"阴火"与文学中的"阴火"密切相关，李杲曰："地者，人之脾也。"他认为阴火位于地下，上乘而"伏于脾中"，如"阴火乘于坤土之中""皆阴火有余，阳气不足，伏匿于地中者"，等等。

李杲在《脾胃论·脾胃虚实传变论》引《内经》原文曰："病生阴者，得之饮食居处，阴阳喜怒""阴虚则内热，有所劳倦，形气衰少，谷气不盛，上焦不行，下脘不通，胃气热，热气熏胸中，故为内热"，借以说明阴火的产生。由此可知"阴火"得之于"饮食居处，阴阳喜怒"等内伤因素，而非外感六淫。参考《脾胃论》全书对阴火的描述及治疗用药，均未涉及阴伤和有形实邪致热致火，故阴火的范围可限定为与脾胃相关的非阴虚、非有形实邪所致的内伤之火。

李杲有关"阴火"的论述很多，有关阴火形成机制的论述主要见于以下三处：《脾胃论·饮食劳倦所伤始为热中论》《医学发明·饮食劳倦论》《内外伤辨惑论·饮食劳倦论》。三段有关"阴火"形成机制的原文几乎相同，如后者原文如下："苟饮食不节，寒温不适则脾胃乃伤，喜怒忧恐，劳役过度而损耗元气。即脾胃虚衰，元气不足而心火独盛。心火者，阴火也；起于下焦，其系系于心，心不主令，相火代之；相火，下焦包络之火，元气之贼也。火与元气不两立，一胜则一负。脾胃气虚则下流于肾，阴火得以乘其土位。"关于此段原文颇有争议，如有医家认为"心火者，阴火也"是矛盾的，缺乏条理；有认为"起于下焦"应为"起于上焦"之讹文；有认为"下焦包络"是"上焦包络"之误等。该段原文重复出现在李氏三本不同的代表作中，不可能是讹文错文。而恰恰是该段文字才使李杲"阴火"产生的机制得以明晰。

所谓"心火者，阴火也"，是为了说明"元气不足而心火独盛"的"心火"，意指此"心火"与元气不两立，非正常之火，非君主之火，乃下焦离位之邪火、阴火、病理之火。故下文有"心火者，阴火也，起于下焦"。

至于下文"其系系于心，心不主令，相火代之；相火，下焦包络之火，元气之贼也"，有两个问题必须首先明了：其一是"包络"，其二是"其系系于心"。笔者认为"包络"以"包"为主，乃指下焦之命门。"包"字原为"胞"之古字，"胞宫"者即是命门。李杲在《兰室秘藏》中言："夫胞者，一名赤宫，一名丹田，一名命门，主男子藏精施化，妇人系胞有孕。"命门包络位居下焦，故言"下焦包络"，此火若离位上潜则变为邪火，阴火而成"元气之贼"，所谓"非其位则邪"。其二"其系系于心"乃指上有"心"下有"包"，中间有"系"相连，所谓"系"即是"络脉"也。《素问·评热病论》曰："胞脉者，属心而络于胞中。"《素问·奇病论》曰："包络者，属于肾。"对此，李杲本人也明确指出："胞脉者，属心而络于胞中。"又谓："心不主令，包络代之，故曰心之脉主属心系，心系者，包络命门之脉也。"至于"心不主令，相火代之"乃运气之概念，缘于脾虚不受令，心气至而不去。有"系"相连之"下焦相火"起而代之。离位之火即为阴火、邪火、壮火，乃元气之贼也。此即《内经》"壮火食气""壮火散气"，故下文曰："火与元气不两立，一胜则一负。"

二、临证心悟

马老指出，李杲阐述"阴火升腾""气虚发热"的机理，已论述较为详尽。但须思考"脾胃气虚则下流于肾，阴火得以乘其土位"这句话的含义，此是从另一角度论述了脾胃气虚、肾间阴火上乘土位而炽盛。脾胃气虚，谷气下流，湿浊流于下焦肝肾，肝肾中之火，为木中之火、水中之火，也称龙雷之火，其性得湿而焰，遇水而燔；今龙雷之火为湿所扰，必升腾上乘土位而阴火炽盛。正如李时珍所言："诸阳火……可以湿伏，可以水灭，诸阴火……得湿愈焰，遇水益炽，以水折之，则光焰诣天，物穷方止。"李杲从两个方面论述了气虚发热的机理：一为气火失调。脾胃气虚，脾虚不受令，心火至而不去，下焦相火起而代之，离位之火即为阴火、贼火、邪火、壮火，阴火炽盛而有诸证。二为升降失常。脾胃气虚不运化水谷，湿浊下流肝肾，肾间阴火升腾，阴火炽盛而有诸证。总之，"火与元气不两立，一胜则一负"。

李杲对"阴火"病证的表现及鉴别，论述虽然散见诸篇，加以归纳，诊断要点有三：其一，饮食不节，劳倦所伤，思虑过度，损伤脾胃元气为常见病因；其二，病程较长，反复发作；其三，"阴火上冲"的主症与脾胃气虚之兼症相兼互见。"阴火上冲"的主症乃是特殊性质的发热，以久热、燥热、平旦热盛的潮热为特点，东垣曰："阴火上冲则气高，喘而烦热，为头痛，为渴，而脉洪。"又谓："日高之后阳气将旺，复热如火。"其虽有"皮肤不任风寒而生寒热"等症，但机理在于脾胃气虚，卫阳不固，只要添衣、避风或置暖处便减，与外感之寒热有异。至于兼症，如多汗、恶风、心悸、头晕、气短、口渴、身倦、纳呆、便溏等，多与脾胃气虚，元气不足，谷气下流，阴火上冲有关。

所以在临床上，常须考虑以上特点而与阴虚火旺、阴盛格阳之发热，以及外感发热、湿郁发热等相鉴别。"阴火上冲"与"阴虚火旺"不论是机理还是临床表现都易混淆，须特别注意。阴火上冲是气火关系的失调，而阴虚火旺则是阴阳关系的失衡，二者机制截然不同。二者的临床表现虽有某些相似之处，如潮热、汗出、头晕、心悸、心烦、不眠、面红、口渴等；但阴火上冲的潮热多为上午热盛且必兼有脾胃虚弱、元气不足之周身倦怠，气短懒言，神疲乏力，纳呆食少，便溏泄泻等，脉虽数而虚大，舌质淡红或胖大而红，苔腻或黄腻；而阴虚火旺的潮热多为午后或入暮潮热，且必兼肝肾阴虚之象，如腰膝酸软，两目干涩，五心烦热，脑鸣耳鸣等，脉细而数，舌体瘦小坚敛，色红或绛，苔少或光洁。另外，阴火上冲尚须与肾阳虚衰、阴寒内盛、迫阳外出的"阴盛格阳"证相鉴别，后者急须温肾回阳、引火归元，断不可用补中益气汤以升举之，或寒凉药物以泻之。总之，临证中对"阴火上冲"与"阴虚火旺""阴盛格阳""湿郁发热""外感发热"等须仔细鉴别，慎之又慎。

马老强调，基于"阴火"产生的机理，李杲提出了甘温除大热的治疗法则。甘温健脾，脾气健运，元气才能充沛，阴火才能敛藏。李杲在《脾胃论》中提出："唯当以辛甘温之剂，补其中而升其阳，甘寒以泻其火则愈矣。《经》曰：劳者温之，损者温之。又云，温能除大热，大忌苦寒之药损其脾胃。"李杲认为"阴火"的形成，乃是脾胃受损所致，"脾胃之气下流，使谷气不得升浮，是春生之令不行，则无阳以护其荣卫，则不任风寒，乃生寒热，此皆脾胃之气不足所致也。""然而与外感风寒之证颇同而实异。内伤脾胃乃伤其气，外感风寒乃伤其形。伤其外为有余，有余者泻之；伤其内为不足，不足者补之。内伤不足之病，苟误认作外感有余之病而反泻之，则虚其虚也。"为此李杲创立甘温除热法治疗"阴火"之证。

深入研究李杲甘温除热法的代表方剂补中益气汤的组方原则，可知甘温除热法其实包含两层含义：即用人参、黄芪、白术、甘草等甘温之品补中益气；用升麻、柴胡等风药升阳举陷。补中益气汤的药物组成为黄芪、人参、甘草、升麻、柴胡、橘皮、当归、白术。李杲立补中益气汤的本旨是用黄芪来益皮毛、闭腠理，用人参补肺气，用甘草来泻心火（过度烦劳，则虚热内生，得甘温之品以益元气，而虚热自退，故李杲认为芪、参、草三药为除烦热之圣药），用白术来除胃中热，用升麻、柴胡来引黄芪、甘草之气味上行，用陈皮理胸中之气，用当归来和血。胃气就是元气、卫气、荣气，是生发之气，如同春夏之气，有欣欣向荣、生气勃勃之机，中虚得补，元气恢复，清阳升发，则诸症自愈。明代医家赵献可在《医贯·后天要论·补中益气汤论》中曾说："凡脾胃，喜甘而恶苦，喜补而恶攻，喜温而恶寒，喜通而恶滞，喜升而恶降，喜燥而恶湿，此方得之。"马老常说李杲临证组方，擅用升麻、柴胡二药。升麻是足阳明胃经之引经药，可升发脾胃之清阳，李杲认为："升麻，此足阳明胃、足太阴脾经行经药也。若补脾胃，非此药为引用，行其本经，不能补此二经。"柴胡为足少阳胆经之引经药，可升发少阳春升之气。李杲指出："胆者，少阳春升之气，春气升则万化安也，故胆气春升，则余脏从之；胆气不升，则飧泄、肠澼不一而起。""胃中清气在下，必加升麻、柴胡以引之。"故马老临床也常辨证使用这两味药，但用量较小。李杲原方黄芪最多为3g，其余皆为0.6～2g，意取轻清上升。后世医家用于济急时常加大剂量，但需要注意的是，升麻、柴胡二药用量不能太大，一般为1～3g，即使余药加至9～15g时，这二药也不得超过3g。因为内虚之证忌升散，本方借此二药只为升提下陷之清气，多用了此二药则使本方成了升散剂，非李杲制方原意。

马老强调，"火与元气不两立"的提出是有重大意义的，尤其是在指导临床用药方面。"甘温除大热"的方法在治疗脾胃病及杂病方面多有显著疗效。马老临床常用此法治疗口腔溃疡、胃下垂、泄泻等疾病，临床效果显著。

第三章 临证心得

第一节 脾胃病治疗十法

一、医理阐述

马老在长期的临床实践中，针对脾胃病"脏腑同病、虚实夹杂、寒热错综"等病理病机特点，提出脾胃病治疗"温、清、消、补、和、疏、润、升、降、通"十法。临证时强调急则治其标，务求其通；缓则治其本，务求其平；即所谓"胃病贵在平衡通顺"，用药轻清流动，滋而不腻，稍佐行气之品，以动中有静，适其升降之性。用药量轻，宁可再剂，不可重剂。该十字法则提纲挈领，执简驭繁，切合临床。其自创的"清胃和中汤""醒胃汤""十三味和中丸"等验方，完美地体现了十法之妙用，在临床应用广泛，效如桴鼓。

二、临证经验

1. 散寒通阳法

此法适用于寒邪客胃，症见胃痛暴作，痛势剧烈，得温痛减，呕吐清水，脉弦紧或沉，舌质淡苔薄白。常由外感寒邪，或过食生冷所致。此乃寒实证，治宜温散宣通。胃痛较轻者常用苏梗10g，半夏9g，青皮、陈皮各10g，香附10g，白芍15g，广木香9g，肉桂3g，沉香曲10g，白云苓15g，炒山药10g，建神曲10g，炙甘草6g。寒重痛甚者，可加高良姜9g，荜茇9g，炮姜5g，细辛4g，延胡索15g，白芷6g；寒食交阻，胃脘胀痛者，加焦楂曲15g，炒二芽各20g。

2. 清热和中法

此法适用于饮食不节或情志不畅，致热郁中阻，胃失和降，症见脘闷灼热，嘈杂易饥，口干苦或泛酸，大便秘结，脉滑数，舌红苔黄。胃镜常见胃炎活动期表现，如胃黏膜充血、水肿或糜烂。治以清热和中法，同时配合通腑泻热，给邪火以出路，热去则胃安也。马老自拟"清胃和中汤"（黄连、竹茹、莪术、吴茱萸、蒲公英、川楝子、延胡索、姜半夏、陈皮、茯苓、枳实、赤芍、白芍、甘草），尤适用于肝胃郁热兼气滞证；若内热较甚，发热口渴明显者，加石膏、知母；热伤胃阴者合增液汤。该法组方时马老还偏爱应用五爪龙、蒲公英、六月雪等清热祛湿化积之品。

3. 消导醒胃法

此法适用于脾胃同病，饮食不节，损伤脾胃，"食不消，脾不磨"，致纳运无力，饮食停滞，症见脘腹胀痛，食后更甚，纳呆食少，嗳腐吞酸，或恶心呕吐，脉滑，舌淡苔白。此当从"食积"论治，治以消导醒胃法，消食化积，健脾和中。方用越鞠保和丸加减，则食消滞导，气机平和。兼湿者加半夏、藿香；兼里热者加川黄连、炒黄芩；兼痰热者加竹茹、全瓜蒌。

4. 补气健脾法

脾胃病反复发作，或病久不愈，致脾气受损，复为饮食所伤，脾胃虚弱，中气不足。症见胃脘隐痛，喜温喜按，神疲乏力，少气懒言，口淡无味，稍食则胀，便溏次多，脉细弱，舌淡苔薄，或舌胖边有齿痕。此当从"脾胃"论治，治宜补气健脾法，健脾益气养胃。常用方剂有黄芪建中汤，六君子汤之类。畏寒肢冷者，加附片、细辛；大便不实者，加桂枝、茯苓；腹胀者，加木香、乌药。

5. 和中醒胃法

此法适用于饮食不节，外受湿邪，或脾运不健，湿从内生，以致湿浊中阻，运化失司，症见胃脘胀痛，胸闷不舒，食欲不振，口黏不欲饮，脉滑，舌红苔腻。当从"湿"论治。治以和中醒胃法，化湿和中。马老自拟"醒胃汤"（苍术、厚朴、陈皮、石菖蒲、姜半夏、吴茱萸、炒黄连、茯苓、炙甘草、酒大黄）用于治疗湿困中焦。马老指出，醒脾之品无外乎两类：一类为芳香之品，"气香可醒脾"，如甘松、佩兰、藿香等可悦脾开胃；另一类为化湿药，如砂仁、白豆蔻、白术等，运脾化湿。此两类药均可使被湿邪所困之脾阳得舒。湿热伤阴，口干口苦，舌红便秘者，去苦寒化燥之品，加石斛、天花粉、沙参等养阴不碍化湿之品，滋阴除湿，并用不悖。

6. 疏肝和胃法

此法适用于肝脾（胃）不和，表现为肝气疏泄异常的两种形式：或肝失疏泄、土失木疏、气壅而滞；或升发太过、肝气横逆、木旺克土。正如《素问·六元正纪大论》所云："木郁之发，民病胃脘当心而痛。"症见胃脘攻撑作胀，嗳气频作，或引及胁肋，或呕恶口苦，每遇情志变化而加重，脉弦，舌淡苔薄。此时当从"肝"论治，治以疏肝和胃法，疏利肝胆、安中和胃，临床常用四逆散加减化裁。胀甚者加佛手片、大腹皮、槟榔、木蝴蝶等以和中理气、消胀除痞；痛甚者加香附、延胡索、九香虫等以理气解郁、活血止痛；若肝气冲逆，兼见嗳气、呕恶之症者，可加旋覆花、代赭石、半夏、苏梗、酒军、生姜等以除逆涤浊、平肝降逆。马老自创"十三味和中丸"（柴胡、枳壳、炒白芍、陈皮、川楝子、延胡索、酒黄芩、酒黄连、吴茱萸、砂仁、茯苓、甘草、姜半夏），功善疏肝和胃止痛，长期应用于临床，疗效显著。

7. 养阴润胃法

"胃为阳土，喜润恶燥"，过食酒辛（包括久用理气、香燥之品），或热病日久，伤及胃阴，阴津亏损，胃失濡润，和降失宜。此法适用于胃阴不足证，症见胃痛隐隐，嘈饥不欲食，干呕心烦，纳差便秘，脉细，舌质红，少苔或无苔。患者胃泌酸功能低下，胃酸匮乏，胃镜检查多见萎缩性胃炎。此当从"阴"论治，治以养阴润胃法，养阴清热、生津益胃，宜用加减益胃汤，适佐小量行气之品。胃酸不足者，配木瓜、山楂等酸甘之品，生津益阴以润燥，益胃和中以助运，且有助于胃酸分泌。

8. 升清益胃法

"实则阳明，虚则太阴"，脾胃病日久，脾气不足，运化失职，往往因实致虚，虚多于实；或素体脾虚，加上饮食、思虑、劳神伤脾，则脾虚失运，胃失和降，摄纳乏力，气血生化乏源，形神惫矣。故太阴脾病多寒、多虚。症见脘腹不舒，喜温喜按，神疲懒言，纳谷不香，大便稀溏，脉沉弱，舌淡苔白。治宜升清益胃法，益气升阳、健脾和胃。常用方剂有补中益气汤、升阳益胃汤、四君子汤之类。

9. 降逆调胃法

胃居中焦，主受纳，其气以降为顺。外邪、痰饮、饮食、气郁阻于胃腑，导致胃失和降、胃气上逆，发而为病。症见胃脘胀痛，恶心呕吐，噫气不除，脉濡细，舌淡苔白。治宜降逆调胃法，疏肝理气、降逆和胃。常用方剂有旋覆代赭汤、四七汤之类。马老在使用降逆之法时常配合肃降肺气的药物，如紫苏叶、枇杷叶等，这与肺胃同主于降，生理病理上互相促进互相影响有关，故酌加该类药物可事半功倍。

10. 化瘀通络法

若情志不畅，胃气阻滞，气滞日久，或久痛入络，致血脉不畅，瘀血停胃，胃络瘀阻。症见胃脘疼痛，痛有定处，痛如针刺，入夜尤甚，痛时持久，面色晦暗，舌质暗红或瘀斑，脉涩，苔薄白。正所谓"胃痛久而屡发，必有凝痰聚瘀"。治宜化瘀通络法，活血化瘀、和胃通络。常用方剂有丹参饮、失笑散、金铃子散、血府逐瘀汤之类。

以上十法中，马老特别擅用"疏、和、补"三法治疗脾胃病，临床可一法独施，也可数法兼用。例如，将升清益胃法、降逆调胃法之合用，为马老常用之升降并调法，因脾气主升而胃气主降，脾胃升降失调则致纳化失常，表现为脾阳不振与胃气上逆之证兼见。此当守"脾升则健，胃降则和"之法则，以升清降逆、升降并调为大法。方用升阳益胃汤合香附旋覆汤等化裁，则清阳之气得升，胃逆之气得降。寒温相配法则为散寒通阳法、清热和中法之合用，适用于寒热错杂证，症见胃脘痞满或胀痛，喜温喜按，得温痛减，口苦咽干，或时有大便溏泄，肠鸣腹痛，脉弦滑，舌质淡红，苔薄白或薄黄。多由寒邪犯胃，气机阻遏，气闭热郁，然寒邪未尽，是为寒热错杂之证。选方用药时，过寒过热均不宜，此时当寒温相配、辛开苦降、健脾和胃，方能和其阴阳、调其升降。常用半夏泻心汤、四逆散、左金丸、二陈汤、金铃子散等合方化裁，如此则寒热自除，气机得畅，胀痛则解。兼见大便溏薄伴腹痛者，可加乌梅丸化裁；胃脘胀满甚者可加苏梗、沉香曲、枳壳、厚朴等，疗效彰显。使用"疏"法时，马老擅用行气之品，认为脾胃病常以气滞为主要病机，行气之品不仅舒畅气机、运脾和胃、除胀止痛，还兼解郁、调中、化痰、燥湿之功。

第二节　调理脾胃，护胃当先

一、医理阐述

脾为脏，胃为腑，脏属阴而腑属阳，脾胃互为表里。在五行学说中，脾胃同属于土，但脾为阴土，胃为阳土；脾为湿土，胃为燥土。脾与胃虽同司水谷运化，而具有不同的特性及作用。《素问·五脏别论》曰："所谓五脏者，藏精气而不泻也，故满而不能实。六腑者，传化物而不藏，故实而不能满也。所以然者，水谷入口，则胃实而肠虚；食下，则肠实而胃虚。故曰：实而不满，满而不实也。"脾脏所贮藏和化生的精气，呈弥散状态，充满于脾，故满而不能实；胃为空腔器官，其功能特点是传化饮食水谷，而水谷的形质较粗，饮食入胃，则胃实而肠虚，食下，则肠实而胃虚，故实而不能满。脾与胃的功能表现虽多，但主要表现在气机的升降出入上，此为脾胃的主要生理功能。马老认为，脾胃一阴一阳，一寒一热，一燥一湿，一升一降，相反相成，协调为用，共同构成气机升降之枢纽。

马老在治疗脾胃病的过程中，始终强调"调理脾胃，护胃当先"的法则。胃主纳，脾主化，是脾胃的主要功能。"纳"就是摄取食物，"化"就是运化精微，胃纳和脾化互为因果。胃的受纳和腐熟，可为脾之运化奠定基础；脾主运化，消化水谷，转输精微，可为胃继续纳食提供能源。二者密切合作，方能完成消化饮食、输布精微的功能。故《诸病源候论·脾胃诸病候》云："脾者脏也，胃者腑也，脾胃二气相为表里，胃受谷而脾磨之，二气平调则谷化而能食。"《景岳全书·脾胃》亦云："胃司受纳，脾主运化，一运一纳，化生精气。"一方面，胃纳是脾化的前提，如果胃纳不运，则没有生化之源，以至于没有精微物质营养周身，同时药物也不能被吸收而发生效用，所以在调理脾胃之前要使胃纳正常，故调理脾胃，护胃当先，即"健脾必先开胃"。对于开胃之法，不能简简单单地认为就是健脾开胃，一定要找到相关的病因，有针对性的治疗，这样才能使胃开脾健，否则会适得其反，可能使胃气更加壅塞。另一方面，五脏之气皆赖水谷之气的充养，而胃为水谷之海，故胃强则五脏之气皆壮，胃弱则五脏之气皆衰。张介宾明确指出："胃气虚者攻之不去，盖以本虚，攻之则胃气益弱，反不能行其药力。"故临床要注重辨证，详分虚实，无犯虚虚之戒，以达到攻邪先顾护胃气的目的。

在治疗他脏疾病之时，马老亦从调补中焦脾胃入手，重用护胃气、健脾胃之品，如山药、白术等，以此治疗久泻、劳嗽、干血痨等慢性虚损性疾病。因为这些疾病证候错综复杂，脏腑阴阳气血皆有亏损，补之恐虚不受补，攻之又恐伤其正气，唯有从调理脾胃、恢复气血生化之源、重建中气入手，待胃气渐旺、气血充足后，方可缓缓见效，以收全功。

二、临证经验

马老在临床遣方用药之时，很多环节中均体现"护胃当先"的思想，下面分别从马老的组方用药、煎服方法、药后调护等方面一一进行分析阐述。

1.组方用药

马老的观点是顾护胃气在疾病的早期就须使用，并应贯穿于疾病治疗的整个阶段，特别是祛邪时，尤先当顾胃气。例如，治疗肿瘤性疾病，祛邪常采用化痰软坚、清热解毒、活血化瘀等治法，同时结合现代药理研究成果，根据肿瘤所发部位，选择有明确抗癌作用的中药。治疗消化道肿瘤常用野葡萄藤、藤梨根、红藤、生苡仁；肺肿瘤常用鱼腥草、石上柏、石见穿、生薏苡仁、八角莲；泌尿生殖系统肿瘤常用土茯苓、苦参、龙葵；头颈部肿瘤常用山豆根、白花蛇舌草；脑部肿瘤常用蚤休、白花蛇舌草；肝脏肿瘤常用漏芦、半枝莲；伴胸腔积液者常用猫爪草、椒目；有淋巴结肿大或者实性肿块者常用夏枯草、生牡蛎、海藻、昆布、山慈姑；食管肿瘤常用生南星、生半夏。这些具有苦寒之性和辛热有毒的中药久服常可伤及脾胃，出现食欲减退、胃脘痛、恶心呕吐、腹胀、腹泻等症。因此，要求在辨证论治的基础上，在方中加鸡内金、谷麦芽、甘草、大枣缓和药性。鸡内金生发胃气，健脾消食；谷麦芽疏肝解郁，启脾开胃；甘草和大枣健脾益胃，补中益气。诸药相伍，健脾养胃，既促进其他药物的吸收而发挥药效，又生发胃气而运化五谷精微以滋养五脏。

在治疗慢性咳喘疾病时，马老指出"痰郁肺窍则作喘，肾虚不纳气亦作喘"，故治疗慢性咳喘疾病时，当考虑脾胃的因素，胃气宜息息下行，胃气不下行而转上逆，可迫肺气上逆作喘；脾体中空，能容纳诸多回血管之血，运化中焦之气，是为气血宽闲之地，若失去中空之体或变为胀大，可壅积气血上逆迫肺，亦可作喘。此时脾脉缓大，为太阴湿土之象，脉多弦数，乃脾土之病脉也，此时重用山药，佐白术、白芍、炙甘草，诚以脾胃健壮，饮食增多，自能运化精微以培养气血也。

淡味之品最合中土脾胃之性，为顾护胃气之佳品。脾主湿，湿气太过最易伤人之脾胃，因而用苦温之药以燥湿，佐用甘淡之药以泻湿邪，且淡味之药可护胃气以防苦温之品伤及胃阴也，最终达到恢复脾主运化水湿的目的。所以在临证用药中，马老多用甘淡味之品以恢复脾胃的功能，顾护胃气。马老善用山药养脾胃之阴，"阴虚之甚者，其周身血脉津液，皆就枯涸。必用汁浆最多之药，滋脏腑之阴，即以溉周身之液"。生山药，味甘性平而归脾胃，所含汁液最厚，能滋润血脉、固摄气化、强志育神。其他常用的药物，如薏苡仁、麦冬、石斛、菟丝子等，均为淡味之品，以顾护胃气。

2. 煎服方法

临床上很多脾胃病患者出现呕吐、干呕、不欲食、噫气不除等症，或病机见枢机不利兼水饮等。而常用的方剂皆是寒热并用，攻补兼施的方剂，去滓重煎能调和诸药性味，降低对脾胃功能的影响；同时，去滓重煎能缩减药汁量，从而减少胃所要受纳的药汁量，避免因每服汤药量过多而致脾胃不适的情况，也为护胃的一种体现。这种方法可以很好地浓缩药液，减少患者的服药量，从而避免损伤胃气，以保存胃中津液。

3. 药后调护

马老不仅重视通过药物的组方来护胃，还重视通过调节饮食来尽快恢复脾胃功能，每每叮嘱患者"禁生冷、黏滑、肉面、五辛、酒酪、臭恶等物"。对于胃气虚弱的患者，马老还重视使用食疗法，谓其"特性平和，可多服常服尔"，于饮食中治疗疾病。特别在治疗小儿疾病时，由于幼儿脏器发育不全，脏腑娇嫩，药物易伤及胃气，加上药物辛苦之味不易服食。马老常用的食疗药材有山药、枸杞子、芡实、菊花、莲子、龙眼肉、天麻等。马老还特别重视粥的使用，"食粥可借其黏稠之力，可以略存胃中，以待药力之施行"，一则护胃气，二则防药性速去，这种食疗方法，尤其适用于虚劳患者。这些举措无不是从顾护胃气的角度出发的，以尽量保护胃气为要。

综上所述，"调理脾胃，护胃当先"的学术思想，从根本上体现了"有胃气则生，无胃气则死"的原则，这对于我们现代的临床也有着重要的指导意义，特别是我们在治疗一些疑难疾病时也可以采取这一原则来确立治疗大法，往往可以起到意想不到的治疗效果。

第三节 治脾胃重在化湿

一、医理阐述

脾胃疾病，湿邪所患最为多见。脾胃病无论虚实寒热，均可出现湿之兼证，刘完素在《素问玄机原病式·六气为病·热类》中指出"土为万物之母，胃为一身之本"，突出脾胃是脏腑的核心。脾气充沛则脾气升动，脾气升动则脾的运化功能健旺。若脾气亏虚，甚或脾阳不足，则脾气升动无力，脾运化功能失职。脾运化功能失职则易生湿邪，而湿邪又最易困脾，故脾病多湿胜，正如《黄帝内经》所云："诸湿肿满，皆属于脾。"

1. 脾胃为枢，湿滞为因

马老认为，湿邪所致之脾胃病与多种因素相关。外因多与季节、地域、环境相关；内因多与禀赋、体质因素相关。除了内外因，饮食、药物、情志等因素对本病也有十分重要的影响。湿邪内停最易侵犯脾胃，因脾胃同居中焦，皆属于土，共同主持水谷的受纳腐熟、吸收转输及水液的运化，是人体水谷、水液代谢的枢纽。只有脾胃强健，才能正常输布和排泄水谷精微；脾胃功能失常，水谷亦不能运化，则水反为湿，谷反为滞。在生理病理上，脾胃与水湿的关系密不可分，水湿多以中焦脾胃为病变中心，故湿邪既可以作为致病因素而困脾胃，还可以作为病理产物由脾胃功能失常所内生。

2. 发病缓慢隐匿，证候虚实夹杂为果

湿浊的产生和蓄积犹如滴水成注，需要一定的时间，故其发病多较缓慢而隐匿。病症由轻至重，由简单到复杂。病变虽以脾胃为中心，但其病位极为广泛，可谓内至脏腑筋脉，外达躯体肌表，上中下三焦无处不到。湿邪亦可与其他四气相兼，合而为风湿、寒湿、暑湿、湿热证。诸邪使得气机升降失常，虚实夹杂，证候错综复杂。故本证多为本虚而标实，脾虚与湿盛同见，以脾虚为本，湿盛为标；错综复杂的临床证候使得辨证难度加大，治疗方法复杂，且湿性黏滞，所以病程较长且病情缠绵难愈。

3. 健脾祛湿，调畅气机为要

湿邪作为脾胃病的重要病因，治疗当以祛湿为主。祛湿必先健脾，脾气健运则水湿得化；健脾又须调气，气机调畅则脾胃升降有序。脾主升清，胃主降浊，气行则水行，气滞则水停。调畅脾胃气机，使脾气健运，胃气通降，升清降浊，则水湿自消。马老总结说："古人云'治风先治血，血行风自灭'。同理，治湿先调气，气行湿自消。"根据脾胃病的特点，马老确定了以健脾祛湿、调畅气机为要的治疗法则。

马老指出，祛湿之法有三途，无外乎"芳香化湿""健脾燥湿""利水渗湿"。马老常以芳香辛开之品开畅中、上二焦气机，常用佛手、佩兰、砂仁、白豆蔻、草豆蔻等药和三仁汤、平胃散之类方剂；以淡渗之品利水通阳使下焦气机调畅，常用茯苓、猪苓、泽泻等药和五苓散、六一散之类方剂。湿邪以芳化轻开为主，湿邪中阻则以苦辛温运为主，湿邪下注则偏重淡渗利湿，再以其他治法佐之。湿邪去，气机调畅，升降无碍，脾胃自然健运有力。

二、临证经验

1. 湿为阴邪故非温不化

治疗湿证用辛温燥热之剂本无可非议，但因湿兼多性，因此世人多用清化法治疗湿热证，用温化法治疗寒湿证。对于湿证，尤其是湿热证忌用慎用温热、温补之品，因为有助热化燥伤阴之弊。然《温病条辨》在治疗三焦湿热的方药中，无论是治疗上焦湿热的藿朴夏苓汤、三仁汤，治疗中焦湿热的连朴饮、人参泻心汤，还是治疗下焦湿热的枳实导滞汤等，都不乏辛温、苦温，或温补之品。马老在治疗中老年人阳气虚衰，寒湿内生所致之脾胃病，多用温化寒湿之法，如在二陈汤基础上酌情选用吴茱萸、桂枝、干姜等温热之品以助之，厚朴、苍术、白术、砂仁、白豆蔻等更是常用。临床上马老根据寒湿程度而辨证施用温补之法，如湿邪内蕴明显者，以大剂温燥为主，或加连翘、知母；如湿邪日久郁而化热者，则在温燥的基础上酌情选用蒲公英、黄连等。

2. 健脾运湿宜行而不滞

脾以健运为顺，胃以纳降为顺。湿邪致脾胃病的根本原因就在于湿邪困脾、脾失健运，故临床应以健脾祛湿、助运通降为其治疗大法。马老临床常用的祛湿药物如白术、茯苓、苍术、厚朴、藿香、佩兰、薏苡仁、白豆蔻等，旨在通过淡渗、苦燥、芳化等方法祛湿醒脾。健脾不等于补脾益气，健脾之法不在补而贵在健运，此为"运脾"思想。马老临床擅用佛手以舒畅脾胃气滞，菖蒲醒脾开胃，枳壳理气宽中、消胀行气。正所谓"脾以运为健，以运为补""健脾先运脾，运脾必调气"。只有脾气行，胃气通，则湿邪得化，精微四布。所以只有运脾而不壅滞、祛湿而不伤正，方能达到健脾祛湿、治病求本的目的。

3. 健脾祛湿偏用苓术

茯苓、苍术、白术在临床上作为健脾祛湿药是比较常用的，但临证时须灵活辨证方可运用自如。马老认为茯苓淡渗健脾，不燥不寒不泄，性较平和，扶正祛邪，标本兼顾，但凡临证脾虚有湿者，皆可用之。茯苓可与多种药物配伍使用，如脾气虚者，可与参、芪配伍以益气健脾；湿邪盛者，可与薏苡仁、泽泻配伍以增强利水祛湿之功；痰湿咳嗽、恶心呕吐者，可与陈皮、半夏合用以祛湿化痰和中；心神不安、寒饮内停者，可与桂枝、白术等配伍以温阳祛饮。苍术与白术，前者偏于燥湿，后者偏于健脾，临床用于治疗脾虚湿盛之胃脘痞满、泄泻、臌胀等病症。但苍术药性偏燥，唯湿盛者用之，否则易化燥伤阴；而白术健脾燥湿，既用于治疗泄泻，亦可治疗便秘，临证用之可通过配伍和剂量的变化以达治疗目的。通常，炒白术用于治疗泄泻，剂量宜 10～15g；而生白术用于治疗便秘，剂量则要加大，临床依据便秘的程度则剂量不同，宜 20～60g。而对于大便软而排便困难者，则要用炒白术，且剂量要大。若白术临证运用得当，尤其治疗中老年脾虚便秘可收桴鼓之效。

4. 灵活运用二陈汤祛邪扶正

水湿困阻中焦，导致脾胃升降功能失司，治疗必须化湿助运、理气祛邪。尽管湿有寒热虚实之别，皆可通过助其转运促其升降而治之。二陈汤药少力专，标本兼顾，健脾而不壅滞，燥湿而不助热。正如《医方考》云："是方也，半夏辛热能燥湿，茯苓甘淡能渗湿，所谓治病必求其本也；陈皮辛温能利气，甘草甘平能益脾，益脾则土足以制湿，利气则痰无能留滞，益脾治其本，利气治其标也。"明确指出本方制湿理气、祛邪扶正的组方原则。马老常用二陈汤合平胃散加味配合白术、白豆蔻、枳壳、泽泻等健脾理气、祛湿药物治疗湿邪所致的各种疾病，虚证明显者可加补益气血之品，痰浊蕴盛者重用祛湿化痰之品，寒湿明显者重用温化寒湿之品，湿热明显者加入清热化湿之品。通过二陈汤化裁演变可成温胆汤、导痰汤、涤痰汤、半夏白术天麻汤等。所以虚实寒热皆可用二陈汤加减治之。

临证之时，马老还习惯使用一些药对，以增强祛湿之力，如苍术配白术，补散并用，健脾燥湿作用增强，以用于脾虚湿阻，症见脘腹胀闷，食欲不振，肠鸣泄泻，便秘等；苍术配厚朴，燥湿运脾，行气和胃，湿除脾运，中焦气机通畅则诸症自解，常用于治疗中焦湿阻证；白术配白芍，一则益脾气助脾阳以运之，一则养肝血敛肝阴以藏之，二者合用，一阳一阴，刚柔相济，可补脾柔肝，常被用作调和肝脾的药对，马老临床常用之治疗脾虚肝旺之泄泻；陈皮配竹茹，既能化痰降逆止咳，又能清热安胃，用于痰阻气滞的呕吐。选用药物之时，马老还擅选用调畅气机之品。因湿邪最易损伤脾阳，脾为湿困，脾气不升，则胃气不降，水湿内聚，气机不畅。其着眼点在于化中焦痰湿，复脾运化，助气机升降，畅中之品多选用半夏、厚朴、陈皮、枳壳、白蔻仁等，性味多芳香走窜，辛苦且温。治疗时，马老认为应着重于辛开苦降，燥化湿邪，调理脾胃，使三焦气机升降平衡。故化湿不忘理气，气化则湿亦化。

第四节 "治脾胃必先治肝"肝畅则脾安

一、医理阐述

马老一直强调土木不和在脾胃病发病中的重要性。马老认为：大凡胃病，病位虽在脾胃，但无不与肝的疏泄有关；临床上胃肠病由肝胃不和所致者十居五六。《素问·宝命全形论》云："土得木而达。"脾胃之运化，有赖于肝的疏泄、胆的和降。肝属木，木性喜条达而恶抑郁。《读医随笔》指出："凡脏腑十二经之气化，皆必借肝胆之气化以鼓舞之，始能调畅而不病。"可见肝气郁结，可以影响脏腑的生理功能，使脾升胃降的正常机能受到影响。

肝胃同处中焦，其经络相互贯通。《灵枢·经脉》云："肝足厥阴之脉……挟胃属肝。"一旦肝经受邪，邪气每易循经侵犯及胃，而致肝胃同病。五行学说认为，脏腑之间同样存在五行制化关系，正因为"制中有化、化中有制"，方能维持和促进各脏腑功能的正常发挥及脏腑之间的协调平衡。肝在五行属木，胃在五行属（阳）土。在正常情况下，肝木对胃的功能具有制约和促进作用，只有制约和促进得当，相反相成，胃土才能得以协调平衡，这就是木克土、"制则生化"更为深层的含义。反之，"土为万物之母"，胃土对肝木也有滋润、荣养的作用，从而使肝的功能得以正常发挥。在病理情况下，则肝病易及胃，胃病亦易及肝。《素问·至真要大论》亦曰："厥阴之胜，耳鸣头眩，愦愦欲呕，胃鬲如寒……胃脘当心而痛，上支两胁……甚则呕吐，鬲咽不通。"这里虽言运气之理，其中已蕴含肝木乘胃土之意。马老认为，肝与胃之间的关系，体现了"土得木而达"和"土为万物之母"的深刻含义。

胃乃仓廪之官，具有受纳水谷、腐熟饮食、化生精微和传达糟粕的作用，为五脏六腑的营养库，五官四肢百骸皆有赖于胃所化生的营血之濡养，方能维持肝体阴之力，以制约其刚烈的"阳用"，保持其升发疏泄的作用，而不至于亢盛；若胃的功能失调，或因七情所伤、饮食劳倦、六淫侵袭，损及胃阴，津液干枯、血不养肝，则可致肝风内动，或肝阳偏亢，或肝气横逆。叶天士云："胃汁竭，肝风动。"又云："肝风之动可以扰胃，引起肝胃不和。"当肝的功能失调，或因忧思恼怒而伤肝，肝气郁结，则横逆犯胃；或久郁化火，肝火乘胃；或因房劳伤肾，肾水不能涵木，肝阳上亢，引动肝风扰胃。均使肝胃不和，正如叶天士所云"厥阴之气上升，阳明之气失降"。故肝气郁结、肝郁化火、肝风内动，皆可犯胃，而使胃失和降，是为肝胃不和证。肝胆失于疏泄，肝气郁结，气机不畅，除了可以导致本经自病，如症见胸胁不舒、善太息、急躁、心烦、眠差等，又可因木气乘土，脾胃气机失调，气血失和而出现如胃痛或嘈杂、嗳气吞酸、脘腹胀满、食欲不振、肠鸣腹泻等脾胃病病症，形成肝脾（胃）同病。《丹溪心法》云："气血冲和，万病不生，一有怫郁，诸病生焉。故人身诸病，多生于郁。"结合多年临床观察总结，肝胃不和证的患者人数正逐年升高。

此外，脾胃气机升降失调，或脾胃虚弱者，亦可影响肝胆的疏泄功能。因肝胆疏泄功能的正常发挥依赖于脾胃的纳化健运，若脾胃虚弱或气机升降失调，失其健运，则痰浊、积滞、瘀血内生，会影响肝胆疏泄功能的发挥，形成"土壅木郁"之证。《临证指南医案》云"治肝可以安胃"，肝畅则脾安。由此可见通过调肝可调理脾胃，调肝包括疏肝气、泄肝气、清肝热、养肝血、滋肝阴、化肝（痰）浊、散肝瘀、柔肝、镇肝等。故"治脾胃必先治肝"，肝畅则脾安。

二、临证经验

临床上，调肝之法是马老治疗脾胃疑难病症的常用治疗大法，具体包含的调肝与理脾治法如下。

1. 调肝理脾大法

（1）疏肝健脾法：适于肝郁脾虚证。临床表现为胸胁胀满疼痛，情志抑郁，善太息，纳差食少，腹胀便溏，脉弦，舌质红，苔薄白等。代表方为小柴胡汤或逍遥散。

（2）泄肝扶脾法或称"抑木扶土"法：适于肝木太旺，横逆脾土的肝旺克脾证。临床表现为腹痛泄泻，泻后痛减，痛泻与情志有关，伴胁痛，胸闷不舒，腹胀，肠鸣矢气，脉弦，舌质红，苔薄或微黄等。代表方为痛泻要方化裁。

（3）补脾泄肝法或称"培土泄木"法：适于脾土虚弱、肝气乘脾的脾虚肝旺证。临床表现为食少纳差，脘腹胀痛，大便不调，倦怠乏力，脉弦缓无力，舌质淡，苔薄白等。代表方为柴芍六君子汤。

（4）补脾养肝法：适于脾气虚弱，肝血亏虚的肝脾两虚证。临床表现为纳少脘胀，神疲乏力，形体消瘦，头昏目眩，眠少梦多，心虚胆怯，脉虚细，舌淡苔薄等。代表方为六君子汤合四物汤。

（5）泄肝和中法：适于肝气（火）犯中证。临床表现为胸胁脘腹胀满疼痛，呃逆嗳气，吞酸嘈杂，郁闷或烦躁易怒，或口干口苦，或心烦易怒，或便秘，脉弦或数，舌质红，苔薄白或薄黄或黄等。代表方为柴胡疏肝散合左金丸，马老临床研制的"十三味和中丸"亦为本法的代表方。

（6）柔肝润脾法：适于肝脾阴虚证。临床表现为胁肋及脘腹疼痛，固定不移，脉涩或弦紧，舌质暗红等。代表方为血府逐瘀汤。

（7）清利湿热法：适于肝脾湿热证。临床表现为胁肋疼痛，脘痞胸闷，泛恶欲吐，大便不爽，脉弦滑或濡数，舌红，苔黄腻等。方用茵陈蒿汤合连理汤或"清胃和中汤"（马老研制的院内制剂）。

2. 选方用药特色

在调肝理脾选方用药上，马老常用柴胡，取其解郁疏肝之效，升发脾胃阳气之功。《神农本草经》载："柴胡主肠胃中结气，饮食积聚，推陈致新。"柴胡用量不宜大，常为佐使，防其劫阴耗气之弊。用柴胡入肝解郁，调畅情志，配佛手、厚朴、香橼皮等理气降逆之品，升降调顺，理气和中，气和则志达，郁结得散，中土得安。马老还擅于灵活运用四逆散化裁治疗脾胃病，以疏肝解郁、条达肝气。若久病化热，出现肝胃郁热之证，则用四逆散和左金丸，疏肝清热，辛开苦降，条达气机；若兼有瘀血之证，则合用金铃子散以疏肝活血、理气止痛。正如《素问·六元正纪大论》所云"木郁之发，民病胃脘当心而痛"，今木郁得解则疼痛自除。另因脾虚水湿失运，必生痰生湿，而痰又易与气相合，形成痰气阻遏气机之证，故可酌用二陈汤。这些化裁组合之法的应用，非常符合脾胃病的病理特点，体现了马老在对脾胃病生理病理的深刻理解基础上，对疾病本质的准确把握，充分展示了他对"调肝理脾"法的灵活应用和"肝畅则脾安"学术思想的深刻体会。

第五节　治水先治气

一、医理阐述

水气病即人体水液代谢失常所引起的肺、脾、肾疾病，是水肿病的一种，它是因风邪外袭，皮毛受伤，肺气不宣，通调水道功能失调，以致津液运行障碍，水湿停聚，泛滥于肌表而起。西医消化系统的肝硬化、腹水和泌尿系统的一些病变，比如急性肾炎、慢性肾炎、肾盂肾炎、尿毒症、泌尿系统结石等都属水气病的范畴。

历代医家对"水气病"都有非常丰富的临床记载，治疗方法不一，各有所长，疗效不一。"水气病"病因、病机变化多端，治疗也颇为棘手。如华佗所言"人生百病，最难者莫出于水""夫水者，阴邪也，变化多端，浩浩莫御，水之气寒，病则伤阳犯上，故有上冲之变；如上冒清阳则成眩，上凌于心则为悸，中犯胃气则成痞，下注肠道则为泻。故水之所至，其气必寒，其阳必阻"。由此可见，水气病是由于水饮停聚，阳气不能运行所致，与肺、脾、肾三脏功能失调有着密切的关系。

《素问·经脉别论》云："饮入于胃，游溢精气，上输于脾，脾气散精，上归于肺，通调水道，下输膀胱，水精四布，五经并行，合于四时五脏阴阳，揆度以为常也。"可见人体水液的循环代谢，是由胃、脾、肺、肾、三焦共同协调作用，或升或降，或浮或沉，五经并行，使水精四布，若有一经不调，则气不行水，造成水气泛滥而形成水气病。

水气病的辨证，首先应当推测其停积的部位，然后进行分类。在治疗方面，由于饮为阴邪，遇寒则聚，得温则行，故应以温化为主。《金匮要略》提出"病痰饮者，当以温药和之"的治疗原则。其中包括温肺、健脾、益肾等法。至于宣肺、发汗、利水、攻逐等仍当以扶正固本为主。以冀正气渐复，邪不侵犯，可减少发作，渐渐达到治愈目的。

马老治疗水气病着眼于脾肾，多从健脾益气利水及补肾温阳化水两条途径来入手。

《景岳全书》云："治宜温补脾肾，此正治法也……温补即所以化气，气化而痊愈者，愈出自然。"温的含义是指振奋脏腑的阳气，水为阴邪，得阳乃化。在温药的作用下，行消开导，化气行水，主要通过两个途径：发汗和利小便。发汗又称为散水法，适用于病势偏上或偏表者。利小便又称为利水法，适用于病势偏下或偏里者。发汗、利小便治疗水气病，其实质都在于通阳以调理脏腑的气化功能。《金匮要略》曰："脉浮，小便不利，微热消渴者，宜利小便、发汗，五苓散主之。"其意义即在于通阳化气，使下焦通畅，津液气化于上则为汗，津液下疏则为尿。水气病偏上者见有小青龙汤证，小青龙汤是以汗法治疗水气病的代表方，在伤寒论中用以治疗伤寒表不解，心下有水气之证。由于水停上焦，所以小青龙汤的作用特点是辛散温化，其温肺散水之功主要在于干姜、细辛和半夏。干姜温脾肺，细辛性烈，为自里达表的辛温发散药，善祛陈寒痼冷，温通阳气。半夏辛温开结，降逆气，散水气。肺为水之上源，水停上焦，水液代谢失常，症见发热、咳喘、干呕、小便不利、少腹满等。小青龙汤温阳、宣肺、开腠、散水，使水与寒得以尽解。

水停于中焦者为苓桂术甘汤证，本方的作用特点是温阳健脾利水。茯苓甘淡利水，桂枝辛温通阳，桂枝、茯苓同用，于温阳化气之中有淡渗利水之功，同时兼有甘缓补脾之用，是温药和之的最佳配伍。桂枝、甘草配伍，辛甘化阳以壮心阳，心阳足则阴气不能上乘阳位，故冒眩、悸动之证可缓。白术除湿散水，善化中焦阳虚之水气，为脾之正药。苓、桂、术、甘四药合用，温脾阳，促进中焦水湿运化，进而带动全身水气运行，是温药和之的代表方剂，药量虽小，运用得当，确有千军万马之功。

水停于下焦者为真武汤证。真武汤主要作用是温肾、扶阳、利水。方中附子温肾化阳、散寒祛湿，生姜辛温散水、降逆止呕，白芍合附子破阴结以利水，茯苓、白术健脾除湿散水。诸药合用，温阳利水，标本兼治。

此外，对于水停三焦的五苓散证，方中茯苓、猪苓、泽泻并用，渗湿利水，同时加桂枝温通阳气，白术健脾利水，三焦同治，先升后降，使水归于化，津气流通。

二、临证经验

临床上治疗水气病,马老根据治水先治气的原则和临床经验,常选用补气健脾药和理气药,具体用法如下。

1. 补气健脾药

(1)黄芪:味甘,微温,补虚,益气,利阴水。

三焦为营卫之本,黄芪一源三派,浚三焦之根,利营卫之气,故凡营卫间阻滞无不尽通。黄芪与白术皆为脾药,黄芪行脾之标病,白术疗脾之本病。风湿、风水之为病,动病也,术静而芪动,故芪任重而术任轻也。

(2)甘草:味甘,平,补脾益气,清热解毒,祛痰止咳,缓急止痛,解百药毒,为九土之精。甘草中黄皮赤,入脾兼入心也。

《本经疏证》曰:"《伤寒论》《金匮要略》两书中,凡为方二百五十,用甘草者一百二十方,非甘草之主病多,乃诸方必合甘草,始能曲当病情。凡药之散者,外而不内,如麻黄、桂枝、青龙、柴胡、葛根等汤;攻者,下而不上,如调胃承气、桃仁承气、大黄甘草等汤;温者,燥而不濡,如四逆、吴茱萸等汤;清者,冽而不和,如白虎、竹叶石膏等汤;杂者,众而不群,如诸泻心汤、乌梅丸等;毒者,暴而无制,如大黄䗪虫丸等。若无甘草调剂其间,遂其往而不返。"

(3)人参:味甘,微寒,微温,主补五脏,安精神,止惊悸,除邪气,明目,益气,疗肠胃中冷,心腹鼓痛,胸胁逆满,调中,止消渴,通血脉,破坚积,令人不忘。

人参色黄味甘,气凉质润,正合中土脾脏之德,故首入脾而仓廪崇;次入肺而治节行;次入肝而谋虑定,惊悸除,目明;次入心而神明固,心智开。人参生津止消渴,如白虎加人参汤、小柴胡加人参汤等。

2. 理气药

理气调中,适用于水湿困脾所致的腹胀、纳呆、倦怠、便溏等。陈皮、枳壳、木香均具有行气之功,且能入脾胃经,长于宣畅中焦脾胃之气机,无论对于脾胃气滞所致的水湿停阻,或由于湿邪困脾所致的水湿内停,都可使用。厚朴、砂仁芳香化湿,其性温,可行气化湿。《药性论》言:厚朴可"除湿饮,去水结"。紫苏,发表散寒,行气宽中,对水气病在里,兼见脾胃气滞之胸闷、呕吐,在外兼见风寒束表之发热、恶寒尤为适宜,有表里两解之功。在水气病治疗中,行气药是非常重要的一类药物,行气药的使用正是为了更好地行气利水。

第六节　调和致中理论指导下运用"和"法治疗脾胃病

一、医理阐述

1. "和"法的含义与学术渊源

马老始终倡导在"调和致中"的思想指导下运用"和"法治疗脾胃病。《周易》中认为"和"是自然和社会的最高境界,"天下万物以和为贵"。"和"的本义是调和、协和,包含了相反相成、相从相应、阴阳交通等多重意义。《管子·内业》所言:"凡人之生也,天出其精,地出其形，合此以为人，和乃生，不和不生。"说明"和"不仅作为自然界的运动现象，也是人体的生命现象。

"和"是人体的一种生理状态，包括阴阳、气血、脏腑合和等。《素问·生气通天论》指出："凡阴阳之要，阳密乃固。两者不和，若春无秋，若冬无夏，因而和之，是谓圣度。"又谓："是以圣人陈阴阳，筋脉和同，骨髓坚固，气血皆从。如是则内外调和，邪不能害。"如果这种"和"的状态被打破，人体就会患病甚或死亡。因此恢复人体"和"态，是医者治病的目标之一。

"和"法概念的完善与应用是在长期医疗实践中，根据临床治疗的需要不断发展起来的。《内经》为"和"法的提出打下了理论基础，《伤寒论》开创了"和"法理论的医疗实践，创制了许多经典的"和"法方药，为"和"法的产生和发展做出了重大贡献。唐宋金元医家进一步丰富了"和"法的医疗实践，金代成无己在理论上明确提出了"和"法，但概念较为狭隘，仅有和解少阳一法；明代张介宾虽对"和"法的认识与现代不一致，但其思路为"和"法的发展指引了方向；清代汪昂扩大了"和"法的内涵；清代程钟龄明确提出"和"法为治疗八法之一，确立了"和"法在治法中的重要地位，对后世产生了重大影响；清代戴天章在历代医家论述的基础上，完善了"和"法的概念，阐明了"和"法的本质与意义。根据前贤的理论指导，我们将"和"法定义为：用以治疗由两种或两种以上具有相互对立关系性质的病因共同引起的、病机较为复杂的病证的一种治疗方法。其主要特点为寒热并用、攻补兼施。

2. "和"法治疗脾胃病的理论依据

脾胃为后天之本，脾主升，胃主降，脾气以升为健，胃气以降为和，脾胃升降是五脏和合之枢纽。在生理表现上为气机升降相宜，水谷纳化相成，功能燥湿相济，阴阳虚实调和。脾胃病病因复杂，无论外感，还是内伤；无论脾胃自病，还是他脏影响，均可导致脾胃生理功能异常。又因脾胃病往往脏腑同病，寒热互存，虚实夹杂，升降失调，并且与肝胆互为影响，病因多种多样，病机复杂多变，在病理表现上常见有脾胃虚弱、脾胃气滞、脾胃不和、脾胃湿热、胃热脾寒、胆胃郁热、肝气犯胃等。临证时单选一法治之，恐难取效，唯采用调和脾胃、调和肝脾、调和胆胃、调和肝胃、调和肠胃等"和"法，故"和"法可视作专为脾胃病所设，通过调和之法以达到中焦如衡。

二、临证经验

1. 常用的"和法"

在脾胃病的治疗中常用的"和"法有：①调和脾胃，如枳术汤；②调和肝胃，如四逆散；③调和肝脾，如逍遥散；④调和胆胃，如大柴胡汤；⑤调和胃肠，如半夏泻心汤；⑥和解少阳，如小柴胡汤。马老将这些常用方临证化裁，应用于脾胃病的治疗，注重脏腑同治、寒温相宜、虚实同理、阴阳兼顾，以调理脏腑功能，调畅逆乱之气机，从而达到脾胃升降有序，肝胆疏泄有度，使阴平阳秘，元气生生不息，病势方可迎刃而解。

2. 常用"药对"

在治疗脾胃病过程中，马老善于在"调和致中"的理论指导下使用固定药对，依据脾胃病的以下特征：①脾胃同处气机升降之中焦枢纽；②脾与胃在生理病理上相反相成；③脾胃病常因肝木不和导致。在选用"对药"时，马老强调平衡阴阳，兼顾润燥、升降、散敛、通补，统筹兼顾，制方对药相伍为用，健运枢机，调理气机升降出入；或取其相反相成之效；或以辛开苦降，以平为期，力求"调和致中"。以下为马老常用的对药心得。

（1）苍术、白术：马老善用的"运脾法"由来已久，且发扬光大，亦属其擅长的"和法"范畴。"运"有行、动、转之意，有动而不息之特征，故有消中寓补、补中有消，消不伤正、补不碍滞之功。药物的选择方面，马老首推苍术，其性善行，因其芳香微苦，苦温长于燥湿，开郁悦脾，运化水湿；而白术性柔，其性善补，长于健脾燥湿，守而不走。故两药合用，刚柔并济，走守结合，补而不滞，皆可燥湿。二者配伍得当，相得益彰。亦有人指出苍术味辛而刚燥，久用则伤阴。马老认为脾为柔脏，非刚药不能宣阳泄浊。通过大量的临床实践观察，亦无因使用苍术而阴伤液耗者，只要在掌握好阴伤的前提下，二者但用无妨。尤其在长夏季节，暑湿较重，两药同用，能够起到醒脾化湿、攻补兼施之功效。马老指出：脾胃病多迁延日久，脏腑气血衰弱，故虚实夹杂之证多见。选药之时，但须补者，应补中有消，以防壅滞；凡须攻者，当攻中有补，以防正伤。

（2）赤芍、白芍：在仲景之汉代，芍药不分赤白，统称芍药。至宋代芍药方分赤、白，其中赤芍善入血分，功能散瘀止痛、清热凉血，瘀散热清则胃自安；白芍善入阴分，长于柔肝止痛、养血敛阴。《本草求真》记载："白则能于土中泻木，赤则能于血中活滞。"二者一柔一刚，一敛一散，一缓一行。马老指出，脾胃病常病程日久，初病在气，在脾胃；久病入络，累及肝木。故临床上马老将二芍同用，尤其适用于证属肝胃不和或肝胃郁热兼瘀阻胃络者，胃镜下多见有胃黏膜充血焮红，或息肉、疣状胃炎等。赤白芍合用，白者柔肝止痛，赤者散瘀清热。这体现了马老在"调和致中"理论指导下，运用"调和肝脾，刚柔并济，通补兼施"之法的治疗思路。

（3）青皮、陈皮：二者均善理中焦之气。青皮性较峻烈，行气力猛，可疏肝破气，散结止痛；陈皮性温而平和，行气力缓，偏入脾、肺而燥湿化痰。青皮、陈皮并用，木土得和，升降有常，调和肝、脾两脏。故二者常合用于木郁土壅，气滞中焦所致之肝（胆）脾（胃）不和等证，理气作用更强，可达到理中焦之气而疏肝健胃燥湿之功。

（4）百合、乌药：该药对即百合乌药汤，出自《医学三字经》，其中乌药味辛略苦性温，顺气开郁，止痛散寒；百合性甘微寒，能养肺胃之阴、清心安神，二者用量多按照1∶3的比例合用，既可行气温胃止痛，又可防乌药温燥伤及胃阴，因"胃喜润恶燥"，须津液不断滋润，才能维持其正常的生理功能，故马老常将此药对用于胃脘痛之寒邪客胃证。二者相配，一阴一阳，寒热并用，达阳和阴。

（5）茯苓、茯神：茯苓和茯神分别为多孔菌科真菌茯苓的干燥菌核和菌核中间天然抱有松根者，二者实为同种植物的不同部位。脾为生化之源，脾虚气弱可致心血生化乏源，当脾虚气弱证（食少腹胀、大便稀溏、倦怠乏力）与心血不足证（心悸怔忡、焦虑失眠、多梦健忘）并现，是为心脾同病，临床上常见的"胃不和则卧不安"的病例亦可视为该范畴。此时，马老常将该两种药物同用，以达心脾同调、补益气血、养心安神之功。

（6）煅瓦楞子、海螵蛸：此二味为制酸止痛之圣品。马老治疗脾胃病时特别重视疏肝理气。临床中对于肝胃不和、横逆克脾、脾胃湿热之吞酸吐苦及气郁化火所致的胃脘灼痛等症，马老善于将二者配合使用。特别对于经胃镜确诊为胃及十二指肠溃疡、胆汁反流性胃炎者，二药合用可增强其制酸止痛作用之力，但应注意用量，避免阻碍气机。

（7）藿香梗、苏梗、荷梗：湿邪为患是脾胃病的重要致病因素。马老尤擅藿香梗、苏梗、荷梗的灵活组合。荷梗味苦性凉，解暑清热化湿，醒脾和中；藿香梗及苏梗均性温，前者温中化湿，后者理气宽中止呕。结合时令，处方中马老常常藿香梗、苏梗并用，化湿兼理气，适用于湿邪内盛伴气机受阻者；而藿香梗、荷梗并用对于中焦气机壅塞者，可醒脾和中、化湿止泻，多用于湿盛泄泻者；苏梗、荷梗并用，行气消滞、醒脾化湿，适用于气滞中焦兼见湿困纳呆者。

（8）麦冬、半夏：麦冬为养胃生津之上品；半夏辛温，和胃降逆，化痰止呕。胃阳得阴柔濡润方能受纳不断，脾阴得阳气温煦始能运化无穷，在治疗胃阴不足证时，二药相配一润一燥，一寒一热，相得益彰。

（9）大腹皮、大腹子：这两味药为槟榔的不同药用部位。大腹皮为槟榔的干外壳，含有大量纤维，又名槟榔衣，可下气宽中、利水消肿。大腹子即槟榔的成熟种子，行气利水、杀虫消积，可增强肠蠕动，常见于消食方，如木香槟榔丸，可缓泻排除胃肠积滞。二药合用，可针对气滞脘腹，胃脘胀满，肠道失畅，大便秘结者。二者同用，水、谷二道并调，胃、肠二腑通泄，同时理气、行滞、化湿。但对于脾虚泄泻者，马老则用大腹皮行气宽中，而不用大腹子。

（10）生地黄、熟地黄：在治疗消渴、血证、闭经、痿痹诸症时常用此药对，盖二味皆为补肾养血之要药，其中生地黄甘寒，功专以养阴为主，兼清热凉血；熟地黄经制之后，其性偏腻，滋补功能更胜于生地黄，然二药合用可相互促进、相辅相成，益肾补血滋阴之力更强。"百合固金汤""二黄散""当归六黄汤""地黄饮子"等方剂均以二药为主配伍运用。

3. 马老治疗脾胃病常用的对药

马骏名医工作室对马老治疗脾胃病常用的对药亦有过系统梳理及总结归纳，主要有：①疏肝和胃用柴胡、郁金；②理气和中用苏梗、香附；③化湿和中用厚朴、砂仁；④清热和中用黄芩、蒲公英；⑤化痰止呕用半夏、竹茹；⑥制酸止痛用瓦楞子、乌贼骨；⑦降逆止嗳用金沸草、代赭石；⑧行气止痛用八月札、九香虫；⑨活血止痛用五灵脂、蒲黄；⑩消食导滞用神曲、山楂；⑪健脾消痞用枳实、白术；⑫消坚化痞用三棱、莪术；⑬清肠止痢用木香、黄连；⑭补肾止泻用补骨脂、肉豆蔻；⑮补脾止泻用山药、扁豆；⑯涩肠止泻用赤石脂、诃子肉；⑰导滞止痛用木香、槟榔；⑱提升中气用升麻、柴胡；⑲生津止渴用乌梅、甘草；⑳和胃止呕用黄连、苏叶；㉑清肝泻火用黄连、吴茱萸。

除此，马老善用的药对还有以下几类：①功效相似的药物，如川浙贝、砂蔻仁、柏枣仁、桃杏仁等；②同一药物的不同炮制法相合为用，除了常用的生地黄、熟地黄，还有如生白术、炒白术，生苡仁、炒苡仁，生甘草、炙甘草等；③一种植物不同的部位合用，如苏叶、苏梗，瓜蒌皮、瓜蒌子，桑叶、桑皮等合用，相合相须，相得益彰。这些对药的使用，无论是药性的相反相成相配，还是通补兼施的联合，或是气血同调的配伍，或是肝脾同治的兼顾，无不体现出马老治疗脾胃病贵在"调和致中"的理念和马老深厚的文化底蕴。

第七节 厚土敛火治口疮

一、医理阐述

口疮是指口舌黏膜上生出黄白色如黄豆或豌豆大小之溃疡点，甚则溃烂，局部灼热疼痛的一种病症，是临床常见病，好发于嘴唇内侧、舌的边部。临床治疗用药以对症处理为主，尚缺乏特异性的治疗方法。口疮之名，首见于《内经》，《素问·气交变大论》曰："岁金不及，炎火乃行……民病口疮。"指出口疮是"火"之为患。隋代巢元方在《诸病源候论·口舌疮》中云："手少阴，心之经也，心气通于舌；足太阴，脾之经也，脾气通于口，脏腑有热，热乘心脾，气冲于口与舌，故令口舌生疮也。"指出口疮由心脾热盛所致。宋代《圣济总录·口舌生疮》谓："口疮者，由心脾有热，气冲上焦，熏发口舌，故作疮也。又有胃气弱，谷气少，虚阳上发而为口疮者，可执一而论，当求其所受之本也。"明确指出了口疮有虚实之分。龚廷贤《寿世保元·口舌》言："口疮者，脾气凝滞，加之风热而然也。"指出风邪挟热上扰或风热乘脾而发为口疮。根据目前对本病的认识，大致可将口疮的病因病机概括为心脾积热、阴虚火旺、脾气虚弱、湿浊壅结、瘀血凝滞五个方面。

1. 病因病机

（1）心脾积热：《圣济总录》指出："口舌生疮者，心脾经郁热所致也。盖口属脾，舌属心，心者火，脾者土，心火积热，传之脾土，二脏俱蓄热毒，不得发越，冲攻上焦，故令口舌之间生疮肿痛。"《内经》亦云"诸痛痒疮，皆属于心""舌为心之苗"，脾开窍于口，脾脉挟舌本，心脾积热为口疮最常见的病机。其特点为：①好发于舌尖部、唇部；②口疮溃疡充血、疼痛明显，遇刺激物尤甚；③病程短，起病急；④有口干、心悸、失眠、大便干结等症状。

（2）阴虚火旺：《寿世保元·口舌》云："口疮，连年不愈者，此虚火也。"或因素体阴虚，或因湿热时疫病后，或劳累过度，真阴亏损，虚火上炎熏灼于口则肌膜受伤而溃烂。其特点为：①口疮反复发作，此起彼伏；②口疮溃疡色淡红，表面光红，伪膜少；③舌质光红无苔；④有盗汗、腰酸乏力、少寐多梦等症状。

（3）脾气虚弱：《丹溪心法》指出："口疮服凉药不愈者，因中焦土虚，且不能食，相火冲上无制，用理中汤。人参、白术、甘草补土之虚，干姜散火之标，甚则加附子，或噙官桂亦妙。"脾气虚弱所致口疮往往迁延难愈，其特点为：①口疮反复发作，以疲劳过度为诱因；②发病时溃疡或多或少，或大或小，溃疡色呈淡红或淡白，周围无明显红晕；③舌质淡，舌边或有齿印；④无口干、口臭、便干、尿黄等火热症状；⑤如有脾虚症状，如神倦乏力、纳少、便溏，更能明确证型。

（4）湿浊壅结：《医学摘粹》云："脾胃湿寒，胆火上炎，而生口疮。"系清阳不升，浊蒙清道，脾失健运，邪浊积蕴，久困中州，郁蒸而上凌清窍使然。其特点为：①口疮溃疡基底灰白有伪膜，较厚，周围黏膜色泽淡红或淡白；②口干不欲多饮，舌伸多涎，口中黏腻不爽，或口有淡味或甜味，有时口气呈抹布味，伴肢体困倦、懒动、纳差，甚至恶心，舌苔白腻，脉缓。

（5）瘀血凝滞：该型少见，口疮火热内盛，怫郁气机，令血行不畅，或火热煎熬，耗伤津液，令血液稠浊。如《重订通俗伤寒论》云："邪热炽盛，郁火熏蒸，血液胶凝。"此型口疮特点为：久溃不愈，口疮溃疡基本固定，或痊愈后复发仍在原有溃疡邻近周围，疼痛较甚，舌质有瘀点瘀斑，或唇部有瘀点瘀斑。

2. 辨证要点

（1）辨虚实：《外科正宗》曰："口破者，有虚火、实火之分，色淡、色红之别。虚火者，色淡而白斑细点，甚者陷露龟纹，脉虚不渴，此因思烦太甚，多醒少睡，虚火动而发之。"《医宗金鉴·外科心法要诀》云："口疮实火者，色艳红，满口烂斑，甚者腮舌俱肿，脉实口干。"《寿世保元·口舌》曰："口疮，连年不愈者，属虚火也。"古人论述翔实，临床上还可从以下三个方面辨别：①问病程。凡急性发病，以前无口疮发病史，病程短者为实证。凡口疮反复发作，病程长，为慢性发病者，是虚实夹杂证或虚证。②问诱发因素。凡有明确诱发因素者如药物过敏引起的口疮，口腔创伤引起的口疮为实证。③观溃疡形态。凡口疮溃疡充血，溃疡表面有纤维素性渗出，疼痛明显者为实证；凡溃疡色淡，疼痛轻微者为虚证。凡急性浅表性溃疡者为实证；凡慢性浅表性溃疡者为虚证或虚实夹杂证。凡急性深层溃疡者，如坏死性龈口炎、坏疽性口炎，一般为实证；凡慢性深层溃疡者，如慢性黏膜创伤性溃疡、黏膜营养性溃疡，一般为虚证或虚实夹杂证。

（2）辨脏腑：从脏腑辨证来看，口疮与心、脾、胃、肝、肾诸脏腑密切相关。临床上主要从口疮的局部形态，周围的红肿状况，伪膜的颜色及疼痛四大特征来区分病变性质及所涉及的脏腑。①从局部部位辨脏腑：《证治准绳·杂病》有云："风热传脾，唇肿裂或茧唇。"口为脾之外窍，唇部溃疡红肿与脾有关；《外台秘要》曰："舌主心，藏热即应舌生疮裂破唇揭赤。"舌尖部溃疡与心有关；足厥阴肝经其支脉下行颊里环绕口唇，舌边溃疡、颊黏膜溃疡与肝有关；足阳明胃经入上齿中，出挟口环唇，牙龈溃疡与胃有关。②特殊症状辨脏腑：口干或口甜，属脾热，《医学正传》云："脾热则口干。"口苦属肝热，《素问·痿论》曰："肝气热，则胆泄口苦。"口酸属肝热，《丹溪心法》提出了"肝热与口酸"的病理关系。口有发黏，食不知味与脾有关。《灵枢·脉度》曰："脾气通于口，脾和则口能知五谷矣。"

（3）辨性质：口疮是以口腔黏膜溃疡为特征的一种口腔黏膜病。辨别溃疡的良恶性，对于溃疡的诊断及预后具有极大意义。良性溃疡一般溃疡面积较小、较浅，此愈彼起，部位不固定，可以自愈。癌性溃疡一般为慢性深层口腔黏膜溃疡，早期癌性溃疡除了具有"典型的癌性溃疡呈菜花状"的特点，还可以有如下特征：①裂沟状溃疡。多发生在舌背部，裂沟深，周围轻度浸润，表面色泽正常。②盘状溃疡。多见于舌腹、口底、软腭、舌腭弓，在原有的红斑基础上出现圆形、椭圆形、边缘微突起，基底呈暗红色细绒状或一般肉芽创面，无假膜，指诊为似软橡皮样质地。③火山口样溃疡。多见于颊黏膜、舌背，溃疡较小而深，边缘轻度突起，基底及边缘有浸润。以上溃疡一般病程常在3周以上，对任何治疗无效。通过病理活检结合溃疡边缘特点或基底有早期癌细胞浸润即可诊断。

3. 治疗

临床治疗上多为对症治疗，包括内治法和外治法。①口疮实证，大凡由心脾蕴热或脾胃湿热或肝经火热所致。治疗法则以清心泻脾泻热为主。临床常使用生大黄通腑泻热，使泄浊之物不能久留胃肠道。如年高体弱者可使用瓜蒌仁、火麻仁等润肠通便之品。然口疮实证者用药在泻火同时勿忘配生津之品。②湿浊壅结证，特点为脾阳不振，脾土之湿无阳气之濡养，清阳不升，浊蒙清道。治当芳香化湿为主，佐以健脾升阳。③临床上有明显瘀血证候者，可使用活血化瘀治疗。④重视外治法，复发性口疮常用锡类散、珠黄散外涂溃疡处治疗，近来又有溃疡面外用西瓜霜喷剂、肿痛安胶囊药粉等治疗方法。

二、临证经验

马老在临证治疗上提出厚土敛火法治疗口疮。厚土敛火法为培补脾胃，敦厚中土，或热因热用之从治法，是针对脾土卑监，中气亏虚，而至虚火上炎，虚阳外越所引起的一种以"火""热"为主要症状的治疗法则。厚土敛火法缘于清代尤怡的《医学读书记》和《静香楼医案》中所载："中气虚寒，得冷则泻，而又火升齿衄，古人所谓胸中聚集之残火，腹中积久之沉寒也。此当温补中气，脾土厚而火自敛。"

脾居中州，体阴而用阳，但必得营阴之滋充，气阳之温煦，方可敦阜而体健用强，其受纳腐熟运化转输自如，升清降浊有序。阴守中宫，厚奠其基；阳司其职，躬行健运，互资互恋，则阳不外越，而无"火""热"之证。若素体中虚，脾胃不健，或调摄违度，或病后失养，或误治失治，致使脾胃亏虚、中土卑监，失恋不藏之虚阳遂有外浮上越之机，所现之症也变化莫测。厚土敛火之法虽昌盛于金元之后，然在仲景《金匮要略·血痹虚劳病脉证并治》中早有运用，如"虚劳里急……手足烦热，咽干口燥"之一派貌似火热阳盛，或阴虚火炎见症时，仲景却予以性温味甘之小建中汤奠厚中土，以敛降上亢外浮之虚火，而收烦热除干燥已之效验。及金元李氏东垣，更以"火与元气不两立，一胜则一负"立论，阐述了中虚气陷是导致阴火独盛之机因，认为"升胃气"可"降阴火"，创补益中气、甘温退热之法，所选方药皆参芪术甘之味，实也厚中土以敛虚火之意。

马老认为，厚土之法并不仅限于甘温，亦应包括甘淡、甘凉。土指脾胃而言，厚土即指补益脾胃使之厚。中土不足有脾胃阳虚和脾胃阴虚之不同，故厚土之法又有甘温以助脾胃之阳，甘淡以补脾阴，甘凉以补胃阴之不同。在临床上马老谨以此法治疗复发性口疮，疗效显著，颇有心得。马老认为口疮多因外感火热之邪，饮食不节，劳累过度，内伤七情，久病不愈或素体虚弱等引起，病理因素多为火热、气滞、湿阻、食积、血瘀等。病机总由火热之邪上冲，熏蒸口腔所致，但火热之邪尚有虚实之分，临证之时定当详辨。

《景岳全书·口疮》曰："口舌生疮，固多由上焦之火，治宜清热，然有酒色劳倦过度，脉虚而中气不足者，又非寒凉可治，故虽久用清凉，终不见效，此当查其所由，或补心脾，或滋肾水，或以理中汤，或以蜜附子之类，反而治之，方能痊愈，此寒热之辨也"。对于口疮的治疗，马老自当分虚实论治。

三、验案

案一

赵某，女，42岁。2012年5月12日初诊。

主诉：牙龈肿痛，口腔糜烂，伴口苦咽干，周身乏力2年。

现病史：患者自诉口腔溃疡反复发作，此起彼伏，曾服导赤散、泻黄散，外搽冰硼散等，然药后即腹泻，诸症不减。此次溃疡于1周前出现，疼痛不甚，自服牛黄解毒片无效，伴口干，纳差，大便稀溏，易疲乏，自汗，活动或进餐时汗出尤为明显，刻下牙龈红肿，口腔、上腭黏膜及舌面，有赤小豆大小的溃疡点数个，周围淡红、微痛，口淡、喜热饮，纳差。脉细弱而数，尺尤甚，舌紫暗、少苔。

既往史：否认相关病史，否认药物食物过敏史，否认传染病史，否认手术史，否认家族疾病史。

辅助检查：暂缺。

辨证分析：患者溃疡点周围淡红、微痛，口淡、喜热饮，纳差，脉细弱而数，尺尤甚，舌紫暗、少苔，证属中土不足、虚火上炎。

中医诊断：口疮。

西医诊断：口腔溃疡。

辨证：中气下陷，阴火上乘。

治法：补益中气。

方药：补中益气汤加味。

炙黄芪30g　炒白术10g　党参15g　广陈皮10g　当归10g　升麻5g　柴胡5g　淫羊藿15g　甘草10g

上方共 7 剂，水煎分 2 次服，每日 1 剂。

二诊：口腔溃疡愈，至今未发作，疲乏有所改善，汗出减少，但仍纳差，大便不成形，舌脉同前。调方如下：

炙黄芪 30g　炒白术 30g　党参 10g　广陈皮 10g　当归 10g　升麻 5g　柴胡 5g　淫羊藿 30g　茯苓 20g　甘草 10g

共 7 剂，水煎分 2 次服，每日 1 剂。

按　"口疮服凉药不愈者，因中焦土虚"。本案患者因脾胃受损，中气下陷，阴火上乘，上循于口，而发溃疡，因非实火，故予清热解毒药，无益而有害。病本为脾胃受损，中气不足，故予补中益气汤治之，是谓求本。补中益气汤是李杲为饮食劳倦伤脾，发热而设。以甘温之品，补脾胃之气，脾胃气旺，则元气充，火归其位，溃疡自愈。临床应用此方时尚须与肾虚清阳不升相鉴别，正如陆丽京所云："此为清阳下陷者言之，非为下虚清阳不升者言之也。倘人之两尺虚微者，或是肾中水竭，或是命门火衰，若再一升提，则如大木将摇而拔其本也。"

案二

谢某，男，48 岁。2011 年 4 月 15 日初诊。

主诉：发作性口腔溃疡半年。

现病史：患者自诉半年前一次聚会时因进餐过多出现吐泻，经对症治疗后吐泻止，但此后易发口腔溃疡，每月至少发作一次，严重时前次溃疡尚未愈合，新溃疡又出现，同时伴有腹泻、食欲差、夜寐尚可、小便调。脉沉细，舌质老、胖大，苔薄白。

既往史：否认其他相关病史，否认药物食物过敏史，否认吸烟饮酒史，否认传染病史，否认手术史，否认家族遗传性疾病史。

辅助检查：暂缺。

辨证分析：患者除口腔溃疡外尚有腹泻（自利），从腹泻的角度看，患者属虚证，结合舌脉属虚证无疑，患者虽在上表现为口疮，在下表现为泄泻，但二者实归于中焦脾胃失调。脾胃虚弱，易生阴火，阴火上犯故见口腔溃疡；脾胃虚弱，运化失司，不能分清别浊，故见大便稀溏。

中医诊断：口疮。

西医诊断：口腔溃疡。

辨证：脾胃虚弱，虚火上炎。

治法：健脾和胃，引火归元。

方药：异功散加味。

党参 15g　炒白术 15g　炒茯苓 10g　广陈皮 10g　细辛 3g　桂枝 5g　炒麦芽 10g　炙甘草 5g

上方共 7 剂，水煎分 2 次服，每日 1 剂。

二诊：2011 年 4 月 29 日。口腔溃疡愈合，但受凉后仍有腹泻，舌脉同前。调方如下：

党参 15g　炒白术 15g　炒茯苓 10g　广陈皮 10g　细辛 3g　桂枝 5g　炒麦芽 10g　炙甘草 5g　炙黄芪 10g　附片 5g

共 7 剂，水煎分 2 次服，每日 1 剂。

按　口腔溃疡一般情况下多认为是热证，由胃热上攻所引起，正如《蒲辅周医案》曰："口腔溃疡为病，一由胃火，一由脾热。"但本案患者除口腔溃疡外尚有腹泻（自利）。《伤寒论》

曰"自利不渴者，属太阴""自利而渴者，属少阴也"。从腹泻的角度看，患者属虚证，结合舌脉属虚证无疑，患者虽在上表现为口疮，在下表现为泄泻，但二者实归于中焦脾胃失调，脾胃虚弱、易生阴火，阴火上犯故见口腔溃疡，脾胃虚弱，运化失司，不能分清别浊，故见大便稀。马老从中焦脾胃入手，使脾胃功能恢复正常则阴火自清，溃疡自愈，运化正常，大便成形，治病求于本。

《灵枢·经脉》云："手少阴之别，循经入于心中，系舌本；脾足太阴之脉，入腹属脾络胃，上膈，挟咽，连舌本，散舌下；足少阴之脉，循喉咙，挟舌本。"又有脾开窍于口，上唇属脾，下唇属肾，舌为心之苗，心开窍于舌，舌尖属心肺，舌面属脾胃，舌边属肝胆，舌根属肾，腮、颊、牙龈属胃。说明口疮与五脏六腑均密切相关，其病理属性有实热、虚热之分。临床多见心脾积热与肺胃邪热引起的实热证，正如《外科大成》曰："口疮，脾气通于口，脾和则口能知味。又心脉布于舌上，脾脉布于舌下，故心脾积热，则口舌生疮，甚则腮舌赤肿，此实火也。治以苦寒。"但因虚热引起的口腔溃疡亦不少见。本文主要报道了因中气下陷、脾胃虚弱引起的口腔溃疡。对于脾胃受损、中气下陷，阴火上乘，上循于口而发的口腔溃疡，马老以补中益气汤加减；对于反复发作性口腔溃疡伴腹泻者，马老从中焦入手，厚土法使脾胃功能恢复正常，则阴火自清，溃疡自愈，运化正常，大便成形，则口疮自愈。

本病在药物治疗的同时，马老亦强调，加强生活调理是预防口疮复发的关键：平时注意口腔卫生，避免损伤口腔黏膜；注意营养均衡性，多吃新鲜蔬菜、水果；少食辛辣刺激性食物，忌烟酒；保持乐观、积极的态度，舒畅的心情，避免不良情绪的影响；保证充足的睡眠，避免过度疲劳；注意生活规律，养成定时排便的习惯，防止便秘。

第八节 血府逐瘀治呃逆

一、医理阐述

血府逐瘀汤为王清任诸活血化瘀方中具有代表性的一首方剂，用于治疗"胸中血府血瘀之证"，并列举了胸痛、头痛、胸不任物、胸任重物、天亮自汗等十九种血瘀病证。血府逐瘀汤所治诸证以胸部病变和瘀血所致的情志病变为主，且以血瘀气滞之实证为宜。随着临床的广泛应用，"活血祛瘀"法（现多称为"活血化瘀"法）不断地丰富和发展，现已成为临床治疗的重要方法之一，同时血府逐瘀汤治疗的范围亦逐渐扩大。

所谓血府，《素问·脉要精微论》曰："脉者，血之府也。"府者，聚之义，即指全身的血液都聚存于经脉之中。从广义理解，这里的"府"，应当包括全身的经络气血。但《医林改错》所言之"血府"，却不指此，原书曰："血府即入胸下膈膜一片，其薄如纸，最为坚实，前长与心口凹处齐，从两肋至腰上，顺长如坡，前高后低，低处如池，池中存血，即精汁所化，名曰血府。"其又曰："膈膜以上，满腔皆血，故名曰血府。"

虽然，王清任说的"血府"范围大小不尽一致，但都属胸腔部位。尽管这种把胸腔当作生理性的存血之所有一定的局限性，但"血府"血瘀却确实是客观存在的病理现象，对后世医家认识中医脏腑气血生理、病理产生了较为深远的影响。

首先，从中医的脏腑概念来看"血府"。中医对脏腑的认识，是在古代的解剖学知识，对生理病理现象的观察及长期而丰富的临床实践的基础上形成的，但是，其与现代医学中的脏腑含义不完全相同。这是因为，中医学里的脏腑不单纯是解剖器官，更重要的是包括了其在生理、病理方面的意义。同时，再从中医的气血理论来探讨"血府"。人以气血为本，《灵枢·本脏》云："人之血气精神者，所以奉身而周于性命者也。"精为气所化，神藏血之中，则精神乃源于气血。血与气，异名同类，生理上不可分离，病理上亦相互影响。正如李梴《医学入门》所言："人知百病生于气，而不知血为百病之始也。"机体一旦发生病变，不是因于气，便是因于血。因此，可以用气血的运动变化来说明人体生命运动的全过程。所以，气和血之在人体，不仅是指它的物质性，其对于功能的意义则更为重要。

王清任对气血尤为重视，言："治病之要诀，在明白气血，无论外感、内伤……所伤者无非气血。"又言："元气既虚，必不能达于血管，血管无气，必停留而瘀。"强调了气血在某些疾病发生方面的重要性，这些对气血生理、病理的认识是完全正确的。再从王清任因瘀血部位不同而采用不同的治法这一学术思想来看，"血府"也是有实际意义的。因此，《医林改错》之所谓"血府"应为：①指包括心、肺、血脉的整个胸腔；②指心、肺及气血的部分功能活动。这也是"血府逐瘀汤"在临床辨证论治过程中有较普遍意义的道理所在。中医学认为经脉是气血循行的道路，正常情况下，血液在脉道内必须畅流无阻，永不止息而有节律地流动。凡是血液运行不畅或离经之血未能消散，淤积于机体某个部位，均属瘀血。瘀血的成因很多，主要归纳为如下几个方面。

（1）损伤：各种损伤，致离经之血停留于局部，不能及时消散，而成瘀血。《灵枢·邪气脏腑病形》曰："有所堕坠，恶血留内。"

（2）气滞：气为人之根本，气行血行，气滞血停，轻则为郁，甚则成瘀。故曰"百病生于气"。忧思恼怒、肝气郁结、疏泄失常、气滞血瘀者多见。《素问·生气通天论》曰："阳气者，大怒则形气绝，而血菀于上，使人薄厥。"《格致余论·痛风论》亦曰："内伤于七情，外伤于六气，则血气之运或迟或速，而病作矣。"

（3）寒凝：阳虚则外寒，阴盛则内寒。寒为阴邪，易伤阳气；寒性收引，抑气凝血，致经脉郁滞，气血运行不畅。《素问·调经论》云："寒邪客于经络之中，则血泣；血泣则不通。"王清任亦云："血受寒则凝结成块。"现代病理学研究发现，外寒冻伤可使毛细血管内皮损伤和血液黏性增加，很快出现血小板、红细胞等在血管内凝结成颗粒状或团块状固体的现象，导致从毛细血管逐渐蔓延到较大的血管内的血栓形成，即局部出现了弥散性血管内凝血。

（4）血热：津液是血液的重要成分，火热灼津伤液，则致血液黏稠、流行不畅，滞而成瘀，热邪迫血妄行，脱离经脉，则易见吐血、衄血、斑疹、便血、妇女月经过多、崩漏等。《伤寒论》中的"蓄血证"即是热与血互结而成瘀。清代医家叶天士在温病的察舌、验齿、辨瘀斑等方面，丰富和发展了对血热致瘀的辨证论治，为后世所推崇。同时，热邪入血，可瘀聚而为痈肿疮疡。《素问·至真要大论》言："诸痛痒疮，皆属于心。"其中包括热邪。《灵枢·痈疽》亦言："火热不止，热甚则肉腐，肉腐则为脓，故名曰痈。"

（5）气虚：气与血，两相维持，气不得血，则散而无统，血不得气，则凝而不流。《灵枢·刺节真邪》述曰："虚邪偏客于身半，其入深，内居荣卫，荣卫稍衰，则真气去，邪气独留，发为偏枯。"王清任亦颇有所得，言"半身不遂，亏损元气，是其本源""凡遇是症，必细心研究，审气血之荣枯，辨经络之通滞"。

瘀血可发生于机体的任何部位，故其证多而复杂，变化无穷，但"瘀血有瘀血之证可查"，临床表现以疼痛、肿块、出血、紫暗、脉涩为其主要特征。

（1）疼痛：瘀阻经脉，不通则痛，其痛多呈针刺痛、刀割样痛或钝痛，久痛不愈，反复发作，痛处不移，按之则剧，昼轻夜重。《素问·举痛论》曰："寒气入经而稽迟，泣而不行，客于脉外则血少，客于脉中则气不通，故卒然而痛。"

（2）肿块：瘀积肿块，触之可得，固定不移，多有瘀血。《医林改错》云："气无形不能结块，结块者，必有形之血也。"

（3）出血：瘀血既是病理产物，又是一种致病因素，有些出血是瘀血所致，而出血之后，离经之血不消而瘀，反更易造成经脉失畅，进一步加重出血或变生他病，这在妇科尤为常见，如月经不调、崩漏、恶露不尽等。

（4）紫暗：跌打损伤，常见受伤局部青黑、晦暗、肿痛、功能障碍等症状。内有瘀血，亦多见面色黧黑，唇爪青紫，舌色紫暗或紫斑瘀点，或有肌肤甲错，皮肤赤丝缕纹，腹大青筋暴露等。《灵枢·厥病》云："真心痛，手足青至节。"《金匮要略》亦云："病人胸满，唇痿舌青……为有瘀血。"另外，因"瘀血"停滞的部位不同，程度的差异，时间的长短，还可出现寒热、口渴、喘咳、胸胁撑胀、小腹硬满、发黄、心悸怔忡、健忘、失眠、癫狂、麻木、瘫痪等症。但临床必须四诊合参，全面辨证，方能诊断无误。

瘀血证以涩脉为主，而细脉、弦脉、迟脉、沉脉亦属常见。

瘀血证虽有寒、热、虚、实之不同，但"血脉不通"则是其共性，故可以此作为一切瘀血证的共同基础，治疗则"疏其气血，令其条达"。《素问·至真要大论》即在"活血祛瘀"的原则下，分别辅以温经、清热、补虚、理气等法，亦即《素问·三部九候论》所谓："必先度其形之肥瘦以调其气血之虚实，实则泻之，虚则补之，必先去其血脉，而后调之，无问其病，以本为期。"由于气血常相互为病，故祛瘀方中多配以行气之药。对于瘀血的治疗，因病症轻重缓急不同，所在脏腑经络之各异，则又有化瘀、逐瘀、破瘀之法。化者，即用活血力量较弱的药物，疏通经脉，畅流血行；破法，则是用最猛烈之品，直攻病所，使死血顽结崩解而除；逐瘀则介乎于二者之间，所用活血药物之力亦较强，使瘀血溃散而消。一般说来，病缓症轻，瘀在经络，或属血行不畅者，当活之化之；若瘀久症重，病在脏腑，或有死血块者，当逐之破之。

二、临证经验

马老深谙王氏活血祛瘀法逐瘀血府之要义，根据"异病同治"的原则，灵活运用于临床以治疗呃逆，并获显效。

呃逆是指胃失和降，气逆动膈，上冲喉间，呃呃连声，声短而频，不能自止的疾病，本病古称为"哕"。现代医学认为，呃逆是膈肌一种不自主的间歇性、痉挛性收缩所引起的动作。中医学认为其病位主要在胃，病机为胃的气机升降失司，调理脾胃升降是治疗呃逆的基本原则。但是，通过对临床许多病例的观察和研究，不仅仅是胃气上逆可以导致呃逆，只要五脏六腑中任何一脏一腑的功能失调，都可直接或间接地引起动膈（即膈肌痉挛），发生呃逆。因此，动膈是呃逆发作的基本病机，胃气上逆仅仅是呃逆的主要发病机制之一。针对此病机，临床治以和胃降逆常能收得良效。然而，某些顽固性呃逆却往往收效甚微。这就提示我们应该从其他脏腑入手，调理其相应的脏腑功能，恢复机体气机的正常升降。马老在临床治疗呃逆时，另辟新径，从瘀血论治，以血府逐瘀治疗呃逆，往往可获奇效。

临床上顽固性呃逆的发生常与瘀血内结相关。呃逆反复发作、迁延不止，日久必然损伤正气，而"因虚致实""久病入络"，病邪渐由气分累及血分，致瘀血内结，加重呃逆。反之，瘀血又会阻碍气机，使气血滞结，呃逆久久不愈。《医林改错》曰："呃逆，俗称打咯忒，因血府血瘀……吸气不能下行，随上出，故呃气。若血瘀甚，气管闭塞，出入之气不通，闷绝而死……无论伤寒、瘟疫、杂症，一见呃逆，速用此方（血府逐瘀汤），无论轻重，一付即效。"王清任在此处突出强调了血瘀可致呃逆，并创血府逐瘀汤以治之。又如《血证论·呃逆》云："有瘀血阻滞而发呃者，必见刺痛，逆满之证。"《证治汇补·呃逆》云："呃逆，心胸刺痛，水下而呃，脉芤沉涩。"呃逆病久，气机不畅，气滞则血瘀，胃失和降动膈，常导致呃逆反复发作，顽固难愈。此症单用和胃降逆止呃法多无效果，须从瘀论治。可以选用清代医家王清任的血府逐瘀汤加竹茹、半夏、丁香、柿蒂等共奏活血化瘀、降逆止呃之功。

三、验案

李某，男，60岁。2010年7月6日初诊。

主诉：反复呃逆20天。

现病史：患者自诉20天前因生气后出现呃逆，声短而频，难以自制。曾用柿蒂煎水内服治疗，刚服用时有效，其后因生气复发，服用一些疏肝理气、降逆止呕的中药，效果不佳。刻下患者呃逆频作，影响饮食，夜间较重，夜眠时常被憋醒，坐起活动后减轻。患者因此整日精神萎靡，痛不欲生，形体消瘦，两眶亦暗，唇萎。脉象弦涩，舌质带青色。

既往史：否认相关疾病史，否认药物食物过敏史，否认手术史及传染病史，有饮酒史多年，已戒酒。

辅助检查：暂缺。

辨证分析：患者因生气发病，患者肝气不舒，横逆犯胃，胃气上逆动膈而成呃逆，气滞日久，不能行血，气行则血行，气滞则血停。

中医诊断：呃逆。

西医诊断：膈肌痉挛。

辨证：血瘀气滞。

治法：活血化瘀，理气降逆。

方药：血府逐瘀汤加减。

当归12g　桃仁10g　红花8g　柴胡8g　炒枳壳10g　川芎8g　牛膝10g　桔梗10g　焦山楂15g　炒谷芽20g　炒麦芽20g　神曲10g　旋覆花12g　炒白芍15g　广木香6g　砂仁10g　佛手15g

每日1剂，水煎分2次服，患者服用4剂后呃逆减轻，白天明显减少，夜间间断呃逆，但不影响睡眠。续服7剂而愈。

按　《格致余论·痛风论》曰："内伤于七情，外伤于六气，则血气之运或迟或速，而病作矣。"患者呃逆是由于20天前生气所致，心情郁闷，肝气不舒，横逆犯胃，胃气上逆动膈而成呃逆。《医学入门》言："人知百病生于气，而不知血为百病之始也。"气滞日久，不能行血，气行则血行，气滞则血停。气血停滞则人体气血运行失常，故久病难愈。所以用血府逐瘀汤可显效。肝藏血，主疏泄，脾居中焦，为枢纽之地，与一身气血通畅和三焦气机条达息息相关，具有调治气血和气机之功用。由于血府逐瘀汤由桃红四物汤合四逆散加桔梗、牛膝组成，桃红四物汤具养血活血，祛瘀生新之功；四逆散疏肝解郁，调理脾胃；所配伍的桔梗、牛膝一升一降，使药力上行下达，行气活血。再伍消食化积、健脾理气的药物，共奏降逆止呃之功，以达更好效果，故配焦山楂、炒谷麦芽、神曲以消食化积；广木香、砂仁健脾理气；旋覆花降胃气而止呃逆；白芍养肝柔阴；佛手辅以疏肝理气。以上诸药，合而为方，相得益彰，治疗当见奇效。

<h1 style="text-align:center">第九节　健脾化饮治呕吐</h1>

一、医理阐述

呕吐之名首见于《内经》。《素问·六元正纪大论》曰："太阳司天之政……身热，头痛，呕吐。"《内经》中亦称之为"呕""吐""呕逆"。《素问·厥论》云"太阴之厥……食则呕"，讲的是足太阴脾经经气上逆，吃食物则呕；《素问·五常政大论》又云"岁木太过……胁痛而吐甚"，讲的是肝气太过，胁痛而吐；《灵枢·经脉》言"肝所生病者，胸满呕逆"，讲的是肝经气犯导致呕吐。张仲景的《金匮要略·呕吐哕下利病脉证治》明确规范"呕吐"病名，原文中提出"呕而胸满者，茱萸汤主之""呕而肠鸣，心下痞者，半夏泻心汤主之""干呕而利者，黄芩加半夏生姜汤主之"，开创了呕吐辨证论治的先河。

呕吐是由胃失和降，气逆于上，迫使胃中之物包括食物、痰涎、水液等从口中吐出的一种病证。所以任何病变，有损于胃，皆可发生呕吐。《伤寒论》中将呕吐分为呕、干呕、吐三种情况，它们均是由胃失和降、胃气上逆所致。因为呕与吐常同时发生，很难截然分开，故并称为呕吐。严格地说，呕与吐是有区别的，有声有物为呕，有声无物为干呕，有物无声为吐。李杲给呕吐下了一个定义："呕者，声物兼出者也；吐者，物出而无声者也。"

呕吐有外因、内因之分，有虚证、实证之别。外因为外邪侵袭，六淫中寒、火、燥、风、湿皆可致呕吐；内因主要为脏腑失调，如肝气犯胃、胆火上逆、脾湿内生、肾病、水饮上泛、痰饮、情志失调等都可致呕吐。《景岳全书》曰："呕吐一证，最当辨清虚实。实者有邪，去其邪则愈；虚者无邪，则全由胃气之虚也。"指明了虚实对于呕吐辨证论治的重要性。

1. 实证呕吐

（1）外邪犯胃：外邪犯胃必有表证，症见突然呕吐，甚至脘腹痞闷疼痛，口不渴，呕吐清水或食物，伴有恶寒发热、鼻塞，脉浮滑或浮缓，舌苔薄白。治法：解表和胃止呕。处方：成人用藿香正气汤，小孩用藿香正气散。藿香正气汤出自《太平惠民和剂局方》，藿香正气散出自《医宗金鉴·幼科心法要诀》，用药稍有不同。

（2）火逆呕吐：火逆呕吐分为胃火和胆火。胃火上逆呕吐常见口苦、口干，胃中有烧灼感，有的可见大便秘结。胆火犯胃呕吐常见口吐黄水、苦水。凡火逆呕吐，皆见脉数或数而有力，舌苔黄。治疗：胃火上逆呕吐治宜泻热通降止呕，主方为大黄甘草汤；胆热犯胃呕吐治宜清热降气化痰、和胃利胆，主方为芩连温胆汤。若呕吐且兼胃脘部胀痛，腹胀腹痛，大便秘结，方用大柴胡汤，临床上多见于胆囊炎、胆结石患者。

（3）食积呕吐：食积呕吐多见呕吐酸腐，脘腹胀满，嗳气厌食，得食愈甚，吐后反快，大便臭秽或溏薄，脉滑实，舌苔厚腻等。胃为仓廪之官，主受纳、腐熟水谷，食积于胃则可以导致呕吐。食积呕吐为小儿常见病、多发病。食积呕吐的第一个特点是呕吐之物酸腐发臭；第二个特点是胃中胀闷；第三个特点是不欲食。舌苔为腻苔，或白腻或黄腻，可为厚腻苔，腐腻苔。脉象在成人必为脉滑，在小儿必纹紫滞。治疗上应消食化积止呕，主方为保和丸，大便秘结者加大黄、枳实。

（4）痰饮呕吐：张仲景在《金匮要略》中明确指出："卒呕吐，心下痞，膈间有水；眩悸者，小半夏加茯苓汤主之。"根据临床经验，痰饮呕吐有五大特点：第一，呕吐痰涎或呕吐清水；第二，呕吐之后口不渴；第三，胃中痞闷；第四，心悸、头晕；第五，脉滑或弦，舌苔白滑或白腻。治以蠲饮化痰止呕，主方是小半夏加茯苓汤。如果患者同时还出现口苦，脉滑数，舌苔黄滑，这说明同时兼夹痰热呕吐证，治疗宜化痰清热止呕，合用芩连温胆汤。

除以上内科常见的呕吐外，临床还会见到女子妊娠呕吐，《医宗金鉴》称妊娠呕吐为恶阻，并指出"胎气阻逆唯呕吐，无他兼证保生汤""痰饮恶阻吐痰水，烦眩加味六君汤"。若妊娠呕吐苦水，则用芩连温胆汤。

2. 虚证呕吐

（1）虚寒呕吐：虚寒呕吐为脾胃阳虚所致呕吐，或称为脾胃虚弱呕吐或中焦虚寒呕吐。主要特点为平时畏寒肢冷，胃脘部怕凉，食少，疲乏，呕吐遇寒则甚，遇劳则甚，胃部隐隐作痛，严重时大便溏泄，脉细缓或迟，舌淡舌苔薄白。治法：温中散寒止呕。常用方为理中汤，方中加入法半夏、砂仁可取得非常好的效果。马老指出，寒甚者用理中汤加丁香、白豆蔻亦可，但要注意丁香为大热药，第一，要掌握好剂量，第二，不是大寒证不要用，用得不准会产生很多变证。

（2）胃阴不足呕吐：胃阴不足呕吐主要特点为干呕，有时呕出食物不多，不会呕出痰涎，口燥，咽干，易饥，脉细或细数，舌红苔少或舌红无苔或舌红而干。治法：滋养胃阴，和胃止呕。主方为益胃汤去生地黄加枇杷叶、竹茹。益胃汤中有五味药：生地黄、麦冬、北沙参、玉竹、冰糖。主要用于治疗胃阴虚，不是用于止呕，故止呕时去掉滋腻的生地黄，加上止呕的竹茹、枇杷叶才更有效。

二、临证经验

马老在临床治疗中对呕吐进行辨证论治，提出健脾化饮法治疗呕吐，主要适用于痰饮呕吐。饮证最早见于《内经》，载有水饮、积饮、溢饮等。《金匮要略》首次提出痰饮病，并对其作了比较系统的论述，以痰饮咳嗽病脉证并治篇阐述最详，该篇将痰饮分为痰饮、悬饮、溢饮、支饮四大类。此外，痰饮还散见于肺痿肺痈咳嗽上气病脉证并治、胸痹心痛短气病脉证并治、惊悸吐衄下血胸满瘀血病脉证并治、呕吐哕下利病脉证并治等篇章。《金匮要略》虽然痰饮混称，但重在论述饮证。马老认为人体五脏中唯脾主运化水湿，且其性喜燥恶湿，故痰饮、内湿致病与脾关系最为密切。健脾化饮法即是针对脾虚中阳不运、水饮内停所致呕吐的一种治法。

脾的运化功能包括运化水谷和运化水湿两个方面，二者可分而不可离。所谓"运化水谷"，是指脾对水谷的消化及精微物质的吸收和转输作用。《素问·厥论》云"脾主为胃行其津液者也"，《素问·奇病论》曰"夫五味入口，藏于胃，脾为之行其精气"，皆指出脾在水谷消化、吸收和转输中的重要作用。若脾失健运，机体的消化吸收功能失常，会出现腹胀、便溏、食欲不振，以致出现倦怠、消瘦和气血生化不足等病变。所谓"运化水湿"，则是指脾具有吸收和输布水液，防止水液在体内停滞的作用。正如《素问·经脉别论》言："饮入于胃，游溢精气，上输于脾，脾气散精，上归于肺，通调水道，下输膀胱。水精四布，五经并行。"此论既概括了人体水液代谢的全过程，又强调了脾在其中的推动和调节作用。若此功能减退，必将导致水液在体内的停滞，产生湿、痰、饮等病理产物，甚至导致水肿。《素问·至真要大论》中"诸湿肿满，皆属于脾"的论述正是对"脾虚生湿""脾为生痰之源"和脾虚水肿发生机制的高度概括。益气健脾可使脾运恢复，从而将体内水液及时地转输并排出体外，如此则化饮与健脾相得益彰。饮停于胃，主要有呕吐、呃逆等症。如《金匮要略·痰饮咳嗽病脉证并治》有言："呕家本渴，渴者为欲解，今反不渴，心下有支饮故也，小半夏汤主之。"《金匮要略·呕吐哕下利病脉证治》又言："病人胸中似喘不喘，似呕不呕，似哕不哕，彻心中愦愦然无奈者，生姜半夏汤主之。"

三、验案

赵某，男，70 岁。2006 年 8 月 8 日初诊。

主诉：反复呕吐 20 余年。

现病史：反复呕吐 20 余年，起初尚不碍饮食，久之食后即吐，呕吐稀白痰涎，并夹食物，询及腹中有响鸣声，呕后口不干。脉滑而缓，舌苔薄白而腻。

既往史：既往有慢性胃炎病史，否认其他相关病史，否认药物食物过敏史，否认手术史，否认传染病史。

辅助检查：暂缺。

辨证分析：患者反复呕吐 20 余年可知为虚证呕吐。呕吐稀白痰涎，其腹中有响鸣声，呕后口不干，脉滑而缓，舌苔薄白而腻，可知此为痰饮呕吐。所以此病为虚中夹实。

中医诊断：呕吐。

西医诊断：慢性胃炎急性发作。

辨证分型：痰饮呕吐。

治法：祛痰止呕。

方药：小半夏加茯苓汤加减。

法半夏 12g　云茯苓 20g　生姜 6g　陈皮 8g　生苡仁 30g　桂枝 3g

共 7 剂，水煎分 2 次温服，每日 1 剂。

二诊：初诊用小半夏加茯苓汤加减祛痰止呕后呕吐减轻，痰涎明显减少。考虑到病为虚中夹实，患者又年老体弱，痰涎因脾虚引起，二诊用六君子汤加干姜收功。

法半夏 9g　云茯苓 20g　干姜 3g　陈皮 8g　生苡仁 30g　桂枝 3g　砂仁 6g　党参 10g　苏梗 8g　生甘草 6g

共 7 剂，水煎分 2 次温服，每日 1 剂。

三诊：药到病除，继续二诊方服用 2 个月。半年随访痊愈。

按　呕吐为胃气上逆之表现，临证降逆和胃止呕，无所不妥，但因水饮所致者，必当实土除饮而绝后患，此治病求本，不止呕而呕自止也。总之，马老治疗呕吐，见呕不止呕，重在治病求本。《金匮要略·痰饮咳嗽病脉证并治》云："卒呕吐，心下痞，膈间有水；眩悸者，小半夏加茯苓汤主之。"本案患者，反复呕吐 20 余年，起初尚不碍饮食，久之食后即吐，呕吐稀白痰涎，腹中有响鸣声，呕后口不干渴，脉滑而缓，舌苔薄白而腻，虽无明显眩悸，仍符合痰饮呕吐，治以小半夏加茯苓汤加减蠲饮降逆，收获良效，呕吐减轻，痰涎明显减少。考虑患者年老体弱，病程延久，病为虚中夹实，"脾虚生湿""脾为生痰之源"，痰涎终因脾虚引起，二诊用六君子汤加干姜益气健脾，淡渗利水，温化痰饮，待水饮得散，中运复常，气化水行，呕吐自止。此即为健脾化饮法治疗呕吐。

第十节　养血祛风治噎膈

一、医理阐述

噎膈是由于食管干涩或食管狭窄而造成的以吞咽食物哽噎不顺，甚则食物不能下咽入胃，食入即吐为主要表现的一种病证。噎，指食物堵住咽喉，或指食物下咽时噎塞不顺；膈，指嗳气发出的声音，亦指格拒，即食管阻塞，饮食格拒不能下咽入胃，食入即吐。

"膈"在《内经》中写为"鬲",指食入阻隔，未曾入胃即吐出者；噎，始见于巢元方《诸病源候论》一书，指噎塞不通，又分为气、忧、食、劳、思五噎。在病因上，《内经》认为本病证与津液及情志有关。对于其病机，历代医家有不同认识，《医学心悟》有言"凡噎膈症，不出胃脘干槁四字"；《临证指南医案》论曰"脘管窄隘"；《景岳全书》述曰："噎膈一症，必以忧愁思虑，积劳积郁，或酒色过度，损伤而成。"并指出"少年少见此症，而唯中衰耗伤者多有之"。

噎膈的发生，以饮食因素较为多见，与情志及久病年老亦有密切关系。西医学中食管癌、贲门癌及贲门痉挛、食管憩室、食管炎、弥散性食管痉挛等疾病，出现吞咽困难等表现时，多属于中医学"噎膈"范畴。《素问·阴阳别论》曰"三阳结，谓之膈""膈咽不通，饮食不下，食则呕"。《医贯》云："噎膈者饥欲得食，但噎塞迎逆于咽喉胸膈之间，在胃口之上，未曾入胃即带痰涎而出。"《济生方·噎膈》言："倘若寒温失宜，饮食乖度，七情伤感，气神俱扰……结于胸膈，则成膈，气流于咽嗌，则成五噎。"并指出精神、饮食、年龄等因素均与本病有关。《证治汇补·噎膈》指出："有气滞者，有血瘀者，有火炎者，有痰凝者，有食积者，虽有五种，总归七情之变。"并提出"化痰行瘀"的治法。《临证指南医案·噎膈反胃》又指出噎膈的病机为"脘管狭隘"。这些古代医家的经典著作理论对指导现代临床实践仍具有重要意义。

1. 噎膈之病因病机

（1）久病体弱，脾肾亏虚：正气虚损，脏腑失调在噎膈发病过程中起着重要作用。张介宾指出："脾胃不足及虚弱失调之人，多有积聚之病。"《古今医统》亦曰："气血日苦，相火渐炽，几何不至于噎膈。"《外证医案汇编》云："正气虚则成岩。"因此正气虚弱是噎膈形成的内在主要因素。久病体弱，正气内虚，邪气侵犯，故而饮食渐少；精血亏虚，津液失布，从而痰气交阻，形成噎膈。

（2）情志抑郁，肝失疏泄：情志失调，肝失疏泄也是噎膈发生过程中的重要因素。《内经》指出："隔塞闭绝，上下不通，则暴忧之病也。"《景岳全书·噎膈》有云："噎膈一证，必以忧悉思虑，积劳积郁，或酒色过度，损伤而成。"忧思伤脾，脾伤则气结，津液失布，湿聚酿痰，痰气交搏，阻于食管，而见吞咽困难；怒则伤肝，肝失疏泄，气机升降失调，气滞、血瘀、痰浊三者互结，阻于食管，饮食不下而发噎膈。

（3）饮食不节，脘管损伤：饮食不节，环境因素亦是本病发生的重要原因。《医学统旨》记述："酒面炙煿，黏滑难化之物，滞于中宫，损伤脾胃，渐成痞满吞酸，其则为噎膈、反胃。"长期吸烟、嗜酒过度，或过食辛辣燥热之品，致使肠胃积热，酿成痰浊，日久痰热互结，食管失于濡润，引发噎膈。进食过快过热，食物粗糙或霉变，刺激食管，久而食管脉络受损，血瘀阻于食管亦可引发本病。我国曾对河南、河北、山西三省交界地区食管癌高发地区进行流行病学调查，发现食管癌的发生与不良的生活、饮食习惯密切相关。由于当地居民喜食热食及腌制食品，且进食速度较快，这些物理及化学因素可导致食管损伤，刺激黏膜增生，最终导致食管癌的产生。

本病以内伤饮食、情志、年老肾亏为主因，以气滞、痰阻、血瘀为标实，津枯血燥为本虚。肝、脾、肾功能失调，导致气血痰瘀互结，津枯血燥而致食管干涩、狭窄，是噎膈的基本病机。

2. 噎膈之辨证论治要点

（1）辨明虚实：新病多实，或实多虚少，症见吞咽困难，梗塞不顺，胸膈胀痛者多实；久病多虚，或虚中夹实，症见食管干涩，饮食难下，或食入即吐者多虚。

（2）分别标本：初起以标实为主，可见哽塞不舒，胸膈胀满，嗳气频作等气郁之证；胸膈疼痛，痛如针刺，痛处不移等瘀血之候；胸膈满闷，泛吐痰涎等痰阻的表现。治疗重在治标，以理气、化痰、消瘀为法，可少佐滋阴养血润燥之品。后期以正虚为主，出现形体消瘦，皮肤干枯，舌质红、少津等津亏血燥之候；面色虚白，形寒气短，面浮足肿等气虚阳虚之证。治疗重在扶正，以滋阴养血，益气温阳为法，也可少佐理气、化痰、消瘀之药。临床上还应注意治标当顾护津液，不可过用辛散香燥之品；治本应保护胃气，不宜多用滋腻之品。

二、临证经验

在临证治疗中，马老提出痰毒、瘀血为噎膈后期的基本病因。痰毒是人体水液代谢障碍的病理产物，人体水液代谢平衡有赖于五脏及经络等正常生理功能来维持。当外邪入侵、精神刺激、饮食不当、体质虚弱等各种原因导致五脏气化功能或经络之气运行功能失调时，皆可导致水（津）液停聚、泛滥或凝结。痰毒产生后，无论其所在部位如何、性状如何、去路如何，都能成为一种致病因素，与原始病因或其他同期病理产物共同参与病理过程，从而产生与痰毒有关的病证。《医宗必读》曰："悲思忧患，则脾胃受伤，血液渐耗，郁气生痰，痰则塞而不通，气则上而不下，妨碍道路，饮食难进，噎膈所由成也。"详细地指出了噎膈是由于痰气交阻于食管之故。痰属阴，其性黏滞缠绵，贯穿整个噎膈病程的始终，易留伏遏阻于食管，是噎膈病情缠绵难解的原因。痰留着不去，阻碍气机，痰气交阻，故噎膈患者早期就可见到吞咽不适、胸膈痞闷等症状。痰留食管恒久不化，积为陈痰或顽痰，则病情反复，逐渐恶化，吞咽困难、梗阻、呕恶日益明显。痰性易动，可随气升降，遍布全身，或结于皮下，或结于脏器，或皮里膜外，形成痰核、流痰、痞块等。《丹溪心法》指出"痰之为物，随气升降，无处不到""凡人身上中下有块者多是痰"。这在中晚期食管癌中表现尤为明显，淋巴结转移是中晚期食管癌主要的转移途径，表现为多个淋巴结肿大，压迫局部神经、血管、淋巴管，引起疼痛、出血和声音嘶哑等。

瘀血与恶性肿瘤有着密切的关系。早在《内经》中就有"癥瘕""积聚""马刀挟瘿"等名称记载，与当今某些肿瘤很相似。而瘀血便是"癥瘕""积聚"等证的成因之一。《灵枢·百病始生》论曰："卒然外中于寒，若内伤于忧怒，则气上逆，气上逆则六输不通，湿气不行，凝血蕴裹而不散，津液涩渗，著而不去，而积皆成矣。"认为积是由寒邪外袭、瘀血蕴裹不散所致。后世医家亦有类似论述，《医林改错》云："气无形不能结块，结块者，必有形之血也。血受寒则凝结成块，血受热则煎熬成瘀。"《血证论》亦云："瘀血在经络脏腑之间，则结为癥瘕。"可见，古代医家常将有形之肿块归为"瘀"。

中国古代由于缺乏诊治恶性肿瘤的手段和方法，恶性肿瘤的早期诊断几乎是空白，因此，可以推断出古代文献中记载的有关肿瘤内容大都属于中晚期范畴，局部肿块也正是中晚期肿瘤的主要临床表现。噎膈除有典型的噎塞和格拒症状外，局部原发肿块一般无法触及。虽然发病部位不同，但噎膈和癥瘕积聚在"有形之物"这个特征上则是相似的，可以从噎膈的临床症状上推断出其有形肿块的存在。

从现代医学角度理解，中医"血瘀"为在一定的外因和内因的条件下，血液流动缓慢或停滞，或血液离开血管产生瘀结，血液由动态变为静态，这是血瘀的基本环节，也是血瘀的共性。在病理生理上表现为血液循环障碍和受累组织的损害，组织器官出现炎症、水肿、糜烂、坏死、硬化、增生等继发性改变。现代医学研究结果提示中晚期食管癌与痰瘀的关系密切，从中西医结合病因病理学的角度出发，可以认为痰毒、瘀血是中晚期食管癌的基本病理因素。噎膈后期，气虚、痰凝、血瘀并存，气虚血瘀生风，生风则病情易变反复，肌肉筋脉挛缩，食管痉挛加剧，吞咽困难时好时坏，进行性加重。马老基于这一理论提出"养血祛风"法治疗噎膈。

宋代陈自明《妇人大全良方》曰："治风先治血，血行风自灭。"清代吴鞠通《温病条辨·治血论》云："善治血者，不求之有形之血，而求之无形之气。"在中医学中，气血是一个很重要的概念，人体中的各个脏腑功能都要靠气血滋养激活才能良好运作。气血一旦不足，也表示人的各个器官功能衰竭，器官老化。疾病的发生，主要是由于人体气血阴阳失调，而风病亦不例外。风为六淫之首，为百病之长，可分为内风及外风，风邪犯表，腠理洞开，则为外风；经络受风，肝风内动，发为内风，当然二者亦可转化。内风可产生于脏腑的任何部位，食管也不例外。气血是构成人体和维持人体生命活动的最基本物质，为人体一身正气之根本，气血阴阳失调，疾病由生。《素问·评热病论》言："邪之所凑，其气必虚。"《灵枢·百病始生》亦言："风雨寒热，不得虚，邪不能独伤人。卒然逢疾风暴雨而不病者，盖无虚，故邪不能独伤人，此必因虚邪贼风，与其身形，两虚相得，乃客其形。"可见正气不足是疾病发生的内在根据，风邪为病亦是在人体气血阴阳失调，气机逆乱时乘虚导致的。

风病治血，首当治气；鉴于风病缘于气血失调，而气血又为人体一身正气之根本，气属阳，血属阴，二者之间相互依存，相互为用。气为血之帅，血为气之母，人体的气和血周流于全身，是脏腑、经络等一切组织器官进行生理活动的物质基础。气对于血，具有推动化生、统摄的作用；血对于气，则具有濡养和运载等作用。气的升降出入异常，必然影响及血，反之，血的虚衰和血的运行失常，也必然影响及气。诚如吴鞠通曰"善治血者，不求之有形之血，而求之无形之气"。对于风病的治疗，很重要的一个方面在于调理气血。因风之胜复取决于血行，而血行又依赖于气充，依据气行则血行的原理首当治气，故由此推论，"治风先治血，血行风自灭"当还原为"治风当治血，治血当治气，气行则血行，血行风自灭"。马老临证时对许多风病的治疗从调理气血入手，每获良效。

气血之变瘀为本，调理气血贵乎通。清代王清任曰："治病之要诀，在明白气血，无论外感、内伤……所伤者无非气血。"据临床经验所得，风邪之为病，常与机体气血虚衰逆乱有关，纵观气血为病，无论寒热虚实，无不有瘀。我们可以把风病的成因简化成这样一个公式，即气的失常—血的失常—风病。气的失常主要包括气虚及气机失调，气虚血亦虚，血虚可致血瘀，气滞亦致血瘀。血虚生风可致肌肤干燥、瘙痒、麻木不仁、拘挛；气虚血瘀所致的中风后遗症则表现为半身不遂、口眼㖞斜、语言不利等；气滞痰阻血瘀所致的内风侵犯食管则可使食管痉挛加剧，呕吐痰涎和咽下困难反复缠绵并进行性加重。出血性疾病亦可导致瘀血的产生，如气虚不能固摄血液而致瘀血，血溢脉络也可致瘀血。既然风病源于气血失调，而气血失调的本质又为瘀血，瘀则不通，不通则痛，这就决定了通法是调整气血关系的根本大法。马老在临证治疗噎膈时，常根据这一理论，在使用黄芪、当归、仙鹤草益气养血、收敛、补虚的基础上运用王不留行、赤芍、路路通、地龙活血通络，蝉衣、僵蚕、防风、羌活祛风解痉，疗效尤为显著。

三、验案

刘某，男，63 岁。2013 年 10 月 15 日初诊。

主诉：进行性咽下困难 4 个月。

现病史：患者 4 个月前开始出现咽下困难，进行性加重，来我院胃镜检查，确诊为食管癌，遂行食管癌根治术，病理示：食管溃疡型中分化鳞状细胞癌。临床分期为 $T_3N_2M_0$，未行放化疗。刻下患者形体消瘦，面色晦暗，气短乏力，胃脘胀闷。脉细沉，舌质暗、苔白。

既往史：否认相关病史，否认药物食物过敏史，有饮酒吸烟史多年，已戒烟戒酒，否认家族遗传性疾病史。

辅助检查：病理示：食管溃疡型中分化鳞状细胞癌，临床分期为 $T_3N_2M_0$。

辨证分析：张介宾曰："脾胃不足及虚弱失调之人，多有积聚之病。"患者形体消瘦，面色晦暗，气短乏力，胃脘胀闷，脉细沉，舌质暗、苔白。当辨为气血亏虚之证。

中医诊断：噎膈。

西医诊断：食管癌。

辨证：气血亏虚。

治法：益气养血，健脾祛风，清热化湿。

方药：生黄芪 30g　藤梨根 30g　生苡仁 30g　当归 8g　防风 9g　石见穿 12g　天葵子 12g　僵蚕 10g　蝉衣 12g　香茶菜 20g　三叶青 15g　茯苓 15g　苍术 15g　白术 15g　象贝 15g　白芍 15g　柴胡 10g　郁金 10g　炮山甲（代）10g

上方水煎服，每日 1 剂，分 2 次服用。服用 14 剂后，患者气短乏力及胃脘胀闷有所改善。继守该方随症加减，至今未有复发。

按　食管癌发病以老年人居多，年老体虚，机体免疫功能衰退也是发生食管癌的主要原因，张介宾曰："脾胃不足及虚弱失调之人，多有积聚之病。"可见自身的体质强弱在肿瘤的发生发展中起着关键的作用。《素问•评刺法论》中提到"正气存内，邪不可干"，只有调动人体的内在因素，正气充足，才能逐渐提高抗肿瘤的免疫功能，充分发挥抗瘤、抑瘤的作用。此案患者年老体衰，加上情志所伤，一方面导致机体神经、内分泌和免疫功能的减退，促使肿瘤的生长速度增快；另一方面，七情过度可影响五脏六腑的功能，阴阳失调，正气亏损，易引外邪入侵，气机不畅，脉络受阻，气、血、痰交结于内，而成癌瘤。方中生黄芪、当归益气生血，现代研究表明，黄芪多糖具有免疫调节、抗肿瘤作用。防风、白术固表实卫，苍术、茯苓健脾，石见穿、天葵子、三叶青、象贝、藤梨根、香茶菜抑制肿瘤，苡仁健脾抗癌，炮山甲软坚散结，柴胡、郁金调畅气机，白芍、蝉衣、防风、僵蚕养血柔肝、祛风解痉。诸药配合，扶正培本，祛邪抑瘤，调和肝、脾、肾、胃，平衡脏腑阴阳气血，临证施用，取得较好疗效。

第十一节　调气化瘀治胃痛

一、医理阐述

胃痛，又称"胃脘痛""胃气痛""肝胃气痛"。它是由胃气阻滞，或胃络瘀阻，或胃失所养导致的以上腹胃脘部近心窝处疼痛为主症的一种病证。相当于西医学中的急、慢性胃炎，胃、十二指肠溃疡病，或胃神经官能症、胃下垂、胃痉挛等疾病。

胃痛是临床最常见的多发病证之一。胃痛与肝、脾关系最为密切，早在《内经》中就有所记载。《灵枢•邪气脏腑病形》曰："胃病者，腹胀，胃脘当心而痛。"《素问•六元正纪大论》云："木郁之发……民病胃脘当心而痛，上支两胁，膈咽不通，食饮不下。"《备急千金要方》提出 9 种心痛，陈修园在《医学三字经》中加以完善，其从名称上分析属心痛者，但大部分系指胃痛。元代朱丹溪在《丹溪心法•心脾痛》中有心痛即胃脘痛之论。明代虞抟在《医学正传》中基本上肯定了朱丹溪所论，云："古方九种心痛……详其所由，皆在胃脘，而实不在心也。"这一时期的医家澄清了心痛与胃痛相互混淆之论，使胃痛成为独立的病证。《素问•至真要大论》言："厥阴司天，风淫所胜，民病胃脘当心而痛。"说明胃痛与木气偏胜，肝胃失和有关；又云："少阳之胜，热客于胃，烦心心痛，目赤，欲呕，呕酸善饥。"阐述了胆热犯胃所致胃痛；

《素问·举痛论》亦言："寒气客于肠胃，厥逆上出，故痛而呕也。"阐发了寒邪入侵，壅滞不通而作胃痛的机制。

胃痛以各种性状的胃脘部位的疼痛为主症，尤以胀痛、隐痛、刺痛常见，往往兼见胃脘部痞闷、胀满、嗳气、吞酸嘈杂、纳呆、胁胀、腹胀、恶心呕吐等症。常反复发作，因寒暖失宜、饮食失节、情志不舒、劳累等诱因而发作或加重。

胃痛病位主要在胃，并与肝、胆、脾相关。由于胃主受纳，故饮食不适可直接损伤脾胃出现胃痛。由于肝胆属木，而胃属土，肝气失疏可以横逆犯胃，出现肝胃不和之胃痛；胆火炽盛也可犯胃，《医宗己任篇》云"肝胆之火，移入于胃"，可出现胆热犯胃之疼痛；或因为脾胃损伤日久，以致中阳虚弱或胃阴亏虚，均可出现胃痛。

胃痛一证，临证最当辨清寒、热、虚、实。寒证胃痛多见胃脘冷痛，因进食生冷、受寒而发作或加重，得热则痛减，遇寒则痛增，脉弦或紧，舌淡，苔白；热证胃痛多见胃脘有灼热感而疼痛，进食辛辣燥热食物易于诱发或加重，喜冷恶热，伴有口干口渴，大便干结，脉数，舌红，苔黄。虚证胃痛多见于久病体虚者，多为脾胃虚寒或胃阴不足，其胃痛隐隐，痛势徐缓而无定处，痛时喜按，时作时止，痛而不胀或胀而时减，饥饿或过劳时易诱发疼痛或致疼痛加重，伴有食少乏力，脉虚细等症；实证胃痛主要病机责之于土木失调、气机不畅，其胃痛兼胀，表现为胀痛、刺痛，痛势急剧而拒按，嗳气、矢气时作，痛有定处，食后痛甚，脉滑实等症。

二、临证经验

根据胃脘痛的发展演变过程，马老临床实践中把它分为气滞、血瘀和虚证（包括气虚和血虚）三种类型。关于胃痛的治疗，马老认为：胃脘痛的治法虽多，但均离不开疏通气机、和血化瘀，从而达到止痛的目的。临床治疗中马老本着"郁结者解之，瘀积者行之，虚损者补之"的原则，采取"调气以和血、化瘀以和气、补气以温中、和血以养阴"的方法，取得了较好的疗效。

1. 调气以和血

调气以和血主要用于治疗气滞型胃脘痛。气滞胃痛的临床表现，除了胃脘胀满外，常伴嗳气频作，大便不畅。如果是肝气郁结而犯胃，则伴有攻撑作痛，痛连两胁。气为血之帅，气滞血亦滞，所以治疗气滞胃痛常采取调气以和血的方法。调气的方药是多种多样的，马老认为，"香苏饮"一方，药少量轻（香附、苏梗、橘皮三味），不燥不腻，不寒不热，既能理气导滞，又能疏肝解郁，较为理想。以此方为基础，适当加入通降之品，如枳壳、大腹皮、香橼皮、佛手等，组成胀痛方，作为治疗气滞型胃痛的主方，疗效较好。本方以苏梗、香附、橘皮为主药，苏梗入胃，顺气开郁和胃，治胃脘胀满有效；香附入肝，解郁理气止痛，治胸脘胀满作痛效果良好；橘皮理气和胃化湿，为脾胃宣通疏利的要药，具有能散、能燥、能泻、能补、能和之功，同补药则补，合泻药则泻，配升药则升，佐降药则降，它与苏梗、香附配合，既能调气和胃，又可疏肝止痛；本方配枳壳以破气消积，利膈宽中，能消胃脘胀满；佐大腹皮下气行水，调和脾胃；香橼皮、佛手二药，具有宽胸除胀止痛的作用。以上各药互相配合，可以加强行气、和胃、通降、疏肝、止痛的作用。即在香苏饮的基础上自拟加味香苏饮（苏梗、香附、橘皮、枳壳、大腹皮、香橼皮、佛手），可作为治疗气滞胃痛以胀为主的主方。如伴肝郁不舒见胁肋胀痛，口苦泛恶者，可加柴胡、青皮、郁金等以疏肝解郁；若伴腑行不畅见便秘、腹胀者，可入酒军或瓜蒌、莱菔子以导滞通腑；如伤食生冷，胃寒作痛者，可加高良姜或荜澄茄等品以行气散寒止痛；如顽固腹胀，反复不愈者，则可配用鸡金散（鸡内金、沉香或木香、砂仁、香橼皮等量研末），每次 3g，每日 2 次，健胃消胀化滞（亦可用汤剂）。

案例　某男，46 岁。胃胀痛多气，时伴隐痛，反复发作，时近 1 年，食后脘胀尤甚，不思饮食，口不干苦，大小便正常。脉象缓，舌苔黄。病系气滞食阻，胃失和降，治宜调气和血。处方：香附 10g，橘皮 10g，枳壳 10g，炒鸡内金 5g，香橼皮 10g，佛手 5g，大腹皮 10g，砂仁 5g，焦三仙各 10g，木香 6g。服 6 剂后，胃脘胀痛明显好转，食欲亦增。后以原方加减继进 10 余剂，胃胀痛基本控制。

2. 化瘀以和气

化瘀以和气主要用于治疗血瘀型的胃脘痛。常采取调血以和气的方法，通过调血行气，达到活血止痛、行气宽中的目的。自拟方金延桔香汤（金铃子、延胡索、香附、陈皮、枳壳、大腹皮），方中金铃子入肝，疏肝气，行气通滞；香附理气开郁，主入气分，行气之中兼行气中血滞，为气中血药；延胡索活血利气，主入血分，行血之中兼行血中气滞，为血中气药。金铃子、延胡索、香附三者配合，既能活血止痛，又能理气（胃气与肝气）宽中；陈皮理气和胃化湿，与延胡索、香附、金铃子为伍，既能活血止痛和胃，又能疏肝理气；配以大腹皮与枳壳二药，取其下气消胀除满，通利大小肠。胃主通降，"胃宜降则和，腑以通为补"，通则不痛。如郁久化火，伴见烧心、吐酸者，可加黄连、吴茱萸以清火解郁行气，入煅瓦楞子以化瘀止酸；如胃寒胃痛喜暖者，可加良姜、甘松以行气散寒止痛；若心烦喜呕，脉滑数，舌红苔黄者可加栀子、竹茹清热凉血止呕。

案例　某男，42 岁。胃脘疼痛多年，近 20 多天疼痛加剧，经中西药治疗 2 周，痛未缓解。刻下胃痛呈阵发性，痛甚反射至后背，呕吐酸水，空腹痛甚，口渴干苦，纳差，大便干结，小便黄。脉弦，舌边紫、中心苔黄腻。辨病属胃痛肝胃不和、气血瘀阻证，治宜调血和气、疏肝止痛。处方：金铃子 10g，香附 10g，延胡索 8g，青陈皮各 8g，枳壳 10g，黄连 6g，炒吴茱萸 3g，乌贼骨 20g，煅瓦楞子 15g，佛手片 8g，炒五灵脂 10g。上方加减连服 18 剂，胃痛消失，饮食正常，临床治愈。

血瘀轻型胃脘痛继续发展，瘀久入络，胃只痛不胀，或刺痛难忍，则为重症，当以化瘀止痛为主，用猬皮香虫汤（炙刺猬皮、炒九香虫、炒五灵脂、金铃子、延胡索、制乳没、香附、香橼皮、佛手）调血以和气。凡见黑粪者，可加蒲黄炭、三七粉、乌贼骨、阿胶珠等以化瘀止血；或用单味白及粉，每服 3～6g，日服 2～3 次。

3. 补气以温中

补气以温中主要用于治疗胃脘痛脾胃虚寒证。胃痛久延不愈，由胃及脾，必然由实转虚，成为脾胃虚证。若见胃痛隐隐，喜暖喜按，肢冷便溏，或见泛吐清水，脉沉迟，舌淡苔白，此系久病耗气伤阳的脾胃虚寒证，治当补气以温中，散寒以止痛。可用加味黄芪建中汤（黄芪、桂枝、白芍、饴糖、良姜、金铃子、延胡索、陈皮、炙甘草、大枣）主之。方以甘平之饴糖以补中缓急，辛温之桂枝以温中散寒，二药合用，取辛甘化阳之义，共为主药；以酸苦微寒之白芍以和营敛阴，甘平之甘草以调中益气，二药合用，取酸甘化阴之义，甘苦相须，能缓急而止痛；桂枝调和营卫；黄芪大补中气；金铃子行气通滞；延胡索活血止痛；陈皮理气和胃。诸药合用，使脾胃阴阳平调，营卫协和，气血得通，脾运胃健。

案例　某女，30 岁。患胃溃疡病多年，反复发作。近日胃痛隐隐，喜按喜暖，且伴食少，腹胀，时时嗳气，呕吐清水，乏力肢倦，大便溏薄，面色萎黄。脉细弱，舌淡苔白。病系耗气伤阳，胃寒气逆，治宜补气以温中，散寒以止痛。处方：黄芪 10g，桂枝 10g，白芍 8g，饴糖

（冲）30g，良姜10g，金铃子10g，延胡索10g，陈皮10g，炙甘草6g，大枣4枚，服药3剂。胃痛明显减轻，但稍遇寒冷又发，再服本方后诸症悉解。

4. 和血以养阴

和血以养阴主要用于治疗胃脘痛脾胃虚热证。若胃痛日久不解，见胃痛隐隐，灼热心烦，口燥咽干，脉细数，舌红少苔或花剥，此乃瘀热日久伤阴耗津的脾胃虚热证。治宜养阴益胃，和血止痛。可用加减益胃汤（北沙参、麦冬、石斛、丹参、白芍、甘草、乌梅、香附、金铃子）主之。此方由益胃汤加减组成，沙参甘苦微寒，有养阴清热之功，能补阴而制阳；麦冬甘而微苦微寒，既能养阴清心，又能生津益胃；石斛甘淡性凉，能滋阴养胃，清热生津；三药相伍为用，可治阴液耗伤而致的胃阴亏损。方中加丹参、白芍以和血柔肝；乌梅、甘草酸甘以化津；金铃子、香附能行气活血，疏肝止痛。诸药配合，有利于养阴以益胃，和血以止痛。

案例 某女，60岁。胃痛隐隐喜按，不能进食，时有头昏，甚则晕倒，形体消瘦，心烦急躁。脉沉细无力，舌红无苔而干。此乃胃病日久气血俱虚，阴伤尤甚。治宜养阴益胃，和血止痛。处方：沙参10g，麦冬10g，花粉12g，石斛10g，乌梅5g，生地黄12g，元参10g，金铃子10g，延胡索粉（冲）5g，香附10g，甘草5g。上方加减连服20余剂，胃痛缓解，食欲增加，舌亦转润，且生薄苔，烦急症状亦除。

三、验案

张某，男，38岁。2010年6月26日初诊。

主诉：反复上腹疼痛4年。

现病史：患者4年前无明显诱因下出现上腹疼痛，反复发作。刻下胃痛绵绵，饥饿痛甚，刺痛拒按，痛在定处，且伴烧心、吐酸、黑粪。脉弦细，舌质暗红，苔薄黄腻。

既往史：否认其他相关病史，否认传染病史，否认手术史，否认药物食物过敏史，否认家族遗传疾病史。

辅助检查：胃镜提示：胃溃疡。

辨证分析：此病乃气滞血瘀，郁久化火，胃失和降，故胃痛绵绵，饥饿痛甚，伴烧心、吐酸；血络受伤，胃络瘀阻，故刺痛拒按，痛在定处，伴黑粪，脉弦细，舌质暗红，苔薄黄腻。

中医诊断：胃痛。

西医诊断：胃溃疡。

辨证：血瘀胃痛。

治法：活血化瘀，调血和气。

方药：猬皮香虫汤加减。

刺猬皮6g 九香虫6g 佛手8g 延胡索粉8g 金铃子10g 吴茱萸3g 马尾连6g 白芍10g 香橼皮10g 煅瓦楞15g 甘草5g

上方共6剂，每日1剂，水煎分2次服用。

二诊：服药7剂后，疼痛减轻，反酸亦止，唯脘胀纳差，原方去芍药、甘草、吴茱萸、马尾连，加砂仁、香附、大腹皮之品以行气宽中、开胃醒脾。又服7剂，胃脘痛基本消失，食欲亦增。

按 血瘀轻型胃脘痛继续发展，瘀久入络，胃只痛不胀，或刺痛难忍，则为重症，当以化瘀止痛为主。本方以刺猬皮、九香虫为主，刺猬皮味苦，性平，无毒，入胃与大肠二经，有逐瘀滞、疏逆气的作用，能祛瘀止痛，活血止血，本草上记载其能治胃脘痛、肠风下血、痔漏下血等症。九香虫味咸，性温，无毒，能通滞气、壮元阳，对肝胃气滞疼痛及痞满胀痛均有成效。两药合用，祛瘀血，通滞气，止痛止血效果好。配五灵脂、金铃子、延胡索、乳香、没药等行气活血、化瘀止痛之品，可增强疗效。

痛势减轻或基本控制后，常有食少乏力等虚象，可予以枳术丸或香砂六君子汤以和胃健脾。

马老指出临床治疗胃痛时应注意以下几点：

（1）辨治胃痛，必审证候虚实。如《顾氏医镜·胃脘痛》所言："须知拒按者为实，可按者为虚；痛而胀闭者多实，不胀不闭者多虚；喜寒者多实，喜热者多虚；饱则甚者多实，饥则甚者多虚；脉实气粗者多实，脉虚气少者多虚；新病年壮者多实，久病年老者多虚；补而不效者多实，攻而愈剧者多虚。必以望、闻、问、切四者详辨，则虚实自明。"

（2）辨治胃痛，详察疼痛性质。胃脘冷痛，因饮食生冷、受寒而发作或加重，得热痛减，遇寒痛增者属实寒；胃痛绵绵，喜温喜按者属虚寒；胃脘灼热疼痛，进食辛辣燥热食物诱发或加重，伴口苦、尿黄、便秘者属热；胃痛且胀，以胀满为主，痛无定处，时痛时止，嗳气，矢气频作，常由情志不舒引起，多属气滞；胃胀痛伴嗳腐吞酸者多属食积；胃胀痛伴大便不通者多有积滞；胃痛如刺，痛有定处，痛而拒按，多属血瘀。

（3）辨治胃脘痛之实证证必以调气化瘀止痛为大法。《景岳全书·心腹痛》云："胃脘痛证，多有因食、因寒、因气不顺者，然因食因寒，亦无不皆关于气。盖食停则气滞，寒留则气凝。所以治痛之要，但察其果属实邪，皆当以理气为主。"

第十二节　疏肝利胆治胁痛

一、医理阐述

胁痛早在《内经》中就有记载，书中指出胁痛的发生主要是肝胆的病变。如《灵枢·五邪》曰"邪在肝，则两胁中痛"；《素问·脏气法时论》云"肝病者，两胁下痛引少腹，令人善怒"；《素问·缪刺论》言"邪客于足少阳之络，令人胁痛"；《灵枢·邪气脏腑病形》曰"有所堕坠，恶血留内，若有所大怒，气上而不下，积于胁下，则伤肝"。历代医家对胁痛病因的认识，在《内经》的基础上有了进一步的发展。如《丹溪心法·胁痛》言："胁痛，肝火盛，木气实，有死血，有痰流注。"

《医宗金鉴》载："其两侧自腋而下，至肋骨之尽处，统名曰胁。"胁痛是以一侧或两侧胁肋部疼痛为主要表现的一种病症。其疼痛性质可表现为胀痛、窜痛、刺痛、隐痛，多为拒按，间有喜按者，常反复发作。一般初起疼痛较重，久之则胁肋部隐痛时发。胁痛是肝胆疾病常见的症状之一，现代医学中如急慢性肝炎、肝硬化、肝寄生虫病、肝癌、急慢性胆囊炎、胆石症、急慢性胰腺炎、胁肋外伤及肋间神经痛等疾病均表现以胁痛为主症。

肝位居于胁下，足厥阴肝经之经络布于两胁，胆附于肝，与肝成表里关系，其脉亦循于两胁。《医方考·胁痛门》曰："胁者，肝胆之区也。"故胁痛的病位主要在肝胆。肝为刚脏，主疏泄，性喜条达，肝胆之气宜疏而不宜滞，而肝主藏血，胆属相火。故胁痛实证则为气滞、血瘀、胆火、湿热蕴结，导致肝胆疏泄不利，不通则痛；胁痛虚证则为肝阴不足，络脉失养，不荣则痛，而成胁痛。如《金匮翼·胁痛统论》所云："肝虚者，肝阴虚也，阴虚则脉细急，肝之脉贯膈布胁肋，阴虚血燥则经脉失养而痛。"

胁痛一证，临证最当辨清属虚、属实；在气、在血。实证由肝郁气滞，瘀血阻络、湿热蕴结所致，起病急，病程短，疼痛剧烈而拒按，脉实有力；虚证由肝阴不足、络脉失养所引起，常因劳累而诱发，起病缓，病程长，疼痛隐隐，绵绵不休而喜按，脉虚无力。气滞胁痛以胀痛为主，游走不定，时轻时重，症状的轻重每与情绪变化有关；血瘀胁痛以刺痛为主，痛处固定不移，疼痛持续不已，局部拒按，入夜尤甚，或胁下有积块，或有局部外伤史。

二、临证经验

关于胁痛的治疗，马老认为胁痛的治法应着眼于肝胆，分虚实而治。实证宜理气、活血通络、清热利湿；虚证宜滋阴养血柔肝。但二者均不能离开疏肝利胆、调畅气机之法。

1. 实证胁痛

（1）气滞胁痛（肝气郁滞型）：多因情志抑郁，或暴怒气逆，导致肝气郁结，发为胁痛。如《金匮翼·胁痛统论》所云："肝郁胁痛者，悲哀恼怒，郁伤肝气。"症见胁肋胀痛，甚则连及胸肩背，且情志不舒则痛增，善太息，嗳气则舒，脘腹胀满，脉弦，舌苔薄白。治法：疏肝理气止痛。主方用柴胡疏肝散，疼痛明显者合金铃子散；轻者可用四逆散合金铃子散。若兼见心烦急躁，口干口苦，尿黄，大便干，脉弦数，舌红苔黄，乃气郁化火之象，可合用左金丸。

（2）血瘀胁痛（瘀血停滞型）：多因胁痛反复发作而致久痛入络，或跌仆闪挫，致瘀血阻滞胁络而致。如《类证治裁·胁痛》所云："血瘀者，跌仆闪挫，恶血停留，按之痛甚。"症见胁肋刺痛，痛处固定而拒按，疼痛持续不已，入夜尤甚，或胁下有积块，或面色晦暗，脉沉弦，舌质紫暗。治法：祛瘀通络。轻者主方用旋覆花汤，如《金匮要略》论曰："肝著，其人常欲蹈其胸上，先未苦时，但欲饮热，旋覆花汤主之。"重者用血府逐瘀汤。若瘀血严重，且有明显外伤史者，应以逐瘀为主，方选复元活血汤加三七粉。

（3）湿热胁痛（湿热蕴结型）：多因湿热之邪，蕴结肝胆，导致肝胆疏泄不利，而成胁痛。症见胁肋胀痛，触痛明显而拒按，伴有脘闷纳呆，恶心呕吐，厌食油腻，口干口苦，腹胀，脉弦滑，舌红，苔黄腻。治法：清热利湿，理气通络。主方用龙胆泻肝汤。黄疸明显者改用茵陈蒿汤或甘露消毒丹以清热除湿、利胆退黄（可参照黄疸辨证施治）；伴有胆结石者，可加用四金散（金钱草、海金沙、鸡内金、郁金）；胁下有积块者可加三棱、莪术化瘀消积。

2. 虚证胁痛

（1）肝阴不足证：多见于久病或素体阴虚患者。症见胁肋隐隐作痛，绵绵不已，遇劳加重，口干咽燥，两目干涩，心中烦热，可伴头晕目眩，脉弦细数，舌红少苔。治法：养阴柔肝，佐以疏肝通络。主方用一贯煎。

（2）肝郁脾虚证：常由气滞胁痛发展而来，久病不愈，日久损伤脾胃所致。症见胁痛隐隐，肝区不适，伴纳呆，大便稀溏，面色淡黄，精神疲倦，脉弦细，舌淡红苔薄白。治法：疏肝健脾止痛。主方用柴芍六君子汤。

马老认为，胁痛之发作，主要是由肝胆疏泄不利所致，故治疗胁痛主张以疏肝利胆为主，兼以活血化瘀、滋阴柔肝、清热利湿、温阳祛寒、理气和胃等法，这样可提一纲挈诸法，看似简单，但紧扣病机，临床实践证明颇有效验。

三、验案

案例一 林某，女，32岁。2011年6月5日初诊。
主诉：两胁胀痛3天。

现病史：3 天前与丈夫争吵，之后出现两胁胀痛，胃脘不舒，嗳气时作，纳呆，眠可，不吐，不泛酸。脉弦，舌尖红，苔白。

既往史：既往体健，否认相关病史，否认药物食物过敏史，否认传染病史，否认手术史，否认家族遗传性疾病史。

辅助检查：暂缺。

辨证分析：恼怒之后，肝气郁结，肝经疏泄不利，故见两胁胀痛；肝气犯胃，胃失和降，故见胃脘不舒，嗳气，纳呆；脉弦，舌尖红为肝气郁滞之征象。

中医诊断：胁痛。

西医诊断：胁痛待查。

辨证：肝气犯胃。

治法：疏肝理气，和胃止痛。

方药：柴胡疏肝散加减。

春柴胡 10g　醋香附 10g　川芎 10g　连翘 15g　制延胡索 10g　佛手 10g　香橼皮 10g　白芍 15g　炒枳壳 10g　焦三仙各 10g

上方共 3 剂，每日 1 剂，水煎分两次服用。3 剂病愈。

按　《金匮翼·胁痛统论》曰："肝郁胁痛者，悲哀恼怒，郁伤肝气。"恼怒之后，肝气郁结，肝经疏泄不利，故见两胁胀痛；肝气犯胃，胃失和降，故见胃脘不舒，纳呆；舌尖红，脉弦为肝气郁滞之征象。治以疏肝理气、和胃止痛为主，方用柴胡疏肝散加减。方中以柴胡、香附疏肝理气；以延胡索、枳壳理气止痛；以川芎、白芍调和血气；以连翘清泻肝火；以香橼、佛手理气和胃；以焦三仙消食化滞。全方有疏肝理气、和胃止痛之功效。此案临证常见，病情简单，故可 3 剂而病愈。

案例二　李某，男，45 岁。2013 年 6 月 14 日初诊。

主诉：右胁疼痛不适 1 周。

现病史：1 周前无明显诱因下开始出现右胁疼痛不适，进而出现目黄，肌肤发黄，小便亦黄。刻下右胁疼痛，全身发黄，发热，口苦，脘腹胀满，便秘。脉弦滑，舌红，苔黄腻。腹诊：右上腹疼痛拒按。

既往史：既往有胆结石病史多年，未予正规治疗，否认其他相关病史；否认药物食物过敏史，否认传染病史，否认手术史，否认家族遗传性疾病史。

辅助检查：肝胆胰脾彩超示：胆囊炎、胆结石。结石大小约 2.1cm×1.2cm。

辨证分析：肝胆二经布于两胁，肝气郁结，经气不利故见胁肋疼痛、口苦。结石阻塞胆管，胆汁排泄不利，逆而入血，行走全身血脉，泛溢肌肤，故见目黄、身黄、小便黄。湿热蕴蒸则见发热。湿热蕴阻胃肠，则见脘腹胀满，便秘。脉弦滑，舌红，苔黄腻亦为肝胆湿热之征象。

中医诊断：胁痛。

西医诊断：胆囊炎、胆囊结石。

辨证：肝胆湿热。

治法：疏肝利胆，清利湿热。

方药：

金钱草 30g　郁金 10g　鸡内金 15g　海金沙 30g　春柴胡 10g　延胡索 10g　黄芩 10g　砂仁 10g　茵陈 30g　赤芍 15g　大黄 10g　佛手 10g　香橼皮 10g　甘草 10g

上方共 7 剂，水煎服，每日 1 剂，分 3 次温服。

二诊：药后平善，诸症悉除，无不适，又取 30 剂。

三诊：查肝胆彩超：胆囊壁正常，未见胆囊结石。上方减茵陈、大黄剂量，又取 30 剂善后。

按 《素问·刺热论》言："肝热病者……胁满痛。"胁痛主要责之于肝胆，肝胆二经布于两胁，肝气郁结，经气不利故见胁肋疼痛，口苦；结石阻塞胆管，胆汁排泄不利，逆而入血，行走全身血脉，泛溢肌肤，故见目黄、身黄、小便黄；湿热蕴蒸则见发热；湿热蕴阻胃肠，则见脘腹胀满、便秘；脉弦滑，舌红、苔黄腻亦为肝胆湿热之征象。故治疗应以疏肝利胆、清利湿热为主。方中金钱草、郁金、鸡内金、海金沙清利湿热，利胆排石；柴胡、黄芩疏泄肝胆以退热；茵陈清热利湿以退黄；大黄清热通便；砂仁、香橼、佛手理气和胃；赤芍凉血活血；甘草调和诸药。全方有疏肝利胆、清利湿热之功效，该方对证，故而收效颇佳。三诊中患者黄疸已退，故减茵陈之量。大便正常，故减大黄之量。

马老指出，在临床上治疗胁痛应注意以下几点：

（1）辨治胁痛，首察证候虚实。胁痛有虚实、气血之分，当以虚实为纲。胁痛发病时间短，发病急、胀痛、刺痛、痛势急剧而拒按者为实证。发病时间长，胁痛隐隐，痛势徐缓而无定处，痛处喜按者多为虚证。

（2）细观疼痛特点，辨识胁痛性质。胁痛可表现为胀痛、窜痛、刺痛、隐痛等不同特点，细观疼痛特点，以判明其邪在气、在血。胁痛以胀满、窜痛为主，痛无定处，时痛时止，嗳气、矢气频作，疼痛每因情志变化而增减，多属气滞；胁痛其痛如针刺，痛有定处，痛而拒按，入夜更甚，肝脾大，触之明显，多属血瘀。胁肋胀痛，伴有脘闷纳呆，恶心呕吐，口苦，脉滑或滑数，舌苔黄腻者，为湿热阻滞。胁痛隐隐，绵绵不已，时痛时止，遇劳加重，脉细，舌红少苔者，为肝阴虚。二者的分辨重点在于察舌苔。

（3）用药注重疏肝利胆。马老认为胁痛的辨证以气血虚实为纲，病变虽在肝胆，病机主要责之气血。故在治疗胁痛中注重调理气机，或疏肝理气，或清热利湿，或祛瘀通络，强调必兼顾脾胃。其常用方主要有四逆散、柴胡疏肝汤合金铃子散。常用的药对包括柴胡配伍白芍，疏肝解郁，条达肝气；柴胡配伍郁金，活血行气兼解郁；柴胡配伍黄芩，和解少阳；枳实配伍厚朴，除胀消痞；延胡索配伍川楝子，活血行气止痛。

第十三节 通补兼施治腹痛

一、医理阐述

腹痛之证名，出自《内经》举痛论等篇。外感六淫、饮食不节、七情所伤、气机郁滞、血脉瘀阻及虫积等因素都可以致腹痛。辨证首先要注意寒热、虚实、气血。寒痛遇冷更甚，得热稍缓，形寒怯冷，口不渴，脉沉迟或沉紧，舌苔白；热痛腹部灼热胀满，得热痛增，口渴舌燥喜冷饮，小便赤，大便秘结或下痢，脉洪数，舌红苔黄；虚痛痛势绵绵而喜按；实痛胀满攻痛而拒按；气滞痛攻痛无定处；血瘀痛刺痛而固定不移。从部位辨，痛在上腹，多属脾胃；痛在脐腹，多属大小肠；痛在脐下正中，多属膀胱与肾；痛在脐下两侧，多与肝经有关。从病邪辨，有寒、热、湿、食积、虫积、气滞、瘀血等不同。

腹痛是指以胃脘以下，耻骨毛际以上部位发生疼痛为主要表现的一种疾病。《症因脉治》云："痛在胃之下，脐之四傍，毛际之上，名曰'腹痛'。"《内经》中即有腹痛病名的记载，并对腹痛的病因病机、症状表现有所论述。《素问·举痛论》认为腹痛的发生是由于："寒气客于肠胃之间，膜原之下，血不得散，小络急引故痛。"《金匮要略》将腹痛分为实寒、阳虚、实热、血虚等不同证型进行辨证施治，并拟定附子粳米汤、厚朴三物汤等方剂进行治疗。

腹痛者，辨其部位，痛在脐上属太阴脾，痛在少腹左右属厥阴肝，痛在脐腹正中属少阴冲任。究其原因有气滞、血瘀、寒、热、虚、实、虫、食等。痛而胀满多实，痛而不满为虚；实痛拒按，虚痛喜按；痛而有形多实，痛而无形多虚；饱食痛剧者为实，饥时痛者为虚；寒痛得温而减，热痛得凉则缓；痛时有形，痛止则散，攻冲走窜，痛无定处为气痛；痛有定处，按之有形，始终不散者为血瘀痛。

在临床上将病因辨证与脏腑辨证相结合，腹痛常可分为：寒凝腹痛、虚寒腹痛、湿热腹痛、热结腹痛、气滞腹痛、血瘀腹痛、血虚腹痛、食停腹痛、虫积腹痛。以上证型中虚实夹杂、寒热交错，治则除针对病因施治外，治疗总则为"通"，同时不忘补虚，通补兼施为要。

较常见的腹痛症状和治法论述如下。

1. 寒凝腹痛

临床表现：痛势急暴，冷则加重，得暖痛减，四肢厥冷，口不渴，小便清，大便溏，脉沉弦，舌质淡苔白或白腻。

治法：温中散寒。

2. 虚寒腹痛

临床表现：腹痛绵绵，时作时止，喜暖畏寒，按之痛减，饥饿劳倦时疼痛加剧，大便溏薄，气短懒言，脉沉细，舌质淡苔白。

治法：补气温中。

3. 湿热腹痛

临床表现：腹痛拒按，腹满纳呆，发热口渴而不欲饮，大便稀溏而里急后重，或泻而灼肛，小便赤黄，或发黄疸，脉滑数或濡数，舌质红苔黄腻。

治法：清热化湿。

4. 热结腹痛

临床表现：腹胀硬满，疼痛拒按，大便秘结，腹部可触及硬块，壮热口渴，汗自出，小便黄赤，脉洪数，舌红苔黄。

治法：清热通腑。

5. 气滞腹痛

临床表现：腹胀闷痛，攻走不定，痛引两胁，或及少腹，忿怒痛增，矢气时作，得矢气后痛势可缓，脉弦，舌苔薄白。

治法：疏肝理气。

6. 血瘀腹痛

临床表现：痛处固定，刺痛较剧，入夜尤甚，经久不愈，拒按，触之痛甚，脉涩，舌质紫暗。

治法：活血化瘀。

7. 血虚腹痛

临床表现：腹痛绵绵，悠悠不已，形体瘦弱，面色萎黄，心悸失眠，头晕健忘，舌质色淡，脉细涩，苔少。

治法：补血养荣。

8. 食停腹痛

临床表现：脘满腹胀，嗳腐吞酸，恶心呕吐，厌恶饮食，痛甚欲利，大便或秘或泻，泻后痛减，脉滑实，舌质红苔厚腻。

治法：消食导滞。

9. 虫积腹痛

临床表现：腹痛时作时止，多于饥时发作，得食可宁，胃脘嘈杂，面黄肌瘦，寐中磨齿，唇内有粟粒状小点，或有鼻孔作痒，颜面有白色虫斑。或突发腹中剧痛，按之有块，或右胁下剧痛，甚则汗出肢冷，呕吐蛔虫。脉象乍大乍小，乍缓乍数，舌质淡苔薄白。

治法：驱虫消积。

二、临证经验

在临证治疗中，马老指出历代医家皆对腹痛的论治有所论述，治法包括温、补、下、和、消诸法。然在临床治疗"腹痛"时，首先应辨明寒、热、虚、实、气、血，再辨脏腑所属。对于腹痛的治法主张以通为主，通补兼施，提出以通补兼施为治疗腹痛之大法，并在临证治疗上取得了显著疗效。

所谓通补兼施，是指在辨证立法时，扶正与祛邪同时并举。关于通补兼施的治疗原则，早在《内经》中已有论述。《素问·标本病传论》曰："谨查其间，以意调之，间者并行，甚者独行。"张隐庵释之曰："间者，为邪正之有余不足，二者兼于其间，故并行其治，盖以散邪之中，兼补其正，补正之内，兼散其邪。如偏甚者，当独行其法，谓邪气甚者，竟泄其邪，正气虚者，竟补其正，此为治之要道也。"疾病的发生和发展取决于正邪双方力量的对比，《内经》言"正气存内，邪不可干"，只有正气不足时，邪气才会乘虚而入，引起疾病。疾病发生后，双方继续斗争，正胜邪去则疾病渐消而痊愈；邪胜正衰则疾病继续发展而加重，因此在治疗时就要重视扶正和祛邪的辩证关系。扶正是为了增强抵抗力战胜疾病，祛邪的目的又是为了保护正气，消除致病因素，使脏腑气血恢复正常。腹痛属内伤杂病，往往病程迁延，难以速愈，病性多虚实交杂，如久病不愈，气血运行不畅，水湿、痰饮、瘀血等实邪结聚耗伤气血，或脾胃升降失职，化源不充，气血不足，则由实而致虚；若脏腑功能衰弱，气化不及，水湿、痰饮、瘀血等亦可因之而内停，则由虚而致实。对于虚实夹杂之证，治疗自宜通补兼施。

通补兼施法中"通"指"通利二便""疏通气血"等意义，适用于水饮积聚、气血瘀结、二便不通等证，若水饮或燥屎内结日久，正气虚衰者，治宜通补兼施，寓补于通。

三、验案

王某，女，69 岁。2011 年 11 月 16 日初诊。

主诉：小腹胀痛反复发作 2 年余，中上腹胀痛 1 周。

现病史：患者于 2009 年 5 月在无明显诱因下出现小腹胀痛，长期服中药治疗后病情时有反复，并出现腹水，先后住院治疗 5~6 次，反复 B 超、CT、腹水检测等检查未能明确诊断，以门诊口服中药维持治疗为主，常用承气汤之类药物（先以生大黄，后用制大黄）通腑导滞，腹泻后腹胀减轻，腹痛反而加重。1 周前患者自觉服中药后又出现中上腹胀痛，伴有泛酸、嗳气，食后加重，得矢气缓解，纳差，乏力，关节酸痛，大便溏薄，再次来我院就诊，收治入院。刻下：脐周、少腹胀满，左下腹疼痛拒按，得温较舒，嗳气、矢气后略减，入夜刺痛加重；头晕、呕吐涎沫，半身出汗，畏寒怕冷，手足欠温，口甘口黏，二便量少欠畅。脉细弦，舌暗，苔薄腻。

既往史：既往有类风湿关节炎病史多年，自服药物治疗（具体不详），自述 8 年未发。

辅助检查：胃镜检查提示：慢性浅表性萎缩性胃炎；肠镜示：结肠黑病变，结肠、直肠多发息肉；腹部 B 超示：胆囊壁粗糙，少量腹水；血沉：100mm/h；尿常规：白细胞（++++）。

辨证分析：患者病情虚实错杂，本虚标实，本虚为脾虚、气虚，气虚推动无力，脾虚健运失常，导致体内清阳不升，浊阴不降，水湿内阻，症见头晕、呕吐涎沫、纳差、乏力、腹水、口甘口黏；标实有寒湿、气滞、血瘀，所谓"不通则痛"。气虚推动无力导致不通，实邪内阻、气机不畅亦可导致不通，本例二者兼而有之。故见腹胀、腹痛，却喜温拒按，得嗳气、矢气略减，及入夜刺痛加重等虚实夹杂的表现。

中医诊断：腹痛。

西医诊断：结肠黑病变。

辨证：脾气虚弱，运化失司，寒湿内蕴，气滞血瘀。

治法：健脾益气，祛寒化湿，理气活血。

方药：香砂六君子汤和血府逐瘀汤及真武汤、乌头桂枝汤加减。

党参 15g　茯苓 30g　木香 10g　半夏 10g　广陈皮 6g　柴胡 10g　炒枳实 15g　砂仁（后下）3g　炒白芍 15g　桃仁 10g　红花 10g　制川乌（先煎）6g　乌药 10g　桂枝 10g　槟榔 15g　附子（先煎）8g　肉苁蓉 20g　火麻仁 15g　车前子（包）30g

上方共 7 剂，水煎服，每日 1 剂，分 3 次温服。

二诊：患者服药 1 周后，腹痛明显减轻，原方继服 2 周，腹痛基本消失。复查血沉、尿常规基本正常。后门诊随访 2 年，未复发。

按　腹痛在临床极为常见，病因不外乎外感实邪，饮食失节，情志失调及由气滞、血瘀所致脉络闭阻或经脉失养等。患者反复腹痛 2 年余，多次住院治疗却无法查明原因，后寻求中医药治疗，医者遵循"痛者不通"，施以通腑导滞之法，常用承气汤之类药物，患者腹泻之后虽腹胀减轻，然腹痛加剧。

《金匮要略·腹满寒疝宿食病脉证治》曰："病者腹满，按之不痛为虚，痛者为实，可下之。"马老分析患者病情属于中医"腹痛"病，治疗当首辨疾病所属寒、热、虚、实、气、血，再辨其脏腑所属。从寒热虚实来辨，虚证喜按，实证拒按，饱则痛为实，饥则痛为虚。患者腹痛拒按，为体内实邪内阻的表现；平素畏寒怕冷，手足欠温，腹痛得温则舒，故体质以虚寒为主，脾虚为本；从气血方面辨证，患者疼痛性质以胀痛为主，部位多见于脐周、少腹，攻窜不定，嗳气、矢气后略减，说明腹内气机阻滞明显，伴有入夜刺痛加重，舌质暗，为瘀血内阻的特点，故考虑气滞血瘀兼而有之，而以气滞为重，瘀血尚轻。

从脏腑辨证，疼痛部位主要在少腹足厥阴肝经循行的部位，为厥阴失于疏泄，肝气郁滞不畅，另外其病之根本乃脾虚运化无力，故病变脏腑在肝、脾两脏。然而患者体内实邪若纯为气滞血瘀，本不至于腹痛如此顽固。从既往病史分析，患者曾患有类风湿关节炎多年，从中医角度讲，该病属于"痛痹"范畴，乃寒湿之邪侵袭，流注于经络、关节所致，虽然经药物控制已有多年未再复发，但是体内寒湿之邪难以祛除，遗留为患，寒湿痹阻气机，不通则痛，使病情缠绵，反复加重。总之，该病的病机概括为脾气虚弱，运化失司，寒湿内阻，气滞血瘀。

经上述分析，马老认为该患者病情虚实错杂，本虚标实，本虚为脾虚、气虚，气虚推动无力，脾虚健运失常，导致体内清阳不升，浊阴不降，水湿内阻，症见头晕、呕吐涎沫、纳差、乏力、腹水、口甘口黏；标实有寒湿、气滞、血瘀，所谓"不通则痛"。气虚推动无力导致不通，实邪内阻气机不畅亦可导致不通，本例二者兼而有之。故见腹胀、腹痛，却喜温拒按，得嗳气、矢气略减，及入夜刺痛加重等虚实夹杂的表现。根据病情本当遵从"治内伤如相"的慢性疾病治疗法则，补虚祛实宜缓图之。但患者在以往的就诊过程中，却大多应用承气汤类方药治疗，此类方药多用于治疗实热性质的病证，如急腹症等急性病。方中多为峻泻类药物，作用迅猛，只能暂用，不宜久服，当中病则止，即所谓"治外感如将"，应速战速决。患者证情与承气汤类药证相左，却长期服用此类方药，虽然在峻泻之后体内气机暂时得以通畅，但仍未解决根本问题。另一方面久服生大黄，其性味苦寒，损伤正气，脾气益虚，则泄泻日益加重，后改用制大黄，因其成分中含有鞣酸类物质，久用反而导致便秘，肠腑气机紊乱，更加剧腹痛。

患者病情虚实夹杂，遣方用药自当补虚泻实兼顾。针对脾虚选用香砂六君子汤加减，以健脾助运，考虑兼有气滞，因此去方中白术、甘草以免补气太过反而壅滞气机。王清任的血府逐瘀汤由疏肝理气之四逆散和活血化瘀的桃红四物汤为主组成，气血同治又不失温和。由于患者瘀血尚轻，则去川芎、当归，以防动血；原方中虽有桔梗、牛膝升降配合，宣通气机，但因患者证情尚未至中焦气机壅塞的地步故不采用。真武汤温阳利水，祛除体内寒湿之邪。乌头桂枝汤即以桂枝汤加乌头，此处应用可有双重功效。患者荣卫不和，见半身出汗，桂枝汤擅长调和营卫；此外患者有类风湿关节炎病史，乌头祛风湿、散寒止痛，故用该方可散经络之寒。本方中以川乌、附子同时使用，附子以温里阳为主，主治阳虚内寒；川乌散寒止痛，偏于散外寒，且止痛作用较好，二者作用互补。但二药皆有较强的毒性，使用时要严格遵守药典规范，用量当谨慎，不可长期使用。

腹痛的治疗虽以"通则不痛"为原则，但通法也各有不同，非独攻下为"通"。《医学真传》谓："调气以和血，调血以和气，通也；下逆者使之上行，中结者使之旁达，亦通也；虚者助之使通，寒者温之使通，无非通之之法。"马老根据上述辨证结果，拟订"健脾益气，祛寒化湿，理气活血"的治疗法则，无一不是对"通补兼施"法则的灵活应用。

第十四节 柔肝实脾治臌胀

一、医理阐述

臌胀系指肝病日久，肝、脾、肾功能失调，气滞、血瘀、水停于腹中所导致的腹部胀大如鼓的一类病证。中医学对臌胀病的认识历史悠久，源远流长，并将其归为中医内科学的四大顽疾之一，其理论基础源于《内经》。《灵枢·水胀》云："臌胀如何？岐伯曰：腹胀，身皆大，大与肤胀等也，色苍黄，腹筋起，此其候也。"明确指出臌胀是以腹胀大为主要症状，腹壁望诊有皮色苍黄，筋脉显露突起的显著特征。

二、临证经验

马老认为，臌胀一病，其病变脏器主要在肝、脾，久则及肾。因肝主疏泄，肝病则疏泄失司，气滞血瘀，进而横逆乘脾，脾主运化，脾病则运化不健，水湿内聚，土壅则木郁，以致肝、脾俱病，病程日久，累及于肾，水湿不化，则胀满愈甚。叶天士《临证指南医案》云"肝为刚脏，非柔润不能调和也"，疏肝理气时应注意辛香药物走窜之性，防止耗气伤血，加重病情。肝以血为体，主藏血而濡养头目及四肢，肝体原本是柔润的，但肝病后伤其柔润之体的因素众多，如肝火上炎、肝风内动、肝阳上亢等病理特征均可导致肝阴不足、肝血亏耗，以致肝体失柔。此外，久投疏肝行气之品，亦可致肝气肝阴耗伤。由此可见，临床上以肝体虚实而言，总以亏虚为主；在治疗上，养肝血、益肝阴、滋肾水之法皆为适其柔润之体。肝为刚脏，赖血以养，所以须用养血之品，使肝得所养。马老治疗臌胀一病时善用一贯煎、四物汤、补肝汤、六味地黄汤等方剂，常用药有生地黄、熟地黄、沙参、麦冬、枸杞子、当归、白芍、酸枣仁、百合、知母、乌梅、石斛、黄精、山药、五味子、何首乌、女贞子、墨旱莲、桑椹子等，能起养肝血、益肝阴、滋肾填精、气阴双补之功效，皆有助于恢复肝的柔润之性。《类证治裁》言"肝为刚脏，职司疏泄，用药不宜刚而宜柔，不宜伐而宜和"，故肝脏以柔为补。

马老强调在肝病治疗中，须重视固护脾胃之气。《难经》云："所以治未病者，见肝之病，则知肝当传之于脾，故先实其脾气，无令其受肝之邪，故曰治未病焉。"《金匮要略·脏腑经络先后病脉证》又进一步言明："见肝之病，知肝传脾，当先实脾"，又言："实脾则肝自愈，此治肝补脾之要妙也"。可见肝病"实脾"可谓之上工之举。生理上肝藏血而主疏泄，脾统血主运化而为气血生化之源，肝、脾两脏的联系在于：肝的疏泄功能和脾的运化功能相互影响，脾的运化有赖于肝的疏泄，肝的疏泄功能正常，则脾运健旺；肝与脾在血的生成、贮藏及运行等方面有密切联系，脾运健旺，气血生化有源，且血不逸出脉外，则肝有所藏。正如李杲在《脾胃论》里所云："正气之充足，皆由脾胃之气无所伤，而后能滋养元气。"

马老临床中特别强调治病求本，注重人体内在因素，重视气血化生之源、运湿化饮之枢纽的后天之本——脾胃功能，不仅在臌胀的治疗中，提出了"柔肝实脾"的治则，在各科杂病的辨证施治中也极为重视健脾运化，以固"后天之本"。马老治疗一些疑难杂症，如恶性肿瘤，也以扶正为主，祛邪为辅，少用破血消癥之品及苦寒伤胃之剂，认为调理肝、脾、肾，中州要当先，调理脾胃乃"有胃气则生也"。马老认为，臌胀一病有痰、血、瘀阻及腹水等邪实的一面，又有肝、脾、肾虚损、气血大亏的一面，病机往往虚中夹实，实中夹虚，虚实夹杂，而以正虚为本，邪实为标。因此，在治疗上以扶正为本，祛邪为标，以扶正为常法，逐水为权变。水的代谢，因"其源在脾"，故要在中焦上下功夫。应以益气健脾调中州为关键，中州得运，后天得养，水谷充沛，五脏六腑得充。继而以平和之品行血利水，再加以软坚柔肝之品，养血柔肝，肝脏阴血充盈，则胀满始消，功能逐渐恢复。临床上常补之以黄芪、人参、白术、薏苡仁、茯苓、炙甘草、饴糖等，调之以陈皮、姜半夏、木香、佛手、绿萼梅等。马老实脾还善用鸡内金、山楂、神曲、麦芽等消食之品，此类药善健胃消食磨积，又助健运而止腹泻，张锡纯《医学衷中参西录》誉其"为消化瘀积之要药"。

马老强调，因气、血、水互结，邪盛而正衰，臌胀一病病情易于反复，属于中医风、痨、臌、膈四大难症之一，治疗起来较为棘手。若病在早期，虽腹胀大，正虚不著，经适当调治，病情可趋于缓解，尚可带病延年；如延至晚期，腹大如瓮，青筋暴露，脐心突起，四肢消瘦，邪实正虚，则预后较差，腹水反复发生。若饮食不节，或劳倦过度，或正虚感邪，皆可致病情恶化。因临床所见患者病情不一，病程各异，需细问病情，四诊合参，仔细辨证，注意肝病的传变特点和肝脏自身的生理特性，运用柔肝实脾之法，调理气机，鼓舞正气，随证加减，可得良验。

三、验案

张某，男，68 岁。2015 年 1 月 12 日初诊。

主诉：腹部胀大 3 个月余。

现病史：发现乙肝 25 年，多次检查肝功能异常，有饮酒史 30 余年，量约每日半斤。曾服中、西药治疗，病情未见减轻。3 个多月前患者出现腹部胀大，逐渐加重。刻下腹部膨隆，四肢消瘦，面色晦暗，神疲体倦，口干欲饮，烦躁失眠，小便短少，尿如茶色，纳差便溏，双下肢凹陷性水肿。脉弦细数，舌红少津，苔少。

辅助检查：肝脏 B 超示：肝脏回声弥漫性增粗、增强，肝脾大、腹水，门静脉扩张。

中医诊断：臌胀；阴虚水停证。

西医诊断：肝硬化失代偿期。

治则：滋阴柔肝，健脾利水。

方药：一贯煎、实脾饮、五苓散加减化裁。

沙参 15g　麦冬 10g　当归 10g　生地黄 15g　枸杞子 15g　川楝子 10g　厚朴 10g　太子参 20g　白术 10g　薏苡仁 30g　木香 10g　大腹皮 15g　茯苓 30g　猪苓 20g　泽泻 10g　桂枝 6g　甘草 6g

上方共 10 剂，水煎服，每日 1 剂，分 2 次温服。

二诊：服上方 10 剂后复诊，患者腹胀减轻，小便量增多，双下肢水肿减轻，纳食增加，大便成形，睡眠较差，继原方加首乌藤 20g、酸枣仁 15g，继服 2 个月，腹胀明显减轻，肝功能好转，饮食、睡眠及大小便均正常。

按　《兰室秘藏》提出臌胀"皆由脾胃之气虚弱，不能运化精微而制水谷，聚而不散而成胀满"。本例患者，由于病情缠绵失治，病程较长，正气必虚，症见腹部胀满，四肢消瘦，神疲体倦，口干欲饮，烦躁失眠，小便短少，纳差便溏，双下肢水肿，脉弦细数，舌红少津，苔少。实为肝阴血亏虚、津液失布、水湿内停之证候。阴血不足，血不养心，虚热内扰，心神不宁则见心烦不寐；脉弦主肝，细脉为阴虚，数脉为有热，合之即为肝阴不足，虚热内炽之脉象；结合脉症辨析，证属肝阴不足、水饮内停。故采用具有养阴疏肝、健脾利水之一贯煎、实脾饮、五苓散加减化裁治疗，使肝之阴血充盛，脾气健运，水湿消退而诸症缓解。臌胀"阳虚易治，阴虚难调"，水为阴邪，得阳则化，故本方在滋阴药中少佐桂枝之温化之品，既有助于通阳化气，又可防止滋腻太过。

第十五节　病症结合治黄疸

一、医理阐述

黄疸是以身目黄染、便溲黄赤为主要特征的一类病症。现代西医学认为是由于血清中胆红素增高，继而皮肤、黏膜及其他组织和体液发黄的一种症状和体征，依其病因可分为肝细胞性黄疸、溶血性黄疸、胆汁淤积性黄疸、先天性非溶血性黄疸及多因性黄疸，常见于病毒性肝炎、肝硬化、肝癌等肝胆病的过程中，有时可发生于钩端螺旋体、疟疾等感染性疾病过程中，尤其多见于慢性乙型肝炎和重型肝炎患者。祖国医学对黄疸的认识由来已久，最早可追溯到两千多年前的《内经》，如《素问·平人气象论》曰："溺黄赤，安卧者，黄疸……目黄者曰黄疸。"《灵枢·论疾诊尺》云："身痛面色微黄，齿垢黄，爪甲上黄，黄疸也，安卧，小便黄赤，脉小而涩者，不嗜食。"阐明了黄疸的三个主要症状：目黄、身黄和小便黄。

张仲景在《伤寒杂病论》对黄疸的病因病机作了相对系统的论述，在此书中，黄疸被列为一个独立门科。《金匮要略·黄疸病脉证并治》中提出黄疸有谷疸、女劳疸、酒疸、黑疸、黄疸等五种病症，指出了黄疸的病因与饮食、劳倦、嗜酒等有关，并对每一种黄疸的症状与治疗作了详细的论述。到了宋金元时期，黄疸病机主要以阴黄、阳黄论和湿热论为主题，北宋医家韩祗和在《伤寒微旨论·阴黄证》一书中首次提出阴黄、阳黄病名，也指出了阴黄与阳黄的区别，书中记载到："阴黄者……与伤寒黄病异矣，伤寒病发黄，本自脾弱……是与阴黄不同耳，病人始于二三日……或以火劫之，变为黄病，此阳黄也。"还有一些医家对湿邪作为主要病机做了论述，如清代《临症指南医案》提出"黄疸以湿得之，有阳，有阴，在脏，在腑"，阐明黄疸虽有不同的发病途径和病因，但病机仍以湿为主。《四圣心源》有关黄疸病机的看法则为"其病起于湿土，而成于风木"，明确提出了脾湿为黄疸发病之机。此外，《丹台玉案》中黄疸篇云"黄疸之症，皆湿热所成，湿气不能发泄，则郁蒸而生热……二者相助而相成，愈久而愈藏者也"，均认为湿邪为黄疸致病因素中最重要的因素，是其他致病因素的基础，认为"无湿不发黄"，湿邪易壅遏脾胃，阻塞肝胆，致使肝失疏泄，胆汁外溢而发生黄疸。

二、临证经验

黄疸是临床上较难治的疾病，病情迁延，不易恢复，中医治疗本病的优势在于"辨证论治"。关于黄疸病因病机及辨证分型历代医家意见不一，马老一方面汲取和继承经典的同时，又从西医学思维角度分析探索，运用中西医结合思维方式，结合临床治疗黄疸的实践经验，提出了不少关于临床辨证分型的新思路、新见解，对指导临床辨证治疗黄疸起到了一定的指导作用。马老认为黄疸的病因病机主要包括"湿热、寒湿、瘀血、疫毒、气滞、酒食、劳倦"等几个方面，其中影响最大的是湿邪。马老认为，黄疸的治疗大法始终不离化湿邪和通利二便，临床须根据湿热轻重的多少来指导遣方用药。临证时，应详细询问患者的疾病史，根据黄疸的色泽及病史、症状，辨别其阴阳属性，注意病程的阶段性与病证的动态变化，在整个治疗过程中，应区别病证偏表与偏里、湿重与热重、阳证与阴证，及时掌握证型间的相互转化，对处方用药做相应的调整。如属湿热，当清热化湿，必要时还要配合通利腑气，处方常用茵陈蒿汤、茵陈五苓散、甘露消毒丹加减；如属寒湿，当健脾温化，处方常用茵陈四逆汤、茵陈术附汤、黄芪建中汤加减；而阴黄的治疗应重视补脾胃肾气，可应用四君子汤、五君子煎等方药来治疗。通利二便是治疗黄疸必备的手段，主要是通过淡渗利湿，达到驱逐体内湿邪的目的，正如《金匮要略》所云："诸病黄家，但利其小便。"故五苓散是退黄的常用方剂。马老还指出，无论湿热之轻重，苦寒攻下之品均有利于黄疸的消退，但须中病即止，以防损伤脾阳。阳黄证治疗时往往投栀子、大黄、黄柏、黄连、茵陈等苦寒之品，临证时应灵活加用一些如桂枝、干姜、吴茱萸之类的温热药物以化寒湿。

马老在临床上善于将传统的中医辨证论治与现代医学检验结果相参考，病证结合，再行处方用药，以达到最佳治疗效果。如阳黄证多是由于湿热引起的阳热实证，包括肝郁气滞证、肝胆湿热证、湿热夹毒证，常见于西医的急性黄疸性肝炎、慢性活动性肝炎、淤胆型肝炎、重型肝炎；阴黄证多属于寒湿阻滞的里虚寒证、正虚瘀结证，包括脾虚湿困证和肝郁血瘀证，常见于西医的慢性迁延性肝炎、肝硬化代偿期和失代偿期。临床实践中还发现，阳黄与阴黄在黄疸的色泽、症状、体征及理化检查方面均存在差异，阳黄湿热证患者常见病毒复制活跃，体液免疫功能亢进，肝细胞炎症反应明显，血清胆红素、转氨酶显著升高；阴黄证患者往往转氨酶轻度升高，胆红素残留不退，病毒复制减弱，常见于黄疸后期，肝细胞处理胆红素功能降低，肝脏微循环异常，肝脏纤维化，功能代谢低下等多种复合因素造成的复合证候，且阴黄患者的外周血红细胞、白细胞、血清白蛋白、转氨酶、胆红素常较阳黄患者低。因此，在治疗黄疸一病时，应首先根据中医望、闻、问、切对患者进行中医辨证，然后参考其化验指标，从多个角度进行科学、客观的辨证论治，进一步提高疾病的诊疗水平。

三、验案

陈某，男，53 岁。2015 年 3 月 2 日初诊。

主诉：进行性皮肤黄染伴乏力半年。

现病史：患者饮酒史 30 年，每天饮酒半斤以上。半年前饮酒后出现全身皮肤及巩膜黄染，并呈进行性加重，伴尿色黄，大便呈灰白色稀糊状，皮肤瘙痒，全身乏力，食欲减退，食纳减少，常觉腹胀腹痛，曾自服中药治疗（具体不详），症状无明显缓解，今来我院为求进一步诊治。刻下患者身目俱黄，黄色晦暗，肢软乏力，脘腹痞满，纳谷量少，大便溏泄，神疲畏寒，睡眠较多。脉沉细，舌淡苔白腻。

辅助检查：肝功能示：TBIL 339.60μmol/L，DBIL 220.10μmol/L，IBIL 119.50μmol/l，ALT 955.00U/L，AST 609.00 U/L，AFP 25.1ng/ml。

中医诊断：黄疸，脾虚湿滞证。

西医诊断：黄疸；酒精性肝病。

治则：健脾养血，温化寒湿，利胆退黄。

方药：茵陈术附汤合黄芪建中汤加减。

茵陈 20g　白术 10g　炮附子 8g　干姜 10g　肉桂 8g　茯苓 30g　黄芪 20g　薏苡仁 30g　山药 30g　苍术 10g　厚朴 10g　白芍 15g　当归 10g　炙甘草 6g　大枣 10g

每日 1 剂，煎汤内服，连服 7 剂。

二诊：7 日后复诊，患者黄疸减轻，大便成形色黄，纳食增加，原方继服 2 个月，黄疸明显减轻，复查肝功能好转，饮食、睡眠及大小便均正常。

按　《金匮要略·黄疸病脉证并治》曰："黄家所得，从湿得之。"《圣济总录·黄疸门》云："大率多因酒食过度，水谷相并，积于脾胃，复为风湿所搏，热气郁蒸，所以发为黄疸。"患者嗜酒过度，饥饱失常，损伤脾胃，以致运化功能失职，湿浊内生，郁而化热，熏蒸肝胆，胆汁不循常道，浸淫肌肤而发黄。又湿从寒化，寒湿阻滞中焦，胆液被阻，溢于肌肤而发黄。寒湿困脾，气血虚弱，故出现肢软乏力，脘腹痞满，纳谷量少，大便溏泄，神疲畏寒，睡眠较多，脉沉细，舌淡苔白腻等症。运用茵陈术附汤合黄芪建中汤加减以健脾养血、温化寒湿、利胆退黄，正中其效。此方药性平和，无峻猛之品，健脾除湿与利胆退黄共施，起到祛邪而不伤正之功。方中包括了利胆退黄、补气养血、健脾利湿、温中化湿等诸法，临证加减化裁，用之得心应手。

第十六节　辛开苦降治泄泻

一、医理阐述

泄泻是指因感受外邪，或被饮食所伤，或情志失调，或脾胃虚弱，或脾肾阳虚等原因引起的，以排便次数增多，粪便稀溏，甚至泄如水样为主症的病证，临床主要以脾虚湿盛为其基本病机。祖国医学对泄泻的认识，最早见于《内经》，其对泄泻之名称、分类、病因病机、临床表现、治疗预后等诸多方面皆有论述。如《内经》称其为泄，有"濡泄""洞泄""飧泄""注泄"等名称；《难经》则有五泄之分；汉唐时代称为下利，及至宋代方始统称泄泻，且将其与痢疾、霍乱诸病明确区分。关于本病的病因病机，《内经》有较详细的论述，如《素问·阴阳应象大论》曰"春伤于风，夏生飧泄""清气在下，则生飧泄""湿胜则濡泻"。《素问·举痛论》

云"寒邪客于小肠,小肠不得成聚,故后泄腹痛矣""怒则气逆,甚则呕血及飨泄"。《素问·风论》言"食寒则泄"。《素问·至真要大论》曰"暴注下迫,皆属于热""诸病水液,澄澈清冷,皆属于寒"。《素问·太阴阳明论》云:"饮食不节,起居不时者,阴受之……阴受之则入五脏……下为飨泄。"《素问·脉要精微论》言:"胃脉实则胀,虚则泄。"《素问·脏气法时论》曰:"脾病者……虚则腹满肠鸣,飨泄食不化。"《素问·宣明五气》云:"五气所病……大肠小肠为泄。"说明泄泻的病变脏腑与脾胃大小肠有关。《灵枢·师传》言:"胃中寒,则腹胀,肠中寒,则肠鸣飨泄,胃中寒,肠中热,则胀而且泄。"以上说明了泄泻由风、寒、湿、热引起,还与饮食、生活起居、情志失调有关。泄泻的病位主要在脾胃和大小肠,其中主脏在脾。该病与西医学中因消化系统功能性或器质性病变而引发的腹泻病证相似,例如,一些急慢性肠炎、胃肠功能紊乱、肠易激综合征、肠结核、肠吸收不良综合征等疾病,当这些疾病出现泄泻的表现时,均可参考本病进行中医辨证论治。《医宗必读·泄泻》在总结前人治泄经验的基础上,提出了著名的治泄九法,即"淡渗、升提、清凉、疏利、甘缓、酸收、燥脾、温肾、固涩"。

二、临证经验

马老从医数十载,治疗泄泻患者无数,认为泄泻一病临床常见肠道湿热、肝气郁滞、脾气亏虚和肾阳亏虚等证。肠道湿热者治宜清热利湿或清暑利湿;肝气郁滞者治宜抑肝扶脾;脾气亏虚者治宜健脾益气;肾阳亏虚者治宜温肾助阳、涩肠止泄;脾虚泄泻治疗上侧重补益脾气,兼化湿和中;肾虚泄泻在补益肾阳的基础上不忘补益脾胃。治疗泄泻的方剂使用规律总体表现为:以健脾、益气、祛湿、补肾类功效的方剂为主。在临床实践中,特别要注意辨别虚实寒热、疾病新久,有无兼夹证候等。泄泻病变过程中往往出现虚实夹杂、寒热并见的情况,须全面分析。马老治疗消化系统疾病时善用寒热平调之辛开苦降法,治疗难治性寒热错杂型泄泻,运用辛开苦降法,疗效斐然。

辛开苦降法是以辛温祛寒药与苦寒清热药两种性味截然不同的药物配伍使用,从而达到辛以散结、苦以降气的一种治疗方法,可起相互佐助作用,又称寒热并用法。《神农本草经》云:"疗寒以热药,疗热以寒药。"《素问·至真要大论》又云"辛甘发散为阳,酸苦涌泄为阴""湿淫所胜,平以苦热,佐以甘辛,以苦燥之,以淡渗之"。前者指出相反药性作用的对立,后者说明相反药味属性的不同。辛开苦降,则是利用两类性味截然相反药物的对立作用和不同属性,进行配伍组合,使其产生二者均不具备的一种新的整体功用,以拓宽两类药物的主治范围。味属辛、甘,性属温、热的一类阳性药,多能升浮向上;而味属酸、苦,性属寒、凉的一类阴性药,多能沉降向下。用热药治寒病,其性多辛开;用寒药治热病,其性多苦降。辛热药与苦寒药配伍组合,则一辛一苦,一升一降,一热一寒,一阳一阴,一开一泄。一者开散升浮、轻清向上;一者通泄沉降、重浊向下;是以开散之中而寓通泄,通泄之中亦寄开散;清热而不患寒,散寒而不忧热,二者相反相成,从而可平衡阴阳,调节气机,用于治疗寒热错杂,虚实相兼、湿热蕴结中焦的病症。马老治疗泄泻、胃脘痛等疾病时常用半夏泻心汤及其类方、黄连汤、乌梅丸等方剂,如此寒热苦辛之品同用,清温补泻之法并施,配伍得当,功效卓著,治疗寒热错杂、阴阳不和、气机逆乱之疾病,有其独到之处。

三、验案

方某,女,53岁。2015年5月8日初诊。

主诉:腹痛腹泻1年余。

现病史:患者1年前无明显诱因下出现泄泻,每日大便3～4次,饮食生冷后加重,大便呈稀糊状，夹杂少许黏液，伴腹部隐痛，泻后痛减。外院电子结肠镜检查确诊为溃疡性结肠炎，给予西医对症治疗后症状未缓解。后又多处寻求中医治疗，服用多方均未见效。刻下患者精神萎靡，全身乏力，畏寒肢冷，小便黄赤，口干口苦，口周溃疡，纳差。脉滑数，舌红苔黄腻。

中医诊断：泄泻；湿热交阻，寒热错杂证。

西医诊断：溃疡性结肠炎。

治则：辛开苦降，寒温并施。

方药：半夏泻心汤加减。

姜半夏 10g　川连 6g　黄芩 8g　党参 10g　厚朴 10g　干姜 6g　木香 10g　白蔻仁 8g　吴茱萸 4g　炙甘草 6g　大枣 10g

每日 1 剂，煎汤内服，连服 7 剂。

二诊：复诊时患者腹痛腹泻减轻，每日大便 2 次，黏液减少，纳食增加，继以原方加薏苡仁 30g、山药 30g，再服 7 剂，诸症缓解。再服半个月一切恢复正常而辍药，随访 3 个月未再复发。

按　《素问·阴阳应象大论》曰"清气在下，则生飧泄""湿胜则濡泄"。《素问·至真要大论》曰："暴注下迫，皆属于热……澄彻清冷，皆属于寒。"脾易为湿困而胃多为热扰，脾胃互为表里，以膜相连，在发病时常相互影响，脾湿易浸于胃，胃热易淫于脾，往往造成脾胃湿热。湿热病邪同时存在于体内，而成寒热错杂的病机蕴结于肠中，则成泄泻。此证为湿热互阻，痞结不开，湿遏热伏，阳气不得舒展，故见畏寒肢冷，此畏寒为假寒，如纯用温补则症将愈重。故马老采用"寒者热之，热者寒之"及"辛而散之，苦以泄之"的治法，辛开苦降，寒温并施，故药到而病除。因苦寒之品虽能清热，但也有劫伤脾阳之弊，故不可久用，待泄泻症状缓解后马老又加薏苡仁、山药以健脾扶正，标本兼顾。可见辛开苦降、温清并用之法，只要符合此病机，应用得当，无不取效快捷。

第十七节　益气健脾治便秘

一、医理阐述

便秘是指粪便干硬，排便困难，排便次数减少，有排便未尽感或排便不畅感。中医认为，便秘的病因是多方面的，其中主要有外感寒热之邪，内伤饮食情志，病后体虚，阴阳气血不足等。本病病位在大肠，并与脾、胃、肺、肝、肾密切相关。脾虚传送无力，糟粕内停，致大肠传导功能失常，而成便秘；胃与肠相连，胃热炽盛，下传大肠，燔灼津液，大肠热盛，燥屎内结，可成便秘；肺与大肠相表里，肺之燥热下移大肠，则大肠传导功能失常，而成便秘；肝主疏泄气机，若肝气郁滞，则气滞不行，腑气不能畅通，可成便秘；肾主五液而司二便，若肾阴不足，则肠道失润，若肾阳不足则大肠失于温煦而传送无力，大便不通，均可导致便秘。形成便秘的基本病机是邪滞大肠，腑气闭塞不通或肠失温润，推动无力，导致大肠传导功能失常。历代医家对便秘提出了许多有价值的见解，如李杲强调饮食劳逸与便秘的关系，并指出治疗便秘不可妄用泻药。《兰室秘藏·大便结燥门》有言，"若饥饱失节，劳役过度，损伤胃气，及食辛热厚味之物，而助火邪，伏于血中，耗散真阴，津液亏少，故大便燥结""大抵治病，不可一概用巴豆、牵牛之类下之，损其津液，燥结愈甚，复下复结，极则以至引导于下而不通，遂成不救"。《重订严氏济生方·秘结论治》云："夫五秘者，风秘、气秘、湿秘、寒秘、热秘是也。更发汗利小便，及妇人新产亡血，陡耗津液，往往皆令人秘结。"程钟龄在《医学心悟·大便不通》中将便秘分为"实秘、虚秘、热秘、冷秘"四种类型，并分别列出各类的症状、治法及方药，对临床有一定的参考价值。

二、临证经验

马老认为便秘虽是一种临床症状，但涉五脏六腑，故五脏六腑皆有便秘。马老在临证时将便秘分为虚秘与实秘两大类，发现虚者多而实者少，虚实夹杂者亦不少见。根据便秘实证邪滞大肠，腑气闭塞不通；虚证肠失温润，推动无力，导致大肠传导功能失常的基本病机，其治疗当分虚实。实证以祛邪为主，根据热、冷、气秘之不同，分别施以泻热、温散、理气之法，辅以导滞之品，标本兼治，邪去便通；虚证以扶正为先，依阴阳气血亏虚的不同，主用滋阴养血、益气温阳之法，酌用甘温润肠之药，标本兼治，正盛便通。导致虚证便秘的原因常见有以下几种：一是病程迁延难愈，久病耗气伤津；二是饮食无节损伤脾胃；三是忧思焦虑等情志因素耗气伤神；四是年老素体亏虚，损及脾胃，不能化生水谷，以致卫气营血失调。可见气机失调、气血亏损是虚证便秘的主要病机，在治疗上应做到：①以通为顺，但不可单纯泻下；②从整体出发，标本兼顾；③针对病因，辨证论治。马老强调，凡见便秘一病，皆须详察虚实，不可为图一时之快，单纯机械地使用芒硝、大黄、番泻叶、巴豆、牵牛、芫花、大戟等苦寒攻下之品，导致津气亏耗，或阳气亏虚，津血不能濡养大肠，气虚气滞，大肠传送乏力而便结于肠腑，日久可损及于肾，而呈恶性循环。马老强调脾胃为后天之本，气血生化之源，"有胃气则生，无胃气则死"。胃为阳腑，能受纳和腐熟水谷而主下降；脾为阴脏，能运化水谷精微而主上输。胃与脾一阴一阳、一动一静、一升一降，化生营卫气血津液以供养体内各部的生机活动。脾胃健运，则气血生化有源，大肠得气得血则能行使传导之职。若谷受热而熟久不下行，则易化火、耗伤津液而成燥，从而导致大便干结成块。若脾胃虚弱，脾胃化生水谷失常，营卫气血亏损，气虚则推动无力，使大肠传导失司；血虚则大肠不荣；阴虚则大肠干涩，均使肠道失却濡润而引起便秘。故气虚、阴虚往往同时并见，导致便秘。临床主要表现为大便干结、排便费力、艰涩不畅、排便时间延长、气短、乏力、神疲、体倦、懒言、自汗、少腹胀急、胃纳减退、脉弦细或沉细、舌淡等。常用补中益气汤、参苓白术散、香砂六君子汤、归脾丸等方剂治疗，临床收效显著。

三、验案

崔某，男，73岁。2014年1月18日初诊。

主诉：大便干结1年余。

现病史：患者1年前无明显诱因下开始出现大便干结，严重时1周一行，排便费力，量少呈羊粪状，便后气短乏力，肛门坠胀感，腹胀痞满，头晕倦怠，面色萎黄，纳差，睡眠欠佳，无黏液脓血便。常服芦荟、番泻叶、果导片等通便。脉细，舌淡苔薄白。

中医诊断：便秘；脾气虚弱，肠道失润证。

西医诊断：肠功能紊乱。

治则：益气健脾，润肠通便。

方药：补中益气汤加减。

生黄芪30g　生白术30g　云苓15g　升麻15g　木香15g　枳实15g　生地黄20g　当归20g　桃仁15g　火麻仁20g　炙甘草6g

每日1剂，煎汤内服，分2次服，连服7剂。

二诊：服药后患者便秘改善，大便 3 日一行，腹胀减轻，饮食正常，眠差。继以原方加首乌藤 15g、佛手 10g、肉苁蓉 30g，续服 10 剂，服法同上。

三诊：再次复诊时患者大便通畅，日行一次，睡眠改善，倦怠乏力症状明显减轻。在原方基础上去桃仁、火麻仁，加薏苡仁、茯苓各 30g，继服 10 剂后停药，嘱患者饮食调整，自行腹部按摩，半年后电话随访未复发。

按　《景岳全书·秘结》云："秘结证，凡属老人、虚人、阴脏人及产后、病后、多汗后，或小水过多，或亡血失血大吐大下之后，多有病为燥结者，盖此非气血之亏，即津液之耗。"该患者由脾胃气虚，运化乏力所致。脾胃虚弱，气血不足，气虚则推动无力，使大肠传导失司；血虚则大肠不荣，阴亏则大肠干涩，肠道失润，大便干结，便下困难，而成便秘；气血生化不足，血不足不荣于面而见面色萎黄；脉细弱，舌淡苔白皆为气虚之象。治宜补中益气汤加减，补益脾胃之气，以复其运化受纳之功。治疗中通补兼施，升降同调，大便得通。运用益气健脾之法治疗便秘，临床疗效彰显。

第四章　经方临床运用

第一节　平 胃 散

平胃散，为祛湿剂，具有燥湿运脾、行气和胃之功效。临床常用于治疗慢性胃炎、消化道功能紊乱、消化性溃疡等属湿滞脾胃者。

【组成】炒苍术 120g　厚朴 90g　陈皮 60g　甘草 30g

【用法】上为散，每服 6g，水一中盏，加生姜两片，大枣两枚，同煎至六分，去滓，食前温服。

【功用】燥湿运脾，行气和胃。

【主治】湿滞脾胃证。

【方义】本方出自《太平惠民和剂局方》，由苍术、厚朴、陈皮、生姜、大枣、甘草组成。脾为太阴湿土，居中州而主运化，其性喜燥恶湿。湿邪滞于中焦，则脾运不健，且气机受阻，故见脘腹胀满、食少无味；胃失和降、上逆而为呕吐恶心、嗳气吞酸；湿为阴邪，其性重滞黏腻，故见肢体沉重、怠惰嗜卧；湿邪中阻，下注肠道，则为泄泻。治当以燥湿运脾为主，兼以行气和胃，使气行则湿化。苍术味甘而燥，甘则入脾，性温最善燥湿，兼以健脾，能使湿去而脾运有权，脾健则湿邪得化，为君药。脾气之转输，湿邪之运化，暂赖于气之运行，况湿邪阻碍气机，气滞则湿郁，而厚朴恰好性温味苦辛，苦能行气消满，又有芳香苦燥之性，行气而兼能祛湿，为臣药，与苍术相伍，燥湿以健脾，行气以化湿，湿化气行则脾得运化。佐以陈皮理气和胃，芳香醒脾，以助苍术、厚朴之力。使以甘草甘缓和中，调和诸药。煎加姜、枣，其调和脾胃之功亦佳。综合全方，以燥湿为主，燥湿与行气并用。燥湿以健脾，行气以祛湿，使湿祛脾健，气机调畅，脾胃自和。

【运用体会】马老指出湿邪为病，有外湿、内湿之分。外湿者，每因居处潮湿，阴雨湿蒸，冒雾涉水，汗出沾衣，人处久之则邪从外侵，常阻滞于肌表经络，表现为恶寒发热，头胀身重痛，肢节酸楚或面目浮肿等。内湿者，每因恣啖生冷，过饮酒酪，肥甘失节，则湿从中生，伤及脏腑，表现为脘腹胀满，呕恶泄利，水肿淋浊，黄疸，痿痹等。然肌表与脏腑，表里相关，外湿可以内传脏腑，内湿亦可外溢肌肤，故内湿、外湿又常相间并见。脾胃同属中焦，湿邪最易阻滞脾胃，脾喜燥而恶湿，湿浊内阻，脾胃失和，临床出现湿滞脾胃证；症见脘腹胀满，不思饮食，呕吐恶心，嗳气吞酸，肢体沉重，倦怠嗜卧，泻下自利，脉缓，舌苔白腻而厚等。大凡以上诸症为主，皆可用平胃散或其加减方论治，往往收获良效。临床许多调理脾胃的方剂都是在此基础上扩充而来。如本方加麦芽、炒神曲，名"加味平胃散"，治宿食不化，嗳腐吞酸，不思饮食者，若大便秘结可再加大黄、芒硝以通下导滞；加人参、茯苓，名"参苓平胃散"，治脾虚食滞，大便不实者；加黄连（姜汁炒）、木香，名"香连平胃散"，治食积化热，腹痛泄泻者；《太平惠民和剂局方》中还有"不换金正气散"，也是由本方加藿香、半夏而成，治感冒四时不正之气，头痛发热，呕吐泄泻者；本方合二陈汤名"平陈汤"，治脾胃不和，湿痰停阻，胸膈痞闷，不思饮食者；本方合五苓散煎服，名"胃苓汤"，治饮食停积，脾胃不和，浮肿泄泻者。须注意的是平胃散之性偏苦燥，最擅燥湿行气，以脘腹胀满，舌苔厚腻为证治要点，阴虚气滞脾虚胃弱者不宜应用。

【临床应用】张某，女，61岁。2011年7月5日初诊。

主诉：反复上腹胀痛3年，加重1周。

现病史：患者平素饮食不节，且喜食肥甘厚腻，3年前开始出现上腹部胀满疼痛，反复发作，时有胃脘胀痛。1周前饱食后胃脘胀痛加重，伴嗳气，吐酸，胸闷气短，纳食不香，自觉口苦咽干，咳嗽有痰，时有腰酸背痛，二便正常。脉细濡，舌胖苔薄黄。

既往史：既往有十二指肠憩室手术史4年，胆囊切除手术史3年。

辅助检查：胃镜示吻合口炎。

辨证分析：饮食不节，或过饥过饱，损伤脾胃，故纳食不香，日久脾胃虚弱，升降失调，嗳气频发；喜食肥甘厚味则易蕴湿生热，滞于肝胆，肝胆湿热上逆，出现吐酸，口苦咽干；痰湿气滞，不通则痛。脉细濡，舌胖苔薄黄皆为湿热并见、虚实夹杂之象。

西医诊断：吻合口炎。

中医诊断：胃痛；脾胃湿热证。

治法：健脾祛湿，清热化痰。

方药：平胃散加减。

苍术9g　白术9g　厚朴9g　青皮9g　陈皮9g　柴胡9g　姜半夏9g　炒黄芩9g　茯苓15g　炒吴萸4g　炒川楝7g　枳壳9g　茵陈15g　生姜3片　大枣2～3枚　甘草3g

7剂，水煎服，每日1剂，早晚分服，嘱平素饮食有节，忌食辛辣油腻刺激食物。

二诊：药后患者各症状明显好转，仍咳嗽，有少量黄痰，上方加瓜蒌10g、郁金10g、竹茹8g，再服7剂后愈。

按　脾喜燥恶湿，其病多由湿邪所困。"脾生湿，湿困脾"，湿邪致脾气不升，中气下陷，常累及胃降功能。该患者脾气素虚，湿滞脾胃，胃脘胀满疼痛，嗳气吞酸，纳谷不香，舌胖脉濡。同时该患者湿痰阻于少阳，肝气郁结，胆火上炎，胆气犯胃，胃失和降，故口苦咽干，嗳气吐酸，胸闷苦满。《医经余论》云："故治脾以燥药升之，所谓阳光照之也；治胃以润药降之，所谓雨露滋之也。"以平胃散为基础方加减，配柴胡行气疏肝解郁，半夏辛温性燥，共奏和胃燥湿之效；厚朴、木香、枳壳行气宽中除胀；白术苦温，健脾燥湿，益气助运；茯苓甘淡健脾渗湿，与白术合用，更增强健脾祛湿之功；黄芩、生姜寒热并用，辛开苦降，和解脾胃。此患者咳嗽有痰，胸闷脘痞，口苦咽干，有痰热互结之象，故予瓜蒌皮、郁金、竹茹宽胸理气，化痰解郁清热。诸药合用，疗效彰显。

第二节　半夏泻心汤

半夏泻心汤，为和解剂，具有寒热平调、消痞散结之功效。临床常用于治疗急慢性胃肠炎、萎缩性胃炎、慢性结肠炎、慢性肝炎、早期肝硬化等病证。凡属中气虚弱、寒热互结、升降失常，症见痞、呕、下利者，均可应用。对现代医学确诊为HP感染的胃肠病患者，疗效甚佳。

【组成】半夏12g　黄芩9g　干姜9g　人参9g　黄连3g　大枣4枚　甘草9g

【用法】以水一斗，煮取六升，去渣，再煮，取三升，温服一升，日三服。

【功用】寒热平调，消痞散结。

【主治】寒热错杂之痞证。

【方义】本方出自《伤寒论》，由半夏、黄芩、黄连、干姜、人参、大枣、甘草组成。此方原治之痞，系小柴胡汤证误下，损伤中阳，外邪乘虚而入，以致寒热互结而致心下痞。痞者，痞塞不通，上下不能交泰之谓。心下即是胃脘，属脾胃病变。脾胃居中焦，为阴阳升降之枢纽，脾主升清运化，胃主受纳和降，今中气虚弱，运化失权，寒热互结，升降失常，遂成痞证。方中以辛温之半夏为君，散结消痞，又擅降逆止呕；臣以辛热之干姜温中散寒，苦寒之黄芩、黄连泻热开痞。四药相伍，具有寒热平调、辛开苦降之用。然寒热互结又缘于中虚失运，升降失常，故方中又以人参、大枣甘温益气，以补脾胃，与半夏配合，有升有降，以复脾胃升降之常；以甘草补脾和中调和诸药。

【运用体会】马老认为半夏泻心汤之泻心者，泻心下之邪也。姜、夏之辛，所以散痞气；芩、连之苦，所以泻痞热；痞下之后，脾气必虚，所以以人参、甘草、大枣补脾之虚。全方寒热互用以和其阴阳，苦辛并进以调其升降，补泻兼施以顾其虚实，使寒热得解，升降复常，则痞满呕利自除。马老指出本方临证效验显著，要善于变通，就其本方减干姜加生姜可化裁为生姜泻心汤，主治水热互结证；加重炙甘草剂量为甘草泻心汤，主治胃气虚热痞证；加重黄连剂量并去黄芩加桂枝即黄连汤，主治上热下寒证。可见仅加减一二味之别或药味不变药量有异，虽辛开苦降、寒热并调之旨不变，而其主治却各有侧重。须注意的是由气滞或食伤所致的心下痞满，不宜应用。半夏泻心汤所治之痞，当以中气虚弱为基础，同时伴有心下痞，表现为满而不痛，不拒按，或食后饱胀不适但无疼痛。

【临床应用】杨某，女，40岁。2011年8月5日初诊。

主诉：上腹部胀满不适、烧心2年。

现病史：2年前无明显诱因下出现上腹部胀满不适、烧心嘈杂，反复发作。刻下食后胃脘不适，满而不痛，有嘈杂感，饥饿感明显，偶有呕吐呃逆，受凉加重，无明显反酸，纳可眠差，二便正常。脉沉细弦，舌质暗红，苔薄黄。

既往史：既往体健。

辅助检查：胃镜示慢性非萎缩性胃炎活动期；HP（＋）。

辨证分析：患者病程已达2年，可见脾气已虚。胆胃不和、痰热内扰，寒热错杂，故患者表现为呕吐呃逆，眠差，嘈杂及饥饿感明显，受凉加剧。患者脉沉细弦，舌质暗红，苔薄黄皆为虚实寒热夹杂之象。

西医诊断：慢性非萎缩性胃炎活动期。

中医诊断：胃痞；寒热错杂证。

治法：平调寒热，消痞散结。

方药：半夏泻心汤加减。

姜半夏9g　干姜4g　炒黄芩10g　炒黄连6g　党参10g　陈皮10g　茯苓20g　茯神20g　枳壳6g　竹茹10g　白术9g　炒谷芽20g　炒麦芽20g　生牡蛎15g　甘草6g

7剂，水煎服，每日1剂，早晚分服，服药期间忌食辛辣油腻刺激食物。

二诊：药后患者疼痛未发，原方再服7剂后愈。

按　张仲景在《伤寒论》中明确指出："满而不痛者，此为痞。"该患者心下痞满，但满而不痛，苔微黄脉沉，有明显烧心嘈杂，食后胃脘不适，而无明显脘痛拒按，马老认为此患者乃中气虚弱，寒热互结之痞证，故以半夏泻心汤主之。同时，马老又认为患者烧心嘈杂，眠不安，偶有呕吐呃逆，苔薄黄脉沉细兼存胆胃不和，痰热内扰之象，故予陈皮以理气健脾、燥湿化痰，竹茹清胆和胃、止呕除烦，茯苓健脾利湿、宁心安神。诸药合用则胀满可除，呕止眠安，结消痞除，寒热调和，心宽神怡。此患者易人参为党参，考虑到人参大补元气，补脾益肺之功甚强，有助邪之嫌，而易党参 10g，用量偏小而适中，既能补益中气，又可防姜夏辛散、芩连苦泻之过，免伤正气，最后加白术 9g，助党参补气健脾，同时燥湿运脾。

第三节　沙参麦冬汤

沙参麦冬汤，为润燥剂，具有清养肺胃、润燥生津之功效。临床常用于治疗慢性胃炎、消化性溃疡、支气管炎、肺癌、干燥综合征及小儿厌食、小儿咳喘、小儿口疮等。

【组成】沙参 9g　麦冬 9g　玉竹 6g　扁豆 5g　冬桑叶 5g　天花粉 5g　甘草 3g

【用法】水五杯，煮取二杯，日再服。

【功用】清养肺胃，润燥生津。

【主治】温热和燥热之邪伤及肺胃阴分证。

【方义】本方出自《温病条辨》，原方由沙参、麦冬、玉竹、天花粉、冬桑叶、生扁豆、生甘草组成。本方所治肺胃阴虚证多因燥伤肺胃阴分或风温病后期肺胃阴伤。燥邪与肺的关系最为密切，肺为燥金之脏，同气相求，燥热最易袭肺，故发为肺燥阴伤，表现为鼻燥咽干、干咳等。病久下传于胃，而见肺胃津伤；肺合皮毛，居高位，风温初起，首犯肺卫，病久入里，邪热在肺，则肺胃阴伤。方中北沙参味甘、微苦，性微寒，归肺胃经，具养阴清肺、益胃生津的作用；麦冬性微寒，味甘，归心肺胃经，具养阴润肺、益胃生津、清心除烦之功效，二者合用，加强养阴润肺、益胃生津的作用；玉竹性甘微寒，归肺胃经，具养阴润燥、生津止咳的功效；桑叶性苦、甘寒，轻清宣透，疏邪布津，一可凉透燥热而外出，二可宣降肺气以布津且载轻清之药上行，三可凉肝以防肝火风阳之升动；天花粉味甘、微苦，性微寒，具清热生津、清肺润燥、解毒消痈的作用，能生津止渴；扁豆性微温、味甘，归脾胃经，具健脾、化湿、消暑之功效，又可防止甘寒滋腻碍胃之弊；生甘草甘平和中，取"甘守津还之意"，益胃和中，扶养胃气，使胃气得复，中气内守，则津液化生有源，液生燥解，津复热除。全方共奏滋养肺胃津液之功，兼以健脾助运、宣展肺气。

【运用体会】马老指出沙参麦冬汤主治燥伤肺胃阴分证，表现为"或热或咳"。此发热、咳嗽的症状不是肺热壅盛的表现，而是肺胃阴虚，不制余热，肺津不足，肺气上逆的表现，属于邪少虚多之证。故不可一味使用苦寒药清热泻火，复伤其阴，而以甘寒救津为主治之。沙参麦冬汤用沙参、麦冬、玉竹、天花粉等甘寒滋阴之品为主，以滋养肺胃阴液，即"补"；辅以苦甘寒之桑叶以清宣燥热余邪，即"清"，清补同施，共奏扶正祛邪之效。在五行中，肺属金，脾属土，土能生金，故有"脾有生肺之能，土旺而金生"之说。沙参麦冬汤应用扁豆、甘草等扶养胃气，以求滋润清养，使胃得其润，胃阴得复，则肺阴亦得以恢复，所谓"培土生金"之意。马老认为小儿乃至阴至阳之体，肺气亏虚，脾常不足，肝常有余，脏腑功能未能健全，肺胃功能尤显不足，燥热之邪易经口鼻而入，犯及肺胃，肺胃热炽，阴损津伤，同时小儿饮食常无节制，饥饱不可自控，易损伤脾胃。故补肺健脾，培土生金对于小儿疾病的治疗有特殊的意义。且全方药味轻灵简洁，既能养阴清热、润燥生津，又无滋腻之弊，符合小儿生理病理特点，临床若运用得当可收到显著疗效。

【临床应用】张某，女，5 岁。2014 年 7 月 3 日初诊。

代主诉：纳差、口干半年余。

现病史：半年多前患儿无明显诱因下出现纳差，口干不多饮。刻下患儿纳食不香，食后作饱，不吐，腹不痛，二便调，夜寐安。脉细数，舌红少津，前段苔光剥。

既往史：既往体健。

辅助检查：暂缺。

辨证分析：患儿平素饥饱无常，损伤脾胃，脾虚运化无力，故见纳食不香；脾不运化，湿热内生，久则耗伤胃阴，津不上乘则见舌苔光剥，口干不多饮；脉细数即为阴液不足、虚热内生之象。

西医诊断：小儿厌食。

中医诊断：疳积；湿滞脾胃，阴虚内热证。

治法：养阴清热，运脾化湿。

方药：沙参麦冬汤加减。

北沙参 10g 麦冬 8g 炒扁豆 8g 天花粉 6g 桑叶 6g 玉竹 10g 炒黄柏 3g 砂仁 3g 炒黄芩 5g 橘络 4g 橘皮 4g 牡丹皮 4g 薏苡仁 10g 赤芍 4g 甘草 3g

服用 7 剂，每日 1 剂，水煎两遍各取 150ml 兑匀后，分早、晚两次服用。

二诊：药后病愈大半，再服 14 剂而愈。

按 叶天士《临证指南医案》云："太阴湿土，得阳始运，阳明燥土，得阴自安，以脾喜刚燥，胃喜柔润也。"该患儿舌苔剥落不全，剥落处光滑无苔乃胃阴虚或气阴两虚之象；胃阴虚则舌红苔剥，口干少津，纳呆不知味，食后作饱，脉细数无力；气阴两虚则舌剥，舌淡红苔剥，气短乏力倦怠，五心烦热，盗汗，口干咽燥，脉细数。本例患者属胃阴虚兼脾虚内热。方用沙参麦冬汤甘寒生津，清养肺胃，加用炒黄芩、炒黄柏以泻火解毒；加薏苡仁、砂仁、橘皮络以行气通络、健脾化湿，且防甘寒苦寒伤胃之弊；患儿病久易成瘀，加牡丹皮、赤芍清络凉血、活血散瘀。全方清中有补，补中有清，故见效明显。

第四节 益 胃 汤

益胃汤，为治燥剂，具有养阴益胃之功效。临床常用于治疗慢性胃炎、消化性溃疡、糖尿病、小儿厌食症等属胃阴亏损者。

【组成】沙参 9g 麦冬 15g 冰糖 3g 玉竹 4.5g 生地黄 15g

【用法】上以水五杯，煮取二杯，分二次服，渣再煮取一杯服。

【功用】养阴益胃。

【主治】胃阴亏虚证。

【方义】本方出自《温病条辨》，由沙参、麦冬、冰糖、生地黄、玉竹组成。胃为阳土，喜润恶燥，主受纳，其气以降为顺。若热病消灼阴津，或过用吐下之剂，或胃病迁延不愈，每致胃阴耗损，虚热内生。胃阴不足，络脉失养，则见胃脘隐痛；若阴虚有热，可见胃脘隐隐灼痛；胃阴亏虚则收纳失司，故饥而不欲食；胃之阴津不足，上不能滋润口咽则口干咽燥，下不能滋润大肠则大便秘结；胃失濡润，气机上逆，则见干呕、呃逆；脉象细数，舌红少津为阴虚内热之象。胃为五脏六腑之海，十二经皆禀气于胃，胃阴复则气降能食。治宜益胃汤甘凉生津养阴益胃。方中重用生地黄、麦冬，味甘性寒，功能养阴清热、生津润燥，为甘凉益胃之上品，共为君；配伍北沙参、玉竹为臣，养阴生津，以加强生地黄、麦冬益胃养阴之力；冰糖濡养肺胃，调和诸药为使。全方药简力专，共奏养阴益胃之效。

【运用体会】马老运用益胃汤加减治疗胃痞病之胃阴亏虚证，收效立竿见影。马老指出，痞满是指心下痞塞，胸膈胀满，触之无形，按之柔软，压之无痛为主要症状的病症。按部位痞满可分为胸痞、心下痞等。心下即胃脘部，心下痞又称胃痞，我们常说的痞满多指胃痞。痞满是临床上很常见的一个症状，作为一个独立性的疾病，相当于西医学中的慢性胃炎、功能性消化不良、胃下垂等。马老认为痞满多为由感受外邪、内伤饮食或情志失调等引起的胃的慢性病变。本病迁延日久可形成肝胃不和，脾胃虚弱，湿热内蕴，胃阴耗伤，气血运行迟缓，瘀血内停，以致胃络不通或失和。痞满的病位在胃脘，和肝、胆密切相关。其初起多为实痞，久则耗伤阴液，形成虚痞。虚为脾气虚、胃阴虚；实为气滞、食积、湿阻、痰凝、血瘀，但多为本虚标实，虚实夹杂。其基本病机为中焦气机不利，脾胃升降失职。治疗总以调理脾胃升降、行气消满除痞为基本原则。马老在临床上将益胃汤灵活运用于胃痞病的证治，治疗以胃阴虚为主证的患者。若汗多，气短，兼有气虚者，加党参、五味子以益气敛汗；若食后脘胀者，加陈皮、神曲以理气消食；若胃脘胀痛者加厚朴花、玫瑰花、佛手以行气止痛；若胃酸缺乏者加乌梅、山楂以酸甘化阴；若大便干燥者加火麻仁、瓜蒌仁等以润肠通便。

【临床应用】刘某，男，42 岁。2013 年 3 月 4 日初诊。

主诉：上腹部胀满不适 1 年余。

现病史：患者 1 年多前无明显诱因下出现上腹部胀满不适，反复发作。刻下患者胃脘部痞满不适，后半夜明显，似饥而不欲食，眼眵，口干苦，胃部灼热，嘈杂，时有反酸，食后嗳气，二便调。脉濡细，舌红苔黄燥。

既往史：既往体健。

辅助检查：胃镜示慢性非萎缩性胃炎活动期；胸部 CT 未见明显异常。

辨证分析：胃阴不足，胃失濡养，气机不畅，故胃脘部痞满不适，饥不欲食；胃虚失养，浊气不降，故眼眵，反酸，嗳气；虚热内生，故口干苦，灼热，嘈杂；脉濡细，舌红苔黄燥为阴虚内热之象。

西医诊断：慢性非萎缩性胃炎活动期。

中医诊断：胃痞。

治法：养阴清热。

方药：益胃汤加减。

南沙参 20g　北沙参 20g　玉竹 10g　麦冬 10g　赤芍 15g　白芍 15g　石斛 10g　生地黄 10g　炒扁豆 9g　竹茹 10g　陈皮 10g　姜半夏 9g　砂仁 5g　白豆蔻 5g　茯苓 10g　茵陈 12g　麦芽 20g　甘草 5g

服用 7 剂，每日 1 剂，水煎两遍各取 150ml 兑匀后，分早、晚两次服用。

二诊：药后病愈大半，再服 7 剂而愈。

按　叶天士《临证指南医案·汗》言："知饥少纳，胃阴伤也。"马老认为该患者胃脘痞满日久，胃阴亏虚，胃失濡养，受纳无权，故灼热痞满，似饥而不欲食。后期明显以虚痞为主，阴虚津少，无以上承，则口干苦，又阴虚有热，故时有嘈杂、反酸。胃失濡养，升降失常，气机不畅，故时有嗳气。脉濡细，舌红苔黄燥乃胃阴亏虚之象。又患者灼热、嘈杂、反酸、口苦，说明患者有胆胃不和，痰热内扰之证，兼有虚烦不得眠。治疗予益胃汤加减，选南北沙参、玉竹、麦冬、生地黄以养阴益胃；选陈皮、茯苓、姜半夏、竹茹、甘草以理气化痰、清胆和胃；配石斛以清热养阴；茵陈清热利胆；砂蔻仁健脾化湿、和胃醒脾，既防养阴药滋腻碍脾，又防清热药苦寒太过；麦芽健脾消食化积。诸药合用，相得益彰。

第五节 半夏厚朴汤

半夏厚朴汤，为理气剂，具有行气散结、降逆化痰之功效。临床常用于治疗慢性胃炎、胃食管反流病、胃神经官能症、食管痉挛等属气滞痰阻者。

【组成】半夏12g　厚朴9g　茯苓9g　紫苏叶6g　生姜15g

【用法】以水七升，煮取四升，分温四服，日三夜一服。

【功用】行气散结，降逆化痰。

【主治】梅核气。

【方义】本方出自《金匮要略》，由半夏、厚朴、紫苏叶、茯苓、生姜组成。梅核气系由痰气互结咽喉，肺胃宣降失常所致。每因情志不畅，肝气郁结，肺胃失于宣降，聚津为痰，痰气交阻，互结咽喉，故咽如物阻，咯吐不出，咽之不下，胸膈满闷等。气不行则郁难开，痰不化则结难散，而且痰凝可加重气滞，气滞又可促进痰结。治宜二者兼顾，法当行气解郁，化痰散结。方中半夏辛温入肺胃，化痰散结，降逆和胃为君药；厚朴苦辛而温，行气开郁，下气降满，助半夏以散结降逆为臣药，两药为伍，一行气滞，一化痰结；茯苓甘淡渗湿健脾，助半夏以化痰；生姜辛散温行，助半夏和胃而止呕，共为佐药；紫苏叶芳香疏散，宣肺疏肝，助厚朴行气宽胸，宣散郁结之气为使药。综合全方，苦辛合用，辛可行气散结，苦能燥湿降逆，共奏行气散结、降逆化痰之功。

【运用体会】马老指出，气乃一身之主，升降出入有序，内入脏腑，外达肌腠，周行全身，以维持人体的正常生理活动。若因情志失常，或寒温失调，或饮食失节，或劳倦太过等因素，均可使气之升降失常，引起脏腑功能失调，而产生多种疾病。故《素问·举痛论》云："百病生于气也。"理气之法是根据《素问·至真要大论》中"逸者行之""结者散之""高者抑之"及《素问·六元正纪大论》中"木郁达之"等理论而立。马老认为气病的范围较为广泛，病变也较为复杂，但概括起来不外乎气虚、气滞、气逆三个方面；气虚当补气，而气滞法当行气，气逆自当降气。临床上气滞以肝气郁结与脾胃气滞为主，气逆以胃气上逆和肺气上逆为主，均当以理气剂治之。半夏厚朴汤乃行气散结、降逆化痰之剂，原方用于治疗梅核气，其实为肺、肝、脾同治之方，故呼吸、消化系统诸证均可灵活化裁，若仅局限于治疗梅核气，则有所狭隘。若气郁较甚者，可酌加香附、郁金等以增强其行气解郁之功；胁肋疼痛者，可酌加川楝子、延胡索以疏肝理气止痛；咽痛者可酌加玄参、桔梗以解毒散结、宣肺利咽。须注意的是本方用药多苦温辛燥，故津伤较重或阴虚者不宜使用。

【临床应用】孙某，女，43岁。2012年5月9日初诊。

主诉：咽部不适，胸骨后灼热2个月。

现病史：2个月前无明显诱因下出现咽部时有不适，胸骨后灼热感，经西医雾化治疗无好转。刻下咽部不适、胸骨后灼热感明显，进食无哽噎感，胃脘不适，嗳气，口不干苦，纳可眠可，二便调。脉弦细，舌淡苔白。

既往史：既往体健。

辅助检查：胃镜示慢性非萎缩性胃炎活动期；胸部CT未见明显异常。

辨证分析：气郁、气逆则肝、肺、胃失于疏通宣降，聚津为痰，痰气互结于咽喉及胸膈，故患者咽部不适，进食无哽咽感；痰气互结，郁而化热，故有胸骨后灼热感；脉弦细，舌淡苔白乃肝胃不和、气滞痰阻之象。

西医诊断：慢性非萎缩性胃炎活动期。

中医诊断：梅核气；痰气互结证。

治法：行气散结，降逆化痰。

方药：半夏厚朴汤加减。

姜半夏 10g　厚朴 10g　苏梗 10g　茯苓 15g　陈皮 10g　枳壳 9g　桔梗 8g　麦冬 10g　川贝母 8g　赤芍 10g　丹参 15g　北沙参 15g　郁金 10g　木蝴蝶 8g　砂仁 6g　白豆蔻 6g　茵陈 10g　甘草 8g

服用 7 剂，每日 1 剂，水煎两遍各取 150ml 兑匀后，分早、晚两次服用。

二诊：药后病愈大半，守上方去茵陈、丹参再服 7 剂而愈。

按　《灵枢·邪气脏腑病形》曰"心脉大甚为喉吤"，即言喉间有物。《金匮要略·妇人杂病脉证并治》言："妇人咽中如有炙脔，半夏厚朴汤主之。"该患者以肝气郁结、肝气犯胃、胃气上逆为主要病机。方中半夏厚朴汤为主方行气散结，降逆化痰，加陈皮、枳壳以疏肝理气、燥湿化痰解郁，加桔梗、川贝、木蝴蝶以清热化痰利咽。因气郁化热，热伤阴液，故予北沙参以养阴润喉，予茵陈以清利湿热。又久病成瘀，马老妙用丹参、郁金、赤芍以活血凉血化瘀。佐砂蔻仁健脾醒脾，化湿和胃，兼防清泻太过，又促理气药行气之功。

第六节　丁香柿蒂汤

丁香柿蒂汤，为理气剂，具有温中益气、降逆止呃之功效。现代临床常用来治疗因迷走神经或膈神经受刺激、颅脑损伤或中风后期，以及精神等因素引起的呃逆，证属胃气虚寒者。

【组成】丁香 6g　柿蒂 9g　人参 3g　生姜 6g

【用法】以水一斗，煮取三升，温服一升，日三服。

【功用】温中益气，降逆止呃。

【主治】胃气虚寒证。

【方义】本方出自《症因脉治》，由丁香、柿蒂、人参、生姜组成。呃逆亦名"哕"，多由饮食不节、生冷伤胃或过食辛热，加上胃有燥热、情志不舒、肝气犯胃、气失和降所致，但多因胃气上逆动膈而成。胸中为清阳之候，脾胃主升降之司，清阳不升，浊阴不降，阳位阴乘，故胸膈不爽，浊阴上泛，嗳气不除。方中丁香辛温，温胃散寒，降逆止呃，是治疗胃寒呃逆之要药；柿蒂苦平，降逆止呃，专治呃逆，两药相配，温胃散寒，降逆止呃，共为君药。生姜辛温，为呕家圣药，与丁香、柿蒂合用，增强温胃降逆之功；因其胃虚，更配人参甘温益气补其虚，皆为臣佐药。四药合用，共奏温中益气、降逆止呃之功，使胃寒散、胃虚复、气逆平，则呃逆胸痞自除。

【运用体会】马老指出，呃逆一证虽有虚有实，病情有轻有重，但胃气上逆为其共同病机。"上者下之""冲者平之"，故和胃降逆止呃为治疗大法。临证又得权衡疾病之长短，病情之轻重，体质之强弱，证候之虚实，寒热之偏属等。胃气不虚者可减人参；气滞痰阻者可加半夏、陈皮以理气化痰。马老还指出，柿蒂与丁香虽同为止呃之味，然一辛热一性平，合用深得寒热兼济之妙，如系有寒无热则丁香在所必用，不得固执从治，必当佐以柿蒂；有热无寒则柿蒂在所必需，不得泥以兼济之，必杂以丁香，二者合用临床上能收到良效。需要注意的是素体阴虚者不可一味芳燥，以免更伤阴液；脾胃虚弱者不可过用滋腻之品，以免脾胃更虚。

【临床应用】汤某，男，40 岁。2012 年 4 月 17 日初诊。

主诉：反复呃逆嗳气半年。

现病史：半年前无明显诱因下开始出现反复呃逆，嗳气，易干呕，无吐酸，胃胀不适，喜温喜按，纳可，二便调。脉细弦，舌淡红而干，苔黄腻。

既往史：既往体健。

辅助检查：胃镜未见明显异常。

辨证分析：脾阳不振，运化失职，故胃胀不适，喜温喜按；痰湿内生，阻遏气机，脾气不升，胃气不降，故呃逆嗳气频发；痰气郁久化热，故脉细弦，舌淡红而干，苔黄腻。

西医诊断：膈肌痉挛。

中医诊断：呃逆；胃寒气逆证。

治法：温胃散寒，降逆止呃。

方药：丁香柿蒂汤加减。

丁香 10g　柿蒂 15g　太子参 10g　旋覆花 15g　代赭石 10g　姜半夏 5g　砂仁 6g　白豆蔻 10g　苏叶 10g　炒川连 4g　川贝 3g　赤芍 10g　白芍 10g　炒黄芩 10g　茯苓 20g　竹茹 10g　陈皮 10g　生姜 2 片

服用 7 剂，每日 1 剂，水煎两遍各取 150ml 兑匀后，分早、晚两次服用。

二诊：药后症状显减，呃逆明显好转，偶干呕，胃不适明显改善，纳可，二便调，口干欲饮，舌淡红苔薄腻。守原方去代赭石、黄芩，加谷芽、麦芽各 20g、北沙参 15g，继服 7 剂，诸症全无。

按　《素问·宣明五气》云："胃为气逆为哕。"《丹溪心法·咳逆》曰："咳逆为病，古谓之哕，近谓之呃，乃胃寒所生。"《景岳全书·呃逆》又曰："皆其胃中有火，所以上冲为呃。"患者痰热互阻，胃失和降，故呃逆干呕，又久伤脾胃，脾阳耗伤，脾胃虚寒，故胃部不适，喜温喜按。用大剂量丁香、柿蒂、旋覆花、代赭石降逆止呃，兼能温脾阳，清痰热；予川贝祛痰热兼可养阴，使邪去不伤正；予陈皮、半夏、茯苓、砂蔻仁以行气健脾化湿；赤白芍养阴凉血散瘀；竹茹、苏叶、黄芩、黄连清脾胃之燥热。患者服药 1 周后去代赭石、黄芩以免久用加重脾胃之寒，再予谷芽、麦芽以健脾化积，北沙参养阴，寒热平调，标本兼治，使诸症得祛。

第七节　柴胡疏肝散

柴胡疏肝散，为和解剂，具有疏肝行气、活血止痛之功效。临床常用于治疗慢性胃炎、消化道溃疡、肠易激综合征、慢性肝炎等属肝气郁滞者。

【组成】柴胡 6g　白芍 4.5g　炒枳壳 4.5g　陈皮 6g　香附 4.5g　川芎 4.5g　炙甘草 1.5g

【用法】水一盏半，煎八分，食前服。

【功用】疏肝行气，活血止痛。

【主治】肝气郁滞证。

【方义】出自《医学统旨》，由陈皮、柴胡、川芎、香附、枳壳、芍药、甘草组成。本方所治为情志不遂，肝失疏泄，肝郁气滞，横逆犯胃。肝失疏泄，经气不利，则胁肋疼痛，胸闷善太息，情志抑郁，易怒，脉弦；肝气不疏，横逆犯胃，则脘腹胀满。根据"木郁达之"之旨，治宜疏肝解郁，行气止痛。方以柴胡为君，调肝气，散郁结。臣以香附专入肝经，既疏肝解郁，又理气止痛；川芎辛散，开郁行气，活血止痛，二药助柴胡疏肝理气止痛。佐以陈皮理气行滞和胃，醋炒以增入肝行气之功；枳壳理气宽中，行气消胀，与陈皮相伍以理气行滞调中；白芍、甘草养血柔肝，缓急止痛。炙甘草又调和诸药，兼作使药。

诸药合用，能理肝气、养肝血、和胃气，诚为疏肝理气解郁之良方。本方是四逆散加陈皮、川芎、香附而成。而四逆散中四药等量，侧重调畅气机，疏肝理脾；本方重用柴胡，轻用甘草，将枳实改为枳壳，再加陈皮、川芎、香附，重在行气疏肝，兼以和血止痛，为治肝郁血滞之良方。

【运用体会】马老指出，脾胃病多表现为脘腹痛，与肝密切相关，肝郁为其重要病因，主要病机为肝气郁滞，肝胃不和。擅治脾胃病者必擅用"和"法，尤其在于调和肝脾。调肝理脾主要在于疏肝、清肝、养肝、柔肝、镇肝等调肝之法，以及健脾、运脾、温脾、滋脾、祛湿、化湿、消食、升脾等理脾之法。只有肝脾之脏腑功能协调，脾胃才能发挥其正常的生理功能。起初多为肝胃气滞，日久则肝胃郁热，胃气上逆或肝病传胃，若过用香燥理气之品或郁热伤阴则肝胃阴虚，最后病久入络而致血瘀络阻作痛。临证还须灵活掌握患者病情变化，辨析明确，随证加减，方能获效。临床上对于以肝郁气滞证为主要表现的脾胃系疾病，马老擅用柴胡疏肝散加减，伴烧心、泛酸、嘈杂者配合左金丸，以清肝泻火，降逆止呕；伴胃寒恶心呕吐者加半夏、苏梗，以燥湿化痰，降气止呕；伴胃热恶心呕吐者加竹茹、枇杷叶，以清热化痰止呕；伴胃胀甚者加厚朴、香橼皮，以行气消痞除胀；伴两胁胀痛甚者加青皮、郁金，以破气散结；伴郁热伤津，口干口苦者加用麦冬、川楝子，以养阴清热，理气止痛；伴病久入血络脘腹刺痛甚者则加郁金、炒牡丹皮，以活血化瘀，瘀祛则痛止。

【临床应用】刘某，女，51岁。2012年7月11日初诊。

主诉：上腹部胀满疼痛2年余。

现病史：患者2年前无明显诱因下开始出现反复上腹部胀满疼痛，多次服用西药及中成药治疗，症状未见明显缓解。刻下胃脘部胀痛，痞及两胁，吐酸嘈杂，食后痛甚，大便稀溏。脉沉弦，舌略紫暗，苔薄白。

既往史：既往体健。

辅助检查：2012年5月11日胃镜示慢性非萎缩性胃炎活动期；肝功能提示 ALT 300U/L，AST 208U/L；肝胆胰脾彩超及乙肝五项均正常。

辨证分析：脾虚肝郁，气机失调，肝胃气逆，故胃脘部胀痛，食后痛甚，痞及两胁，吐酸嘈杂；脾虚不能运化水液，故大便稀溏；久病必瘀，故脉沉弦，舌略紫暗。

西医诊断：慢性非萎缩性胃炎活动期。

中医诊断：胃痛；气滞血瘀证。

治法：疏肝行气，活血止痛。

方药：柴胡疏肝散加减。

柴胡6g　白芍15g　枳壳10g　延胡索10g　炒川连6g　吴茱萸3g　川楝子10g　炒麦芽30g　鸡内金10g　建曲15g　姜半夏10g　广陈皮10g　茯苓15g　黄芩10g　甘草6g

服用7剂，每日1剂，水煎两遍各取150ml兑匀后，分早、晚两次服用。

二诊：诸症大减，大便正常，纳尚可，效不更方。再服用7剂，每日1剂，煎服法同前。

三诊：药后平善，诸症显减，胃脘不痛，仍时有两胁胀满，吐酸，复查肝功能：ALT 200U/L。上方去延胡索、川楝子、鸡内金，加蒲公英15g、垂盆草30g、茵陈10g、郁金10g，继服7剂。后数次上方略调后服用20余剂，停药后复查肝功能正常。

按　《灵枢·经脉》云："肝足厥阴之脉……挟胃属肝。"马老指出，胃病与肝密切相关，情志过极则伤肝，久病可致木郁克土或土壅木郁，出现肝胃不和，肝脾失调，形成肝郁、脾虚、胃滞，因此因虚致实，因实致虚，虚实交错是胃病主要的发病机制，故治当以标本兼顾。《素问·宝命全形论》言："土得木而达。"方中四逆散具有疏肝理脾之功，四药合用使气血调畅，肝胃调和；川楝子、延胡索具有疏肝行气、活血止痛之功，为气郁血瘀而致诸痛的常用方；方中加陈皮、半夏在调和肝胃的同时兼顾理气和胃，相得益彰；再加用建曲、麦芽、鸡内金共奏和胃除胀之功。

第八节　瓜蒌薤白半夏汤

瓜蒌薤白半夏汤，为理气剂，具有通阳散结、祛痰宽胸之功效。临床常用于治疗冠心病等心血管系统疾病，对于消化或呼吸等系统疾病证属气滞痰阻者亦可灵活运用。

【组成】全瓜蒌 12g　薤白 9g　半夏 12g　白酒一斗

【用法】四味同煮，取四升，温服一升，日三服。

【功用】通阳散结，祛痰宽胸。

【主治】胸痹而痰浊较甚，胸痛彻背，不能安卧者。

【方义】出自《金匮要略》，由全瓜蒌、薤白、半夏、白酒组成。胸痹系由胸阳不振，痰阻气滞所致。诸阳受气于胸中而转行于背，胸中阳气不振，津液不得输布，凝聚为痰，痰阻气机，故胸中闷痛，甚则胸痛彻背。痰浊内阻，肺失宣降，而见喘闷、短气、咳喘等，治宜通腑散结，行气祛痰。方中全瓜蒌甘寒滑利，宽胸降气，消痰开结，可荡涤胸中垢腻；薤白温通滑利，通阳散结，辛开行滞，苦泻痰浊，使上、中、下的寒气得以消、下、除，二者相配，辛开为用，寓泻其中，竭尽开泄宣痹之能事；半夏辛滑祛痰燥湿，散结降逆，重在祛痰积之痹滞；白酒起着助药上行，温开肺气的作用，四药共奏通阳散结、行气祛痰之功，使胸中阳气宣通，痰浊消而气机畅。

【运用体会】马老认为运用经方应善于变通，不可拘泥于专方专病，用瓜蒌薤白半夏汤为基本方治疗脾胃病同样收效显著。对于因胸阳不振，胃气壅滞，痰浊内阻所致胃痛、胃胀不适者，每投以本方治疗，效果颇佳。《临证指南医案》中也有记载叶天士曾用瓜蒌薤白半夏汤治疗饮浊弥留胃脘，胸阳痹阻，以致胃痛久而屡发的病例。瓜蒌薤白半夏汤具通阳宣痹、祛痰宽胸作用，张仲景立此方以"通"为要，马老亦取其"通"之义来治疗脾胃病，对于脘痞胀闷、疼痛、纳呆诸症，由火、痰、瘀、湿、食等阻滞，引起气机不畅而发病者，皆可临证取瓜蒌薤白半夏汤为基本方治疗，以通胃阳，泄胃浊，使气血调畅，运化正常，诸证自除。痛之较甚者，加金铃子、延胡索、佛手；痛连胁肋者，加郁金、青皮、绿梅花、白芍；胀满甚者加香附、川芎、苍术；兼有呕逆者，加旋覆花、代赭石。慢性胃肠疾病一般病程较长，病久可致瘀血留着，可加丹参以活血散瘀并兼止痛之功；气血郁久，多有化热之候，可加蒲公英合丹参以清热化瘀止痛。

【临床应用】汪某，女，47岁。2013年3月9日初诊。

主诉：上腹胀痛，后背不适，烧心3年余。

现病史：患者3年前无明显诱因下出现上腹胀痛，后背不适，烧心，反复发作，多处求医医治无效。刻下感胃脘堵闷，口干不苦，时胸中不适，纳可眠差，二便正常。脉沉弦，舌淡苔白。

既往史：既往体健。

辅助检查：2013年3月5日胃镜示慢性非萎缩性胃炎活动期；心电图及心脏彩超检查均未见异常。

辨证分析：脾虚湿盛，气机受阻，不通则痛；湿聚生痰，停于胃脘及胸中，清阳被遏，不能走背，故胃脘堵闷，后背不适；痰湿气郁，日久生热，故有烧心感。

西医诊断：慢性非萎缩性胃炎活动期。

中医诊断：胃痛；脾胃湿热证。

治法：健脾渗湿，祛痰宽胸。

方药：瓜蒌薤白半夏汤加减。

全瓜蒌 10g　薤白头 8g　姜半夏 10g　姜竹茹 15g　陈皮 10g　炒川连 6g　炒吴萸 4g　川楝子 6g　延胡索 18g　丹参 15g　郁金 10g　砂仁 6g　香附 10g　赤芍 15g　白芍 15g　茯苓 20g　茯神 20g　甘草 6g

服用 7 剂，每日 1 剂，水煎两遍各取 150ml 兑匀后，分早、晚两次服用。

二诊：药后平善，诸症显减。胃脘胀痛，后背不适好转，口干减轻，稍感胸闷不适，守上方加枳壳 10g、柴胡 8g。再服 7 剂，每日 1 剂，煎服法同前。

三诊：药后症状进一步减轻，守二诊方，继服 7 剂，诸症皆除。

按　《临证指南医案·胃脘痛》言："胃痛久而屡发，必有凝痰聚瘀。"若脾阳不足，失于健运，湿邪内生，聚湿成痰成饮，蓄留胃脘，可致胃痛。患者乃脾虚胸阳不振，痰阻气滞，寒热互结中焦所致之胃脘痛。瓜蒌薤白半夏汤有通阳散结、祛痰宽胸、行气止痛之功，对胃脘胀痛伴胸背满闷不适、不能安卧者同样有效。再配陈皮、姜竹茹以理气清化痰热；左金丸既能辛开苦降，又能清泻湿热；香附、川楝子、延胡索理气止痛；茯神健脾渗湿安神；赤白芍、郁金平肝化瘀；砂仁醒脾健脾；甘草和中，诸药合用，药效甚佳。

第九节　四君子汤合润肠丸

四君子汤，为补益剂，具有益气健脾之功效。临床上常用于治疗慢性胃炎、消化性溃疡等属脾胃气虚者。润肠丸，为润下剂，具有疏风活血、润燥通便之功效；临床常用于治疗慢传输型便秘、老年性便秘、产后便秘等属风热内伏、血液瘀结、肠道干燥、大便秘涩者。

【组成】当归 10g　枳壳 15g　生地黄 15g　火麻仁 20g　桃仁 10g　人参 9g　白术 9g　茯苓 9g　炙甘草 6g

【用法】以水七升，煮取四升，分温四服，日三夜一服。

【功用】益气活血，润燥通便。

【主治】便秘。

【方义】四君子汤出自《太平惠民和剂局方》，由人参、白术、茯苓和炙甘草组成。本方由《伤寒论》中的"理中丸"化裁而出，把原方秉性燥烈的干姜换成性质平和的茯苓，全方从驱除大寒变成温补中气。功用益气健脾，主治脾胃气虚证，是治疗脾胃气虚证的基础方。方中人参性甘大补脾胃之气，为君药；白术苦温，助君药燥湿健脾，为臣药；茯苓甘淡，渗湿利尿，为佐药；炙甘草甘平，和中益气，为使药。全方共奏益气健脾之功，主治脾虚胃弱，症见言语低微，面色萎黄，食欲不振，四肢无力，脉弱细无力，舌淡苔薄者。润肠丸出自《沈氏尊生书》，由生地黄、当归、火麻仁、桃仁、枳壳组成。功用滋阴养血、润肠通便，主治血虚之便秘。方中生地黄清热凉血、养阴生津；当归补血活血、润肠通便；火麻仁润肠通便、滋养补虚；桃仁"治血结、血秘、血燥，通润大便，破蓄血"；枳壳破气导滞、化痰消积。全方共奏补益阴血、润肠通便之效。

【运用体会】马老指出，习惯性便秘，多因饮食失节，或情志失和，气机不畅；或年老体衰，阴阳双亏；或素体亏虚，气血不足；或阳虚体弱，阴寒内生等。其原因虽有多种，总由肠道传导失常所致。而肠道的功能正常与否，关键取决于脾胃的升降。故治疗便秘切不可图一时之快，单用通下之法，日积月累则津气亏耗，津血不能濡养大肠，脾虚气滞，大肠传送乏力而便结于肠腑，最后损及肾阳，形成恶性循环。马老认为，临床上治疗便秘要辨证求因，尤其重视气机的调畅，恢复脾胃的功能，同时辅以养血润肠，参以清热通下、益气温阳等法。将"运""降""通""润"相结合，使运中有降，降中有通，通中有润。对于脾虚失运，大肠传导无力而致便秘者，治以健脾助运，以复肠道下行之机。故临床上马老将四君子汤合润肠丸加减用于习惯性便秘的治疗，收到了很好的疗效。

【临床应用】张某，女，42岁。2012年7月21日初诊。

主诉：大便秘结2年余。

现病史：患者2年前无明显诱因下开始出现便秘，愈来愈重。刻下服用番泻叶才能大便通畅，每日1次，停药后，则大便难解，4～5日一行，如厕努挣乏力，腹胀，纳差，急躁易怒，精神不集中，形体消瘦，面色无华，月经量多。脉细弦，舌质淡红，苔薄黄微腻。

既往史：既往有慢性非萎缩性胃炎史5年。

辅助检查：2012年5月6日肠镜示大致正常结直肠黏膜像。

辨证分析：患者腹胀、纳差，脾胃虚弱，不能运化水谷，气血生化乏源，再加上月经过多，故气血不足，大肠传导无力；又久用泻下药物，复伤气阴，致脾气虚，津亏血少舟停；虚热内生，故见脉细弦，舌质淡红，苔薄黄微腻之象。多种因素叠加，加重了肠燥，使病久难以愈合，虚热上扰心神，则见急躁易怒，精神不集中。

西医诊断：肠功能紊乱。

中医诊断：便秘；气虚津亏证。

治法：益气助运，养血润燥。

方药：四君子汤合润肠丸加减。

西洋参10g　生白术30g　炒山药15g　厚朴花12g　肉苁蓉10g　半夏10g　谷芽20g　麦芽20g　当归12g　炒白芍15g　紫菀15g　桃仁10g　炒杏仁10g　大腹皮10g　炒莱菔子12g　火麻仁15g　炒枳实15g

服用7剂，每日1剂，水煎两遍各取150ml兑匀后，分早、晚两次服用。

二诊：药后排便较前有力，但便质偏干，时有腹胀。脉细弦，舌淡红苔薄白。予守上方加槟榔10g，7剂，每日1剂，水煎服，分早、晚两次服用。

三诊：以上药后排便通畅易解，每日1行。逢月经来潮，量较多，夹瘀块，腹胀，胃纳明显改善。舌脉同前。嘱患者月经结束后中药继服，守初诊方加川芎9g、鸡内金10g，改火麻仁10g，7剂，每日1剂，水煎服，分早、晚两次服用。

四诊：药后平善，守上方继服7剂后诸症悉除。

按　《素问·灵兰秘典论》云："大肠者，传导之官，变化出焉。"《景岳全书·秘结》曰："凡下焦阳虚，则阳气不行，阳气不行则不能传送，而阴凝于下，此阳虚而阴结也。"马老指出，该患者平素脾胃虚弱，运化无力，气血生化不足，加之月经过多，又久用泻下药物，复伤气阴，致脾气更虚，津亏血少舟停。方中西洋参、白术、炒山药健脾益气以助运；白芍、当归、桃仁、火麻仁养血润燥；半夏、厚朴花、大腹皮、枳实理气和胃导滞，增强肠道传输之力；谷麦芽、莱菔子健脾消食；炒杏仁、紫菀取其降肺气以通肠道之意；久用苦寒之番泻叶恐伤及肾阳，予肉苁蓉以温补肾阳、润肠通便。诸药合用健脾养血润燥，助运化，消食滞，调肺肾，因此顽固便秘得以收效。全方共奏健脾益气、养血润燥之效。

第十节 四 逆 散

四逆散，为和解剂，具有透邪解郁、疏肝理脾之功效。临床常用于治疗慢性肝炎、胆囊炎、胆石症、胆道蛔虫病、胃溃疡、胃炎、胃肠神经官能症等消化系统疾病。急性乳腺炎、附件炎、输卵管阻塞、肋间神经痛等属肝胆气郁、肝脾（或胆胃）不和者，均可应用。

【组成】柴胡 6g　芍药 6g　枳实 6g　炙甘草 9g

【用法】上四味，捣筛，白饮和服方寸匕，日三服。

【功用】透邪解郁，疏肝理脾。

【主治】阳郁厥逆；肝脾气郁证。

【方义】本方出自《伤寒论》，由柴胡、芍药、枳实、甘草组成。《伤寒论》中"少阴病，四逆"，其证缘于外邪传经入里，气机为之郁遏，不得疏泄，导致阳气内郁，不能达于四末，而见手足不温。此种"四逆"与阳衰阴盛的四肢厥逆有本质区别。正如李中梓云："此证虽云四逆，必不甚冷，或指头微温，或脉不沉微，乃阴中涵阳之证，唯气不宣通，是为逆冷。"故治宜透邪解郁、调畅气机为法。方中取柴胡入肝胆经，升发阳气，疏肝解郁，透邪外出，为君药；白芍敛阴养血柔肝，为臣药，与柴胡合用以敛阴和阳、调达肝气，且可使柴胡升散而无耗血伤阴之弊；佐以枳实理气解郁、泻热破结，与柴胡为伍，一升一降，加强疏畅气机之功，共奏升清降浊之效；与白芍相伍，又能理气和血，使气血调和；使以甘草，调和诸药，益脾和中。综合四药，共奏透邪解郁、疏肝理脾之效，使邪祛郁解，气血调畅，四逆自愈。原方以白饮（米汤）和服，亦取中气和则阴阳之气自当顺接之意。

【运用体会】马老指出，四逆散方配伍富有深义，柴胡与枳实同用，一升一降，共奏气机枢转之能；柴胡与芍药同用，一气一血，共调气血郁滞；枳实与芍药同用，取"枳实芍药散"配伍之意，善治气血郁滞之腹痛；理气剂中用血药，取"治其阳者，必调其阴，理其气者，必调其血"之意；芍药甘草同用，即取"芍药甘草汤"配伍之意，功能缓急止痛。马老认为，四逆散的适应证比较广泛，凡病机为肝脾失调、肝气犯胃或土壅侮木等，其证候表现为胸闷，胃脘不适，心下痞塞而痛，牵引两胁，腹中结实而痛及呃逆、经痛等均可用本方化裁而取效验。应用本方时，其配伍及用量不必拘守成规，须根据患者证候的具体表现，灵活运用，方能收到良好效果。若体盛便结者，枳实改用枳壳；若腹痛拘急者，白芍可用至 20～30g；若偏于肝气郁滞，重用柴胡、枳实更能疏肝制木；若土壅湿滞，重用枳实，则泻热消滞降浊之功愈显；若肝脾不和之痛症，重用白芍、甘草，其缓急止痛之效益彰。

【临床应用】王某，男，42 岁。2012 年 8 月 7 日初诊。

主诉：上腹隐痛，嗳气、吐酸、烧心 7 年。

现病史：患者 7 年前无明显诱因下出现上腹隐痛，嗳气、吐酸、烧心，反复发作。刻下胃脘隐痛，痛常连及胁肋，时胁肋胀闷，伴嗳气、吐酸、烧心，口干苦，纳呆，大便日 2～3 次，色黄质稀，解不尽。脉细弦，舌淡苔白。

既往史：既往体健。

辅助检查：2012 年 6 月 10 日胃镜示慢性浅表-萎缩性胃炎活动期。

辨证分析：肝气郁结，日久横犯脾胃，故纳呆，胃脘隐痛，痛及胁肋，时有胁肋闷胀；脾胃升降失调，气郁日久化热，夹胆气上逆，故嗳气、吐酸、烧心，口干苦；肝脾不和，见大便次数多且质地稀溏；脉细弦，舌淡苔白皆为肝脾不和之象。

西医诊断：慢性浅表-萎缩性胃炎活动期。

中医诊断：胃痛；肝脾不和证。

治法：疏肝理脾，和胃降逆。

方药：四逆散加减。

柴胡 6g　赤芍 15g　白芍 15g　枳壳 10g　苏梗 10g　炒黄连 6g　炒吴萸 3g　姜半夏 9g　厚朴 10g　茯苓 20g　砂仁 6g　白术 10g　玫瑰花 15g　佛手 10g　麦芽 20g　沉香曲 15g　太子参 15g　炙甘草 6g

服用 7 剂，每日 1 剂，水煎两遍各取 150ml 兑匀后，分早、晚两次服用。

二诊：药后患者症状明显好转，原方再服 14 剂后愈。

按　《素问·至真要大论》云："厥阴司天，风淫所胜，民病胃脘当心而痛。"说明胃痛与木气偏胜、肝脾不和、胃失和降有关。此患者属肝脾不和、肝郁气滞证，予四逆散以疏肝理脾。同时由于患者病程日久，存在肝郁化火、胆火上逆之吐酸、烧心、口干苦，故应用左金丸以清泻肝火、降逆止呕、辛开苦降、肝胃同治，使肝火得清、胃气得降。又因患者肝郁日久，气机不畅，肺胃失于宣降，脾胃失健，化湿聚津成痰，痰湿之气交阻，故马老再加半夏、厚朴以行气散结、降逆化痰。又因患者纳呆，大便日 2~3 次，解不尽，予麦芽、沉香曲以健脾理气消食；予砂仁、白术、茯苓以健脾燥湿。再予玫瑰花、佛手以理气不伤阴；予太子参以益气健脾养阴，防止克伤脾胃太过。

第十一节　升阳益胃汤

升阳益胃汤，为祛湿剂，具有升阳益胃、化湿健脾之功效。临床常用于胃肠功能紊乱、失眠、重症肌无力、荨麻疹、乳腺炎等证属清阳难升、升降失衡者。

【组成】黄芪 60g　半夏 30g　人参 30g　炙甘草 30g　独活 15g　防风 15g　白芍 15g　羌活 15g　橘皮 12g　茯苓 9g　柴胡 9g　泽泻 9g　白术 9g　黄连 3g

【用法】以水七升，煮取四升，分温四服，日三夜一服。

【功用】升阳益胃，化湿健脾。

【主治】脾胃气虚、湿郁生热。

【方义】本方出自《内外伤辨惑论》，由黄芪、半夏、人参、炙甘草、独活、防风、白芍、羌活、橘皮、茯苓、柴胡、泽泻、白术、黄连组成。本方是在六君子汤基础上加黄芪、柴胡、独活、羌活、防风、白芍、泽泻、黄连而成，益气健脾燥湿之力较六君子汤强，且兼有升阳、泻阴火之功，因此对于脾胃虚弱较甚，兼有阳气不升、湿邪偏盛、阴火内生等症状的患者，本方较六君子汤有明显优势。方中黄芪、人参、炙甘草健脾补益肺气；柴胡、防风、羌活、独活升清阳以燥湿；白术、茯苓、半夏、橘皮益胃化湿，使湿去而阳气升发；黄连苦寒以清热祛湿；泽泻引导湿热从小便而解；芍药苦酸和营收敛，敛肺气并能制约柴胡、防风、羌活、独活的辛燥；生姜、羌活、独活与黄连共同起到辛开苦降的作用，更好地恢复脾胃升降功能。全方补中有散，发中有收，温中兼苦寒，配伍巧妙，临床运用广泛，有脾胃虚弱、湿邪困脾、升降失调表现者皆可用之。

【运用体会】马老指出，脾胃是全身升降之枢纽，脾升胃降，脾气升，则水谷精微得以输布；胃气降，则水谷及其糟粕得以下行。故《临证指南医案》曰："脾宜升则健，胃宜降则和。"升阳益胃汤，升降并用，与脾胃之功能不谋而合。临床中运用升阳益胃汤，最能显现出该方有较好地恢复胃肠道受纳水谷和排泄糟粕的功能，为胃肠恢复正常功能营造一个良性的环境。马老强调，本方之风药羌活、独活、防风是治疗慢性腹泻之要药，风能胜湿，具有祛湿止泻之功；风药又能鼓舞胃气，振奋脾胃功能，健运升清；风药还能祛肠中之风，使肠腑恢复传化功能。方中黄连配炮姜实为妙用，黄连苦寒，苦能燥湿，健胃厚肠壁，寒能清化湿热；炮姜辛温，温运和中且止泻。两药合用取黄连燥湿理肠，炮姜和中止泻；黄连制炮姜之温，炮姜制黄连之寒，使之苦而不寒，温而不燥。升阳益胃汤融升举阳气与降泻阴火于一方，在运用时方证对应，再参以舌脉。在药物加减上，若无明显表邪犯肺或舌苔略黄腻时，柴胡和羌活、独活用量较轻或减去；若腰酸者加山药；若口有异味者重用黄连；若胃痛者重用白芍；另外若反酸呕吐时常半夏、黄连二药同用；若腹胀时加枳壳，其时用枳实。

【临床应用】肖某，女，42 岁。2010 年 6 月 2 日初诊。

主诉：大便次数增多，伴黏液脓血 1 个月。

现病史：患者 4 年前发现有过敏性结肠炎，常因进食螃蟹、虾或情绪激动诱发。1 个月前患者因进食海虾而发作，大便日行 6～8 次，带黏液，甚则带脓血，曾经抗生素、脱敏、止泻治疗 3 周余无效。刻下患者面色㿠白，形体消瘦，倦怠乏力，左下腹痛，肠鸣，里急后重，排便后可暂时减轻。脉细滑，舌质淡白，苔腻微黄。

既往史：既往体健。

辅助检查：2009 年 7 月 25 日乙状结肠镜提示乙状结肠黏膜充血、水肿、有出血点（大便寄生虫、大便 RE 正常）；2010 年 5 月 10 日便常规提示潜血（+）。

辨证分析：脾恶湿，主运化水湿，病则易被湿困，因脾胃运化不调，则小肠受盛致大肠传导失常，出现泄泻；久泻脾虚，肝木偏旺，故腹痛，肠鸣，里急后重，排便后可暂减。肺与大肠相表里，脾胃一虚，生化乏源，肺气亏虚，故致病情渐重，缠绵难愈。泄泻日久则气血津液丢失，故患者面色㿠白，形体消瘦，倦怠乏力；脾胃气虚，湿滞内停，郁久化热，故有脉细滑，舌质淡白，苔腻微黄之里热征象。

西医诊断：慢性过敏性结肠炎。

中医诊断：泄泻；脾胃亏虚证。

治法：益胃升阳，健脾止泻。

方药：升阳益胃汤加减。

黄芪 30g　半夏 10g　党参 15g　黄连 10g　白芍 15g　防风 6g　羌活 5g　独活 5g　陈皮 10g　茯苓 15g　泽泻 10g　柴胡 8g　白术 15g　炙甘草 6g

服用 7 剂，每日 1 剂，水煎两遍各取 150ml 兑匀后，分早、晚两次服用。

二诊：药后患者症状明显好转，原方再服 14 剂后愈。

按　《素问·阴阳应象大论》云："清气在下，则生飧泄。"马老指出，"寒湿之胜、风药平之"，风药能鼓动中焦，使脾胃之气斡旋，湿邪能化，升运阳气，补益之品得之，就补而不滞，更能充分发挥作用。故风药为慢性泄泻治疗方剂中不可缺少之品，但风药用量不宜过大，一般小于解表时用量，更不宜超过补药用量，否则主次倒置，不但不能起到升阳作用，反而使虚弱的脾胃更虚。方中柴胡、防风、羌活、独活升阳以燥湿，同白术、茯苓、半夏、陈皮益胃以化湿，湿去而阳气生发；黄连清滞留肠道之湿热，泽泻引导湿热下行而解。加黄芪、党参、炙甘草以补肺气；芍药制肝和营血，收肺气之散，并节制柴、防、羌、独的辛温。诸药合用，脾得和，肺气复，肝得制，而泄泻自止。

第十二节　痛泻要方

痛泻要方为和解剂，具有补脾柔肝、祛湿止泻之功效。临床常用于治疗急性肠炎、慢性结肠炎、肠易激综合征等属肝旺脾虚者。

【组成】炒白术 90g　炒白芍 60g　防风 30g　炒陈皮 45g

【用法】上细切，分作八服，水煎或丸服。

【功用】补脾柔肝，祛湿止泻。

【主治】脾虚肝旺之痛泻。

【方义】本方出自《丹溪心法》，由陈皮、白术、芍药、防风组成。痛泻要方证由脾虚肝旺、土虚木乘所致。脾气虚弱而肝气过旺，则脾受肝乘，运化不力，升降失常，清浊不分，故见肠鸣腹痛，泻后痛减，并受情绪影响而反复发作，伴见食欲不振、脘腹作胀等症。治宜补脾柔肝、祛湿止泻。方中重用炒白术，苦干而温，补脾燥湿，以治土虚，为君药；白芍酸寒，柔肝缓急止痛，以抑木旺，与白术相配，于土中泻木，为臣药；陈皮辛苦而温，理气燥湿，醒脾和胃，助白术以复脾之运化，为佐药；配伍少量防风，辛散性升，与白芍、白术配伍既能散肝舒脾，又可胜湿止泻，并有脾经引经药之意，为佐使药。诸药合用，补脾胜湿以止泻，柔肝理气以止痛，故曰"痛泻要方"。

【运用体会】马老指出，泄泻是指排便次数增多，粪便稀薄，甚至泻出如水样便而言。前贤以大便溏薄而势缓者，为泄；大便清稀如水而直下者，为泻。泄泻在《内经》称为"下利"，宋代以后称为"泄泻"。泄泻的病变部位主要在脾胃与大小肠。脾虚湿胜是导致泄泻的主要病机，所谓"湿胜则濡泻"。其致病原因有感受外邪、饮食所伤、七情不和及脏腑虚弱等，关键在于脾胃功能障碍。脾虚失运，水谷不化精微，湿浊内生，混杂而下，发生泄泻。马老认为，当今社会，情志不畅、饮食不节是泄泻的主要诱因，且与肝脾关系密切，故脾虚肝旺之人较普遍，由此所致泄泻之人也较常见。马老还认为，痛泻要方全方补脾泻肝，寓疏于补，体现扶土抑木法，是治泄泻之良方，临床运用时不可拘泥，当融会贯通。如久泻者可加炒升麻、柴胡以升阳止泻；舌苔黄腻，口干苦，便不尽者加黄连以清热燥湿；脾阳虚而四末欠温，完谷不化者加煨肉蔻、干姜以温阳止泻等。酌情辨证选药要体现轻灵为贵，切忌破气耗散或滋腻浊补之品，剂量不宜过重，要体现补而不滞、行不伤正的原则。

【临床应用】王某，女，70 岁。2010 年 4 月 3 日初诊。

主诉：腹胀、腹痛、腹泻半年。

现病史：半年前无明显诱因下出现腹胀、腹痛、腹泻，反复发作。刻下便前腹痛时作，纳差，食后胃胀不适，大便每日 2～3 次，无口干、口苦，不反酸，时有嗳气，胁肋窜痛，时肠鸣。脉沉细，左弦而右缓，舌淡苔薄白。

既往史：既往有高血压病史 8 年，多发性腔隙性脑梗死 5 年。

辅助检查：胃镜示慢性非萎缩性胃炎活动期；肠镜示大致正常结直肠黏膜像。

辨证分析：患者胁肋窜痛，时肠鸣为肝郁之象；纳差，食后胃胀不适，时有嗳气为脾虚不运、升降失常之象；肝郁乘脾则便前腹痛。脉沉细，左弦而右缓，舌淡苔薄白皆为肝郁乘脾之象。

西医诊断：①肠功能紊乱；②慢性非萎缩性胃炎活动期。

中医诊断：泄泻；肝郁脾虚。

治法：抑木扶土，健脾止泻。

方药：痛泻要方加减。

柴胡8g　苏梗9g　枳壳8g　白豆蔻6g　白芍15g　炒吴萸5g　炒黄连6g　陈皮9g　防风6g　白术9g　木香9g　厚朴8g　茯苓20g　炒薏仁30g　姜半夏9g　香附9g　砂仁6g　甘草6g

7剂，水煎服，每日1剂，水煎两遍各取150ml兑匀后，分早、晚两次服用。

二诊：病情有所改善，腹泻每日1~2次，水样便，带泡沫，便前仍腹痛，舌淡苔薄脉弦缓。调整处方如下。

太子参15g　苍术9g　白术9g　茯苓15g　荷梗10g　防风6g　陈皮9g　炒薏仁30g　砂仁6g　白豆蔻6g　炒白芍10g　木香8g　炒川连6g　炒吴萸3g　焦山楂15g　炒建曲20g　葛根12g　藿香10g　甘草3g

服用7剂后愈。

按　《血证论》云："木之性主于疏泄，食气入胃，全赖肝木之气以疏泄之，而水谷乃化，肝之清阳不升，则不能疏泄水谷，渗泄中满之证，在所难免。"肝为起病之源，脾为传病之所。肝气郁滞，肝实乘脾，脾受肝制而运化不利，久则脾虚不运，清浊不分，发为泄泻，治当泻肝补脾。该患者肝气不舒，腹痛肠鸣，脘腹胀痛，胁肋常痛，嗳气，乃肝郁脾虚之证。脾虚湿胜则腹泻半年有余，大便日2~3次，纳呆，不能饮水。故在原方基础上加柴胡、枳壳、香附、木香、苏梗，以疏肝理气、缓急止痛；加茯苓、炒薏仁、砂蔻仁、厚朴、半夏以和中化湿、健脾止泻；予黄连、吴茱萸以清肝降逆。诸药合用1周患者症状明显改善，腹痛减轻，胀痛嗳气已解除，唯腹泻每日1~2次，为水样便带泡沫，复在痛泻要方基础上加强燥湿健胃消食作用，予苍术、藿荷梗、砂蔻仁、葛根、焦楂曲、炒薏仁芳香化湿、健脾升阳、消食止泻；又因久泻中气必虚，气阴不足，且香燥易伤阴液，故予太子参以益气养阴，助脾胃气升，泄泻早愈。

第十三节　逍　遥　散

逍遥散，为和解剂，具有疏肝解郁、养血健脾之功效。临床常用于治疗肝炎、肝硬化、胆石症、消化性溃疡、慢性胃炎、胃神经官能症、经前期紧张症、更年期综合征、乳腺小叶增生、盆腔炎等属肝郁血虚脾弱者。

【组成】当归30g　芍药30g　柴胡30g　茯苓30g　白术30g　甘草15g

【用法】上为细末，每服6g，水一大盏，烧生姜一块切破，薄荷少许，同煎至七分，去渣热服，不拘时候。

【功用】疏肝解郁，养血健脾。

【主治】肝郁血虚脾弱证。

【方义】本方出自《太平惠民和剂局方》，由柴胡、白芍、当归、白术、茯苓、煨姜、薄荷、甘草组成。原方主治是血虚劳倦、五心烦热、血热相搏、月水不调及妇女血弱阴虚、荣卫不和等阴虚血弱之证，广泛用于妇科及内科病症。现已被认为是调理肝脾第一方。因肝喜条达而恶抑郁，为藏血之脏，体阴而用阳，若情志不畅，肝木不能条达，则肝体失于柔和，以致肝郁血虚。足厥阴肝经"布胁肋，循喉咙之后，上入颃颡，连目系，上出额，与督脉会于巅"。肝郁血虚则两胁作痛、头痛目眩；郁而化火，故口燥咽干；肝木为病易于传脾，脾胃虚弱，故神疲食少；脾为营之本，胃为卫之源，脾胃虚弱则营卫受损，不能调和而致往来寒热；肝藏血，主疏泄，肝郁血虚脾弱，在妇人多见月经不调，乳房胀痛。治宜疏肝解郁、养血健脾为大法。方中以柴胡疏肝解郁，使肝气得以条达为君药；白芍酸苦微寒，养血敛阴，柔肝缓急；当归甘辛苦温，养血和血，且气香可理气，为血中之气药；归、芍与柴胡同用，补肝体而助肝用，使血和则肝和，血充则肝柔，共为臣药；木郁则土衰，肝病易于传脾，故以白术、茯苓、甘草健脾益气，不仅实土以抑木，且使营血生化有源，共为佐药；用法中加薄荷少许，疏散郁遏之气，透达肝经郁热；烧生姜降逆和中，且能辛散达郁，亦为佐药；柴胡为肝经引经药，又兼使药之用。合而成方，深合《素问·脏气法时论》"肝苦急，急食甘以缓之""脾欲缓，急食甘以缓之""肝欲散，急食辛以散之"之旨。全方诸药合用，使肝郁得疏，血虚得养，脾弱得复，气血兼顾，肝脾同调，立法周全，组方严谨。

【运用体会】逍遥散能疏肝理脾，为八法中的"和"法而设，在和解肝脾的方剂中，首推此方。马老认为，肝与脾的关系，主要表现在疏泄与运化相互为用、藏血与统血相互协调的关系上，即气与血的关系。逍遥散能通过调整机体内气与血的关系，以达到健脾养血、调肝体治肝用之目的。对于脾胃病症见两胁作痛，神疲食少，月经不调，脉弦而虚等症状者，用逍遥散调治收效明显。方中当归、白芍为必用药，因肝脾不和多有阴血亏虚证，即或无此证，以肝藏血、体为阴之故。不论有无头痛头晕，薄荷一味自当用之，有是证者能清头明目，无是证者取其辛凉宣散，以解肝之郁，助肝气之升。马老指出，若肝气不舒，进而肝气郁结，可于方中加一二味理气药，以增强疏肝之力。临证气滞部位不同，选加药物也有所区别：如两胁、少腹胀痛者，加川楝子 10～15g；胸闷、善太息者，加枳壳 15g、郁金 15g；胃脘胀痛者，加青皮 10g、陈皮 15g；心下痞满者，加槟榔片 8～12g；腹部胀满者，加厚朴 10g、佛手 15g；乳房、小腹胀痛者，加香附 15g。脾胃未致虚寒者，宜去煨姜以免助其肝火。

【临床应用】沈某，女，55 岁。2012 年 1 月 20 日初诊。

主诉：上腹胀痛 3 个月，加重 2 天。

现病史：患者 3 个月前无明显诱因下出现上腹胀痛，反复发作，近 2 天加重。刻下胃脘胀痛，自觉胃脘部灼热，伴两胁胀痛不适，连及乳房，神疲乏力，不嗳气，不反酸，口不干不苦。脉弦细，舌淡苔薄。

既往史：既往体健。

辅助检查：胃镜示慢性非萎缩性胃炎活动期；胸部 CT 及乳腺彩超均未见明显异常。

辨证分析：肝气郁滞，脾胃亏虚，土虚木乘，故胃脘部胀痛连及两胁及乳房；脾虚失健，气虚生化乏源，故神疲乏力；脉弦细，舌淡苔薄乃肝郁血虚、脾胃虚弱之象。

西医诊断：慢性非萎缩性胃炎活动期。

中医诊断：胁痛；肝郁脾虚证。

治法：疏肝解郁，养血健脾。

方药：逍遥散加减。

柴胡 12g　当归 10g　赤芍 15g　白芍 15g　太子参 15g　白术 12g　茯苓 20g　浙贝 8g　青皮 9g　陈皮 9g　郁金 10g　木香 9g　姜半夏 9g　香附 10g　延胡索 10g　瓜蒌皮 15g　炒川连 6g　炙甘草 6g

服用 7 剂，每日 1 剂，水煎两遍各取 150ml 兑匀后，分早、晚两次服用。

二诊：药后平善，患者上腹胀痛愈，两乳房胀痛明显好转，再服 7 剂，诸症皆愈。

按　《灵枢·五邪》曰："邪在肝，则两胁中痛。"《素问·六元正纪大论》云："木郁之发……民病胃脘当心而痛，上支两胁，膈咽不通，食饮不下。"该患者为更年期后老年前期之女性，胃脘胀痛灼热，两胁及乳房胀痛，明显存在肝郁之象，同时神疲乏力，具有脾弱血虚之证，故以逍遥散为主方，疏肝解郁、健脾和胃、益气养血，同时辅用化痰理气化瘀之品。方中在逍遥散疏肝健脾养血的基础上加太子参以益气养阴，青陈皮、香附、广木香、延胡索进一步疏肝解郁，理气止痛，祛痰化瘀。脾虚易生湿，久病成痰，久病多瘀，加用姜半夏、瓜蒌皮、浙贝以燥湿化痰、宽胸理气、清化痰瘀；黄连合半夏辛开苦降，寒热平调，祛胃热，清肝热。全方疏肝健脾、解郁散结、和胃止痛，终获良效。

第十四节　旋覆代赭汤

旋覆代赭汤，为理气剂，具有降逆化痰、益气和胃之功效。临床常用于治疗胃食管反流、胃神经官能症、幽门不全梗阻、慢性胃炎、胃扩张、神经性呃逆等病，只要属胃虚痰阻者，用旋覆代赭汤多有奇效。

【组成】旋覆花 9g　代赭石 6g　生姜 15g　人参 6g　半夏 9g　大枣 4 枚　甘草 9g

【用法】以水一斗，煮取六升，去渣，再煮，取三升，温服一升，日三服。

【功用】降逆化痰，益气和胃。

【主治】胃虚痰阻气逆证。

【方义】本方出自《伤寒论》，由旋覆花、代赭石、人参、生姜、甘草、半夏、大枣组成。本方原治"伤寒发汗，若吐若下，若下解后，心下痞硬，噫气不除"之证。表证经汗、吐、下后，邪虽去而胃气已伤，伏饮内动，胃失和降，故心下痞硬，嗳气频作，呕吐，呃逆。脾虚宜补，痰浊宜化，气逆宜降，治当降逆化痰、益气和胃。现今其应用范围已得到拓展，凡属胃虚痰阻、气逆不降之证者皆可用之。方中旋覆花性温而能下气消痰，并且咸能软坚，以治心下痞硬而除嗳气，为君药。代赭石甘寒质重，降逆下气，助旋覆花降逆化痰而止呕，但味苦气寒，故用量稍小，为臣药；生姜用量独重，一则取其和胃降逆止呕之效，二则取其辛散之性，达祛痰之功，三可制约代赭石寒凉之性，使其镇降气逆而不伐胃；半夏辛温，祛痰散结，与生姜共为臣药，达祛痰散结、降逆和胃止呕、平嗳气而消痞硬之功。人参、大枣补中益气以扶正，甘草甘缓入胃，补虚安中，共为佐使之药。参、赭相配，降气不伤正，补虚不助逆。诸药配合，一升一降，升清降浊，共奏益气补中、消痰散结、和胃降逆之功。

【运用体会】马老认为治疗脾胃病必须重视升降之理，灵活运用理气剂。脾胃位居中州，脾升胃降，乃气机斡旋升降之枢纽。肝主疏泄，关系到人体气机的升降与调畅。若肝失疏泄，则脾不运化而聚湿生痰，致使胃气不降逆而上行，表现为胃脘胀满、嗳气、呃逆、呕吐、噫气等，此时可用旋覆代赭汤加减。马老认为临证中旋覆代赭汤剂量和药味可随证加减，不可拘泥古方，原方代赭石用量较轻，恐其苦寒质重伐胃。若其胃气不虚者，可去人参、大枣或换以质润平和之太子参，且可加重代赭石用量，增其重镇降逆之功；若痰多者，可加茯苓、陈皮等以化痰和胃。

【临床应用】夏某，男，38 岁。2013 年 6 月 4 日初诊。

主诉：反复上腹胀满、呃逆 10 个月余。

现病史：反复上腹胀满、呃逆 10 个月余。刻下胃脘胀满，呃逆，反复发作，饮酒后加重，饮食不当或情绪紧张时易发，偶有腹泻，时吐涎沫。脉细弦，舌淡苔薄。

既往史：既往体健。

辅助检查：胃镜示慢性非萎缩性胃炎活动期。

辨证分析：中气不足，痰湿内生，阻遏气机，脾气不升，胃气不降，气机升降失调，发为呃逆；本虚标实，又有肝气郁结，横逆侵犯脾胃，故酒食及情绪紧张时加重。

西医诊断：①膈肌痉挛；②慢性非萎缩性胃炎活动期。

中医诊断：呃逆；脾胃虚弱，气逆痰阻证。

治法：健脾化痰，和胃降逆。

方药：旋覆代赭汤加减。

旋覆花 10g　姜半夏 10g　代赭石 15g　太子参 10g　青皮 10g　陈皮 10g　茯苓 20g　白芍 20g　炒川连 7g　炒吴萸 4g　广木香 9g　厚朴 9g　赤芍 20g　白蒺藜 15g　蒲公英 20g　枳壳 9g　砂仁 6g　甘草 3g

7 剂，每日 1 剂，水煎两遍各取 150ml，兑匀后，分早、晚两次服用。

二诊：药后患者呃逆未发，原方再服 7 剂后愈。

按　《景岳全书·呃逆》云："然致呃之由，总由气逆。气逆于下，则直冲于上，无气则无呃，无阳亦无呃，此病呃之源，所以必由气也。"患者反复呃逆、胃脘胀满，病程较长，久病则虚，同时肝气郁结，横逆侵犯脾胃，饮食不当或情绪紧张时易发，又酒生痰湿，痰湿内阻，阻碍脾胃，故酒后加重。患者既有脾胃虚弱，痰湿内阻，又有肝气犯胃，气逆不降，胃气失和之象，治当降逆化痰、益气和胃、疏肝理气、健脾清热利湿，攻补兼施，寒热平调，这样才能药到病除。此患者易人参为太子参，考虑到人参微苦，微温，大补元气，补脾益肺，有助邪之嫌，而用太子参 10g 缓慢补气生津，治疗脾胃虚弱、胃阴不足既能扶正又不助邪，还能防止旋覆花、广木香、青陈皮、厚朴等伤伐太过。患者饮酒后胃脘胀满加重，情绪不宁时易发，故肝气犯胃存在。肝气郁结日久，可化火生痰，内生湿热，故予赤白芍以平肝活血、清化肝热；予蒲公英以清热燥湿；予白蒺藜以平肝疏肝；予左金丸以清泻肝火、降逆止呕，更有助旋覆代赭汤之降逆和胃；予小量的砂仁既化湿行气，又温中健脾止泻，亦可防苦寒药清解过度伤碍脾胃。

第十五节　越　鞠　丸

越鞠丸，为理气剂，具有行气散结、降逆化痰之功效。临床常用于治疗慢性胃炎、胃神经官能症、胃及十二指肠溃疡、胆石症、胆囊炎、肝炎等见六郁之证者。

【组成】香附 10g　川芎 10g　苍术 10g　栀子 10g　神曲 10g

【用法】上为末，水丸如绿豆大。

【功用】行气解郁。

【主治】六郁证。

【方义】本方出自《丹溪心法》，由香附、苍术、川芎、神曲、栀子组成。本方所治郁证，系由肝脾气机郁滞，以致气、血、痰、火、食、湿等相因成郁。《丹溪心法》曰："气血冲和，万病不生，一有怫郁，诸病生焉，故人身之病，多生于郁。"人以气为本，气和则病无由生。若喜怒无常、忧思过度，或饮食失节、寒温不适等因素，均可引起气机郁滞。气滞则肝气不舒，肝病及脾，脾胃气滞，升降失常，运化不行，故见胸膈痞闷，脘腹胀痛，吞酸呕吐，饮食不消等症。肝郁气滞，气滞则血行不畅，日久郁而化火。脾运失司，不能运化水谷精微，湿聚生痰，食滞不化。故气、血、火三郁责在肝（胆）；湿、痰、食三郁责在脾（胃）。《成方便读》云"治郁者，必先理气，以气行则郁行，气阻则郁结耳"，故病虽言六郁，但侧重气郁，治当以行气解郁为主，使气行则血畅，气畅则痰、火、湿、食诸郁自解。方中以香附行气解郁以治气郁，为君药。川芎为血中气药，既可活血祛瘀以治血郁，又可助香附行气解郁之功；栀子清热泻火以治火郁；苍术燥湿运脾以治湿郁；神曲消食导滞，以治食郁，共为臣佐药。痰郁多由脾湿化生，亦与气、火、食有关，气机流畅诸郁得解，则痰郁亦随之而消，此亦治病求本之意。

【运用体会】马老指出，使用理气剂首先要辨清虚实，勿犯虚虚实实之戒。若气滞实证，误用补气，则其滞愈增；若气虚证，误用行气，则更伤其正。其次，气滞而兼气逆者，宜行气与降气并用；若兼气虚者，则须配伍补气之品，以求虚实兼顾。同时理气剂多属芳香辛燥之品，易伤津耗气，应适可而止，慎勿过剂，尤其对年老体弱者或阴虚火旺者及孕妇等，均当慎用。马老指出，越鞠丸临床运用广泛，广泛应用于消化系统疾病，另外肋间神经痛、妇女痛经、月经不调等其他系统疾病见六郁之证者皆可临床应用。若气郁偏重者，可重用香附，酌加木香、枳壳、厚朴；若血郁为重者，重用川芎，酌加桃仁、赤芍、红花；若湿偏重者，重用苍术，酌加茯苓、泽泻；若食郁偏重者，重用神曲，酌加山楂、麦芽；若火郁偏重者，重用山栀，酌加黄芩、黄连；若痰郁偏重者，酌加半夏、瓜蒌。

【临床应用】周某，男，71岁。2012年3月1日初诊。

主诉：胸腹部胀闷不适半年余。

现病史：患者半年多前心情不舒，开始出现胸腹部胀闷不适。刻下胃脘部胀满不适，伴胸膈痞闷，嗳气反酸，口干多饮，口不苦，纳谷不消。脉弦细，舌淡苔白。

既往史：既往有高血压病史10余年；有多发腔隙性脑梗死8年；有冠心病病史5年。

辅助检查：胃镜示慢性非萎缩性胃炎活动期。

辨证分析：脾胃气滞，升降失调，则嗳气反酸，胃脘部胀满不适；气机郁滞，脾失运化，聚湿生痰，则胸腹部胀闷不适，纳谷不消；脾气不升，津液不能上乘，则口干多饮。脉弦细，舌淡苔白为肝气郁结、气滞湿阻之象。

西医诊断：慢性非萎缩性胃炎活动期。

中医诊断：郁证；气郁证。

治法：疏肝理气，行气解郁。

方药：越鞠丸加减。

川芎6g　香附10g　苍术9g　白术9g　神曲15g　炒川楝6g　炒吴萸3g　广木香9g　枳壳9g　砂仁6g　柴胡9g　姜半夏9g　炒黄芩9g　茯苓20g　北沙参15g　麦冬10g

服用7剂，每日1剂，水煎两遍各取150ml兑匀后，分早、晚两次服用。

二诊：药后病愈大半，再服7剂而愈。

按　《古今医统大全·郁证门》曰："郁为七情不舒，遂成郁结，既郁之久，变病多端。"马老认为，此患者以"胃脘胀满，胸膈痞闷，饮食不消"为主证，辨为郁证明确且以气郁为主，同时兼有湿、食、血、痰、火五郁。湿食痰郁则胃脘胸膈痞胀，纳谷不消；血火郁则胃脘胀满，口干多饮，反酸；气郁则以胃脘胸膈胀痞、嗳气为主，同时诸症兼见。脉弦细，舌淡苔白，乃气、血、痰、火、湿、食郁证之象。方中以越鞠丸去栀子，配半夏、黄芩，辛开苦降，治六郁；加川楝子、枳壳、广木香、柴胡进一步疏肝理气，行气解郁，正如《医方论·越鞠丸》方解所言："凡郁病必先气病，气得疏通，郁于何有？"再加砂仁、茯苓、白术在疏理脾胃气滞基础上健脾祛湿、和胃降逆；予麦冬、北沙参既滋养胃阴，又防止理气剂、健脾化湿剂伤津耗气。诸药合用，相得益彰。

第十六节　参苓白术散

参苓白术散，为补益剂，具有益气健脾、渗湿止泻之功效。临床常用于治疗慢性胃炎、胃肠功能紊乱，亦可用于贫血、慢性支气管炎、慢性肾炎及妇女带下病等属脾虚夹湿者。

【组成】人参1000g　茯苓1000g　白术1000g　炒白扁豆750g　莲子肉500g　山药1000g　砂仁500g　薏苡仁500g　桔梗500g　甘草1000g

【用法】上为细末。每服6g，枣汤调下。

【功用】益气健脾，渗湿止泻。

【主治】脾虚湿盛证。

【方义】本方出自《太平惠民和剂局方》，由人参、茯苓、白术、山药、炒白扁豆、莲子肉、薏苡仁、砂仁、桔梗、甘草组成。脾胃虚弱则运化失职，湿自内生，气机不畅，故饮食不化，胸脘痞闷，肠鸣泄泻。脾失健运则气血生化不足，肢体失于濡养，故四肢无力，形体消瘦，面色萎黄。治宜补益脾胃，兼以渗湿为法。方中以人参、白术、茯苓益气健脾渗湿为君。山药、莲子肉助君药以健脾益气，兼能止泻；白扁豆、薏苡仁助白术、茯苓以健脾渗湿，均为臣药。佐以砂仁醒脾和胃，行气化滞；桔梗宣肺利气，以通调水道，又载药上行，以益肺气，为佐药。炙甘草健脾和中，调和诸药为使。诸药合用，补其中气，渗其湿浊，行其气滞，恢复脾胃受纳与健运之职，则诸症自除。

【运用体会】马老指出，人体营养物质的受纳、输送，以及气、血、津、精、液的生成、传化、输布，无不有赖于脾胃。脾胃健运，则五脏六腑四肢百骸盛壮强劲。《素问·玉机真脏论》曰"五脏者，皆禀气于胃，胃者，五脏之本也""脾脉者土也，孤脏以灌四旁者也"，由此可见，脾胃虚弱，纳化、输布障碍，五脏六腑皆失其养而百病由生。本方在四君子汤的基础上加山药、莲子、白扁豆、薏苡仁、砂仁、桔梗而成，均有益气健脾之功。四君子汤以补气为重，是治脾胃气虚的基础方；参苓白术散兼有和胃渗湿的作用，兼有保肺之效，适用于脾胃气虚夹湿之证，亦可用于肺损虚劳者。无论疾病的临床症状怎样千变万化，只要掌握辨证论治的精神，遵循"治病必求于本"的宗旨，总能找到恰当治法。应用参苓白术散（可改汤剂），取其健脾渗湿之功用，可用于治疗脾阳不振，易被湿邪所侵，湿蕴化热或水湿浸淫肌肤而出现的各种病症。湿重者加厚朴、苍术；气滞膈下有热者加黄芩、山栀；虚寒者加桂枝、干姜；血瘀者加延胡索、郁金、川芎、合欢皮等。

【临床应用】曾某，女，19岁。2013年6月7日初诊。

主诉：上腹胀闷，疲乏无力，精神不振10余年。

现病史：患者10年前无明显诱因下出现上腹胀闷，疲乏无力，精神不振，多处医治无效。刻下患者时觉胃脘胀闷，纳谷不香，伴身重乏力，精神不振，发少无光泽，面色萎黄，形体消瘦，四肢不温，汗出明显，眠可，大便稀，每日1次，无脓血便，小便调。脉弦细，舌淡苔薄。

既往史：发现贫血1个月。

辅助检查：血常规示HB 85g/L；甲状腺功能、女性肿瘤标志物正常；胃镜示慢性非萎缩性胃炎活动期。

辨证分析：患者先天不足，体质薄弱，后天脾胃运化失司，不能化生水谷精微，气血生化无源，脏腑经络失其营养，终致一派脾虚湿盛的虚劳之象。

西医诊断：①慢性非萎缩性胃炎活动期；②贫血。

中医诊断：虚劳；脾虚湿盛证。

治法：健脾渗湿。

方药：参苓白术散加减。

黄芪15g　党参15g　白术15g　山药30g　薏苡仁20g　炒扁豆9g　黄精15g　当归10g

砂仁 6g　白豆蔻 6g　茯苓 15g　淫羊藿 10g　炒建曲 15g　炒麦芽 20g　陈皮 6g　菟丝子 15g　枸杞子 15g　甘草 6g

服用 7 剂，每日 1 剂，水煎两遍各取 150ml 兑匀后，分早、晚两次服用。

二诊：药后患者症状好转，腹时冷痛，原方加干姜 6g，再服 14 剂。

三诊：患者诸症明显好转，初诊方改党参为太子参，继服 14 剂后愈，查血常规正常。

按　《素问·通评虚实论》曰："精气夺则虚。"患者病程延久，胃脘胀闷，纳食不香，而正处青年，本应气血充沛却精神不振，疲乏无力，形体消瘦，四肢不温，先天后天均不足，脾虚湿盛明显。患者无明显肠鸣泄泻，无胸闷咳喘，故在参苓白术散原方上去桔梗、莲子肉，予当归以养血补血，活血和血；予黄精以补脾益气、滋肾润肺；加重山药剂量以补益脾肺肾、益气养阴；加菟丝子、淫羊藿、枸杞子以益肾滋阴、养肝补脾，既微微生火，鼓舞肾气，阴阳并补，又阴中求阳。在参苓白术散益气健脾之中佐益肾滋阴之品，使患者真正达到阴阳双补、气血平调、先后天同治之目的。马老认为，参苓白术散药性平和，温而不燥，若兼里寒腹痛者，可加干姜、肉桂以温中祛寒止痛；二诊时马老予患者干姜 6g 以温阳散寒、温化寒湿。《古今医鉴》所载参苓白术散较本方多陈皮一味，适用于脾胃气虚兼有湿阻气滞证者，而本患者胃脘闷，四肢不温，予陈皮 6g 以行气健脾，同时配白蔻仁 6g 以健脾醒脾利湿，使补而不滞，补而不腻。

第十七节　白术桂枝汤

白术桂枝汤，为和解剂，具有培土杜风之功效。临床常用于治疗慢性肠炎、胃肠型流行性感冒、病毒性肠炎、细菌性食物中毒等疾病。

【组成】炒白术 9g　桂枝 4.5g　芍药 4.5g　生姜 3 片　大枣 3 枚　炙甘草 3g

【用法】水煎，去滓温服。

【功用】培土杜风。

【主治】土虚木乘风泄。

【方义】出自《医略六书》，由炒白术、桂枝、白芍、炙甘草、大枣、生姜组成，为桂枝汤加白术而成。原方乃培土杜风之剂，是土虚木乘风泄之专方。风干胃腑，木旺乘脾，不能敷化而营卫乖和，故身热不解，泄泻不止焉。白术壮脾胃以杜风，桂枝散风邪以平木，白芍敛阴安脾土，炙甘草缓中益胃气也。更以姜、枣调和营卫，使风邪外解，则肝木和平，而胃阳不复陷，脾阴日渐充，何虑身热不解，泄泻不除乎？此培土杜风之剂，为土虚木乘风泄之专方。

【运用体会】马老临床上对此方加减用于慢性便秘的治疗收到了很好的疗效。马老指出，白术对大便具有双向调节作用，炒用治疗脾虚泄泻，大剂量生用可以治疗便秘，灵活选用不同的炮制方式及剂量才能有效运用到白术对脾胃病的治疗作用。《伤寒杂病论》述曰："伤寒八九日，风湿相搏，身体尽疼痛，不能自转侧，不呕不渴，脉浮虚而涩者，桂枝附子汤主之，若其人大便硬，小便自利者，去桂加白术汤主之。"在白术附子汤中，仲景将白术剂量用到 60g，并明确指出重用白术是为治疗阴结便秘。马老还指出，对于老年人，气血虚弱、津少液枯是导致便秘的关键所在。老年人若阳气虚愈，不能化气布津，或气虚卫外不固，汗液外泄，津液同源，汗泄则津少液枯，或血虚肠失润下等均可致便秘，故治疗可选用调和营卫之桂枝汤，桂枝汤中芍药还能养阴润肠，桂枝能起到宣散通达作用，需要注意的是桂枝量不宜多，否则过于燥热，反伤津气。马老强调对于便秘临床上要准确辨证，须注意区别脾虚不运型与脾气虚型、津亏血少型、脾肾阳虚型之异同。虽然均有共同的脾虚表现，但脾气虚型便秘表现为大便并不干硬，虽有便意，但排便困难，努挣则汗出气短，便后乏力，神疲懒言，脉弱，舌淡苔白。虽然均有共同的津亏表现，但津亏血少型便秘主要表现为大便干结，便如羊粪，口干少津，眩晕耳鸣，腰膝酸软，心悸怔忡，两颧红赤，脉细弱，舌红少苔或舌淡苔白。虽然同属虚证表现，但脾肾阳虚型便秘主要表现为大便干或不干，排出困难，腹中冷痛，得热则减，小便清长，四肢不温，面色白，脉沉迟，舌淡苔白；脾虚不运型便秘不存在阳虚的典型表现。只有找准患者所属证型，对症下药，才能收到最好的疗效。

【临床应用】杨某，男，70岁。2012年8月10日初诊。

主诉：反复便秘10余年。

现病史：患者反复便秘10余年，初服通腑导泻中西药后大便得解，腹胀减轻，但停服不久再次发生便秘，近年来便秘、腹胀症状加重，口服通腑导泻药物效果差，大便干结，排便困难，伴气短、乏力、心悸等症状，口干，纳差，形寒怕冷，寐可。脉沉细，舌质淡红，苔白厚腻。

既往史：既往有高血压病史8年，多发腔隙性脑梗死病史7年，肾结石病史3年。

辅助检查：肠镜示大肠黑病变。

辨证分析：脾阳虚，推动无力，且清气不升，浊气不降，故大便不通；久病及肾，肾阳虚，心寒肢冷；阳气不足，见气短，乏力，心悸。脉沉细，舌质淡红，苔白厚腻乃脾肾阳虚之象。

西医诊断：习惯性便秘；大肠黑病变。

中医诊断：便秘；脾肾阳虚证。

治法：健脾补肾，行气导滞。

方药：白术桂枝汤加减。

生白术60g　白芍30g　肉苁蓉20g　当归15g　槟榔6g　莱菔子30g　升麻10g　桂枝8g　桑寄生15g　川牛膝15g　乌药6g　甘草6g

服用7剂，每日1剂，水煎两遍各取150ml兑匀后，分早、晚两次服用。

二诊：服药1剂则大便得通，解出较多干结大便后腹胀明显减轻，未见气短心悸现象，继服余下药物。服药期间大便每日1行，质软，虽不成形，但无稀溏。患者仍见乏力、困倦，饮食未见明显增加。脉沉细，舌质淡红，苔白腻滑。上方加南沙参30g、茯苓20g、制何首乌15g、巴戟天15g，再服用7剂，每日1剂，水煎两遍各取150ml兑匀，分早、晚两次服用。随访数月，患者停药后未再复发。

按　《景岳全书·秘结》云："凡下焦阳虚，则阳气不行，阳气不行则不能传送，而阴凝于下，此阳虚而阴结也。"马老指出，便干结者，阴不足以濡之。然一味滋润，而脾不运化，脾不能为其行津液，终属治标之策。故重用白术，运化脾阳，实为治本之图；桂枝散寒通阳，宣导气机；佐以升麻升清阳，使浊阴降而清阳得升；肉苁蓉补肾助阳，润肠通便；白芍、当归柔肝止痛、补益阴血通便。患者腹胀加重，予槟榔以行气消积，莱菔子消食导滞、降气润肠，乌药行气疏肝，诸药并用，共奏行气健脾、补肾助阳、益阴养血、润肠通便之功。老年性便秘与肾关系尤为密切，临证时以治肾为要，故后期用大量补肾药物以治其本。

第十八节　资　生　丸

资生丸，为补益剂，具有益气健脾、和胃渗湿之功效。临床常用于慢性肠炎、慢性胃炎、慢性肾炎、慢性支气管炎、贫血及妇女带下病等证属脾虚夹湿，脾胃不和，肠道湿阻者。

【组成】白术 90g　人参 90g　茯苓 45g　橘红 60g　山楂 60g　神曲 60g　姜黄连 10g　白豆蔻 10g　炒泽泻 10g　桔梗 15g　藿香 15g　炒扁豆 30g　莲子肉 30g　炒薏仁 90g　炒山药 45g　炒麦芽 45g　炒芡实 45g　甘草 15g

【用法】上方为末，炼蜜丸，每丸 6g 重，每服 1 丸，醉饱后 2 丸，细嚼，淡姜汤下。

【功用】益气健脾，和胃渗湿。

【主治】妊娠恶阻；脾胃虚弱。

【方义】本方出自《先醒斋医学广笔记》，由党参、茯苓、炙甘草、炒山药、白术、炒扁豆、炒芡实、莲子、山楂、炒麦芽、炒薏苡仁、陈皮、黄连、泽泻、白豆蔻、藿香、桔梗组成。本方原书用治"妇人妊娠三月，阳明脉衰，胎元不养的妊娠恶阻"。名资生，取义《周易》文字"至哉坤元，万物资生，乃顺承天"，是说万物的生命是由于顺从大地"坤元"之气而资生的。而人之脾胃属土，为一身之"坤元"，欲资生后天气血，必助脾胃元气方有所得。资生丸是以参苓白术散为基础方，加强了渗湿理气消食和胃之功，益气健脾而不滞，和胃渗湿、消食止泻而不燥。《古今名医方论》中罗美谓该方"既无参苓白术散之滞，又无香砂枳术丸之燥，能补能运，臻于至和。予以固胎，永无滑堕，丈夫服之，调中养胃。名之资生，信不虚免"。方中人参、白术、茯苓益气健脾渗湿；山药、莲子肉助人参以健脾益气，兼能止泻；白扁豆、薏苡仁助白术、茯苓以健脾渗湿；桔梗宣肺利气，以通调水道，又载药上行，以益肺气，同样和参苓白术散组方中寓保肺气"培土生金"意义相一致；炙甘草健脾和中，调和诸药；橘红理气和胃燥湿；白豆蔻、藿香叶芳香化湿和中；山楂、麦芽消食化积和胃；黄连清热燥湿；泽泻利水渗湿泻热，泽泻淡渗，其利水作用较茯苓强，有利小便实大便之功；芡实既健脾除湿，又益肾止泻。

【运用体会】马老指出，本方药用甘润，不温不燥；消补结合，补而不滞；清利结合，升降有序，深得脾胃生理要旨，是一首配伍十分周到的方剂。全方平补，不寒不热，以"补"为主，辅之以"调"。此方本意为妊娠保胎之方，其病机就是阳明脉衰，中州虚弱。故一切慢性衰弱疾病，具有"阳明脉衰，中土衰弱"者皆可仿此方为汤或以丸药长期服用。

【临床应用】孙某，男，58 岁。2013 年 10 月 5 日初诊。

主诉：反复腹泻 4 年余。

现病史：4 年前无明显诱因下出现反复腹泻，大便先干后溏，每日 2 次，便后腹痛，喜按，无里急后重，无黏液脓血便，面黄形瘦，食少腹胀，四肢乏力。脉濡细，舌淡苔少。

既往史：既往有高血压病史 3 年，胆囊切除术后 5 年。

辅助检查：肠镜示直肠黏膜炎症性改变。

辨证分析：患者脾虚，运化失职，故腹泻，大便先干后溏，食少腹胀，便后腹痛，喜按，无里急后重，无黏液脓血便；日久，气血生化乏源，津液丢失，机体失养，故面黄形瘦，四肢乏力；脉濡细，舌淡苔少为脾肾亏虚、气血虚弱之象。

西医诊断：直肠黏膜炎症性改变。

中医诊断：泄泻；脾肾亏虚证。

治法：健脾止泻，益肾固精。

方药：资生丸加减。

党参 10g　炒白术 15g　茯苓 15g　炒山药 20g　炒薏仁 20g　莲子肉 15g　炒扁豆 9g　陈皮 6g　砂仁 6g　白豆蔻 6g　藿香 6g　荷叶梗 6g　芡实 30g　炒川连 4g　赤石脂 15g　炮姜 4g　焦山楂 15g　炒麦芽 20g　泽泻 10g　甘草 6g

服用 7 剂，每日 1 剂，水煎两遍各取 150ml 兑匀后，分早、晚两次服用。

二诊：药后患者症状缓解，大便每日1~2次，较前成形，原方再服21剂后诸症悉除。

按　《景岳全书·泄泻》曰："泄泻之本，无不由于脾胃。"又曰："肾为胃关，开窍于二阴，所以二便之开闭，皆肾脏之所主。"此患者腹泻4年余，诊为"久泻"，久泻必虚，患者面黄形瘦，食少腹胀，四肢乏力，腹胀及便后腹痛均喜按，说明脾气已虚。又腹泻便溏，食少腹胀，脉濡细，说明脾虚夹湿。脾胃失健，饮食不化，故予资生丸加减主之。方中芡实加大剂量，健脾止泻，益肾固精，芡实既能健脾胜湿，又能收敛止泻，常与白术、茯苓、扁豆等健脾药物同用。加赤石脂涩肠止泻，加砂仁化湿行气，温中止泻，少量炮姜温中止泻，炒川连清热燥湿止泻。诸药合用，共奏益气健脾、渗湿和胃止泻之功。

第十九节　大柴胡汤

大柴胡汤，为和解剂，具有和解少阳、清泻热结之功效。临床常用于治疗急性胰腺炎、急性胆囊炎、胆石症、胃及十二指肠溃疡等证属少阳阳明合病者。

【组成】 柴胡15g　黄芩9g　大黄6g　枳实9g　芍药9g　半夏9g　生姜15g　大枣4枚

【用法】 上八味，以水一斗二升，煮取六升，去滓，再煮，温服一升，日三服。

【功用】 和解少阳，内泻热结。

【主治】 少阳阳明合病。

【方义】 大柴胡汤出自于《金匮要略》，由柴胡、黄芩、大黄、枳实、芍药、半夏、生姜、大枣八味药组成。其中柴胡、黄芩清热解毒，和解少阳；大黄、枳实轻下实热；白芍缓急止痛；半夏、生姜降逆止呕；大枣调和脾胃，共奏和解少阳、内泻热结之效，主治少阳阳明合病。大柴胡汤证临床表现为往来寒热，胸胁苦满，呕不止，郁郁微烦，心下痞硬，或心下满痛，大便不解，或协热下利，脉弦数有力，舌苔黄。《金匮要略·腹满寒疝宿食病脉证治》云："按之心下满痛者，此为实也，当下之，宜大柴胡汤主治。"

【运用体会】 马老运用大柴胡汤加减治疗肝胃郁热，胃气上逆之胃痞、吐酸疗效显著。临证时，常应用于治疗功能性消化不良、胆汁反流性胃炎等病症，临床主要表现为胃脘满痛、嘈杂、嗳气、反酸、口苦等。马老认为，肝失疏泄，胆失和降，肝木克土，脾胃气机升降失常，气滞中脘，故胃脘满痛、嘈杂；肝气不舒，肝胃不和，胃气上逆，故嗳气；胆失和降，气机不利，郁而化热，胆热犯胃，胆汁逆行而致反酸、口苦。马老常运用大柴胡汤加减以疏肝和胃、清热降逆，正中其效。方中重用柴胡，配黄芩和解少阳，清热解毒，以除少阳之邪；少量大黄配枳实以内泻阳明热结，行气消痞除满；芍药柔肝缓急以止痛；半夏配伍大量生姜和胃降逆；大枣则调和脾胃及药性。如此配伍，外可解少阳之邪，内可泻阳明热结，肝（胆）脾（胃）同调。正如《医宗金鉴·删补名医方论》所言："斯方也，柴胡得生姜之倍，解半表之功捷；枳芍得大黄之少，攻半里之效徐，虽云下之，亦下中之和剂也。"若兼见黄疸者，可加茵陈、栀子等以清热利湿退黄；若兼见胁痛者，可加川楝子、延胡索等以行气活血止痛；若伴随胆结石者，可加金钱草、海金沙、郁金、鸡内金等以利胆化石。

【临床应用】 王某，男，35岁。2014年11月23日初诊。

主诉：上腹胀满，伴嗳气反酸2个月余。

现病史：患者平素常情绪不舒，烦躁易怒，2个多月前出现上腹部胀满，伴嗳气、反酸。刻下胃脘痞满，胸胁满闷，口干口苦，情绪不舒时则加重，纳差，眠可，二便尚调。脉弦数有力，舌质红苔黄。

既往史：既往有慢性胃炎病史 10 余年。

辅助检查：胃镜检查结果示慢性非萎缩性胃炎活动期伴胆汁反流。

辨证分析：患者平素常情绪不舒，烦躁易怒，胃脘胀满，胸胁满闷，由肝郁气滞，木郁乘土，胃气壅滞，肝胃不和所致；嗳气反酸，口干口苦，由肝失疏泄，胆失和降，胆汁上泛，郁而化热，胃气上逆所为；脉弦数有力，舌质红苔黄，乃肝胃郁热之象。

西医诊断：慢性非萎缩性胃炎活动期伴胆汁反流。

中医诊断：胃痞；肝胃郁热，胃气上逆证。

治法：疏肝和胃，清热降逆。

方药：大柴胡汤加减。

柴胡 10g　黄芩 10g　大黄 3g　枳实 10g　赤芍 10g　白芍 10g　姜半夏 10g　黄连 6g　炒吴萸 3g　木香 10g　陈皮 10g　青皮 10g　竹茹 10g　蒲公英 15g　炙甘草 6g

服用 7 剂，每日 1 剂，水煎两遍各取 150ml 兑匀后，分早、晚两次服用。

二诊：药后诸症明显减轻，仍时有反酸，口干苦。守上方加海螵蛸 20g、石斛 15g，续服 14 剂后诸症显减。

按　《素问·至真要大论》曰："太阳之复，厥气上行……胸膈不利，心痛痞满。"马老认为，该患者之病由肝胃郁热、胃气上逆所致。患者年轻男性，平素工作忙碌，情绪不舒，烦躁易怒，肝失疏泄，胆失和降，气机不利，郁而化热，横逆犯胃，木郁乘土，肝胃不和，气机失调，胆汁上逆，如《景岳全书·痞满》所谓："怒气暴伤，肝气未平而痞。"故胃脘胀满，嗳气反酸，兼胸胁胀满，口干口苦；木郁乘土，脾胃不和，脾失健运，故纳差；脉弦数有力，舌质红苔黄亦为肝胃郁热的表现。马老运用大柴胡汤加减以疏肝和胃、清热降逆；加赤芍、竹茹、蒲公英、黄连配吴茱萸等皆在加强清热降逆和胃之功；加木香、青陈皮以疏肝理气。全方施治全面，配伍精良，效果彰显。

第二十节　黄芪建中汤

黄芪建中汤，为温里剂，具有温中补气、和里缓急之功效。临床常用于治疗胃及十二指肠溃疡、慢性胃炎、慢性肝炎等证属中焦虚寒、肝胃不和者。

【组成】黄芪 5g　芍药 18g　桂枝 9g　生姜 9g　甘草 6g　大枣 6g　胶饴 30g

【用法】上前七味，以水七升，煮取三升，去滓，内饴，更上微火消解。温服一升，日三服。

【功用】温中补气，和里缓急。

【主治】阴阳气血俱虚证。

【方义】黄芪建中汤来源于《金匮要略·血痹虚劳病脉证并治》，原文曰："虚劳里急，诸不足，黄芪建中汤主之。"本方系小建中汤内加黄芪化裁而得，由黄芪、芍药、桂枝、生姜、甘草、大枣、胶饴（饴糖）七味药物组成。方中饴糖甘温质润入脾，益脾气且养脾阴，温中焦而缓急止痛；黄芪甘温入脾，温中补气缓急，为补中益气要药，正如《金匮要略心典》中所云："急者缓之必以甘，不足者补之必以温，而充虚塞空，则黄芪尤有专长也。"二者同为君药。芍药养营阴而缓肝急，桂枝温阳气而祛虚寒，共为臣药。炙甘草甘温益气，既助饴糖、桂枝辛甘化阳，益气温中缓急，又和芍药酸甘化阴，柔肝益脾和营；生姜温胃散寒，大枣补脾益气，合用以升腾中焦生发之气而调营卫，共为佐使之用。

黄芪建中汤之所以命名为"建中"，是因其功能主要为建立中焦脾胃之气，正如《伤寒溯源集》所云："建中者，建立中焦之脾土也。盖脾为五行之主，四脏之本，即《洪范》建中立极之义也。中气虚馁，脾弱不运，胃气不行，致心中悸动，故以建立中气为急也。"

【运用体会】马老运用黄芪建中汤加减治疗虚寒性胃痛，疗效显著，值得推广。马老认为，中焦虚寒，肝脾不调，故腹中时时拘急疼痛，喜温喜按；脾胃虚弱则化源不足，阴阳俱乏，无以奉心，故心中悸动，虚烦不宁；营卫不和则虚劳发热。证虽不同，但病因则一，即以中焦虚寒为主，治疗理应以温中补虚为法，温健中阳而和阴，和里缓急而止痛。方中黄芪、大枣、甘草补脾益气；桂枝、生姜温阳散寒；白芍缓急止痛，饴糖补脾缓急。诸药合用，于辛甘化阳之中，又具酸甘化阴之用，共奏温中补气、和里缓急之功。主治阴阳气血俱虚之证，临床表现为腹中时时拘急疼痛，喜温喜按，少气懒言；或心中悸动，虚烦不宁，劳则愈甚，面色无华；或伴神疲乏力，肢体酸软，手足烦热，咽干口燥；脉细弦，舌淡苔白。若泛酸者，可去饴糖，加吴茱萸、瓦楞子等制酸；若泛吐清水较多者，可加干姜、陈皮、半夏、茯苓等以温胃化饮。

【临床应用】张某，男，46岁。2014年11月30日初诊。

主诉：上腹隐痛1年余。

现病史：患者1年多前无明显诱因下出现上腹隐痛，不嗳气，不反酸，多处治疗疗效不佳。刻下胃脘隐隐作痛，时有胃脘不适伴饥饿感，喜温喜按，时口干苦，不多饮，纳可、眠差，大便稀溏。脉弦细，舌淡苔薄黄。

既往史：既往有慢性胃炎病史20余年。

辅助检查：胃镜检查结果示慢性非萎缩性胃炎活动期伴增生糜烂，HP（+）。病理结果示腺体增生。

辨证分析：患者胃脘隐隐作痛，时有胃脘不适，伴饥饿感，喜温喜按，大便稀溏，由中焦虚寒、肝脾不和所致；时口干苦，兼见舌苔薄黄，为虚中夹实，寒热错杂之象。

西医诊断：慢性非萎缩性胃炎活动期伴增生糜烂。

中医诊断：胃脘痛；中焦虚寒，肝脾不和证。

治法：温中补气，和里缓急。

方药：黄芪建中汤加减。

炙黄芪15g　党参10g　白术10g　茯苓20g　黄精15g　桂枝8g　赤芍20g　木香8g　白芍20g　生苡仁30g　砂仁6g　当归10g　丹参15g　香附9g　枳壳9g　炒川连3g　竹茹10g　炙甘草8g

服用14剂，每日1剂，水煎两遍各取150ml兑匀后，分早、晚两次服用。

二诊：药后患者胃脘隐痛及不适症状明显减轻，大便稍溏，守上方加炒苡仁30g、乌贼骨15g，服用14剂后诸症悉除。

按　《素问·举痛论》曰："寒气客于肠胃，厥逆上出，故痛而呕也。"患者胃脘隐痛1年余，伴饥饿感，喜温喜按，大便稀溏，时口干苦，舌淡苔薄黄，明显为虚实夹杂之证，但以虚寒之证为主，兼有少许实热之象。"按之不痛者为虚"，故以黄芪建中汤加减温中补气，和里缓急，加黄精、党参、白术、茯苓、生苡仁、砂仁益气健脾、和中缓急；予香附、枳壳、木香疏理肝脾；予竹茹、炒川连清热和胃；予当归、丹参养血和血而化瘀。全方重点突出，施治全面，疗效彰显。

第二十一节　香砂理中汤

香砂理中汤，为温里剂，具有温中散寒、理气化湿之功效。临床常用于治疗急慢性胃肠炎、胃及十二指肠溃疡、胃下垂、胃痉挛等证属脾胃虚弱、寒湿中阻者。

【组成】干姜 9g　人参 9g　白术 9g　甘草 9g　木香 6g　砂仁 3g

【用法】水煎服。

【功用】温中散寒，理气化湿。

【主治】脾胃虚弱，寒湿中阻证。

【方义】香砂理中汤来源于《医灯续焰》，系理中丸化裁而来，本方由干姜、人参、白术、甘草、木香、砂仁六味药组成。方中干姜为君，大辛大热，主归脾胃经，温中祛寒，扶阳抑阴。又因病属虚证，虚则补之，故以人参为臣，甘温入脾，补中益气，培补后天之本，气旺则阳亦复。脾为湿土，中虚不运，必生寒湿，故又以甘苦温燥之白术，燥湿健脾，健运中焦，投脾之所喜；木香、砂仁理气健脾化湿，共为佐药。甘草蜜炙，性温具补，补脾益气，调和诸药，用之为使。主治脾胃虚弱、寒湿中阻证，临床表现为脘腹疼痛，喜温欲按，自利不渴，畏寒肢冷，呕吐，不欲饮食，脉沉细，舌淡苔白。

【运用体会】马老运用香砂理中汤加减治疗寒湿中阻之胃痞证，疗效显著。马老认为，脾胃虚弱，则运化无权，升降失职，从而导致脘腹疼痛，喜温欲按；气机升降失职，寒湿内生，伤及中阳，故畏寒肢冷，脉沉细，舌淡苔白；寒湿中阻，脾阳被遏，运化失职，故自利不渴，呕吐而不欲饮食。本方干姜温胃散寒，人参补气益脾，白术健脾燥湿，甘草和中补土，木香、砂仁行气、健脾化湿，共奏温中散寒、理气健脾化湿之功。正如《医学从众录》云："有中脘之下，当阳明胃土之间，时痛时止者，乃中土虚而胃气不和。若行血消泄之剂服之过多，便宜温补，但以手重按之，则痛稍平，此中土内虚，虚而且寒之明验也。宜香砂理中汤。"

纵观全方，温补兼化湿并行，但以温为主，药力更佳。若气滞重者，可加枳壳、陈皮、厚朴等；若寒邪甚者，可加丁香、荜茇、肉桂等。

【临床应用】凌某，女，59 岁。2015 年 2 月 4 日初诊。

主诉：上腹痞满不适伴嗳气 1 个月余。

现病史：患者 1 个月前胃脘痞满不适，伴嗳气，口淡不苦，不欲饮，四肢及关节怕冷，大便溏薄不成形，纳差，小便调。脉濡细，舌淡红苔白滑。

既往史：既往有慢性胃炎病史 30 余年。

辅助检查：胃镜检查结果示慢性非萎缩性胃炎活动期。

辨证分析：患者胃脘痞满不适，伴嗳气，口淡不苦，不欲饮，由脾胃虚弱，失于健运，寒湿内生，阻滞中焦所致；四肢及关节怕冷，由寒湿浸淫四肢所致；大便溏薄不成形，由寒湿困脾，运化失司所致；脉濡细，舌淡红苔白滑乃脾胃虚弱、寒湿中阻之象。

西医诊断：慢性非萎缩性胃炎活动期。

中医诊断：胃痞；脾胃虚弱，寒湿中阻证。

治法：温中健脾，理气化湿。

方药：香砂理中汤加减。

太子参 15g　炒白术 10g　炮姜 6g　草豆蔻 6g　砂仁 6g　木香 9g　藿荷梗各 10g　茯苓皮 15g　厚朴 10g　姜半夏 9g　陈皮 10g　焦三仙各 10g　石菖蒲 6g　炒川连 3g　炒吴萸 5g

炙甘草 8g　焦山楂 10g　建曲 10g

服用 7 剂，每日 1 剂，水煎两遍各取 150ml 兑匀后，分早、晚两次服用。

二诊：药后患者诸症明显减轻，原方去荷叶梗，加枳壳 9g，再服 7 剂后愈。

按　《兰室秘藏·中满腹胀》云："或多食寒凉，及脾胃久虚之人，胃中寒则胀满，或脏寒生满病。"马老认为，患者胃脘痞满不适伴嗳气，口淡不苦，不欲饮，四肢及关节怕冷，大便溏薄不成形，纳差，脉濡细，舌淡红苔白滑，明显为脾胃虚弱、寒湿中阻之象。故予香砂理中汤加减以温中健脾、理气化湿，加藿香梗、厚朴、陈皮、石菖蒲、茯苓皮、草豆蔻进一步芳香化湿，健脾止泻；予姜半夏降逆和胃，予焦三仙健脾消食；予左金丸剂量倒转，辛开温中为主，苦降为辅。全方组合独具匠心，见解独到，临床效验甚佳。

第二十二节　良附丸合桃红四物汤

良附丸，为理气剂，具有温胃散寒、理气止痛之功效。临床常用于治疗急慢性胃炎、妇女痛经等证属寒凝气滞者。

桃红四物汤，为补益剂，具有活血化瘀、养血补血之功效。临床常用于治疗妇女月经不调等证属营血虚滞者。

【组成】高良姜 9g　香附 9g　熟地黄 12g　白芍 9g　当归 9g　川芎 6g　桃仁 9g　红花 6g

【用法】水煎服。

【功用】温胃散寒，理气止痛。

【主治】寒凝气滞证。

【方义】良附丸出自清代谢元庆《良方集腋》，由高良姜、香附二味药组成，其中高良姜散寒止痛、温中止呕，香附疏肝解郁、调经止痛、理气调中，二药合用治以温胃散寒，理气止痛。主治寒凝气滞之证，临床表现为胃脘疼痛，畏寒喜温，按之痛减，胸腹胀满，脉弦苔白等，为临床上治疗肝胃气滞冷痛的基本方。正如《良方集腋》上卷中云："治疗心口一点痛，乃胃脘有滞，或有虫，多因恼怒及受寒而起之证。"

桃红四物汤源自于清代吴谦的《医宗金鉴》，由熟地黄、白芍、当归、川芎、桃仁、红花六味药组成，即四物汤加桃仁、红花，因此也称为加味四物汤。其中熟地黄、当归滋阴补肝、养血调经，白芍养血和营，川芎活血行气，加之桃仁、红花力主活血化瘀，诸药合用共奏活血化瘀、养血补血之功，主治血虚兼血瘀之证，为中医传统活血化瘀经典方剂之一。

【运用体会】马老运用良附丸合桃红四物汤加减治疗寒凝气滞之胃脘痛临床疗效显著，值得推广应用。马老认为，寒为阴邪，易损伤阳气，阻遏气机，导致气滞不行，血行不畅，不通则痛，故寒邪阻胃则表现为胃脘冷痛，喜温喜按。马老运用良附丸合桃红四物汤加减以温胃散寒、理气活血以止痛，正中其效。方中高良姜味辛性热，归脾、胃经，功善散寒止痛，温中止呕。《名医别录》云："主暴冷，胃中冷逆，霍乱腹痛。"香附味辛，微苦微甘，性平，归肝脾三焦经，功善疏肝解郁，调经止痛，理气调中。《本草纲目》载："利三焦，解六郁，消饮食积聚、痰饮痞满、附肿腹胀、脚气，止心腹、肢体、头目、齿耳诸痛。"二药相合，一散寒凝，一行气滞，共奏温胃理气之功。熟地黄、白芍阴柔补血，当归、川芎、桃仁、红花力主活血化瘀，合用养血而不滞血，活血而不破血，补中有行，破中有收。诸药合用，达到温胃散寒、理气活血止痛之功效。若兼气虚者，可加党参、黄芪、白术等；若兼瘀滞疼痛明显者，可加延胡索、川楝子、九香虫等。

【临床应用】周某，女，52岁。2015年4月23日初诊。

主诉：上腹冷痛1个月余。

现病史：患者于1个月前出现胃脘冷痛，遇寒则剧，得温痛减，按之则缓，胸腹胀满，口不干苦，乏力纳差，睡眠可，二便尚调。脉沉细，舌质淡暗苔薄白。

既往史：既往有慢性胃炎病史20余年。

辅助检查：胃镜检查结果示慢性非萎缩性胃炎活动期。

辨证分析：患者胃脘冷痛，遇寒则剧，得温痛减，按之则缓，由脾胃虚寒，凝滞收引，气行不畅，不通则痛所致；脉沉细，舌质淡暗，可见患者有寒凝血瘀之象。

西医诊断：慢性非萎缩性胃炎活动期。

中医诊断：胃痛；脾胃虚寒，气滞血瘀证。

治法：温胃散寒，理气活血止痛。

方药：良附丸合桃红四物汤加减。

高良姜6g　香附10g　桂枝8g　当归12g　赤芍10g　白芍10g　川芎10g　熟地黄9g　桃仁10g　红花8g　党参15g　炙黄芪15g　炙甘草8g

服用7剂，每日1剂，水煎两遍各取150ml兑匀后，分早、晚两次服用。

二诊：药后诸症显减，守上方续服14剂后诸症悉除。

按　《素问·举痛论》曰："寒气客于肠胃之间，膜原之下，血不得散，小络急引，故痛。"马老认为，该患者胃痛系由脾胃虚寒、气滞血瘀所致。脾胃虚寒，凝滞收引，不通则痛，故胃脘冷痛，遇寒则剧，得温痛减，按之则缓；寒邪阻遏气机，气滞不行，故胸腹胀满；脾胃虚弱，运化失健，故乏力纳差；脉沉细，舌质淡暗苔薄白亦为寒凝气滞血瘀的表现。《景岳全书·心腹痛》言："胃脘痛证，多有因食，因寒，因气不顺者，然因食因寒，亦无不皆关于气。盖食停则气滞，寒留则气凝。所以治痛之要，但察其果属实邪，皆当以理气为主。"故马老运用良附丸合桃红四物汤加减以温胃散寒、理气活血、和胃止痛；加桂枝散寒通络；加党参、黄芪、炙甘草健脾益气。如此，则寒邪散，气机畅，瘀血行，痛自缓。

第二十三节　木香顺气丸

木香顺气丸，为理气剂，具有疏肝健脾、行气化湿之功效。临床常用于治疗胃肠功能紊乱等证属肝脾不和、气滞湿阻者。

【组成】木香30g　砂仁30g　枳壳30g　槟榔30g　青皮30g　香附30g　陈皮30g　苍术30g　厚朴30g　甘草15g

【用法】上药研末，为丸，每服9g，温开水送下，日服2次；亦可作汤剂，水煎服，用量按原方比例酌情增减。

【功用】疏肝健脾，行气化湿。

【主治】肝脾不和，气滞湿阻证。

【方义】木香顺气丸即《证治准绳·类方》第四册引《医学统旨》方木香顺气散作水丸，由木香、砂仁、枳壳、槟榔、青皮、香附、陈皮、苍术、厚朴、甘草十味药组成。其中木香、砂仁、枳壳、槟榔健脾行气、和胃止痛；青皮、香附疏肝调气、理气止痛；陈皮、苍术、厚朴健脾燥湿、理气和中；甘草调胃和中。诸药合用，共奏疏肝健脾、行气化湿之功。主治肝脾不和、气滞湿阻证，临床表现为胸膈痞闷、脘腹胀痛、呕吐恶心、嗳气纳呆等。

【运用体会】马老运用木香顺气丸加减治疗肝脾不和、气滞湿阻之痞满、腹痛效果彰显，临床值得推广应用。现代常用于胃肠功能紊乱（即胃肠神经官能症）等辨证属肝脾不和、气滞湿阻者。马老认为，肝郁脾虚，土木不和，湿邪不化，气机阻滞，升降失常，故表现为胸膈痞闷、脘腹胀痛、呕吐恶心；肝脾不和，胃气上逆，故嗳气；脾虚失运，故纳呆。马老运用木香顺气丸加减以疏肝健脾、行气化湿，正中其效。方中木香辛苦而温，醒脾开胃、疏肝理气、消食导滞。《本草求真》中云："木香，下气宽中，为三焦气分要药。然三焦则又以中为要……服此辛香味苦，则能下气而宽中矣。中宽则上下皆通，是以号为三焦宣滞要剂。"砂仁行气化湿、温中止呕，枳壳行气宽中、消痞除满，槟榔行气除满、消积导滞；青皮、香附疏肝调气止痛；陈皮、苍术、厚朴燥湿健脾、理气和中；甘草调和脾胃及药性。诸药合用，肝脾同调，湿去气畅，痞满自消，腹痛自缓。若脘腹胀甚者加大腹皮、香橼皮、莱菔子；大便秘结难解者加桃仁、麻仁、制大黄；大便稀溏者加藿香、建曲、芡实；腹痛明显者加川楝子、佛手、延胡索。

【临床应用】刘某，女，34 岁。2015 年 1 月 10 日初诊。

主诉：腹部胀满 1 年余。

现病史：患者约 1 年前无明显诱因下出现脘腹胀满，胸胁满闷，嗳气纳差，矢气频频，恶心欲呕，情绪不舒时加重，口不干苦，乏力。脉弦滑，舌质淡红，苔薄白。

既往史：既往有慢性胃炎病史 10 余年。

辅助检查：胃镜检查结果示慢性非萎缩性胃炎活动期。

辨证分析：患者脘腹胀满，胸胁满闷，嗳气纳差，矢气频频，恶心欲呕，为肝脾不和、气机阻滞之象；脉弦滑，舌质淡红，苔薄白，由木郁乘土，脾失健运，湿邪不化，阻滞中焦所致。

西医诊断：慢性非萎缩性胃炎活动期。

中医诊断：胃痞；肝脾不和，气滞湿阻证。

治法：疏肝健脾，行气化湿。

方药：木香顺气丸加减。

木香 10g　砂仁 6g　白豆蔻 6g　枳壳 10g　槟榔 10g　青皮 10g　陈皮 10g　香附 10g　炒苍术 10g　炒白术 10g　厚朴 10g　茯苓 15g　焦山楂 10g　建曲 10g　炒麦芽 10g　姜半夏 10g　炙甘草 6g

服用 7 剂，每日 1 剂，水煎两遍各取 150ml 兑匀后，分早、晚两次服用。

二诊：药后患者脘腹胀满明显减轻，但仍感胸胁满闷，嗳气时作，守上方加柴胡 10g、瓜蒌皮 10g，续服 14 剂后基本痊愈。

按　《素问·五常政大论》曰："卑监之纪……其病留满痞塞。"《素问·病机气宜保命集》又云："脾小能行气于肺胃，结而不散则为痞。"马老认为，该患者之病属肝脾不和，气滞湿阻。患者平素常情绪不舒，肝气郁结，木郁乘土，戕伐脾胃，脾胃虚弱，失于健运，湿邪不化，阻遏气机，形成湿阻气滞之病机，故见脘腹胸胁痞满，嗳气矢气，纳差乏力，恶心欲呕；脉弦滑，舌质淡红，苔薄白亦为湿阻气滞的表现。马老运用木香顺气丸加减以疏肝健脾、行气化湿；加白豆蔻、白术、茯苓、焦三仙以加强健脾燥湿之力；加姜半夏燥湿化痰，消痞散结，降逆止呕。诸药相伍，肝脾调和，湿邪得化，气机通畅，痞满自除。

第二十四节　枳　术　丸

枳术丸，为消食剂，具有健脾行气、消痞除满之功效。临床常用于治疗慢性胃肠炎、消化不良等证属脾虚气滞者。

【组成】枳实 30g　白术 60g

【用法】上为极细末，荷叶裹，烧饭为丸，如梧桐子大。每服 50 丸，多用白汤下，无时。

【功用】健脾行气，消痞除满。

【主治】脾虚气滞，饮食停聚证。

【方义】枳术丸乃易水学派张元素所创，首见于李杲《内外伤辨惑论·辨内伤饮食用药所宜所禁》，文中曰："易水张先生枳术丸，治痞，消食，强胃。白术二两，枳实麸炒黄色，去穰，一两。上同极细为末，荷叶裹烧饭为丸，如梧桐子大，每服五十丸，多用白汤下，无时。"枳术丸由白术、枳实两味药组成，方中重用白术以健脾益气，助脾运化；枳实行气化滞，消痞除满；荷叶烧饭为丸，升养脾胃之清气，以助白术健脾益胃之功，荷叶与枳实相配，一升清，一降浊，清升浊降，脾胃调和，使脾健积消。二药配伍应用，共奏健脾行气、消痞除满之功。主治脾虚气滞之证，临床主要表现为脘腹痞满，食少难消等。

【运用体会】马老常运用枳术丸加味治疗脾虚便秘，疗效良好。现代多应用于功能性消化不良、慢性胃肠炎等属于脾虚气滞者。马老认为脾气亏虚，肠道传导乏力，因此平素无便意，或虽有便意，但临厕时努挣乏力，挣则汗出、气短，大便并不干燥，但排出困难。中气不足，气机升降失常，故脘腹痞满；脾胃虚弱，失于健运，故食少难消。马老运用枳术丸加味以健脾行气、通导大便，正中其效。方中白术甘苦而温，归脾、胃经，功善健脾益气，被前人誉为"为脾脏补气第一要药"；枳实辛散温通，归脾、胃、大肠经，功善破气行滞，消痞除满。白术以补以守为主，枳实以走以消为要，二药相伍，一补一消，一守一走，一急一缓，相互制约，相互为用，消补兼施，标本兼顾，使补而不滞，消不伤正，急不破削，缓不留邪，相辅相成，共奏健脾行气、消痞除满之功。正如《内外伤辨惑论》所言："以白术苦甘温，其甘温补脾胃之元气，其苦味除胃中之湿热，利腰脐间血，故先补脾胃之弱，过于枳实克化之药一倍。枳实味苦寒，泄心下痞闷，消化胃中所伤。此一药下胃，其所伤不能即去，须待一两时辰许，食则消化，是先补其虚，而后化其所伤，则不峻利矣。"

临床上可以枳术丸为主方，根据临床表现的不同，进行灵活的加减运用。如兼饮食内伤者，可加入橘皮，制成橘皮枳术丸以行气消食开胃；如脾虚食积明显者，可加入神曲、麦芽，制成曲麦枳术丸以燥湿运脾，消积导滞；如冷食内伤，寒食积滞者，可加入半夏，制成半夏枳术丸；或者加入干生姜或干姜等，制成木香干姜枳术丸、木香人参生姜枳术丸等以温中散寒，健脾消积。

马老运用本方治疗便秘，并未用单纯泻下润肠药物，仅运用健脾益气、行气导滞之品，从而使大便通导而下，无不体现了"治病求本""塞因塞用"的治疗方法。若单纯用泻下润肠之品，只能治标不治本，并且泻药用之过久，还可损伤大肠，加重便秘，因此泻下润肠药不可轻易使用。

【临床应用】杨某，女，62 岁。2015 年 3 月 14 日初诊。

主诉：大便难解 2 年余。

现病史：患者于 2 年前多无明显诱因下开始出现经常大便难解，无便意，4～5 日一行，如厕时努挣无力，大便不干成形，服用麻子仁丸、苁蓉通便口服液等效果不理想，伴腹部胀满，矢气频频，纳差食少。脉濡，舌质淡红苔薄白。

既往史：无特殊。

辅助检查：结肠镜检查未见明显异常。

辨证分析：患者老年女性，长时间大便难解，日久导致脾气虚弱，肠道传导无力，而见如厕时努挣无力，口服润肠药后效果亦不理想；腹部胀满，矢气频频，由气滞不行、肠道传导失常所致；脉濡，舌质淡红苔薄白亦为脾虚气滞之象。因此，此患者为虚实夹杂之证。

西医诊断：功能性便秘。

中医诊断：便秘；脾虚气滞证。

治法：健脾行气，消痞除满。

方药：枳术丸加味。

生白术30g　枳实10g　生黄芪20g　太子参15g　生地黄10g　熟地黄10g　当归15g　赤芍15g　白芍15g　陈皮10g　厚朴10g　槟榔10g　焦山楂15g　神曲15g

服用7剂，每日1剂，水煎两遍各取150ml兑匀后，分早、晚两次服用。

二诊：药后患者大便2~3日一行，质软成形，腹部胀满减轻，纳食可，守上方续服14剂后大便正常。

按　《万病回春·大便闭》中有云："老人大便不通者，是血气枯燥而闭也。"马老认为，该患者系脾气虚弱，肠道传导无力而致便秘，津液并未亏虚，因此患者大便虽难解，数日一行，且如厕时努挣无力，但大便却成形不干；脾胃虚弱，失于健运，故见腹部胀满，矢气频频，纳差食少；脉濡，舌质淡红，苔薄白亦为脾虚气滞的表现。马老运用枳术丸加味以健脾行气、消痞除满，加生黄芪、太子参以增强白术健脾益气之功；加生熟地、当归、赤白芍以养血润肠通便；加陈皮、厚朴、槟榔以加强枳实行气导滞之力；加焦山楂、神曲以健脾消食。纵观全方，补气消痞，寓消于补，消补兼施，标本兼顾。如此，脾气健，气滞除，大便自解。

第二十五节　保　和　丸

保和丸，为消食剂，具有消食和胃之功效。临床常用于治疗急慢性胃肠炎、消化不良、婴幼儿腹泻等证属食积内停者。

【组成】山楂180g　神曲60g　莱菔子30g　半夏90g　陈皮30g　茯苓90g　连翘30g

【用法】上药研末，炊饼为丸，如梧桐子大，每服七八十丸（9g），食远白汤下。

【功用】消食和胃。

【主治】食滞胃脘证。

【方义】保和丸出自《丹溪心法》："保和丸，治一切食积。"本方为治疗一切食积之常用方，由山楂、神曲、莱菔子、半夏、陈皮、茯苓、连翘七味药组成。山楂能消一切饮食积滞，尤其善于消肉食油腻之积，是为君药；神曲善于消酒食陈腐之积，莱菔子善于消谷面杂粮之积，共为臣药；再配以半夏、陈皮、茯苓，即二陈汤去甘草以和胃化痰，消痞除满，其中去甘草主要是为了避免其性味甘缓而影响消食除痞之功；连翘性苦微寒，既能散结，又能清热，共为佐药，正如张秉成《成方便读》中云："然痞坚之处，必有伏阳，故以连翘之苦寒，散结而清热。积郁之凝，必多痰滞，故以二陈化痰而行气。"诸药合用，以成消食、化痰、和胃之功效，药证相符。主治食滞胃脘之证，临床表现为胸脘痞满，腹胀时痛，嗳腐吞酸，恶食，或呕吐泄泻，脉滑，舌苔厚腻。

保和丸虽以消导药为主组成，但纵观全方，无特别偏寒、偏热之品，也无大补峻泻之品，其药性平和；另一方面，"胃腑以通为和"，本方主要作用是消食和胃，使胃腑得以通降调和，以通为补，故特此命名为"保和丸"。

【运用体会】马老运用保和丸加减治疗食滞痰阻之胃痞疗效显著，现代多应用于功能性消化不良、急慢性胃肠炎、婴幼儿腹泻等属食滞痰阻者。马老认为，饮食积滞，日久损伤脾胃，正如《素问·痹论》提出"饮食自倍，肠胃乃伤"。脾胃受损，失于健运，水谷不化，痰湿内生，食滞痰阻，气机不畅，故脘腹痞满胀痛；脾胃受损，气机升降失常，浊阴不降，胃气上逆，则嗳腐吞酸，或呕吐，清气不升，湿浊下流，则大便泄泻；脉滑，舌苔厚腻亦为食滞痰阻所致。马老运用保和丸加减消食导滞，化痰消痞正中其效。方中山楂、神曲、莱菔子均能消食化积、导滞和胃，但其中各有特点。其中山楂善于消肉食油腻之积，神曲善于消酒食陈腐之积，莱菔子善于消谷面杂粮之积；半夏、陈皮、茯苓燥湿化痰、理气和胃，连翘清热散结，共成消食和胃之功。若脾气虚弱者，可加白术、山药等；里热内结者，可加黄连、黄芩等；寒食积滞者，可加肉桂、炮姜等；气滞较甚者，可加木香、枳实、槟榔等。

【临床应用】闫某，女，35 岁。2014 年 11 月 12 日初诊。

主诉：腹部胀满疼痛 1 个月余。

现病史：1 个月前患者无明显诱因下出现脘腹胀满疼痛，进食后加重，伴嗳腐吞酸，呕恶纳呆，口淡不渴，胸闷不舒，身重困倦，二便调和，眠可。脉滑，舌质淡红苔厚腻。

既往史：既往有慢性胃炎病史 10 余年。

辅助检查：胃镜检查结果示慢性非萎缩性胃炎活动期。

辨证分析：患者脘腹胀满疼痛，进食后加重，伴嗳腐吞酸，由饮食积滞、气机不畅所致；呕恶纳呆，口淡不渴，胸闷不舒，身重困倦，由脾胃不和，气机不利，失于运化，痰湿内阻所致；脉滑，舌质淡红苔厚腻乃痰食内阻之象。

西医诊断：慢性非萎缩性胃炎活动期。

中医诊断：胃痞；食滞痰阻证。

治法：消食导滞，化痰消痞。

方药：保和丸加减。

山楂 20g　神曲 15g　炒谷芽 20g　炒麦芽 20g　法半夏 10g　陈皮 10g　茯苓 15g　砂仁 6g　白豆蔻 8g　石菖蒲 10g　瓜蒌皮 10g　炒白术 15g　枳壳 10g　厚朴 10g　槟榔 10g　紫苏梗 10g　荷叶梗 10g　连翘 8g

服用 7 剂，每日 1 剂，水煎两遍各取 150ml 兑匀后，分早、晚两次服用。

二诊：药后诸症显减，腹不胀痛，纳谷香。守上方去槟榔，续服 14 剂以巩固疗效。

按　《素问·六元正纪大论》曰："太阴所至为积饮否隔。"马老认为，该患者胃痞系由食滞痰阻、气机不畅所致。饮食内停，脾胃受损，失于运化，日久生湿生痰，痰湿内阻，气机不畅，故脘腹胀满疼痛，进食后可加重；脾胃受损，气机升降失常，痰食随气机上逆，故嗳腐吞酸，呕恶纳呆；痰湿内阻，浸淫机体，气机被遏，故胸闷不舒，身重困倦；口淡不渴，脉滑，舌苔厚腻亦为痰食内阻之象。正如清代林珮琴《类证治裁·痞满》云："饮食寒凉，伤胃致痞者，温中化滞。"马老运用保和丸加减以消食导滞，化痰消痞；加谷麦芽加强消食导滞之力；加以白术、砂蔻仁、石菖蒲以加强除湿化痰之功；加枳壳、厚朴、槟榔、苏荷梗以加强行气导滞之效；另加瓜蒌皮以宽胸理气。纵观全方，食积得去，痰湿得化，胃气得和，痞满自消，效果彰显。

第二十六节　藿朴夏苓汤合香薷散

藿朴夏苓汤，为祛湿剂，具有化湿解表、宣通气机之功效。临床常用于治疗急慢性胃肠炎、肠功能紊乱等证属湿温初起，湿邪偏盛者。

香薷散，为祛暑剂，具有化湿和中、祛暑解表之功效。临床常用于治疗夏季感冒、急性胃肠炎等证属外感风寒夹湿者。

【组成】藿香6g　厚朴3g　半夏4.5g　茯苓9g　杏仁9g　白蔻仁3g　生苡仁12g　猪苓9g　泽泻4.5g　淡豆豉9g　香薷6g　白扁豆3g

【用法】水煎服。

【功用】化湿解表。

【主治】湿滞脾胃，外感表邪证。

【方义】藿朴夏苓汤出自《医原》，系藿香、厚朴、半夏、茯苓、杏仁、白蔻仁、生苡仁、猪苓、泽泻、淡豆豉十味药组成，其中藿香、淡豆豉芳化宣透以疏表湿，厚朴、半夏燥湿运脾，杏仁、白蔻仁、生苡仁三药合用以"宣上，畅中，渗下"，茯苓、猪苓、泽泻淡渗利湿。诸药合用共奏化湿解表、宣通气机之功，主治湿热病邪在气分而湿邪偏盛者，临床主要表现为身热恶寒，肢体倦怠，胸闷口腻，脉濡缓，舌苔薄白。

香薷散出自《太平惠民和剂局方》，系香薷、白扁豆、厚朴三味药组成，其中香薷辛温芳香，解表散寒，祛暑化湿；厚朴苦辛而温，行气宽中、燥湿除满；白扁豆性味甘平，健脾和中，渗湿消暑；三味药配伍应用共奏化湿和中，祛暑解表之功。主治夏月乘凉饮冷，感受寒湿之证，临床主要表现为恶寒发热，腹痛吐泻，头痛身重，无汗，胸闷，脉浮，舌苔白腻。正如《太平惠民和剂局方》所云："治脏腑冷热不调，饮食不节，或食腥、生冷过度，或起居不节，或路卧湿地，或当风取凉，而风冷之气，归于三焦，传于脾胃，脾胃得冷，不能消化水谷，致令真邪相干，肠胃虚弱，因饮食变乱于肠胃之间，便致吐利，心腹疼痛，霍乱气逆。"

【运用体会】马老擅于将藿朴夏苓汤和香薷散合用治疗湿滞脾胃、外感表邪之证，临床疗效显著。马老认为，湿滞脾胃，失于健运，气机不畅，故胸闷，肢体倦怠，腹痛吐泻；复外感风寒，邪郁肌腠，卫阳被遏，不得宣发，故恶寒发热，头痛身重，无汗。马老认为，选用藿朴夏苓汤合香薷散加减以化湿解表，正中其效。方中藿香既取其辛温而解在表之风寒，又以其芳香而化在里之湿浊，且可辟秽和中，升清降浊；香薷辛温芳香，是夏月解表之要药，李时珍称其为"犹冬月之麻黄"；厚朴行气化湿；半夏燥湿和胃；杏仁、白蔻仁、生苡仁三药合用以"宣上，畅中，渗下"，使湿邪分别从三焦而去；茯苓、猪苓、泽泻甘淡渗湿；白扁豆健脾和中，渗湿消暑；淡豆豉疏表透邪。以此配伍应用，共奏化湿解表之功。若兼内热者，可加黄连、栀子、滑石等；湿盛于里者，加石菖蒲、砂仁、甘草以利湿和中；素体脾虚，中气不足者，加人参、黄芪、白术以益气健脾燥湿。

【临床应用】王某，女，38岁。2015年3月4日初诊。

主诉：上腹胀满、嗳气，大便稀溏1周余。

现病史：患者1周前胃脘胀满、嗳气，大便稀溏，反复发作，时头痛，恶风，恶心，时有吐酸口苦，口干不多饮，纳可，身重乏力。脉弦细，舌质淡红，苔薄黄。

既往史：既往有慢性胃炎病史10余年。

辅助检查：胃镜检查结果示慢性非萎缩性胃炎活动期。

辨证分析：患者胃脘胀满、嗳气，恶心，大便稀溏，由湿阻中焦，胃失和降，脾失健运所致；吐酸，口苦，口干，兼舌苔薄黄，由热邪所致；头痛，恶风，由外感风邪所致；舌质淡红苔薄黄，脉弦细为湿热中阻，兼外感风邪之象。

西医诊断：慢性非萎缩性胃炎活动期。

中医诊断：胃痞；湿热中阻，兼外感风邪证。

治法：理气化湿，清热解表。

方药：藿朴夏苓汤合香薷散加减。

藿香10g 佩兰10g 香薷9g 厚朴10g 炒扁豆9g 法半夏10g 茯苓15g 砂仁6g 白豆蔻6g 木瓜9g 紫苏梗9g 荷叶梗9g 陈皮10g 炒黄连5g 炒黄芩9g 茵陈10g 滑石20g 炙甘草6g

服用5剂，每日1剂，水煎两遍各取150ml兑匀后，分早、晚两次服用。

二诊：药后患者诸症显减，头痛、恶风好转，守上方去香薷，加生炒薏苡仁各30g，续服7剂后诸症悉除。

按 《兰室秘藏·中满腹胀》曰："脾湿有余，腹满湿不化。"马老认为，该患者属湿热内蕴，阻滞中焦，同时兼有外感风邪之证。《类证治裁·痞满》云："伤寒之痞，从外之内，故宜苦泄；杂病之痞，从内之外，故宜辛散。"湿热阻遏中焦，脾胃气机不畅，胃失和降，故胃脘胀满、嗳气恶心；湿热困脾，脾失健运，湿热下注，故大便稀溏，身重乏力；又外感风邪，内伤于湿，邪滞肌表，故头痛恶风；脉弦细，舌质淡红，苔薄黄乃气滞湿阻、湿热外感之象，故予以藿朴夏苓汤合香薷散加减以芳化宣透、化湿解表；再配以佩兰、砂蔻仁、木瓜以化湿和中；配以黄连、黄芩、茵陈、滑石清以化湿热；配以苏荷梗、陈皮以理气化湿；甘草调和药性。如此，湿去热清，气机得畅，诸症尽除。

第二十七节 三 仁 汤

三仁汤，为祛湿剂，具有宣畅气机、清利湿热之功效。临床常用于治疗急慢性胃肠炎、肠伤寒、肾盂肾炎、肾小球肾炎等证属湿重于热者。

【组成】杏仁15g 白蔻仁6g 薏苡仁18g 滑石18g 通草6g 竹叶6g 半夏15g 厚朴6g

【用法】甘澜水八碗，煮取三碗，每服一碗，日三服。

【功用】宣畅气机，清利湿热。

【主治】湿温初起，湿重于热证。

【方义】三仁汤来源于《温病条辨》，系杏仁、白蔻仁、薏苡仁、滑石、通草、竹叶、半夏、厚朴八味药组成。方中杏仁宣利上焦肺气，盖肺主一身之气，气化则湿亦化；白蔻仁芳香化湿，行气宽中，畅中焦之脾气；薏苡仁甘淡性寒，利湿清热而健脾，可以疏导下焦，使湿热从小便而去。三仁合用，三焦分消，共为君药。配伍滑石甘淡性寒，利湿清热而解暑；通草、竹叶甘寒淡渗，以助利湿清热之功，共为臣药。半夏、厚朴辛苦性温，行气化湿，散结除满，既助行气化湿之功，又避免寒凉而助湿，是为佐药。诸药合用，宣上、畅中、渗下，使湿热之邪从三焦分消，诸症自解。吴鞠通在《温病条辨》中云："头痛恶寒，身重疼痛，舌白不渴，脉弦细而濡，面色淡黄，胸闷不饥，午后身热，状若阴虚，病难速已，名曰湿温。汗之则神昏耳聋，甚则目瞑不欲言，下之则洞泄，润之则病深不解。长夏、深秋、冬日同法，三仁汤主之。"

【运用体会】马老运用三仁汤加减治疗湿热内蕴，气阻中焦之脾胃病疗效显著。马老认为，湿温初起，邪在气分，卫阳被遏，故见头痛恶寒；湿性重浊，故身重疼痛、肢体倦怠；湿热蕴于中焦，阻遏气机，故胸闷不饥；湿邪旺于中酉，邪正交争，故午后身热；湿为阴邪，易于犯脾，运化失司，导致脾胃虚弱，故见面色淡黄，口不渴，脉弦细而濡，舌质淡红，苔白。纵观全局，其证颇多疑似，容易误治，正如吴鞠通于《温病条辨》中所明示的

"三戒"：一者，不可见其头痛恶寒，以为伤寒而汗之，汗伤心阳，则神昏耳聋，甚则目瞑不欲言；二者，不可见其中满不饥，以为停滞而下之，下伤脾胃，湿邪乘势下注，则为洞泄；三者，不可见其午后身热，以为阴虚而用柔药润之，湿为胶滞阴邪，再加柔润阴药，两阴相合，则有锢结不解之势。故临床当辨证准确。马老认为，三仁汤芳香苦辛，轻宣淡渗，以宣畅气机、清利湿热为主要功效，恰对其症。其中杏仁、白蔻仁、薏苡仁健脾行气化湿；滑石、通草、竹叶甘寒淡渗，利湿清热；半夏、厚朴行气化湿，散结除满。诸药合用，共奏宣畅气机、清利湿热之功。主治湿温初起，邪在气分，湿重于热之证，临床表现为头痛恶寒，身重疼痛，肢体倦怠，面色淡黄，胸闷不饥，午后身热，口不渴，脉弦细而濡，舌质淡红，苔白。若湿温初起，卫分症状较明显者，可加藿香、香薷以解表化湿；若寒热往来者，可加青蒿、草果以和解化湿。

【临床应用】吴某，女，57 岁。2015 年 2 月 3 日初诊。

主诉：腹部胀闷不适半年。

现病史：患者半年前无明显诱因下出现腹部胀闷不适，胃脘痞塞，咽部不爽有痰，口苦不渴，纳谷不香，身重乏力，眠安，大便先干后稀，小便黄。脉弦细而濡，舌淡苔白。

既往史：既往有慢性胃炎病史 30 余年。

辅助检查：胃镜检查结果示慢性非萎缩性胃炎伴胆汁反流。

辨证分析：患者脘腹胀闷不适，由湿热阻滞中焦所致；兼有咽部不爽有痰，口苦不渴，由湿热侵犯上焦，炼液成痰所致；兼有大便先干后稀，由湿邪困脾，脾失健运所致；小便黄，由湿热下注所致；舌淡苔白，脉弦细而濡，乃湿热内蕴，阻滞中焦之象。

西医诊断：慢性非萎缩性胃炎伴胆汁反流。

中医诊断：胃痞；湿热内蕴，阻滞中焦证。

治法：宣畅气机，清利湿热。

方药：三仁汤加减。

生苡仁 30g　杏仁 6g　白豆蔻 10g　炒白术 10g　姜半夏 10g　厚朴 10g　滑石 20g　通草 6g　茵陈 10g　炒川连 5g　炒吴萸 3g　紫苏梗 10g　荷叶梗 10g　枳壳 10g　焦山楂 15g　炒麦芽 15g　建曲 15g　炙甘草 6g

服用 7 剂，每日 1 剂，水煎两遍各取 150ml 兑匀后，分早、晚两次服用。

二诊：药后患者诸症显减，原方再服 7 剂后愈。

按　《证治汇补·痞满》云："大抵心下痞闷，必是脾胃受亏，浊气挟痰，不能运化为患。"马老认为患者属湿热内蕴，阻滞中焦之证，且以湿重于热为特点。湿热阻遏中焦，脾胃气机不畅，故脘腹胀闷不适；湿热郁滞，炼液成痰，上逆侵犯上焦，故见咽部不适有痰，口苦不渴；湿热困脾，脾胃不健，故纳谷不香，身重乏力；湿热下注，故大便先干后稀，小便黄；脉弦细而濡，舌淡苔白乃湿热困脾、气机不畅之象。吴鞠通《温病条辨》中指出"唯以三仁汤轻开上焦肺气，盖肺主一身之气，气化则湿亦化也"。故用三仁汤加减以宣畅气机，清利湿热，加茵陈、白术以加强健脾化湿、清热利湿之功；加苏荷梗、枳壳进一步宣畅气机；加左金丸以辛开苦降，消痞散结；加焦三仙以消食化积，健脾和胃。全方组合精妙，诸症自解。

第二十八节　连　朴　饮

连朴饮，为祛湿剂，具有清热化湿、理气和中之功效。临床常用于治疗急慢性胃肠炎、胃肠功能紊乱、肠伤寒、副伤寒等证属湿热并重者。

【组成】黄连 3g　厚朴 6g　石菖蒲 3g　制半夏 3g　山栀子 9g　豆豉 9g　芦根 60g

【用法】水煎温服。

【功用】清热化湿，理气和中。

【主治】湿热霍乱。

【方义】连朴饮出自清代王孟英《霍乱论》，是治疗湿热霍乱的常用方，由黄连、厚朴、石菖蒲、制半夏、山栀、豆豉、芦根七味药组成。方中黄连性味苦寒，苦能燥湿，寒能清热，尤其擅于清中焦湿热；厚朴苦燥辛散，行气燥湿，为消除胀满之要药，二者合用，苦降辛开，寒温并用，共为君药。石菖蒲辛温芳香，化湿浊，醒脾胃，行气滞，除胀满；半夏辛温而燥，为燥湿化痰要药，且擅于降逆和胃止呕，二者共为臣药。山栀子性味苦寒，助黄连清热燥湿，且可通利三焦，使湿热之邪从三焦而去；淡豆豉芳香化湿，和胃除烦；芦根甘寒质轻，能清透肺胃气分之实热，并能养胃生津，止渴除烦，以防辛温苦寒太过耗伤阴津，而无恋邪之癖。诸药合用，辛开苦降，寒温并用，清利宣透融为一法，使湿去热清，清升浊降，脾胃调和，痞满自除，吐泻自止。正如《霍乱论》中所言："腹痛痞满，呕吐不纳，舌白或黄，手扪之糙，渴不引饮，大便泄泻，小便不利，或赤而短。此湿热内结于脾……舌苔黄滑者，宜辛开清解法，如藿香左金汤，连朴饮之类。"

【运用体会】马老运用连朴饮加减治疗湿热中阻之脘腹痞满等证疗效显著，现代多用于急慢性胃肠炎、胃肠功能紊乱、肠伤寒、功能性消化不良等属于湿热并重者。马老认为，湿热中阻，脾胃升降失职，浊气不降反升而致吐，清气不升反降而致泻；湿热蕴伏中焦，故胸脘痞闷，心烦；气机阻滞，津不上承，故口渴；湿热下注，故小便短赤；脉滑数，舌苔黄腻亦为湿热内阻的表现。马老运用连朴饮加减以清热化湿、理气和中、升清降浊，正中其效。因湿为阴邪，非辛温不能化其湿；热为阳邪，非苦寒不能解其热。故方中重用辛温、苦寒之品，使湿热尽除。其中黄连清热燥湿，厚朴理气化湿，石菖蒲芳香化湿，制半夏和中化湿、降逆止呕，山栀、豆豉清郁热、除烦闷，芦根清热生津、除烦止呕。诸药相伍，共奏清热化湿、理气和中之效。主要治疗湿热蕴伏，霍乱吐利，临床表现为上吐下泻，胸脘痞闷，口渴心烦，小便短赤，脉滑数，舌苔黄腻。若热重于湿，可加滑石、生石膏以清热泻火；若湿邪较重，可加砂仁、白豆蔻以化湿行气；有恶心呕吐者，可加藿香、竹茹以和胃止呕；若兼见便血者，可加地榆炭、茜草炭以收敛止血。

【临床应用】王某，女，28 岁。2014 年 11 月 30 日初诊。

主诉：腹部痞满 3 个月余。

现病史：患者 3 个月前无明显诱因下出现脘腹痞满，腹不痛，口干苦，心烦口渴，恶心欲呕，偶反酸，胸闷不舒，身重困倦，食少纳呆，眠可，大便溏而不爽，解之不尽，小便短黄。脉滑数，舌质红苔黄腻。

既往史：既往有慢性胃炎病史 2 年余。

辅助检查：胃镜检查结果示慢性非萎缩性胃炎活动期。

辨证分析：患者脘腹痞满，恶心欲呕，大便溏而不爽，兼胸闷不舒，身重困倦，系湿邪内蕴，困阻脾胃，气机升降失常，浊气不降反升而致吐，清气不升反降而致泻，气机不畅而致胸闷不舒，身重困倦；口干苦，心烦口渴，小便短黄，脉滑数，舌质红苔黄腻，热邪之象尽显。

西医诊断：慢性非萎缩性胃炎活动期。

中医诊断：胃痞；湿热中阻，清浊升降失常证。

治法：清热化湿，理气和中，升清降浊。

方药：连朴饮加减。

黄连 6g　黄芩 10g　厚朴 10g　法半夏 10g　石菖蒲 10g　山栀 10g　芦根 15g　竹茹 10g 葛根 15g　白豆蔻 10g　茵陈 12g　瓜蒌皮 10g　木香 10g　陈皮 10g　炒谷芽 15g　炒麦芽 15g 建曲 10g

服用 7 剂，每日 1 剂，水煎两遍各取 150ml 兑匀后，分早、晚两次服用。

二诊：药后诸症显减，守上方续服 14 剂后诸症尽除。

按　《素问·五常政大论》曰："备化之纪……其病痞。"马老认为，该患者辨病属于"胃痞"，辨证为湿热中阻之证。湿热蕴伏，阻遏气机，中焦气机被遏，脾胃不和，失于健运，故脘腹痞满，食少纳呆；湿热中阻，脾胃不和，清浊升降失常，故上吐下泻；湿热阻滞气机，津液不上承，故胸闷不舒，心烦口渴；湿性重浊，浸淫机体，故身重困倦；湿热下注，胶结肠道，故小便短黄，大便溏而不爽，解之不尽；脉滑数，舌质红，苔黄腻亦为湿热内阻之象。《证治汇补·痞满》云："又痞同湿治，唯宜上下分消其气，如果有内实之症，庶可疏导。"马老因此运用连朴饮加减以清热化湿，理气和中，升清降浊；加黄芩、葛根、白豆蔻、茵陈以增强清热化湿之功；加木香、陈皮以加强理气和中之力；加竹茹以清热止呕；加瓜蒌皮宽胸理气；加谷麦芽、建曲消食化积以开胃。如此，湿热去，脾胃和而痞满除。

第二十九节　白头翁汤合香连丸

白头翁汤，为清热剂，具有清热解毒、凉血止痢之功效。临床常用于治疗细菌性痢疾、阿米巴痢疾等证属热毒偏盛者。

香连丸，为清热剂，具有清热化湿、行气止痛之功效。临床常用于治疗细菌性痢疾、结肠炎等大肠湿热者。

【组成】白头翁 15g　黄连 6g　黄柏 12g　秦皮 12g　木香 12g

【用法】水煎服。

【功用】清热解毒，化湿行气。

【主治】湿热泄泻证。

【方义】白头翁汤出自于《伤寒论》，由白头翁、黄连、黄柏、秦皮四味药组成。其中白头翁清热解毒、凉血止痢，黄连、黄柏泻火解毒、燥湿厚肠，秦皮清热解毒、收涩止痢，四药合用，具有清热解毒、凉血止痢之功。主治热毒痢疾，临床表现为下利脓血，赤多白少，腹痛，里急后重，肛门灼热，渴欲饮水，脉弦数，舌红苔黄。正如《伤寒论·辨厥阴病脉证并治》中云："热利，下重者，白头翁汤主之""下利，欲饮水者，以有热故也，白头翁汤主之"。

香连丸始见于唐代李绛《兵部手集方》，此书后来失佚，现代的香连丸实质上是源于《太平惠民和剂局方》之大香连丸，由黄连（吴茱萸制）与木香醋糊为丸。黄连经吴茱萸炮制，使其苦寒之性减而独取其清热燥湿之功，木香辛香醒脾、行气止痛，二药配伍，苦降辛开，共奏清热化湿、行气止痛之效。正如清代汪昂在《医方集解》中云："黄连苦燥湿，寒胜热，直折心脾之火，故以为君；用吴茱萸同炒者，取其能利大肠壅气，且以杀大寒之性也。里急由于气滞，木香辛行气，温和脾，能通利三焦，泄热以平肝，使木邪不克脾土，气行而滞亦去也。一寒一热，一阴一阳，有相济之妙。"香连丸主治湿热痢疾，临床主要表现为大便脓血、里急后重、腹痛。

【运用体会】马老常运用白头翁汤合香连丸加减治疗湿热泄泻，现除用于细菌性痢疾、阿米巴痢疾外，还用于慢性非特异性溃疡性结肠炎、鞭毛虫滴虫引起的泻痢及急慢性肠炎等属于湿热泄泻者。马老认为湿热毒邪，蕴结肠道，脉络损伤，血败肉腐，化脓成血，故见下利脓血，赤白相间；湿热邪毒阻滞气机，故见腹痛，里急后重，肛门灼热；湿热蕴结，热毒内盛，气机不畅，升降失常，津不上承，故渴欲饮水；脉弦数，舌红苔黄亦为热毒内盛之表现。马老运用白头翁汤合香连丸加减以清热解毒、化湿行气止泻，正中其效。方中白头翁苦寒入血，清热解毒，凉血止痢；黄连性味苦寒，泻火解毒，燥湿厚肠，为治痢要药，《神农本草经》中记载"主肠癖腹痛下痢"，《珍珠囊》中记载"去中焦湿热"；黄柏善清下焦湿热，黄连、黄柏合用，尤能燥湿厚肠而治痢；秦皮苦寒性涩，清热解毒，兼以收涩止痢；木香辛苦而温，醒脾行气而止痛。纵观全方，湿热去，气机畅，泻自止，药证相符，效果彰显。利下鲜紫脓血，壮热口渴，烦躁舌绛，属疫毒痢者，加生地黄、牡丹皮、金银花以凉血解毒；腹痛里急后重较甚者，加木香、槟榔、白芍以行气消滞，缓急止痛；脓血多者，加赤芍、牡丹皮、地榆以凉血和血；夹有食滞者，加焦山楂、建曲、枳实以消食导滞；恶寒发热、外有表邪者，加葛根、金银花、连翘以透表解热。

【临床应用】丁某，男，36岁。2015年3月10日初诊。

主诉：反复腹痛腹泻3个月余。

现病史：患者于3个月前开始反复出现腹痛腹泻，大便每日3～5次，有少量黏液脓血，胸脘烦热，肛门灼热，口渴欲饮，纳差。脉弦数，舌质红，苔黄腻。

既往史：既往有慢性胃炎病史3年余。

辅助检查：结肠镜及大便常规加培养等检查提示慢性非特异性溃疡性结肠炎。

辨证分析：患者反复腹泻，有少量黏液脓血，为湿热毒邪，蕴结肠道，一方面导致肠道传导失常而致泄泻，另一方面导致脉络损伤，血败肉腐，化脓成血，故见少量黏液脓血；腹痛，胸脘烦热，肛门灼热，亦由湿热蕴结、气机不畅所致；脉弦数，舌质红，苔黄腻，乃湿热阻滞中焦之象。

西医诊断：慢性非特异性溃疡性结肠炎。

中医诊断：泄泻；湿热内阻证。

治法：清热解毒，化湿行气。

方药：白头翁汤合香连丸加减。

白头翁15g　黄柏10g　黄连8g　秦皮10g　木香10g　石榴皮15g　马齿苋20g　仙鹤草15g　赤芍10g　白芍15g　砂仁6g　白豆蔻6g　槟榔10g　枳壳10g　生苡仁30g　焦山楂15g　生甘草6g

服用7剂，每日1剂，水煎两遍各取150ml兑匀后，分早、晚两次服用。

二诊：药后患者诸症明显改善，稍感体倦，守上方加党参10g，续服14剂。

三诊：药后患者诸症显减，大便每日1～2次，便溏无脓血，守二诊方去黄柏、赤芍，加生黄芪15g、炒白术20g，续服14剂后巩固2个月，诸症悉除。

按　戴思恭《证治要诀》中云："泄黄腹痛者，湿也；泻白腹痛者，寒也；痛一阵泻一阵，泻后涩滞者，火也；痛一阵泻一阵，泻后痛减者，食也；腹中胀痛，泻后不减者，肝气也……"马老认为，该患者泄泻属湿热内阻，已深入血分，损伤肠络，血败肉腐，化脓成血，故见黏液脓血便；湿热阻滞中焦，蕴结不解，故胸脘烦热；湿热下注，气机不畅，故腹痛，肛门灼热；湿热阻滞中焦，脾失健运，津液输布失常，故纳差，口渴欲饮；脉弦数，舌质红，苔黄腻亦为湿热蕴结的表现。马老运用白头翁汤合香连丸加减以清热解毒，化湿行气；加石榴皮、马齿苋、仙鹤草、赤白芍、生甘草以清热凉血止痢；加槟榔、枳壳以行气止痛；加砂蔻仁、生苡仁、焦山楂以健脾化湿。如此，湿热毒邪尽除，气机调畅，泄泻自止。

第三十节　藿香正气散

藿香正气散，为祛暑剂，具有解表化湿、理气和中之功效。临床常用于治疗急性胃肠炎、四时感冒等证属湿滞脾胃、外感风寒者。

【组成】藿香90g　紫苏30g　白芷30g　半夏曲60g　陈皮60g　大腹皮30g　厚朴60g　白术60g　茯苓30g　桔梗60g　炙甘草75g

【用法】上为细末，每服二钱，水一盏，姜三片，枣一枚，同煎至七分，热服，如欲出汗，衣被盖，再煎并服。

【功用】解表化湿，理气和中。

【主治】外感风寒，内伤湿滞证。

【方义】藿香正气散出自宋代《太平惠民和剂局方》，由藿香、紫苏、白芷、半夏曲、陈皮、大腹皮、厚朴、白术、茯苓、桔梗、炙甘草、生姜、大枣组成。《删补名医方论》云："藿香之芬，以开胃，名曰正气，谓正不正之气也。"故以"藿香正气散"命名。方中藿香芳香化湿、理气和中兼能解表，是为君药。半夏曲、陈皮燥湿运脾，理气和中；白术、茯苓健脾化湿，调理脾胃，共为臣药。厚朴、大腹皮行气化湿，畅中除满；紫苏、白芷辛温发散，既可解在表之风寒，又可使部分在里之湿浊从表而解，以助藿香芳化湿浊，桔梗宣肺利膈，通调水道，使湿浊能化，共为佐药。生姜、大枣、炙甘草调和脾胃及药性，是为佐使。纵观全方，外散风寒，内化湿浊，气机通畅，脾胃调和，吐泻自止。

【运用体会】马老常运用藿香正气散加减治疗外感风寒，湿滞中焦之泄泻。现代多用于治疗急性胃肠炎、四时感冒、小儿秋季腹泻等证属湿滞脾胃、外感风寒者。马老认为湿阻中焦，脾胃不和，气机升降失常，湿随气逆，则恶心呕吐；湿浊不化，下走肠间，则肠鸣泄泻；湿阻气滞，则胸膈满闷，脘腹疼痛；风寒外束，卫阳被遏，故恶寒发热，头痛；舌苔白腻亦为湿邪内滞的表现。马老运用藿香正气散加减以解表散寒，健脾化湿，理气和中，正中其效。方中藿香解表散寒、芳香化湿，紫苏、白芷发散风寒、宣化湿浊，半夏曲、陈皮燥湿和胃、降逆止呕，大腹皮、厚朴行气化湿，白术、茯苓健脾运湿、和中止泄，桔梗宣肺利膈、发表化湿，生姜、大枣、甘草调和脾胃及诸药。诸药合用，共奏解表散寒、健脾化湿、理气和中之功，功擅治湿，可适用于湿邪为患的多种病证，临床主要表现为恶心呕吐，肠鸣腹泻，胸膈满闷，脘腹疼痛，恶寒发热，头痛，舌苔白腻等。藿香正气散被历代医家尊为"祛湿圣药"。正如《太平惠民和剂局方》中对于藿香正气散有曰："治伤寒头疼，憎寒壮热，上喘咳嗽，五劳七伤，八般风痰，五般膈气，心腹冷痛，反胃呕恶，气泻霍乱，脏腑虚鸣，山岚瘴疟，遍身虚肿；妇人产前、产后，血气刺痛；小儿疳伤，并宜治之。"若外感风寒较重者，可加桂枝、防风、香薷等；若气滞脘腹胀痛者，可加木香、枳壳、延胡索等。

【临床应用】夏某，男，20岁。2014年12月8日初诊。

主诉：大便稀溏、恶心呕吐5天。

现病史：患者5天前参加完体育比赛后饮用大量冷饮，复感风寒，出现恶寒发热，鼻塞流涕，大便稀溏，每日4～5次，恶心呕吐，脘腹胀满。脉弦细滑，舌质淡红，苔白腻。

既往史：无。

辅助检查：无。

辨证分析：患者恶寒发热，鼻塞流涕，为外感风寒之象；大便稀溏，恶心呕吐，脘腹胀满，由受寒饮冷，损伤脾胃，脾失健运，水反为湿，谷反为滞所致；脉弦细滑，舌质淡红，苔白腻乃外感风寒、内伤湿滞之象。

西医诊断：功能性消化不良。

中医诊断：泄泻；外感风寒，内伤湿滞证。

治法：解表散寒，健脾化湿，理气和中。

方药：藿香正气散加减。

藿香10g　紫苏叶10g　防风10g　半夏10g　陈皮10g　大腹皮12g　厚朴10g　桔梗10g　炒白术15g　茯苓20g　砂仁6g　白豆蔻10g　车前子10g　木香10g　炙甘草6g

服用7剂，每日1剂，水煎两遍各取150ml兑匀后，分早、晚两次服用。

二诊：药后患者无恶寒发热，大便每日2～3次，为软便，偶有干呕，腹胀减轻，纳差。脉细，舌苔白、稍腻。守上方去紫苏叶、防风、桔梗、木香，加焦三仙各15g，续服7剂后愈。

按 《素问·太阴阳明论》曰："饮食不节，起居不时者，阴受之……阴受之则入五脏……下为飧泄。"马老认为，该患者活动出汗后，肌腠不固，风寒之邪，外袭肌表，又饮用大量冷饮，脾胃受损，失于健运，湿邪内生而发病。风寒外束，肺气失宣，卫阳被遏，故恶寒发热，鼻塞流涕；脾胃受损，湿邪内生，滞于中焦，气机升降失常，故上吐下泻，脘腹胀满；脉弦细滑，舌质淡红，苔白腻亦由湿滞中焦所致。马老运用藿香正气散加减以解表散寒，健脾化湿，理气和中。正如吴崑《医方考》中对于藿香正气散有云："内伤、外感而成霍乱者，内伤者调其中，藿香、白术、茯苓、陈皮、甘草、半夏、厚朴、桔梗、大腹皮皆调中药也，调中则能正气于内矣；外感者疏其表，紫苏、白芷，疏表药也，疏表则能正气于外矣；若使表无风寒，二物亦能发越脾气，故曰正气。"加防风既能解表，又能化湿；加砂蔻仁、车前子以助化湿之力；加木香醒脾理气。诸药合用，表里兼顾，标本同治，药证相符，疗效确切。

第三十一节　麻子仁丸合增液汤

麻子仁丸，为泻下剂，具有润肠泻热、行气通便之功效。临床常用于治疗虚人及老人肠燥便秘、习惯性便秘、产后便秘、痔疮术后便秘等证属胃肠燥热者。

增液汤，为治燥剂，具有增液润燥之功效。临床常用于治疗温热病津亏肠燥便秘、习惯性便秘及慢性咽喉炎等证属阴津不足者。

【组成】麻子仁10g　杏仁5g　白芍5g　大黄10g　枳实5g　厚朴5g　玄参10g　麦冬8g　生地黄8g

【用法】水煎服。

【功用】滋阴润燥，泻热通便。

【主治】胃肠燥热，津液不足证。

【方义】麻子仁丸出自于《伤寒论》，原为"脾约证"而设，故又名脾约丸，由麻子仁、杏仁、白芍、大黄、枳实、厚朴六味药组成。其中麻子仁润肠通便，杏仁降气润肠，芍药养阴和营，枳实、厚朴消痞除满，大黄泻下通便。诸药同用，共奏润肠泻热、行气通便之功。主要治疗胃肠燥热，津液不足所引起便秘，临床主要表现为大便秘结，小便频数。正如《伤寒论·辨阳明病脉证并治》中云："趺阳脉浮而涩，浮则胃气强，涩则小便数，浮涩相搏，大便则硬，其脾为约，麻子仁丸主之。"

增液汤出自于《温病条辨》，由玄参、麦冬、生地黄三味药组成。其中玄参养阴生津、清热润燥，麦冬滋液润燥，生地黄养阴清热。三味相配，共奏增液润燥之功。主要治疗阳明温病，津亏便秘证；临床主要表现为大便秘结，口渴欲饮，脉细数或沉细无力，舌质干红。正如《温病条辨》中云："阳明温病，无上焦证，数日不大便，当下之，其人阴素虚，不可行承气者，增液汤主之。"

【运用体会】马老常运用麻子仁丸合增液汤加减治疗胃肠燥热，津液不足之便秘，疗效显著。马老认为胃肠燥热，津液不足，脾受约束，脾之所以不能为胃行其津液，主要为胃强所致，而非脾弱所致，脾因受胃中燥热津伤的影响，不能正常发挥其输布、运化津液的功能，致水津过散于肺，津液只输膀胱，肠道津亏，"无水行舟"，从而导致小便频数而大便秘结；津液不足，无以上承，故口渴欲饮；脉细数或沉细无力，舌质干红亦为阴虚内热的表现。马老运用麻子仁丸合增液汤加减以滋阴润燥、泻热通便，正中其效。方中麻子仁润肠通便，大黄通便泻热；白芍养阴和里；枳实、厚朴下气破结，加强降泄通便之力；玄参滋阴润燥，壮水以制火，启肾水以润肠燥；生地黄清热养阴，以增玄参滋阴润燥之力；又肺与大肠相表里，故用麦冬、杏仁滋肺阴，降肺气以通便，杏仁又同时有润肠通便的作用；诸药合用，既清解燥热，又滋补阴津，因果互补，标本兼治，从而达到热清便畅、津调而便利的目的。若兼气滞者，可加木香、莱菔子、槟榔等；若兼血虚者，可加熟地黄、阿胶、当归等；若兼气虚者，可加人参、白术、黄芪等；若伴随便血者，可加槐花、牡丹皮、地榆等。

【临床应用】王某，女，43岁。2015年3月16日初诊。

主诉：大便秘结难解半年余。

现病史：患者于半年前开始大便秘结难解，3～5日一行，腹部不痛不胀，无黏液、脓血便，口干舌燥，渴喜多饮，小便尚调。脉沉细，舌质干红，苔黄燥。

既往史：既往有慢性胃炎病史20余年。

辅助检查：结肠镜检查未见明显异常。

辨证分析：患者大便秘结难解，口干舌燥，渴喜多饮，脉沉细，舌质干红，苔黄燥，由胃肠燥热，津液不足，"无水行舟"所致。

西医诊断：功能性便秘。

中医诊断：便秘；胃肠燥热，津液不足证。

治法：滋阴润燥，泻热通便。

方药：麻子仁丸合增液汤加减。

麻子仁10g　桃仁10g　苦杏仁10g　郁李仁10g　赤芍10g　白芍15g　枳实10g　厚朴10g　生地黄15g　玄参10g　麦冬15g　黄柏8g　陈皮10g　当归15g　生白术15g　紫菀10g　炙甘草6g

服用7剂，每日1剂，水煎两遍各取150ml兑匀后，分早、晚两次服用。

二诊：药后诸症显减，大便每日一行，守上方去黄柏，加太子参15g，续服14剂后诸症悉除。

按　《景岳全书·秘结》云："秘结证，凡属老人、虚人、阴脏人及产后、病后、多汗后，或小水过多，或亡血失血大吐大下之后，多有病为燥结者，盖此非气血之亏，即津液之耗。凡此之类，皆须详察虚实……"马老认为该患者系肠燥津亏，大肠传导功能失常所致便秘。胃肠燥热，阴津不足，"无水行舟"，导致大便秘结难解；津液不足，无以上承，上焦失于滋润，故口干舌燥，渴喜多饮；大便秘结日久，郁而化热，进一步耗伤津液，所以脉沉细，舌质干红苔黄燥。故马老运用麻子仁丸合增液汤加减以滋阴润燥，泻热通便；加桃仁、郁李仁以加强润肠通便之功；加赤芍、黄柏以清热；加紫菀润肺下气以通便；加陈皮、当归、白术、炙甘草以健脾益气养血而补虚。如此，则燥热去，阴液复，大便调。

第三十二节　启　膈　散

启膈散，具有开郁化痰、润燥降气之功效。临床常用于治疗食管癌、贲门癌、胃食管反流病等证属痰气交阻、胃气上逆者。

【组成】沙参 9g　川贝母 4.5g　茯苓 3g　郁金 1.5g　砂仁壳 1.2g　丹参 9g　荷叶蒂 2 个　杵头糠 1.5g

【用法】水煎服。

【功用】开郁化痰，润燥降气。

【主治】噎膈。

【方义】启膈散出自清代程钟龄《医学心悟》。原方是为治疗"噎膈"所设，为开关之剂，临床多用于食管癌、贲门癌、胃食管反流病等，疗效显著。本方由沙参、川贝母、茯苓、郁金、砂仁壳、丹参、荷叶蒂、杵头糠八味药组成。方中性甘微寒之沙参、川贝母均归肺经，"肺为贮痰之器"，二药相伍既能润肺化痰，以清化贮痰之器，又能清热生津，以清化郁热及养阴生津，共为君药。茯苓甘淡而平，主归脾经，"脾为生痰之源"，其能健脾和中，渗湿化痰，以杜绝生痰之源，胃为多气多血之腑，"气为血之帅"，气滞则血行不畅，且气滞血瘀又能进一步郁结化热；方中郁金辛苦性寒，芳香宣达，为血中之气药，功善行气解郁，与性苦微寒之丹参相伍，即可以达到行气活血，凉血解郁的目的；砂仁行气调中，醒脾和胃，四味药共为臣药。荷叶蒂性味苦平，能清热化湿，宣通胃气；杵头糠苦辛性平，能开胃下气，消磨积块，共为佐使药。主治噎膈证，临床主要表现为咽下哽塞，食入即吐，或朝食暮吐，胃脘胀痛，大便干结，脉细涩，舌绛少津等。《医学心悟》曰："凡噎膈，不出胃脘干槁四字""噎膈，燥证也，宜润"。方用启膈散。

【运用体会】马老运用启膈散加减治疗痰气交阻，胃气上逆之吐酸（即胃食管反流病）、噎膈疗效较好，值得临床应用。马老认为，该病多由情志不畅、饮食不节所致；情志不畅，肝失疏泄，肝气郁结，横逆犯胃，胃气上逆，胆汁及胃中食物随之逆流，故见吐酸，食入即吐，或朝食暮吐；饮食不节，损伤脾胃，脾失健运，湿聚成痰，痰气交阻，上下不通，故咽下哽塞，胃脘胀痛；大便干结，脉细涩，舌绛少津为痰气郁结化火，伤津耗液之证。正如《医贯》有曰："噎膈者，饥欲得食，但噎塞迎逆于咽喉胸膈之间，在胃口之上，未曾入胃即带痰涎而出。"以及《医学入门》有曰："饮食不下而大便不通，名膈噎。"马老运用启膈散加减以开郁化痰、润燥降气，正中其效。其中沙参、川贝母润燥化痰，茯苓健脾和中、渗湿化痰，郁金、砂仁、丹参开郁利气，荷叶蒂和胃降逆，杵头糠开胃消积，共奏开郁化痰、润燥降气之功。纵观全方，以化痰降逆为主，兼气血同调，润燥相宜，清心解郁，施治全面。兼气虚者，可加人参、白术等；兼血积者，可加桃仁、红花等；兼痰积者，可加半夏、陈皮等；兼食积者，可加莱菔子、麦芽、山楂等。

【临床应用】严某，女，46 岁。2015 年 1 月 23 日初诊。

主诉：胸骨后疼痛不适，伴反酸烧心 2 年余。

现病史：患者约 2 年前无明显诱因下出现胸骨后疼痛不适，伴反酸烧心，夜间尤甚，伴有嗳气时作，口干口苦，胸脘痞满，呕恶纳呆，睡眠欠佳，二便调和。脉弦滑，舌质红，边有齿痕，苔微腻。

既往史：既往有慢性胃炎病史10余年。

辅助检查：胃镜检查结果示，①食管炎；②慢性非萎缩性胃炎活动期伴胆汁反流。

辨证分析：患者胸骨后疼痛不适，伴反酸烧心，嗳气时作，由痰气交阻，气机升降失常，胆汁随胃气上逆所致；胸脘痞满，呕恶纳呆，由痰湿蕴结，气机不畅所致；口干口苦，兼脉弦滑，舌质红，边有齿痕，苔微腻，为郁热阴伤之象。

西医诊断：胃食管反流病。

中医诊断：吐酸；痰气交阻，胃气上逆，兼有郁热阴伤证。

治法：开郁化痰，润燥降气。

方药：启膈散加减。

北沙参15g　川贝母10g　茯苓20g　茯神20g　薏苡仁30g　砂仁8g　石菖蒲10g　紫苏梗10g　荷叶梗10g　陈皮10g　炒黄连5g　炒吴萸3g　郁金10g　丹参10g　赤芍10g　白芍10g　炒谷芽15g　炒麦芽15g

服用7剂，每日1剂，水煎两遍各取150ml兑匀后，分早、晚两次服用。

二诊：药后患者症状明显减轻，偶感胸脘痞满，呕恶时作，守上方加瓜蒌皮10g、姜半夏10g，续服14剂后诸症尽除。

按　《四明心法·吞酸》云："凡为吞酸尽属肝木，曲直做酸也……总是木气所致。"《素问·至真要大论》曰："诸呕吐酸，暴注下迫，皆属于热。"马老认为，该患者吐酸系由痰气交阻、胃气上逆、兼有郁热阴伤所致。气滞痰阻，升降失常，胃气上逆，胆汁及胃中食物随之递流，故见胸骨后疼痛不适，伴反酸、烧心、嗳气、口苦、呕恶；痰湿蕴结，阻塞胸膈及胃脘，气机不畅，故胸脘痞满；痰气郁结，化火伤津，故口干；脾胃失运，故纳呆；而脉弦滑，舌质红，边有齿痕，苔微腻亦为痰气交阻，郁热阴伤之象。马老运用启膈散加减以开郁化痰，润燥降气；加薏苡仁、石菖蒲以加强燥湿化痰之功；加苏梗、陈皮以加强理气开郁之效；加赤白芍以活血、敛阴；加黄连、吴茱萸（即左金丸）清热降逆和胃；加茯神以健脾安神；加谷麦芽以健脾消食。诸药合用，痰化气行，胃气调和，吐酸自止。

第三十三节　乌　梅　丸

乌梅丸，为驱虫剂，具有温脏安蛔的作用。临床常用于治疗胆道蛔虫病、慢性菌痢、慢性胃肠炎、结肠炎等证属寒热错杂，气血虚弱者。

【组成】乌梅480g　蜀椒120g　细辛180g　黄连480g　黄柏180g　桂枝180g　附子180g　干姜300g　人参180g　当归120g

【用法】上十味，各捣筛，混合和匀；以苦酒渍乌梅一宿，去核，蒸于米饭下，饭熟捣成泥，和药令相得，纳臼中，与蜜杵二千下，丸如梧桐子大。空腹时饮服10丸，每日3次，稍加至20丸。

【功用】温脏安蛔。

【主治】脏寒蛔厥证。

【方义】乌梅丸来源于《伤寒论》，是止痛安蛔的要方，临床多用于治疗胆道蛔虫病及慢性痢疾等，效果显著。本方由乌梅、蜀椒、细辛、黄连、黄柏、桂枝、附子、干姜、人参、当归十味药以蜜为丸，方中重用味酸之乌梅，酸能安蛔，使蛔虫静而痛止，是为君药。蛔动因于胃热肠寒，蜀椒、细辛味辛性温，辛可安蛔，温可驱寒，共为臣药。黄连、黄柏味苦性寒，苦能下蛔，寒能清热；桂枝、附子、干姜皆为辛热之品，既可增强温脏安蛔之功，又有辛可制蛔之力；人参、当归补气养血，扶助正气，且合桂枝养血通脉，调和阴阳以耐四肢厥冷，均为佐药。最后以蜜为丸，甘缓和中，是为使药。主治蛔厥证，临床表现为腹痛时作，心烦呕吐，时发时止，常自吐蛔，手足厥冷；或久泻久利等。正如《伤寒论·辨厥阴病脉证并治》中云："蛔厥者，其人当吐蛔。今病者静，而复时烦者，此为脏寒。蛔上入其膈，故烦，须臾复止；得食而呕，又烦者，蛔闻食臭出，其人常自吐蛔。蛔厥者，乌梅丸主之。又主久利。"

【运用体会】马老运用乌梅丸加减治疗胆道蛔虫病效果显著。马老认为，蛔厥证主要系胃热肠寒，蛔动不安所致。蛔虫喜温而恶寒，素有"遇寒则动，得温则安"之说，蛔虫寄生于肠内，因其胃热而肠寒，不利于蛔虫生存，则扰动不安，不时上窜于胃中，故出现腹痛，心烦呕吐，甚则吐出蛔虫；又因蛔虫起伏无时，故腹痛与呕吐时发时止；痛甚则气机逆乱，阴阳之气不相顺接，导致四肢厥冷，发为蛔厥。证属寒热错杂，治宜寒温并调，温脏安蛔。方中乌梅味酸以安蛔止痛，蜀椒、细辛辛温以伏蛔驱寒，黄连、黄柏苦寒以下蛔清热，桂枝、附子、干姜温脏祛寒，人参、当归补气养血以扶正，共奏温脏安蛔之功。正如柯琴在《伤寒来苏集·伤寒附翼》中所说"蛔得酸则静，得辛则伏，得苦则下"。纵观全方，寒热并用，邪正兼顾，共奏温中清热、安蛔补虚之功。

马老还认为，乌梅丸中乌梅性味酸涩，可涩肠止泻；黄连、黄柏性味苦寒，能清热燥湿止痢；蜀椒、细辛及桂枝、附子、干姜皆为辛热之品，均可温肾暖脾而助运；人参、当归益气补虚而扶正。诸药合用，还具有温中补虚，清热燥湿止痢之用，因此对于寒热错杂，正气虚弱之久泻久利亦可奏效。正如柯琴《伤寒来苏集·伤寒附翼》中曰："久利则虚，调其寒热，扶其正气，酸以收之，其利自止。"如夹有食积者，可加焦三仙、鸡内金等；腹胀明显者，可加木香、枳实、槟榔等；久泻不止者，可加石榴皮、诃子、马齿苋等；伴有嗳腐吞酸者，可加黄连、吴茱萸、海螵蛸等。

【临床应用】闻某，女，70岁。2015年1月16日初诊。

主诉：阵发性上腹疼痛反复发作1个月余。

现病史：患者约1个多月前无明显诱因下出现阵发性上腹疼痛反复发作，时发时止，发时疼痛剧烈，呕吐后好转，口苦，四肢厥冷，时烦时静，服西药无效，纳可、眠可，二便正常。左脉沉细而右脉弦滑，舌淡，苔白腻而微黄。

既往史：无。

辅助检查：B超检查结果示胆囊壁粗糙，胆道蛔虫病可能。

辨证分析：患者阵发性上腹疼痛反复发作，时发时止，呕吐后好转，经B超结果可拟诊为"蛔厥证"。蛔虫"遇寒则动，得温则安"，喜温而恶寒，因其胃热而肠寒，不利于蛔虫在肠道中生存，故其扰动不安而致腹痛。

西医诊断：胆道蛔虫病。

中医诊断：蛔厥证；胃热肠寒，蛔动不安证。

治法：温肠安蛔。

方药：乌梅丸加减。

炒乌梅15g　细辛3g　肉桂4g　党参12g　当归10g　蜀椒4g　干姜3g　熟附片3g　炒川连6g　炒黄柏8g　香附10g　川楝子9g　延胡索15g　白芍20g　郁金10g　金钱草20g　白豆蔻8g　炙甘草6g

服用 7 剂，每日 1 剂，水煎两遍各取 150ml 兑匀后，分早、晚两次服用。

二诊：药后患者疼痛未发，守上方续服 7 剂后愈，随访 1 年未复发。

按　《灵枢·厥病》云："肠中有虫瘕及蛟墙……心肠痛，侬作痛，肿聚，往来上下行，痛有休止。"马老认为，该患者腹痛规律符合蛔厥证，B 超进一步诊断为"胆道蛔虫病"。患者口苦，四肢厥冷，时烦时静，左脉沉细而右脉弦滑，舌淡，苔白腻而微黄，由胃热肠寒，蛔动不安，阳气被阻，不能外透所致，除四肢厥冷外，当见吐蛔，烦而不躁，时作时止，其预后尚可。《伤寒论·辨厥阴病脉证并治》中云："蛔厥者，乌梅丸主之。"治以乌梅丸寒温并用，安蛔止痛，蛔虫不扰，厥证自除。同时加香附、川楝子、延胡索、白芍、郁金以疏肝利胆，活血止痛；加金钱草、白蔻仁、甘草以利胆和胃，清热燥湿。全方配伍精良，疗效显著。

第三十四节　五皮散合实脾散

五皮散，为祛湿剂，具有利水消肿、理气健脾之功效。临床常用于治疗肾炎水肿、心源性水肿、妊娠水肿等证属脾湿壅盛者。

实脾散，为祛湿剂，具有温阳健脾、行气利水之功效。临床常用于治疗慢性肾小球肾炎、心源性水肿、肝硬化腹水等证属脾肾阳虚气滞者。

【组成】茯苓皮 9g　大腹皮 9g　陈皮 9g　生姜皮 9g　桑白皮 9g　附子 30g　干姜 30g　白术 30g　木瓜 30g　木香 30g　槟榔 30g　厚朴 30g　草果 30g　甘草 15g　大枣 1 枚

【用法】实脾散用量按原方比例酌减，水煎服。

【功用】温阳健脾，行气利水。

【主治】脾肾阳虚，水湿内停证。

【方义】五皮散出自《华氏中藏经》，由茯苓皮、大腹皮、陈皮、生姜皮、桑白皮五种药物组成。其中茯苓皮补脾利水渗湿，大腹皮行气利水，陈皮健脾燥湿、理气和中，生姜皮辛散水饮、和脾消肿，桑白皮清降肺气、通调水道、利水消肿。五药皆用皮，取其善行皮间水气之功，合用具有利水消肿、理气健脾之功效；其药性温和，久用无耗伤津液、肝肾亏虚之副作用。主治脾湿壅盛，泛溢肌肤之皮水证，临床表现为一身悉肿，肢体沉重，心腹胀满，上气喘急，小便不利，以及妊娠水肿，脉沉缓，苔白腻等。正如《华氏中藏经》所云："男子妇人脾胃停滞，头面四肢悉肿，心腹胀满，上气促急，胸膈烦闷，痰涎上壅，饮食不下，行步气奔，状如水病。"

实脾散出自《重订严氏济生方》，由附子、干姜、白术、茯苓、木瓜、木香、槟榔、厚朴、草果、甘草、生姜、大枣十二味药组成。其中附子、干姜温肾暖脾、扶阳抑阴，白术、茯苓健脾渗湿，木瓜除湿醒脾和中，木香、槟榔、厚朴、草果行气导滞、气化湿行，甘草、生姜、大枣益脾和中、调和药性。诸药合用，共奏温阳健脾、行气利水之功。主治脾肾阳虚，水气内停之阴水，临床表现为身半以下肿甚，手足不温，口中不渴，胸腹胀满，大便溏薄，脉沉弦而迟，舌苔白腻。《重订严氏济生方·水肿门》有云："阴水为病，脉来沉迟，色多青白，不烦不渴，小便涩少而清，大腑多泄，此阴水也，则宜用温暖之剂，如实脾散、复元丹是也。"

【运用体会】马老运用五皮散合实脾散加减治疗脾肾阳虚，水湿内停之证疗效显著。临证多应用于癌性腹水，尤其是消化道肿瘤引起的腹水，另外还有肝硬化腹水、肾炎水肿、心源性水肿等属于脾肾阳虚、水湿内停者。脾阳虚弱，土不制水，水湿泛溢，故肢体肿胀；而水为阴邪，其性趋下，故身半以下肿甚；水湿内停，三焦气机不畅，故胸腹胀满，上气喘急；水走肠间，清浊不分，传导失常，故大便溏薄；脾病及肾，气化不利，故小便不利；脾肾阳虚，失于温煦，故手足不温；脉沉缓或沉弦而迟，舌苔白腻，亦为阳虚水停的表现。马老运用五皮散合实脾散加减以温阳健脾、行气利水，正中其效。《素问》曰"诸湿肿满，皆属于脾"，即多种因湿而引起的浮肿、腹部胀满等，大都与脾有关。治疗上，张秉成指出"治水当以实脾为首务也"。此处的"实脾以治水"实际上有三方面含义：一是温补脾肾之阳，阳复则水化；二是健运脾胃，脾健则水运；三是行中焦脾胃之气，气行则水利，皆体现扶土以制水的治疗方法。方中附子、干姜配合以温补脾肾，阳复则水化；白术、茯苓、茯苓皮健脾利湿，脾健则水运；木香、大腹皮、槟榔、厚朴、草果、陈皮、生姜皮行气利水导滞，气行则水利；木瓜芳香醒脾化湿，通络利水道；桑白皮宣肺利水，通调水道；甘草、生姜、大枣益脾和中，调和诸药。纵观全方，温阳、健脾、行气，皆为利水，体现了治病求本的思想。若气短乏力，倦怠懒言者，可加黄芪补气以助行水；小便不利，水肿甚者，可加猪苓、泽泻以增利水消肿之功；大便秘结者，可加牵牛子以通利二便。

【临床应用】袁某，女，60 岁。2015 年 4 月 7 日初诊。

主诉：腹部膨隆 3 个月余。

现病史：患者 3 个月前已确诊为胃癌晚期肝转移伴腹水，刻下脘腹明显膨隆胀满，朝宽暮急，手足不温，纳差，嗳气，口不干苦，面色萎黄，大便稀溏，每日 2～3 次，小便量少。脉沉细，舌质淡暗，舌体胖大，苔白。

既往史：既往有慢性胃炎病史 40 余年。

辅助检查：胃镜加病理检查、B 超检查确诊为胃癌晚期肝转移伴腹水。

辨证分析：患者老年女性，确诊为胃癌晚期，久病必虚，脾肾阳虚，气化不利，水湿内停，而致脘腹明显膨隆胀满，朝宽暮急；脾肾阳虚，失于温煦，而见手足不温，大便稀溏；脉沉细，舌质淡暗，舌体胖大，苔白，为脾肾阳虚、水湿内停证之象。

西医诊断：胃癌肝转移伴腹水。

中医诊断：臌胀；脾肾阳虚，水湿内停证。

治法：温阳健脾，行气利水。

方药：五皮散合实脾散加减。

大腹皮 12g　桑白皮 10g　陈皮 10g　槟榔 10g　厚朴 10g　泽泻 10g　炒白术 15g　猪茯苓各 15g　生黄芪 20g　桂枝 8g　垂盆草 15g　赤白芍各 15g　丹参 15g　木瓜 12g　木香 10g　谷麦芽各 20g　半边莲 15g　炙甘草 6g

服用 7 剂，每日 1 剂，水煎两遍各取 150ml 兑匀后，分早、晚两次服用。

二诊：药后患者诸症显减，腹胀减轻，小便增多，续服上方 14 剂巩固疗效。

按　《素问·至真要大论》曰："诸湿肿满，皆属于脾。"马老认为，该患者腹部膨隆由脾肾阳虚、水湿内停所致。脾肾阳虚，气化不利，水湿内停，故脘腹膨隆胀满，朝宽暮急，小便量少；脾肾阳虚，失于温煦，故手足不温；土虚木乘，脾失健运，肝失疏泄，故纳差，嗳气；水走肠间，清浊不分，故大便稀溏；脾肾阳虚，水湿内停，气机阻滞，导致血行不畅，故舌质淡暗；脉沉细，舌体胖大，苔白，亦为脾肾阳虚、水湿内停之象。马老运用五皮散合实脾散加减以温阳健脾，行气利水；正如《金匮要略》中云："诸有水者，腰以下肿当利小便，腰以上肿当发汗乃愈。"加猪苓、泽泻、桂枝、白芍以温阳化气、利水渗湿，"开鬼门，洁净腑"；加黄芪、谷麦芽以健脾消积；加赤芍、丹参以活血化瘀以利水，以"去宛陈莝"；半边莲、垂盆草利水消肿，且具有抗癌作用。全方施治全面，重点突出，"平治于权衡"，效果彰显。

第五章 验案撷英

第一节 疏肝和胃、行气消痞法治疗功能性消化不良

张锡纯《医学衷中参西录》言："肝主左而宜升，胃主右而宜降，肝气不升则先天之气化不能由肝上达，胃气不降则后天之饮食不能由胃下输。"功能性消化不良在临床上十分常见，以胃脘痞闷不适为主证，属祖国医学"胃痞"范畴，由中焦气机不利所致，与肝、胆、脾、胃功能失调密切相关。

费某，女，40岁。2009年3月9日初诊。

主诉：上腹部胀满不适半年余。

初诊：患者近半年来无明显诱因下出现上腹部胀满不适，反复发作。刻下胃脘胀闷，连及两胁，口干不苦，面色萎黄，精神不佳，纳可，大便干，2～3天一次，色黑；脉弦细，舌淡红，苔薄白。外院检查：便常规：OB（－）；HP（＋＋）。2009年3月9号本院胃镜示：①胃窦息肉（已手术切除）；②浅表性胃炎。曾在外院行西医治疗效果不佳，慕名来马老门诊处就诊。中医诊断：胃痞。辨证：肝胃不和证。治则：疏肝和胃，行气消痞。方药：柴胡疏肝散合左金丸加减。柴胡8g，炒黄芩10g，姜半夏10g，炒川连6g，厚朴10g，青陈皮各8g，丹参20g，蒲公英20g，炒吴茱萸3g，川楝子9g，郁金9g，全瓜蒌15g，赤白芍各20g，百合20g，台乌药8g，甘草6g。水煎服，每日1剂，连服7日。

二诊：2009年3月16日。服药后胃胀痛、嗳气症状明显减轻，舌脉同前。原方加太子参15g。续服7剂，水煎服，每日1剂。

三诊：2009年4月6日。两周后随访来告已愈，未再复发。

按 《景岳全书·痞满》中云："凡有邪有滞而痞者，实痞也；无邪无滞而痞者，虚痞也。实痞者可散可消；虚痞者非大加温补不可。此而错用，多致误人。""胃痞"乃由中焦气机不利所致，与肝、胆、脾胃功能失调密切相关，肝胃不和证多见。肝胃不和证是由肝失疏泄，胃失和降，脏腑功能不协调所致的病证。多由情志不遂，肝气郁结，气郁化火等引起，终致影响胃的腐熟和降功能。方用柴胡疏肝散以疏肝行气，活血止痛；左金丸以清泻肝火，降逆止呕。两方合用则肝气得疏、胃气得降，诸症自平。上方续服2周，疗效痊愈。

医 案 信 息

【医案标题】疏肝和胃、行气消痞法治疗功能性消化不良。

【关键词】

中医诊断：胃痞（病名）；肝胃不和证（证候）。

西医诊断：①功能性消化不良；②胃窦息肉（已手术切除）；③浅表性胃炎，HP（＋＋）。

治法：疏肝和胃，行气消痞。

方药：柴胡疏肝散合左金丸加减。

【辨证要点】患者胃胀、嗳气，辨证肝胃不和。肝失疏泄，气机失调，肝气乘胃导致

胃脘部不适，胃气失调而见胀满；胃气上逆而致嗳气。脉弦细，舌淡红，苔薄白，乃肝胃不和之象。

【疗效】治疗半个月，临床痊愈。

【整理时间】2009 年 7 月 16 日。

第二节 清胆和胃、降逆止呕法治疗膈肌痉挛胃神经症

《素问·宣明五气》云："胃为气逆为哕……"呃逆古名为"哕"，应与干呕和噫气加以鉴别。三者虽同属胃气上逆所致的病变，但特征各异，临床是不难分辨和区别的。医圣张仲景在《伤寒论》一书中，常两方并用治疗病机复杂的病证，如"桂枝麻黄各半汤""桂枝二麻黄一汤"等。马老宗仲景之旨，善用合方，切合病机，而收效甚佳。

王某，男，58 岁。2006 年 12 月 19 日初诊。

主诉：反复呃逆 1 年余。

初诊：2006 年 12 月 19 日。患者反复呃逆 1 年余就诊，既往有心房颤动病史，行射频消融术后出现呃逆，频繁发作，多处求医，诊治无效。西医诊断：①癔症；②膈肌痉挛胃神经症。刻下呃呃连声，声洪而频，不能自制，口干喜饮，小便黄，大便稍干，纳食可，眠差，烦躁多疑；脉滑数，舌红苔根腻黄。中医诊断：呃逆。辨证：胆胃不和，痰热内扰。治法：清胆和胃，降逆止呃。方药：橘皮竹茹汤、竹皮汤合方加减。姜半夏 9g，茯苓神各 20g，陈皮 9g，枳实 9g，竹茹 10g，炒川黄连 9g，苏荷梗各 9g，砂蔻仁（后下）各 6g，炒吴萸 3g，柿蒂 15g，丁香 3g，党参 8g，丹参 18g，川贝母 6g，郁金 9g，生麦芽 20g，代赭石（先煎）12g，香附 9g，旋覆花（包煎）9g，甘草 3g，生姜 3 片，红枣 4 枚。7 剂，每日 1 剂，上药以武火煎开后，分别文火慢煎 40 分钟两次，各取汁 150ml，兑匀共计 300ml，分早、晚两次温服。

二诊：2006 年 12 月 26 日。患者自述呃逆次数显减，呃逆声洪，口干喜饮减，时有口苦不甚，二便尚调，焦虑感强，脉沉细，舌红苔腻。证候分析：呃逆声洪，口苦表明气郁内热仍盛，故去川贝母和温燥的丁香，继续理气化痰。治法：调肝理气化痰。方药在初诊方基础上去丁香、川贝母，加炙枇杷叶 15g，柴胡 6g，赤白芍各 20g，青皮 9g。4 剂，每日 1 剂，煎服法同上。

三诊：2006 年 12 月 30 日。患者自述呃逆次数明显减少，时有几声，声短而不连续，口舌干燥，夜间时有烦躁而卧不安，纳食一般，二便尚调，脉沉细，舌红苔黄。证候分析：辨证胆胃不和，胃阴已伤。治法：降逆化痰兼养胃阴。处方：姜竹茹 10g，姜半夏 9g，青陈皮各 6g，茯苓神各 20g，枳壳 9g，党参 10g，代赭石（先煎）10g，旋覆花（包煎）9g，香附 9g，丹参 15g，砂蔻仁（后下）各 6g，檀香 6g，郁金 9g，苏荷梗各 10g，炒川黄连 8g，绿梅花 15g，炒吴萸 4g，炙甘草 5g，麦冬 12g。7 剂，每日 1 剂，煎服法同上。

四诊：2007 年 1 月 6 日。患者述呃逆基本消失，夜间睡眠时偶有几声呃逆，且有恶心感，大小便基本正常，脉沉细，舌淡苔白。证候分析：马老认为，凡病之发生莫不与脾胃有关。故察病者，必先察脾胃强弱，治病者，必先顾脾胃盛衰。对此患者，虽症状缓解，仍须进一步固护胃气。方药：在 12 月 30 日方基础上去苏荷梗、炒吴萸，加柿蒂 10g，另改丹参 20g。再服 7 剂后，呃逆症状消失，纳谷香，眠可，二便正常。

按 呃逆一证，轻重差别极为明显，如偶然发作，大都轻浅，常可自行消失。或刺鼻取嚏，或突然给以惊恐，或闭气不令其出入，皆可取效。若持续不断，则须根据寒热虚实辨证，及时给予适当的药物治疗，始能渐平。若在其他急慢性疾病之严重阶段，又每为病势转向危重的一

种表现，谓之"土败胃绝"，预后欠佳，更应加以注意。《素问·宣明五气》云："胃为气逆为哕……"《金匮要略·呕吐哕下利病脉证治》把它分为3种类型：属于寒呃者，如"干呕哕，若手足厥者，竹皮汤主之"；属于虚者，如"哕逆者，橘皮竹茹汤主之"；属于湿热者，如"哕而腹满，视其前后，知何部不利，利之愈"。本方是马老合橘皮竹茹汤、竹皮汤而用之。另加生麦芽，一可健胃消食，二可疏肝解郁，因胃主和降，胆胃调和，则胃气降，呃逆止。另痰饮病的特点为阳衰阴盛，当以温药和之之理，加用砂仁、白蔻仁。另马老在用药上敢于突破陈规，大胆创新，对畏药的药对经验应用取得很好疗效，对此患者运用丁香、郁金这也是马老用药的一大特色之处。

医 案 信 息

【医案标题】清胆和胃、降逆止呕法治疗膈肌痉挛胃神经症。

【关键词】

中医诊断：呃逆（病名）；胆胃不和，痰热内扰（证候）。

西医诊断：膈肌痉挛胃神经症。

治法：清胆和胃，降逆止呕。

方药：橘皮竹茹汤、竹皮汤合方。

【辨证要点】患者主症以反复呃逆1年为主，诊断为呃逆。证候分析：胃主和降，胆胃不和，则胃气上逆，而为呕吐呃逆。胃火上冲，故呃声洪亮，声洪而频，因胆属木，为清净之府，失其常则木郁不达，胃气因之失和，继而气郁生痰化热。痰热化火，灼伤胃津，口干喜饮，小便黄，大便干，脉滑数，舌红苔黄根腻均为胃热内盛之征。治以清胆和胃，降逆止呕为主。

【疗效】治疗1个月，临床痊愈。

【整理时间】2016年11月13日。

第三节　疏肝解郁、降逆和胃法治疗膈肌痉挛胃神经症

《古今医统大全·咳逆门》曰："凡有忍气郁结积怒之人，并不得行其志者，多有咳逆之证。"脾胃病与肝密切相关，情志过极则伤肝，久病可致木郁克土或土壅木郁，而出现肝胃不和、肝脾失调，形成肝郁、脾虚、胃滞。因此，因虚致实，因实致虚，虚实错杂是脾胃病的主要发病机制，所以马老提出治疗脾胃病时，胃宜和，肝宜疏，脾宜健，标本兼顾综合治疗。

刘某，女，52岁。2008年3月21日初诊。

主诉：呃逆频发1个月余。

初诊：患者1个月前与家人生气后，呃逆频作，喉间连连有声，稍进饮食，呃逆加重，且伴有两胁胀满，脘腹不舒。曾经至当地医院诊治，予以中药（具体不详）口服，服用多剂，未见明显缓解。现夜卧不安，索食无味；脉弦细，舌淡红苔薄白。中医诊断：呃逆。辨证：肝郁气滞、胃失和降、气逆上冲。治则：疏肝解郁，降逆和胃。方药：旋覆代赭汤加减。旋覆花9g，代赭石9g，姜半夏9g，沉香曲6g，广木香9g，炒枳壳9g，谷芽15g，麦芽30g，川楝子10g，广郁金10g，赤白芍各9g，甘草6g。水煎服，每日1剂，连服10日。

二诊：2008年4月1日。患者服上方10剂，诸症大减，呃逆未作，纳食增多，脉弦缓，舌淡红，苔薄白，上方去沉香曲、厚朴、陈皮，加白术10g，茯苓15g，茯神15g，服药10剂后诸症消除，胃纳佳、夜寐安，宗上方继服10剂巩固治疗，善其后。

按 《景岳全书·呃逆》云："然致呃之由，总由气逆。气逆于下，则直冲于上，无气则无呃，无阳亦无呃，此病呃之源，所以必由气也。"方中旋覆花、代赭石顺气降逆为君。姜半夏和胃降逆以止呕，川楝子、郁金疏肝解郁，木香解郁顺气、健脾消食，枳壳、沉香宽中降气为臣药。广郁金、枳壳走胸胁，入肝胆之气分，赤、白芍入肝胆之营分，相互协调，理气和营。谷芽、麦芽消食和胃，且麦芽配川楝子有疏肝解郁之效，共为佐药。本方是马老"胃宜和，肝宜疏，脾宜健"学术思想的完美体现。

医 案 信 息

【医案标题】疏肝解郁、降逆和胃法治疗膈肌痉挛胃神经症。

【关键词】

中医诊断：呃逆（病名）；肝郁气滞、胃失和降、气逆上冲（证候）。

西医诊断：癔症。

治法：清肝降逆，利胆和胃。

方药：旋覆代赭汤。

【辨证要点】患者主症以呃逆频发1个月余为主，诊断为呃逆。证候分析：呃逆频作，喉间连连有声，且伴有两胁胀满，脘腹不舒，是为肝气郁阻，肝胆不疏，木强土壅所致。稍进饮食，呃逆加重，是为中气被遏，胃气上逆所为。脉弦细，舌淡红苔薄白，乃肝郁气滞、胃失和降之象。治以疏肝解郁，降逆和胃为主。

【疗效】治疗3周，临床痊愈。

【整理时间】2016年11月13日。

第四节 寒热并用、辛开苦降法治疗幽门螺杆菌相关性胃炎

《医医病书·治内伤须辨明阴阳三焦论》云："补中焦以脾胃之体用各适其性，使阴阳两不相忤为要。"幽门螺杆菌（HP）相关性胃炎者，往往寒热错杂，虚实夹杂，升降失调，治以半夏泻心汤辛开苦降，寒热平调，佐以清热解毒除HP，并不忘扶正以护胃气。

吴某，男，56岁。2008年10月31日初诊。

主诉：上腹部隐痛嘈杂不适1年，加重2个月。

初诊：患者上腹部隐痛嘈杂不适1年，加重2个月。刻下胃脘隐痛、有灼热感，无口苦口干，纳食可，大便溏泻；脉沉弦，舌淡红苔薄黄。2008年9月1日胃镜提示：慢性浅表性胃炎，HP（+）；2008年10月20日呼气试验提示：HP（+++）。中医诊断：胃痛。辨证：脾胃不和，升降失常，中焦郁热，下焦虚寒之证。治则：寒热并用，辛开苦降。方药：半夏泻心汤合温胆汤加减。姜半夏10g，党参10g，炒黄芩10g，炒川连6g，炒吴茱萸4g，干姜3g，枳壳10g，白术15g，陈皮10g，茯苓15g，竹茹10g，蒲公英20g，白花蛇舌草15g，百合20g，赤白芍各15g，甘草8g。水煎服，每日1剂，连服10日。

二诊：2008年11月10日。服药后胃脘部隐痛灼热减轻，大便成形。续服前方。水煎服，每日1剂，连服10日。

三诊：2008年11月20日。服药后基本症状消失，脉弦细，舌淡红，苔薄黄。拟清热解毒法清除HP，并合用香砂六君子汤，以扶正，顾护胃气。处方：太子参20g，白术10g，茯苓15g，陈皮10g，姜半夏9g，砂蔻仁各6g，木香10g，苏梗10g，炒川连6g，炒黄芩10g，红藤20g，蒲公英20g，白花蛇舌草15g，半枝莲15g，荷叶15g，生薏苡仁30g，甘草6g。10

剂，水煎服，每日1剂。

　　按　现代医学认为，幽门螺杆菌是慢性胃炎主要致病因素之一。治疗常用抗生素、抑酸剂和胃黏膜保护剂，但随着幽门螺杆菌耐药性的提高，抗幽门螺杆菌的疗程越来越长，抗生素药物越用越多，副作用也越来越多。鉴于此，马老提出配合中医药的方法治疗幽门螺杆菌相关性胃炎，提出很多清热类的中药，如蒲公英、蛇舌草、半枝莲等均有清除幽门螺杆菌之功效，而且不良反应及副作用小。但临床不可一味使用苦寒清热之药，而且还应该注意结合扶正，正气充而邪易去。

医 案 信 息

【医案标题】寒热并用、辛开苦降法治疗幽门螺杆菌相关性胃炎。
【关键词】
中医诊断：胃痛（病名）；脾胃不和，升降失常，中焦郁热，下焦虚寒之证（证候）。
西医诊断：幽门螺杆菌相关性胃炎。
治法：寒热并用，辛开苦降。
方药：半夏泻心汤合温胆汤。
【辨证要点】幽门螺杆菌相关性胃炎，往往寒热错杂，故见胃脘灼痛而又有泄泻。或中焦郁热、下焦虚寒；或内热外寒。治以半夏泻心汤辛开苦降，清热解毒法除幽门螺杆菌，并不忘配合健脾益气扶正药顾护胃气。
【疗效】治疗1个月，显效。
【整理时间】2009年5月11日。

第五节　疏肝理气、化湿和中法治疗慢性浅表性胃炎

　　《沈氏尊生书·胃痛》云："胃痛，邪干胃脘病也……唯肝气相乘为尤甚，以木性暴，且正克也。"慢性浅表性胃炎多属于中医"胃痛"的范畴，多由肝郁不舒，横克脾胃所致，须肝胃同治，宜四逆散合温胆汤疏肝理气，化湿和中。

　　唐某，女，65岁。2009年1月8日初诊。

　　主诉：上腹胀痛10年余。

　　初诊：患者上腹部胀痛10年余；伴嗳气，饮食后尤甚；口干口苦不喜饮水，饮后腹胀；纳食可，睡眠差，大便后重；脉弦滑，舌淡苔薄白。2008年9月20日胃镜示：慢性浅表性胃炎。中医诊断：胃痛。辨证：肝胃不和，湿热内蕴。治则：疏肝和胃，化湿和中。方药：四逆散合温胆汤加减。柴胡8g，苏荷梗各10g，枳壳10g，赤白芍各15g，姜半夏9g，青陈皮各9g，茯苓20g，竹茹10g，莪术8g，厚朴8g，砂蔻仁各6g，白术10g，蒲公英30g，木香10g，炒川连6g，炒黄芩10g，甘草6g。水煎服，每日1剂，连服7日。

　　二诊：2009年1月15日。患者诉腹胀腹痛缓解，偶有口苦，口干减轻，后重感减轻，纳可，偶有乏力；脉弦细，舌淡苔薄白。此湿邪渐去，正气不足；故予以香砂六君子汤合四逆散加减，健脾和中，疏肝理气。处方：柴胡8g，苏荷梗各10g，枳壳10g，赤白芍各15g，姜半夏9g，陈皮9g，茯苓神各15g，厚朴8g，砂蔻仁各6g，党参10g，白术10g，炒吴茱萸3g，木香10g，炒川连6g，香附10g，沉香曲15g，甘草6g。水煎服，每日1剂，连服7日。

　　三诊：2009年1月22日。除偶有腹胀外，余症明显减轻，脉弦细，舌淡苔薄白。此属肝胃不和，予以马氏和中丸6g，每日3次，疏肝和胃巩固疗效。

按 《素问·六元正纪大论》云："木郁之发，民病胃脘当心而痛。"胃脘痛多与肝失疏泄密切相关。木旺而克土，临床多见胃脘痛，口干苦，或胁痛嗳气。四逆散为马老治疗胃脘痛之常用方，透邪解郁，调和肝脾。又中焦为腐熟水谷之所，中焦阻滞多有郁热和痰湿，故常常加入温胆汤清痰热和湿热，左金丸和蒲公英清郁热。如果痛甚，还可以加入金铃子以散理气活血止痛。待肝气得疏，邪气渐去，应以健脾和胃为主，疏肝理气为辅。

<h2 style="text-align:center">医 案 信 息</h2>

【医案标题】疏肝理气、化湿和中法治疗慢性浅表性胃炎。

【关键词】

中医诊断：胃痛（病名）；肝胃不和，湿热内蕴（证候）。

西医诊断：慢性浅表性胃炎。

治法：疏肝理气，化湿和中。

方药：四逆散合温胆汤加减。

【辨证要点】慢性胃炎伴有胃胀口苦者，多责之于肝；但病程仍有虚实夹杂和寒热错杂。除了肝气犯胃证，还会出现肝胃郁热、痰热证和湿热证。临床应分清主次，抓主要矛盾。

【疗效】调整治疗1个月，显效。

【整理时间】2009年5月11日。

第六节 疏肝泻火、理气和胃法治疗功能性消化不良

《素问·至真要大论》曰："太阳之复，厥气上逆……心胃生寒，胸膈不利，心痛否满。"脾胃属土，脾主运化，胃主受纳，同居中焦，共为升降之枢；肝属木，其性条达，主疏调气机。气机升降正常是脾胃功能正常的基本条件，各种痞满的基本病机都是中焦受阻、升降失调。肝火犯胃、胃失和降之痞满证，治当疏肝泻火、理气和胃。

周某，女，35岁。2009年4月15日初诊。

主诉：上腹胀满1个月余。

初诊：患者1个月余前因家中琐事，心情抑郁，常感上腹部胀满，伴嘈杂不适，纳差食少。经胃镜检查示慢性浅表性胃炎。曾服多潘立酮等药治疗1个月，症状无明显减轻。刻下胃脘胀满，嘈杂不适，烧心反酸，口苦心烦，易饥饿，但进食少量即感饱胀，胸腹满闷，嗳气频作，眠差不实，大便干；脉弦数，舌红苔薄黄。中医诊断：胃痞。辨证：肝火犯胃，胃失和降。治则：疏肝泻火，理气和胃。方药：逍遥散合左金丸加减。柴胡12g，枳壳12g，黄芩15g，白芍15g，党参15g，白术15g，茯苓15g，乌药15g，黄连6g，吴茱萸6g，鸡内金10g，焦麦芽20g，焦山楂15g，焦神曲15g，炙甘草6g。水煎服，每日1剂，连服7剂。

二诊：2009年4月23日。服药后上腹胀满减轻，纳食改善，心烦口苦缓解。上方续服14剂后痊愈。

按 脾胃属土，脾主运化，胃主受纳，同居中焦，共为升降之枢；肝属木，其性条达，主疏调气机。马老注重脾胃的气机升降，他认为气机升降正常是脾胃功能正常的基本条件，而各种胃痞的基本病机都是升降失调，中焦受阻；所以他强调调节升降，调节脏腑，调节寒热，调节气血，以恢复脾胃的正常升降和受纳运化是治疗胃痞的关键。《景岳全书·痞满》云："怒气暴伤，肝气未平而痞。"说明肝气疏达，气机通畅，对保持脾胃功能正常十分重要。本案即属

于肝失疏达，气机不畅，故可以从调和肝胃、调节气机入手，所以马老采用逍遥散合左金丸加减而奏效。

医 案 信 息

【医案标题】疏肝泻火、理气和胃法治疗功能性消化不良。

【关键词】

中医诊断：胃痞（病名）；肝火犯胃，胃失和降（证候）。

西医诊断：功能性消化不良。

治法：疏肝泻火，理气和胃。

方药：逍遥散合左金丸加减。

【辨证要点】抑郁伤肝，气机失畅，使脾胃升降受阻，中焦壅滞，受纳、运化失职，故胃脘胀满，纳食少。肝郁化火，肝火犯胃，故口苦心烦，烧心反酸。气机不畅，故胸腹满闷，嗳气频作。

【疗效】调整治疗 1 个月，诸症消失，治愈。

【整理时间】2009 年 7 月 21 日。

第七节　酸甘敛阴法治疗慢性萎缩性胃炎

《素问·玉机真脏论》云："胃者五脏六腑之本也。"慢性萎缩性胃炎是以胃黏膜上皮和腺体发生萎缩、数目减少、结构变化等为主，伴或者不伴有幽门腺和肠腺化生。中医辨证分为肝胃气滞证、肝胃郁热证、脾胃虚弱证、脾胃湿热证、胃阴亏虚证和胃络瘀阻证。对于胃阴亏虚证治宜酸甘敛阴。

朱某，男，67 岁。2009 年 5 月 13 日初诊。

主诉：上腹痛反复发作 4 年，加重 4 个月。

初诊：患者起病已 4 年，上腹胃脘部疼痛，不时发作，近 4 个月来频发加重，多处中西医结合治疗无效；食后痛甚，呈胀痛、隐痛，嗳气则舒，不泛酸；有时痛不显著而胀甚，神疲乏力，每遇受凉及情志不畅而发。1 个月前查胃镜：慢性浅表-萎缩性胃炎（肠上皮化生、幽门螺旋杆菌阳性）。刻下胃痛隐隐，夜间烧心、嘈热，不知饥饿，口干、欲饮水，睡眠差，二便调；脉细弦，舌微红，少津。中医诊断：胃痛。辨证：胃阴亏虚。治则：酸甘敛阴。方药：酸枣仁汤合乌梅丸加减。炒白芍 25g，乌梅 15g，百合 25g，麦冬 15g，石斛 10g，青陈皮各 5g，木瓜 10g，五灵脂 10g，丹参 20g，酸枣仁 15g，谷麦芽各 30g，生甘草 5g。水煎服，每日 1 剂，连服 5 日。

二诊：2009 年 5 月 19 日。服药后胃脘痞胀疼痛减轻，并有饥饿感，进食有所增加，原方续服 10 剂，每日 1 剂。少量频服。

三诊：2009 年 6 月 2 日。服药后症状偶有发作，进食增加，口干，嘈热相继改善，以后嘱其间断服药 3 个月余，停药随访未见复发。胃镜复查：浅表性胃炎。

按　《证治汇补·心痛选方》云："服寒药过多，致脾胃虚弱，胃脘作痛。"本案病属胃脘痛，经多处中西医治疗，收效甚微，是由于久病、多药，药损胃阴，胃阴不足，胃气渐虚，散而不收。胃腑体阳用阴，体用正常则水谷容易腐熟，消化充分，借肝之疏泄，脾之运化而精微得以输布，若体用失常则胃腑气血津液出现异常，不仅导致胃病，还会影响肝脾等他脏之病。患者胃痛隐隐，烧心嘈热，痞胀，口干，舌红，服用辛香之药过多，良由胃阴不足所致，如不及时酸甘敛阴治疗，阴愈不足，郁热愈盛，热与瘀合，可成瘀热，久则伤及血络，导致痼疾，调治更难。

医 案 信 息

【医案标题】酸甘敛阴法治疗慢性萎缩性胃炎。

【关键词】

中医诊断：胃痛（病名）；胃阴亏虚（证候）。

西医诊断：慢性萎缩性胃炎。

治法：酸甘敛阴。

方药：酸枣仁汤合乌梅丸加减。

【辨证要点】本案痞胀疼痛，诊断为胃脘痛，腹痛位置固定，久痛入络，胃中气血瘀滞；嘈热，口干，脉细弦，舌微红，少津，可见胃阴不足。

【疗效】治疗4个月余，临床显效。

【整理时间】2009年12月10日。

第八节　健脾祛湿、理气和胃法治疗慢性萎缩性胃炎伴肠化生

《素问·至真要大论》曰："诸湿肿满，皆属于脾。"这也就是脾虚生湿、脾为生痰之源和湿阻脾胃的发生机理。平胃散功专燥湿和胃，擅化胃中痰饮，为治疗脾胃不和的基本方剂，所以古人称之为"治脾圣药"。慢性萎缩性胃炎辨证属于脾虚失蕴、胃气失和证，治以健脾祛湿、理气和胃。

潘某，男，59岁。2009年2月17日初诊。

主诉：上腹隐痛胀闷3年，食后加重并伴腹部怕冷2个月余。

初诊：患者3年前常出现上腹部胃脘隐痛，食后胀满，经胃镜检查为慢性萎缩性胃炎，黏膜组织活检示胃窦部腺体肠化生，伴绒毛状腺体增生，幽门螺杆菌感染。曾服多潘立酮、三九胃泰冲剂等药物，疗效不佳。2个月前因食冷饮而症状复发加重，嗳气，眠差，腹部怕冷，大便溏软；脉细弱，舌淡红，苔白。中医诊断：胃痛。辨证：脾虚失蕴，胃气失和。此为脾胃互为表里，同居中焦，为升降之枢。脾为阴脏，喜燥恶湿，胃为阳腑，喜润恶燥。进食不洁或食凉饮冷，湿浊内生，脾阳被困，运化失职，清气不升，浊气难降，升降失和，气机阻塞，中焦壅滞，故胃脘胀满痞闷；病久由气及血，胃络不畅，不通则痛，甚则积而成形，胃黏膜腺体增生。治则：健脾祛湿，理气和胃。方药：四君子汤合平胃散加减。黄芪15g，党参15g，茯苓15g，丹参15g，白术15g，乌药15g，法半夏10g，陈皮10g，厚朴10g，莪术10g，鸡内金10g，生三仙各10g，黄连6g，生姜两片。水煎服，每日1剂，共7剂。

二诊：2009年2月24日。服药后胀满减轻，食欲改善，仍有隐痛，余症如前。上方服12剂，水煎服，每日1剂。

三诊：2009年3月9日。服药后胃脘胀满、痞闷缓解，仍感食后隐痛，腹部怕凉，舌脉如前。上方去法半夏加干姜6g、白芍12g、炙甘草8g。上方服12剂，水煎服，每日1剂。

四诊：2009年3月23日。服药后怕凉缓解，进食增加，隐痛消失。嘱上方不变，续服7剂巩固疗效。

按 马老治疗慢性萎缩性胃炎胃脘痛注重调节升降，调节气血和调节寒热。《素问·至真

要大论》曰："诸湿肿满，皆属于脾。"本案由于感受湿浊之邪，困遏脾阳，使气机升降失调，气血运行失畅。故先在益气健脾的基础上，加法半夏、陈皮、茯苓、厚朴、乌药祛湿调中，加黄连、生姜辛开苦降，鸡内金、生三仙消食和胃，丹参、莪术活血化瘀，标本兼顾，气血并调。故湿困得解，气机得行，脾得运化，清浊得分，中焦得通，胀满痞闷得缓。又脾阳受损，湿去而阳未复，故怕凉不解，故去法半夏而加干姜。病及胃络，气血不和，治脾还须顾胃。胃为阳腑，喜润恶燥，湿浊得清，脾阳得长，而胃络未和，故再去厚朴加白芍、炙甘草酸甘化阴，缓急止痛。方中黄连与生姜相配，既取其辛开苦降，又利用黄连清热解毒，抑制幽门螺杆菌，而用生姜辛热发散，以反佐其寒。

医 案 信 息

【医案标题】健脾祛湿、理气和胃法治疗慢性萎缩性胃炎伴肠化生。

【关键词】

中医诊断：胃痛（病名）；脾虚失蕴，胃气失和（证候）。

西医诊断：慢性萎缩性胃炎，胃窦部腺体肠化。

治法：健脾祛湿，理气和胃。

方药：四君子汤合平胃散加减。

【辨证要点】脾胃互为表里，同居中焦，为升降之枢。脾为阴脏，喜燥恶湿，胃为阳腑，喜润恶燥。进食不洁或食凉饮冷，湿浊内生，脾阳被困，运化失职，清气不长，浊气难降，升降失和，气机阻塞，中焦壅滞，故胃脘胀满痞闷；病久由气及血，胃络不畅，不通则痛，甚则积而成形，胃黏膜腺体增生。

【疗效】调整治疗2个月，诸证改善，显效。

【整理时间】2009年9月1日。

第九节　益气养阴、活血解毒法治疗慢性萎缩性胃炎伴 HP 感染

HP 感染多属热毒或湿热。"正气存内，邪不可干；邪之所凑，其气必虚"，慢性脾胃病患者病机的发展多经过了因虚夹邪的过程。慢性萎缩性胃炎伴 HP 感染辨证为热毒内蕴、气阴两伤、胃络不通证，治以益气养阴、活血解毒。

武某，女，69岁。2009年3月2日初诊。

主诉：上腹胀满5年余，加重1个月。

初诊：患者2004年春始，常感胃脘部胀满隐痛。胃镜检查示：慢性萎缩性胃炎伴胃黏膜腺体肠化，HP 感染；曾服甲硝唑、多潘立酮、鼠李铋镁片等药治疗，症状时好时坏，每遇春季易发。2009年2月，症状再次发作，胃脘胀满，食后加重，时感隐痛，伴烧心、嗳气、口干，眠差，大便干；脉细数，舌质红，苔光剥无苔。中医诊断：胃痛。辨证：热毒内蕴，气阴两伤，胃络不通。治则：益气养阴，活血解毒，养心安神。方药：生脉散加减。党参15g，麦冬15g，丹参15g，当归15g，白芍15g，炒枣仁15g，石菖蒲10g，蒲公英15g，乌药10g，石斛15g，莪术10g，郁金10g，枳壳10g，五味子6g，桂枝4g，黄连6g。水煎服，每日1剂，共7剂。

二诊：2009年3月9日。服方7剂后，胀满大减，烧心，嗳气缓解，睡眠改善。上方续服7剂，水煎服，每日1剂。

三诊：2009 年 3 月 16 日。药后诸症悉除。续上方服 20 剂，以巩固疗效，隔日 1 剂。

按 HP 感染多属热毒或湿热，治以黄连、生薏苡仁、连翘等。本例患者尚有烧心、口干、便干，乃热伤胃阴，腑气不降之症，"胃不和则卧不安"，神气不宁，故眠差不实。脉细数，舌红无苔，为阴虚热盛之象。《内经》有云："正气存内，邪不可干；邪之所凑，其气必虚。"慢性脾胃病患者病机的发展多经过了因虚夹邪的过程。本案属气阴不足，热毒内蕴，故以党参、麦冬、丹参、石斛益气养阴固其本，黄连、蒲公英清热解毒祛其邪，枳壳、乌药、丹参、当归、白芍、郁金、莪术降气和中，活血通络。方中尚有生脉饮、交泰丸、丹参、石菖蒲共奏养心安神之功，全方标本兼顾，气阴两调，配伍精当。

医 案 信 息

【医案标题】益气养阴、活血解毒法治疗慢性萎缩性胃炎伴 HP 感染。

【关键词】

中医诊断：胃痛（病名）；热毒内蕴，气阴两伤，胃络不通（证候）。

西医诊断：慢性萎缩性胃炎伴胃黏膜腺体肠化，幽门螺杆菌感染。

治法：益气养阴，活血解毒，养心安神。

方药：生脉散加减。

【辨证要点】胃为百谷之海，主受纳腐熟，脾与胃相表里，主运化升清。二者同居中焦，共为升降之枢。饮食失节，过食辛辣或煎炸，生热蕴毒，灼伤胃阴，胃失腐熟之职，脾失运化之常，升降失和，中焦气滞，故有胀满不适之感，且食后加重，嗳气频作。久病入络，气滞络阻，不通则痛。

【疗效】上方服完后，主症消失。治愈。

【整理时间】2009 年 9 月 20 日。

第十节 滋阴益胃、柔肝止痛法治疗慢性萎缩性胃炎

《医学正传·胃脘痛》曰："胃脘当心而痛……未有不由清痰食积郁于中，七情九气触于内之所致焉。"慢性萎缩性胃炎中医辨证为肝郁化热，胃失濡润证，治以滋阴益胃，柔肝止痛。

王某，男，56 岁。2009 年 4 月 13 日初诊。

主诉：上腹胀满、疼痛反复发作 6 年。

初诊：患者 6 年来时上腹胀满、疼痛，反复发作，常感胃痛不舒，每于饮食不当或食辛辣刺激之品后诱发。刻下胃脘胀满而痛，食后加重；纳差食呆，口干苦思饮，大便干燥，体倦消瘦；脉沉细，舌质红，苔薄少津。曾在外院行胃镜检查示萎缩性胃炎。曾服用三九胃泰等药，疼痛时好时坏，日渐消瘦，体质虚弱，前来马老处就诊。中医诊断：胃痛。辨证：肝郁化热，胃失濡润。治则：滋阴益胃，柔肝止痛。方药：一贯煎加减。处方：沙参 15g，麦冬 10g，生地黄 15g，当归 10g，川楝子 10g，枸杞子 10g，乌梅 10g，延胡索 10g，白芍 12g，郁金 10g，丹参 15g，砂仁 6g，甘草 6g。水煎服，每日 1 剂，共 7 剂。

二诊：2009 年 4 月 20 日。服方 7 剂后，口干苦、大便干燥症状减轻，饮食增加。上方加五味子 8g，续服 7 剂，水煎服，每日 1 剂。

三诊：2009 年 4 月 27 日。药后胃脘痛明显减轻，胃稍胀满，饮食可。守上方加枳壳 10g，续服 20 剂，水煎服，每日 1 剂。

按　《医学正传·胃脘痛》曰："胃脘当心而痛……未有不由清痰食积郁于中，七情九气触于内之所致焉。"《沈氏尊生书·胃痛》又云："胃痛，邪干胃脘病也……唯肝气相乘为尤甚，以木性暴，且正克也。"肝气久郁，既可出现化火伤阴，又能导致胃络失和，病情至此，则胃痛加重，每每缠绵难愈。本案例是由于肝郁化热、胃失濡润所引起的。治疗时，马老习惯用一贯煎为主方，取其疏肝育阴，和胃止痛，并佐以行气健脾活络之品。方中：沙参、麦冬益胃养阴；生地黄、枸杞子柔肝益胃；芍药、甘草酸甘敛阴，缓急止痛；川楝子疏肝理气，清热泻火。因本病主要病因为胃酸缺乏，故马老加乌梅、五味子等性味极酸之品既可滋胃阴，又可柔肝急；砂仁、枳壳行气宽中，消胀止痛；丹参、郁金活血止痛。全方配伍，疏肝不忘滋阴，滋阴不忘疏肝，和中寓补，补中寓和，而收事半功倍之效。

医 案 信 息

【医案标题】滋阴益胃、柔肝止痛法治疗慢性萎缩性胃炎。

【关键词】

中医诊断：胃痛（病名）；肝郁化热，胃失濡润（证候）。

西医诊断：慢性萎缩性胃炎。

治法：滋阴益胃，柔肝止痛。

方药：一贯煎加减。

【辨证要点】本病因肝失疏泄，肝气郁结，症见胃脘胀满疼痛，日久气郁化火，火郁伤阴致胃阴亏损，可致疼痛加重；火郁日久，致肝胃之阴亏耗，则病程每多缠绵；如久痛入络，络脉损伤，症见体质虚弱，日渐消瘦，脉沉细，舌质红，苔薄少津。

【疗效】上方服完后，诸症显著改善，不痛偶有纳后腹胀。显效。

【整理时间】2009 年 9 月 13 日。

第十一节　温中补虚法治疗胃溃疡

《伤寒论·太阴病脉证并治》论述了"脾家虚"，以太阴虚寒为主要病机。胃溃疡患者多由胃炎病程日久，耗伤气血，阴阳失调，邪气趁虚侵袭，胃黏膜溃破，形成中焦虚寒之证。马老以黄芪建中汤加减治疗，温中补虚。

刘某，女，45 岁。2005 年 6 月 15 日就诊。

主诉：上腹疼痛 2 年余，加重 1 周。

初诊：患者 2 年前无明显诱因下出现上腹胃脘部疼痛，曾口服"雷贝拉唑""胃复春"等药物后症状缓解。近 1 周胃脘部疼痛复发，吃冰冷食物后痛甚，食后加重，喜热食，伴有呃逆、反酸，口服西药无果。胃镜示胃溃疡。近 2 年形体日渐偏瘦，面色少华，疲倦乏力，少气懒言，纳差，睡眠可，二便调；脉沉细弦，舌淡苔薄黄。中医诊断：胃痛。辨证：脾胃虚寒，肝胃不和。治则：温中健脾，和里缓急。方药：黄芪建中汤合丁香柿蒂散加减。饴糖 20g，赤白芍各 15g，黄芪 15g，延胡索 15g，郁金 10g，桂枝 8g，干姜 6g，黄连 3g，丁香 10g，吴茱萸 7g，砂仁 8g，白豆蔻 8g，当归 10g，川芎 10g，白术 10g，生甘草 6g，大枣 4 枚。水煎服，每日 1 剂，连服 7 日。

二诊：2005 年 6 月 22 日。患者服药 7 剂后，疼痛较前明显好转，食量增加，仍有乏力、呃逆，此时患者寒象已去，脾气未复，肝胃不和。上方去延胡索，加旋覆花 15g、柿蒂 8g。水煎服，每日 1 剂，连服 7 日。

三诊：2005年6月29日。患者诸症显减，时有乏力，后期予香砂六君子汤图治而愈，随访1年未复发，复查胃镜示浅表性胃炎。

按 患者中年女性，病程日久，常言久病必虚，中焦脾胃虚弱，气血不足，虚寒内生，久则土虚木壅，而成中焦虚寒、肝脾不和之证，如清代凌晓五言："饥饱失常，劳倦内伤，厥阴肝气横逆，扰动胃中留伏痰饮，痰气交阻，肝胃之气失于通调，胃脘当心而痛。"临床应之胃脘疼痛，遇凉加重，少气乏力，形体消瘦，脉沉细弦等证。对胃溃疡患者，辨为本案之证，马老常以黄芪建中汤为主方加减，温中补虚，和里缓急。黄芪建中汤由小建中汤加减而成，所谓建中，诚如《绛雪园古方选注》云："建中者，建中气也……桂枝佐芍药，义偏重于酸甘，专和血脉之阴。芍药、甘草有戌已相须之妙，胶饴为稼穑之甘，桂枝为阳木，有甲己化土之义。使以姜、枣助脾与胃行津液者，血脉中之柔阳，皆出于胃也。"方中加入黄芪，补脾益气，以助脾气恢复。马老依据本方证，临证加减，疗效显著。

医 案 信 息

【医案标题】温中补虚法治疗胃溃疡。

【关键词】

中医诊断：胃痛（病名）；脾胃虚寒，肝胃不和（证候）。

西医诊断：胃溃疡。

治法：温中健脾，和里缓急。

方药：黄芪建中汤合丁香柿蒂散加减。

【辨证要点】患者病久，气血不足，中焦虚寒，肝脾不和，而见胃脘疼痛，遇凉加重，少气乏力，形体消瘦，脉沉细弦，舌淡苔薄黄。

【疗效】显效。

【整理时间】2016年11月20日。

第十二节 理气祛瘀法治疗胃溃疡

《临证指南医案》言："初病在经，久病入络，以经主气，络主血……"胃溃疡常由多种病因相互作用，病情复杂，病程较长，虚实夹杂，病变脏腑与肝脾关系最为密切。"胃病久发，必有聚瘀"，临床最终都将瘀血内生，马老治疗上常使用理气祛瘀之品。

童某，男，45岁。2000年8月15日就诊。

主诉：上腹疼痛10余年，加重1周。

初诊：患者上腹胃脘部疼痛已10余年，期间反复发作，饭后疼痛加重，曾经服用丽珠得乐冲剂、西咪替丁等药系统治疗半年，症状缓解，但药停即复发。一周前因饮食不慎出现胃脘部疼痛，时有刺痛，反酸，口干苦，腹胀，纳食乏味，脉弦，舌质紫，苔黄腻。胃镜示：胃溃疡。中医诊断：胃痛。辨证：肝胃不和，气血瘀阻。治则：调肝理气，祛瘀止痛。方药：金铃子散合失笑散加减。柴胡10g，延胡索15g，木香10g，金铃子10g，莪术15g，蒲黄10g，五灵脂10g，蒲公英20g，砂蔻仁各6g，黄连6g，吴茱萸3g，薏苡仁30g，茵陈10g，谷麦芽各10g，乌贼骨15g，煅瓦楞子10g，炙甘草6g。水煎服，每日1剂，连服7日。

二诊：2000年8月22日。胃脘痛较前缓解，时有反酸，乏力，口干，脉弦，舌质暗，苔白。患者气血渐和，效不更方，上方继服7剂，水煎服，每日1剂。

三诊：2000年8月29日。患者连服数剂，疼痛消失，仍有乏力，稍纳差，口干，脉弱，舌淡苔白。此乃气血已和，气津未复，予以健脾益气。处方：党参 20g，白术 15g，陈皮 10g，砂蔻仁各 6g，麦冬 12g，石斛 15g，薏苡仁 15g，当归 10g，谷麦芽各 15g，川芎 10g，炙甘草 6g。14 剂，水煎服，每日 1 剂。

四诊：2000 年 9 月 12 日。患者食欲大增，余无不适。随访半年未在复发，复查胃镜溃疡面消失。

按 胃溃疡患者多由胃炎日久不愈，耗伤气血所致。"胃病久发，必有聚瘀"，临床多虚实夹杂，以脾胃虚弱为本，气滞血瘀为标，常以胃脘痛为主要临床表现。故有"不通则痛"之说，"通"尚须广义理解，如《临证指南医案》所说："夫痛则不通，通字须究气血阴阳，便是看诊要旨意。"对于胃脘痛，所致不"通"者可有寒邪、食停、气滞、热郁、血瘀等，治疗上当以"通"字立法，即散寒、消食、理气、泻热、化瘀，祛痰、补益，皆谓之"通"。本案患者病情迁延日久，气滞血瘀，肝胃不和，治疗上予以调肝理气，祛瘀止痛。方中金铃子、柴胡、木香等疏肝理气，蒲黄、五灵脂、延胡索、莪术等活血行气止痛，余药依症配伍，诸症皆除。

医 案 信 息

【医案标题】理气祛瘀法治疗胃溃疡。
【关键词】
中医诊断：胃痛（病名）；肝胃不和，气血瘀阻（证候）。
西医诊断：胃溃疡。
治法：调肝理气，祛瘀止痛。
方药：金铃子散合失笑散加减。
【辨证要点】饮食不慎胃脘部疼痛，时有刺痛，痛处固定不移，为胃络瘀阻所致。反酸，口干苦，腹胀，纳食乏味，脉弦，舌质紫，苔黄腻，乃肝胃不和，气滞血瘀，郁热内生之象。
【疗效】显效。
【整理时间】2016 年 11 月 20 日。

第十三节 理气健脾、清中和胃法治疗胃食管反流病

隋代巢元方认为"痰饮者，由气脉闭塞，津液不通，水饮气停在胸腑，结而成痰"。气滞痰阻是胃食管反流病的基本病机。《素问·宝命全形论》云："土得木而达。"马老认为胃虚痰阻气逆兼肝胃郁热型胃食管反流病患者当理气健脾、降逆化痰、清中和胃治疗。

王某，女，56 岁。2009 年 4 月 7 日初诊。
主诉：反酸嘈杂，上腹部胀痛 1 个月余。
初诊：患者 1 个月前无明显诱因下出现反酸嘈杂，上腹部胀痛不适，反复发作。刻下胃脘胀痛，伴嗳气、纳差，口苦，泛酸嘈杂，卧位时疼痛加重；脉沉细，舌淡红，苔薄白。胃镜示：食管炎；浅表性胃炎伴胆汁反流。中医诊断：吐酸。辨证：胆胃不和，脾虚肝郁。治则：理气健脾，清中和胃。方药：二陈汤合旋覆代赭汤、左金丸加减。姜半夏 9g，陈皮 10g，茯苓 20g，枳壳 9g，竹茹 10g，黄连 8g，吴茱萸 3g，旋覆花 15g，代赭石 10g，太子参 15g，白术 10g，蒲公英 20g，全瓜蒌 15g，丹参 20g，香附 9g，砂仁 6g，赤白芍各 15g，甘草 6g。7 剂，水煎服，每日 1 剂。

二诊：2009 年 4 月 14 日。吐酸嘈杂，胃胀痛，嗳气，纳差症状显著减轻，仍宗上方加制川军 9g、当归 10g、瓦楞子 30g。7 剂，水煎服，每日 1 剂。

三诊：2009 年 4 月 21 日。诸症近无，气机已顺，肝胃渐和，仍宗上方加黄芩 10g。7 剂，水煎服，每日 1 剂。

后上方加减共服 30 余剂，嘱注意饮食，随访未见复发。

按 患者吐酸嘈杂，胃脘胀痛，嗳气、口苦、纳差反酸，辨证为肝脾不调、胆胃不和。隋代巢元方认为"痰饮者，由气脉闭塞，津液不通，水饮气停在胸腑，结而成痰"。宋人总结前人经验，发展了"气脉闭塞"理论，明确提出"人之气道贵乎顺，顺则津液流通，决无痰饮之患，调摄失宜，气道闭塞，水饮停于胸膈，结而成痰"。肝失疏泄，脾失健运，胆火上炎；气脉闭塞则成痰，当理气健脾，降逆化痰，清中和胃，故用二陈汤加减疏肝健脾化痰；肝气犯胃，胃虚气逆痰阻，故见痞满，当补虚降逆化痰，故用旋覆代赭汤；患者泛酸嘈杂、口苦，《素问•至真要大论》言"诸呕吐酸，暴注下迫，皆属于热"，辨为胆胃郁热所致，故用左金丸加减以清肝利胆和胃。诸法诸药合用，相得益彰。

医 案 信 息

【医案标题】理气健脾、清中和胃法治疗胃食管反流病。

【关键词】

中医诊断：吐酸（病名）；胆胃不和，脾虚肝郁（证候）。

西医诊断：胃食管反流病。

治法：理气健脾，清中和胃。

方药：二陈汤合旋覆代赭汤、左金丸加减。

【辨证要点】肝属木，性喜条达；胃为阳腑，以降为和；木郁则土壅，土壅则气滞。肝失疏泄，胃失和降，胆汁上逆，脾失健运。症见吐酸，嘈杂，脘腹胀痛，胁肋满闷不舒，口苦，嗳气；脾失健运，则纳差，便溏。

【疗效】调整治疗 3 个月，诸证改善，显效。

【整理时间】2016 年 10 月 20 日。

第十四节　活血化瘀、和胃降浊法治疗幽门梗阻

《诸病源候论•积聚病诸候》云："诸脏受邪，初未能为积聚，留滞不去，乃成积聚。"幽门是消化道最狭窄的部位，正常直径约 1.5cm，如果幽门正常的"开闭"功能失常，或者因幽门管溃疡等原因，往往会出现幽门梗阻。马老指出幽门梗阻属中医"胃胀""胃反""积聚"等范畴，治疗上应以"通"法为主。

胡某，女，78 岁。2009 年 4 月 8 日初诊。

主诉：上腹胀满，刺痛拒按 3 周。

初诊：患者自诉有糜烂性胃炎病史 10 余年，3 周前无明显诱因下出现上腹胀满，刺痛拒按。刻下痛处不移，积块坚硬，推之不移，朝食暮吐，吐出宿食不化，伴有黄色泡沫，时有呕吐出浊液；面色萎黄，皮肤枯槁；脉涩，舌质暗红苔薄黄，有瘀点。X 线钡餐示：幽门梗阻。中医诊断：积聚。辨证：瘀血内结证。治则：活血化瘀，和胃降浊。方药：膈下逐瘀汤加减。桃仁 9g，红花 9g，五灵脂 9g，延胡索 10g，川芎 9g，当归 9g，赤芍 15g，牡丹皮 10g，乌药 9g，香附 9g，枳壳 9g，甘草 6g，半夏 9g，竹茹 9g。水煎服，每日 1 剂，少量频服，连服 10 日。

二诊：2009 年 4 月 18 日。服药后食后呕吐已止，每餐已能进食小半碗米饭，精神明显好转，疼痛减轻，舌暗脉细涩，原方续服 14 剂，每日 1 剂，水煎服，少量频服。

三诊：2009 年 5 月 5 日。服药后呕吐症状消失，疼痛显著好转，进食恢复到以前正常饭量。去半夏、竹茹、红花、川芎，加太子参 15g、白术 10g、黄精 10g。再服 10 剂，每日 1 剂，以后嘱其服用香砂六君子丸，2 个月后停药随访未见复发。

按 《景岳全书·积聚》曰："积聚之病，凡饮食、血气、风寒之属皆能致之。"聚证以气机阻滞为主，积证以瘀血凝滞为主。本案病属积聚，辨证瘀血互结，但应注意攻伐药物不可太过，初期宜消散，中期须消补兼施，后期应养正除积。《素问·六元正纪大论》云："大积大聚，其可犯也，衰其大半而止。"积证系日积月累而成，其消亦缓，切不可急功近利，过用攻伐之药，易于损正伤胃；过用破血，逐瘀之药，易于损络出血；故积聚的治疗应顾护正气，把握好攻补的主次轻重关系。

医 案 信 息

【医案标题】活血化瘀、和胃降浊法治疗幽门梗阻。

【关键词】

中医诊断：积聚（病名）；瘀血内结证（证候）。

西医诊断：幽门梗阻。

治法：活血化瘀，和胃降浊。

方药：膈下逐瘀汤加减。

【辨证要点】久病入络，血瘀气滞，胃失通降，当升者不升，当降者不降，浊阴瘀血凝结，故上腹胀满，刺痛拒按，痛处不移，积块坚硬，推之不移。胃以通为顺，不降则逆，故宿食不化，朝食暮吐，吐尽反快。瘀血阻络，血行不畅，溢出脉外，则吐浊液。脉细涩，舌暗红有瘀点提示瘀血阻滞。

【疗效】治疗 3 个月余，临床显效。

【整理时间】2009 年 7 月 16 日。

第十五节　清肝柔肝、和胃降逆法治疗胃黏膜脱垂症

《沈氏尊生书·胃痛》曰："胃痛，邪干胃脘病也……唯肝气相乘为尤甚，以木性暴，且正克也。"肝气失疏、胃气上逆之胃痛，治以清肝柔肝、和胃降逆之法。

张某，女，55 岁。2009 年 3 月 9 日初诊。

主诉：上腹部无规律间歇性疼痛 1 年余。

初诊：上腹部无规律间歇性疼痛反复发作 1 年余，近半年来疼痛加重，食后尤剧。外院诊查为胃黏膜脱垂症。刻下脘腹隐隐作痛，得食更剧，泛吐酸水，口苦腹胀，大便秘结；脉弦细，舌红苔黄腻。中医诊断：胃痛。辨证：肝气失疏，胃气上逆。治则：清肝柔肝，和胃降逆。方药：左金丸合芍药甘草汤加减。姜川连 9g，炒吴茱萸 3g，炒白芍 15g，香橼皮 10g，广陈皮 8g，焦白术 12g，茯苓 15g，瓦楞子 30g，石决明 18g，乌贼骨 20g，炙甘草 3g。水煎服，每日 1 剂，连服 7 剂。

二诊：2009 年 3 月 16 日。服药后胃脘痛已止，泛酸减少，但头痛加重。上方加桑叶 6g、菊花 9g。水煎服，每日 1 剂，连服 5 剂。

三诊：2009 年 3 月 23 日。服药后胃脘痛完全消失，头痛好转。上方续服 5 剂。

按 《沈氏尊生书·胃痛》曰："胃痛，邪干胃脘病也……唯肝气相乘为尤甚，以木性暴，且正克也。"本例患者临床表现属于肝郁化火、肝火犯胃之证，故处以左金丸清热和胃降逆；以芍药甘草汤柔肝缓急止痛。患者病程日久，故用白术、茯苓、陈皮、香橼皮以健运脾胃，理气和中；乌贼骨、瓦楞子、石决明制酸止痛。二诊时患者又出现肝阳上亢，故加桑叶、菊花以平肝潜阳。

医案信息

【医案标题】清肝柔肝、和胃降逆法治疗胃黏膜脱垂症。
【关键词】
中医诊断：胃痛（病名）；肝气失疏，胃气上逆（证候）。
西医诊断：胃黏膜脱垂症。
治法：清肝柔肝，和胃降逆。
方药：左金丸合芍药甘草汤加减。
【辨证要点】肝气失疏，气机不畅，故脘腹隐隐作痛，得食更剧，腹胀。郁而化热，肝火犯胃，胃气上逆，则泛吐酸水，口苦，大便秘结；脉弦细，舌红，苔黄腻乃肝气失疏，肝火犯胃之象。
【疗效】调整治疗1个月，诸症消失，显效。
【整理时间】2010年1月22日。

第十六节 燥湿化痰、理气和中法治疗食管裂孔疝

汪昂在《医方集解》中阐述的痰饮致病："在胃则呕"，故以燥湿化痰、降逆止呕为大法。马老临证时强调要详察患者体质强弱，尤其是年老体衰之人，常十分注意：一则药量要小，二则用药时应择药性平缓施之，三则祛邪之时勿忘扶正气，正盛则邪去。

李某，女，80岁。2006年12月13日初诊。

主诉：反复呕吐酸苦酱色液体2年余。

初诊：既往有食管裂孔疝病史。2年前无明显诱因下出现呕吐酸苦酱色液体，反复发作。刻下胃脘嘈杂，烧心，灼热感明显，呕吐酱色液体，量多，且有不尽感，口干苦，纳食一般，眠差且多梦，时有便秘，小便调。脉濡缓，舌红少苔根腻。中医诊断：呕吐。辨证：痰饮内阻，胃失和降。治则：燥湿化痰，理气和中。方药：二陈汤加减。姜半夏8g，苏荷梗各10g，炒川连6g，砂蔻仁各6g，炒吴萸3g，广木香6g，陈皮8g，竹茹10g，枳实6g，茯苓神各15g，赤白芍各10g，瓦楞子20g，苍白术各9g，蒲公英15g，生麦芽20g，炙甘草6g，生姜3片。7剂，武火煎开，文火慢煎50分钟，2次，共取200ml，温服分早晚两次，每日1剂。

二诊：2006年12月20日。患者述呕吐酸苦液体停止，但胃脘部嘈杂、烧心等症状仍存在，但均较前程度减轻。纳可，眠一般，二便正常，脉濡缓，舌红苔少。仍宗燥湿化痰，理气和中之法。守上方加党参9g，改赤白芍各15g，再服7剂，服法同上。

三诊：2006年12月28日。患者未诊，由其家人代诊述，患者感觉舒适，呕吐酸苦酱色液体停止，时有胃脘部烧心感，纳谷增加，眠亦安，二便正常。证候分析：患者胃气调和，纳谷香，卧则安，继续益气健脾化饮，以巩固之。又服7剂，服法同上，并嘱其家人有不适感时即就诊，并留有电话，随告病情。随访半年，患者至今无不适感。

按 本案例病因是痰饮水气聚于胃中,汪昂在《医方集解》中阐述痰饮致病"在胃则呕",故以燥湿化痰、降逆止呕为大法。首诊时以二陈汤、连苏饮为主方进行化裁。《医宗必读》云:"脾为生痰之源,治痰不理脾胃,非其治也。"强调治痰当健脾,脾复健运之常,而痰自化矣。湿浊内盛,影响胃气失和,因此每见恶心呕吐,治亦燥湿化痰,理气和中,气顺则一身之津液亦随气而顺也。姜半夏,取其辛温性燥,善能燥湿化痰,且又降逆和胃;陈皮理气燥湿化痰,燥湿以助化痰之力,理气可使气顺则痰消。痰由湿生,湿自脾来,佐以茯苓神健脾渗湿安神,使湿去则脾旺,痰无由生;同时苏荷梗取其芳香醒脾而化在里之湿浊,且可辟秽和中,升清降浊;加橘皮竹茹汤以和胃止呕;加生姜,以其降逆化痰,既能解半夏之毒,又能助半夏、陈皮行气消痰,和胃止呕;痰郁日久化热,灼伤胃络,因此呕吐酱色液体,配黄连可降胃火,因胃火降则其气自降,同时与吴萸相配,辛开苦降以止呕;大便时有秘结配以枳实、蒲公英以通腑泄浊;甘草调和诸药性,并能润肺和中。

医案信息

【医案标题】燥湿化痰、理气和中法治疗食管裂孔疝。

【关键词】

中医诊断:呕吐(病名);痰饮内阻,胃失和降(证候)。

西医诊断:食管裂孔疝。

治法:燥湿化痰,理气和中。

方药:二陈汤加减。

【辨证要点】患者胃脘嘈杂,烧心,灼热感明显,呕吐酱色液体,量多,且有不尽感,口干苦,便秘,纳食一般,由痰饮内阻、脾胃失司、水谷不运、津液不生所致。中气不和,升降失调,浊气上逆,而发为呕吐。"胃不和,则卧不安",故而眠差且多梦;脉濡缓,舌红少苔根腻,皆为痰饮内阻之象。治以燥湿化痰,理气和中为主。

【疗效】治疗1个月,显效。

【整理时间】2016年11月13日。

第十七节 清热化浊行气法治疗十二指肠球炎

马老指出十二指肠球部疾病以炎症性病变和溃疡为主,多会出现反酸,嘈杂,口干苦等症状,治疗上不可混淆中西医概念,一味使用清热解毒药物,而应辨证施治,"治病必求其本"。

胡某,女,62岁。2009年4月12日初诊。

主诉:上腹部痞满胀闷、嘈杂1年余。

初诊:患者有十二指肠球部溃疡及慢性胆囊炎病史,经多方治疗,上腹痛缓解,复查球部溃疡已愈,但球部仍有炎症性病变,一年来反复发作上腹部痞满胀闷、嘈杂,终日难受,不知饥饿,进食减少,得食后饱胀,须少食、多行,方可缓解。渐觉上腹有"板滞不通"感,较之前上腹发作性疼痛时更为难受,嗳气不遂,得矢气则舒,大便日行一次,不黑。曾服用中西药甚多,未见改善,特来求治。脉稍弦,舌淡红,苔腻,边白中黄。外院胃镜提示:十二指肠球炎。中医诊断:胃痞。辨证:湿热气滞证。治则:清热化浊行气。方药:半夏厚朴汤合五香丸加减。炒川连5g,制厚朴10g,炒枳壳10g,陈皮10g,法半夏10g,香附10g,五灵脂10g,炒牵牛子6g,良姜5g,佛手10g,白芍15g,麦芽30g,通草5g,炙甘草3g。水煎服,每日1剂,连服7日。

二诊：2009 年 4 月 19 日。服药后症状减轻，大便通畅而微溏，上午嘈杂胀满已不明显，下午及傍晚仍觉痞胀、嘈杂。舌苔不腻，无黄苔而呈薄白之色。原方去炒川连、良姜加麦冬 15g。每日 1 剂，水煎服，续服 7 剂。

三诊：2009 年 4 月 27 日。服药后症状显著好转。再服 10 剂，痞胀及嘈杂基本消失，饮食正常，精神也好转，以后每周服 3 次，1 个月后停药，近随访未见复发。

按　本案胃痞属于湿热气滞证，治疗以清热化浊行气之法，如李果言："脾胃之寒热虚实，宜燥宜润，应当详辨，至于升降二字，尤为紧要。"故试投诸药症状逐渐好转。当苔腻已化之后，撤去黄连、良姜加入麦冬一味，痞胀与嘈杂渐获向愈，可见理气化浊符合病机；胃腑体阳用阴，气滞不畅，兼有湿热，体用失常，通降失司。方以厚朴行气除胀，配伍半夏、陈皮化湿。五灵脂与香附、牵牛子为"五香丸"方，三药相配，功善泄浊，益以通草通达宣畅；枳壳、佛手、麦芽和中理气助运化。白芍、麦冬为柔顺之品，以刚柔相济，使胃中湿去、气行、浊化，症状得以消除。

医 案 信 息

【医案标题】清热化浊行气法治疗十二指肠球炎。

【关键词】

中医诊断：胃痞（病名）；湿热气滞（证候）。

西医诊断：十二指肠球炎。

治法：清热化浊行气。

方药：半夏厚朴汤合五香丸加减。

【辨证要点】患者主症以上腹痞胀、嘈杂不适为主，诊断为胃痞、嘈杂。嗳气不遂，得矢气则舒是为气滞；痞满胀、嘈杂，终日难受，不知饥饿，进食减少，得食后饱胀，苔腻是湿浊不化之象。故治以清热化浊行气之法。

【疗效】治疗 1 个月余，临床治愈。

【整理时间】2009 年 9 月 11 日。

第十八节　舒肝解郁、理气和胃法治疗十二指肠球部溃疡

《素问·六元正纪大论》云："木郁之发，民病胃脘当心而痛。"胃痛的病因虽有种种不同，但其发病机理确有共同之处，即所谓"不通则痛"。故治疗以理气和胃止痛为大法，行气法首当其冲。马老擅用行气法治疗脾胃病，认为行气法不仅能止痛、除胀、运脾、和胃，还能解郁、化痰、祛湿，其中部分方药尚有解表、平喘、疏肝、活血等作用。

蔡某，女，28 岁。1999 年 5 月 8 日初诊。

主诉：上腹部胀满疼痛 1 年，加重 1 个月。

初诊：1 年前患者无明显诱因下出现上腹胃脘部胀满疼痛，恶心嗳气，时有泛酸，食后胀甚，经治疗后好转。1 个月前上腹部疼痛加重，于 1999 年 4 月 10 日在我院做胃镜检查提示：慢性浅表性胃炎、十二指肠球部溃疡。经服用西药及中药治疗 20 余天无明显效果，故慕名求治于马老。刻下患者神情抑郁，形体消瘦，脘胀连胁，嗳气则舒，时而疼艰，泛吐酸水，食少便干，月经量少；脉弦细，舌淡红苔薄白。中医诊断：胃痛。辨证：肝气郁结，横逆犯胃，肝胃不和。治则：舒肝解郁，理气和胃。方药：舒肝汤加味。柴胡、枳实、香附、郁金、绿梅花、槟榔、佛手各 10g，白芍、乌贼骨、延胡索各 15g，蒲公英 20g，炙甘草 6g。水煎服，每日 1

剂，连服 4 剂。

　　二诊：1999 年 5 月 13 日。脘胀基本消失，大便通畅，仍泛酸，食欲不振，脉弦缓，舌淡红苔薄白。守上方加黄连 6g，吴茱萸 3g，炒谷芽、炒麦芽、神曲各 10g。水煎服，每日 1 剂，连服 7 剂。

　　三诊：1999 年 5 月 20 日。胃脘痛消失，仅时有痞满、泛酸，食欲渐增，身疲乏力。患者气机始通，然脾虚之象已见，治以健脾理气消食，香砂六君子汤加减，处方：生黄芪、茯苓、延胡索各 15g，党参、炒白术、陈皮、鸡内金、炒麦芽、炒谷芽、神曲各 10g，砂仁 3g，乌贼骨 20g，广木香、炙甘草各 6g。水煎服，每日 1 剂，连服 10 剂。

　　四诊：1999 年 5 月 30 日。月经来潮，量少色淡，3 天即净。余证及舌脉同前，前方加当归 10g，继服 14 剂。后以香砂六君子汤合归脾丸加减治疗 6 个月，诸症消失，月经复调，为防止复发，现间断服用香砂养胃丸。

　　患者于 1999 年 12 月 28 日在我院复查胃镜，结果为慢性浅表性胃炎，十二指肠球部溃疡瘢痕期。病告痊愈。

　　按　《素问·六元正纪大论》云："木郁之发，民病胃脘当心而痛。"此当从"肝胆"论治，宜疏泄肝胆之气，以和胃安中。木郁是五郁之首，气郁乃六郁之始，肝郁为诸郁之主。故行气必须以疏利肝胆气机为主，即顺其条达畅茂之性，伸其郁，开其结，行其气，化其血，俾春气升而万物化安。从脏腑相关看，木郁而土壅，肝木克伐脾土，脾病每多缘由肝郁，故疏肝理气亦可治脾胃病。但肝为刚脏，体阴而用阳，最宜苦泄凉润，大忌燥涩呆补，故临床上马老常治以舒肝解郁、理气和胃。方用舒肝汤（自拟方），药物组成：柴胡、白芍、香附、郁金、蒲公英、梅花、佛手、炙甘草。嗳气频作加旋覆花、老刀豆；胃脘痛甚，可酌加川楝子、延胡索、紫苏梗、木香；胃脘嘈杂、心烦口苦去柴胡加炒栀子、黄芩；便干加槟榔或酒大黄；泛酸加黄连、吴茱萸；吐酸明显再加乌贼骨。如此，可达和解内外，交通上下，疏通气血的目的。

医案信息

　　【医案标题】舒肝解郁、理气和胃法治疗十二指肠球部溃疡。

　　【关键词】

　　中医诊断：胃痛（病名）；肝气郁结，横逆犯胃，肝胃不和（证候）。

　　西医诊断：十二指肠球部溃疡。

　　治法：疏肝解郁，理气和胃。

　　方药：舒肝汤加减。

　　【辨证要点】患者主症以胃脘部胀满疼痛为主，诊断为胃脘痛。脘胀连胁，嗳气则舒是为气滞；时而疼艰、泛吐酸水是为肝气反胃；食少便干，月经量少，脉弦细、舌淡红、苔薄白是胃气不和，水谷之气不能化生营血所致。故治以疏肝解郁、理气和胃之法。

　　【疗效】治疗 1 个月，显效。

　　【整理时间】2016 年 11 月 13 日。

第十九节　肺脾同治法治疗肠易激综合征

　　《四圣心源》云："脾主升清、胃主降浊、崮逆则浊气上填，仓廪不纳，恶心呕吐之病生焉。脾陷则清气下郁，水谷得消、胀满泄利之病亡焉。"从而确定了治脾胃之法即调升降、和阴阳之法。如脾不升清，在上发为眩晕，在下发为飧泄；如胃不降浊，在上则发为呕逆嗳气，在中则为脘腹胀满疼痛，在下则为便秘。肠易激综合征属于肠道功能紊乱，患者多会泄泻与便秘交替出现。马老以健脾助运佐以升阳胜湿之法治泄泻，继以补益肺脾、养血润肠之法治便秘，两法据病情交换使用，药对病症，肺脾同治。

唐某，女，45岁。2009年6月12日初诊。

主诉：大便时泻时秘5年。

初诊：患者于5年前因饮食不慎，且受凉，导致泄泻，每日7～8次，肠鸣而疼痛不著。经治疗5日，泄泻止，以后3～5天无大便，脘腹胀满，又服用通便药，2个月后，时值严寒，大便泄利，每日2～3次，服药少效，月余，神倦乏力，如此常呈交替之状，无规律，以便溏占多，便秘时腹胀不适，动则气短；脉细，舌淡苔薄白。两次肠镜诊断：过敏性结肠炎；肠易激综合征。服各种西药收效甚微，平素稍有咳嗽。中医诊断：泄泻；便秘。辨证：肺脾气虚。治则：理脾益气，宣肃肺气。方药：六君子汤加减。炙黄芪15g，炒党参10g，炒白术10g，炒山药15g，云茯苓15g，北五味子3g，炙升麻5g，荷叶10g，炒防风10g，焦楂曲各15g，炙甘草3g。水煎服，每日1剂，连服7日。

二诊：2009年6月26日。服药后大便正常，每日1次。但1周后复诊，大便不畅，且3日未行，脉细，舌淡苔薄白。拟方：太子参15g，炒山药15g，炙黄芪15g，黄芩10g，紫菀15g，杏仁10g，浙贝母10g，麦冬15g，茯苓15g，炒枳壳10g，当归10g，炙甘草3g。水煎服，每日1剂，连服7日。

三诊：2009年7月7日。服药后1日即有大便，再服4剂，大便正常。拟方：炙黄芪15g，炒党参10g，炒白术10g，炒山药15g，云茯苓15g，北五味子3g，炙升麻5g，荷叶10g，炒防风10g，焦楂曲各15g，炙甘草3g。水煎服，每日1剂，连服5日。以后患者泄泻、便溏时分别给予6月12日方和6月26日方据病情服用，调治2个月余基本痊愈。

按　《素问·阴阳应象大论》云："清气在下，则生飧泄；浊气在上，则生膜胀，此阴阳反作，病之逆从也。"本案以泄泻为主，泄止后出现便秘，似有"交替"之征，不同于一般泄泻，乃阴阳逆行之证。便泄而无明显腹痛，不属于"痛泻要方"之常见证——肝旺脾虚。便中无脓血黏液，也非湿热交结肠腑所致。症状不时发作，与情绪、饮食无明显关系。所以病因脾气虚弱，运化无力，水反为湿。谷反为滞，所以不时发作。泄止后，气虚传送无力，肠腑空虚，继因肺气失于宣肃，肺气不足，脾肺气虚，以致大便多日不解。分别以健脾助运佐以升阳胜湿之法以治泄泻；继以补益肺脾、养血润肠之法以治便秘。两法据病情交换使用，药对病症，肺脾同治，显效。

医 案 信 息

【医案标题】肺脾同治法治疗肠易激综合征。

【关键词】

中医诊断：泄泻（病名）；便秘。肺脾气虚（证候）。

西医诊断：肠易激综合征。

治法：理脾益气，宣肃肺气。

方药：六君子汤加减。

【辨证要点】大便时溏时干交替出现，是为泄泻，间有便秘。久泄者脾必虚，脾虚则易生湿，湿胜则濡泄。泄利后，脾气尤虚，肺气不足，脾肺气虚，肺与大肠相表里，宣降无力，传化失司，肠腑空虚，故多日无便。又患者急于通便，脾气受伐，互相影响，以致延久不愈。

【疗效】治疗 2 个月余，泄泻、便秘消失，临床治愈。

【整理时间】2009 年 10 月 25 日。

第二十节　补脾柔肝法治疗肠易激综合征

湿盛则濡泻，脾虚肝旺之泄泻临床十分常见。《景岳全书·泄泻》云："凡遇怒气便作泄泻者，必先以怒时挟食，致伤脾胃……盖以肝木克土，脾气受伤而然。"叶天士有言："欲实脾土，必须远肝木。"马老临证擅用痛泻要方加减，补脾柔肝法治疗泄泻，疗效彰显。

唐某，女，35 岁。2009 年 3 月 5 日初诊。

主诉：腹痛腹泻 1 年余。

初诊：晨起腹痛腹泻 1 年余，平素情绪不宁，肠鸣时作，大便呈泡沫状，无黏液、无脓血，遇冷加剧，无里急后重感觉，每日 1～3 次不等，郁闷时加重，口干不苦，不多饮，纳可，小便正常；脉沉弦，舌淡红，苔薄。2009 年 1 月外院纤维结肠镜示：未见明显异常。中医诊断：泄泻。辨证：肝气乘脾，脾胃虚弱。治则：补脾柔肝。拟方：痛泻要方合四君子汤加减。党参 10g，炒白术 10g，茯苓 20g，炮姜 3g，陈皮 10g，防风 6g，炒白芍 10g，砂蔻仁各 6g，广木香 8g，炒川连 6g，炒吴萸 4g，炒薏仁 30g，山药 30g，焦楂曲各 15g，炙甘草 6g。水煎服，每日 1 剂，连服 7 日。

二诊：2009 年 3 月 12 日。服药后患者诉大便次数减少，每日 1～2 次，便后仍觉腹痛，程度减轻。原方续服 10 剂，每日 1 剂，水煎服，少量频服。

三诊：2009 年 3 月 22 日。上方化裁继续服用 1 个月余，诸症消失。

按　《景岳全书·泄泻》云："凡遇怒气便作泄泻者，必先以怒时挟食，致伤脾胃……盖以肝木克土，脾气受伤而然。"患者素体肝强脾弱，脾胃不健，中阳不振，复因劳倦受寒，再伤中州，寒凝胃肠，寒湿内生，脾失健运，清浊不分，症见腹泻腹痛，与情绪相关，遇冷加剧。方用党参、白术、茯苓、炙甘草益气健脾；陈皮、防风、白芍柔肝祛湿止泻。

医 案 信 息

【医案标题】补脾柔肝法治疗肠易激综合征。

【关键词】

中医诊断：泄泻（病名）；肝气乘脾，脾胃虚弱（证候）。

西医诊断：肠易激综合征。

治法：补脾柔肝。

方药：痛泻要方合四君子汤加减。

【辨证要点】素体肝强脾弱，脾胃不健，中阳不振，复因劳倦受寒，再伤中州，寒凝胃肠，寒湿内生，脾失健运，清浊不分，症见腹泻腹痛，与情绪相关，遇冷加剧。

【疗效】治疗 1 个月余，临床痊愈。

【整理时间】2009 年 7 月 6 日。

第二十一节　健脾温中、疏肝理气法治疗肠易激综合征

陈士铎《石室秘录·伤寒相舌秘法》言："肝克土也……然而肝木未尝不能生土，土得木以疏通，则土有生气矣。"大抵脾之运化升清，胃之腐熟受纳，还需要肝之升发疏泄相助。若

肝不升达脾土，则见脾气不升，出现腹痛、腹胀、泄泻等。脾胃虚寒，肝郁气滞之肠易激综合征，治以健脾温中、疏肝理气之法。

李某，女，48岁。2009年4月1日初诊。

主诉：阵发性脐周腹痛伴大便次数增多2个月余。

初诊：患者2个月前反复出现脐腹隐痛，痛甚则欲大便，大便成形，量少，质软，便后腹痛缓解，腹痛经常发生在外出或寒冷时。畏寒、胸胁满闷，眠差；脉弦细，舌淡红苔薄白；曾于2009年3月在某医院做肠镜检查未见器质性病变。中医诊断：腹痛。辨证：脾胃虚寒，肝郁气滞。治则：健脾温中，疏肝理气。方药：黄芪建中汤、六君子汤合痛泻要方加减。黄芪12g，炒党参12g，炒白术10g，炒白芍10g，茯苓12g，陈皮6g，木香10g，炒防风10g，延胡索15g，扁豆12g，郁金10g，合欢皮15g，炮姜6g，炙甘草10g。水煎服，每日1剂，连服7剂。

二诊：2009年4月9日。服药后腹痛次数减少，大便通畅成形。上方续服，每日1剂，水煎服，连服半个月巩固疗效。

按 《素问·举痛论》云："寒邪客于小肠，小肠不得成聚，故后泄腹痛矣。"患者脐腹隐痛，痛甚则欲大便，大便成形，量少，质软，便后腹痛缓解，畏寒、胸胁郁闷，腹痛经常发生在外出或寒冷时，这些症状表现均提示患者以脾胃虚寒为主，兼有气郁。治疗应以治疗脾胃虚寒为主，以健脾温中、疏肝理气为大法。所以方中以黄芪建中汤、六君子汤合痛泻要方加减，黄芪建中配六君子汤加强补气健脾；痛泻要方补脾泻肝；郁金、合欢皮行气开郁；延胡索、木香行气止痛；全方协同，共奏健脾温中、理气止痛之功。

医 案 信 息

【医案标题】健脾温中、疏肝理气法治疗肠易激综合征。

【关键词】

中医诊断：腹痛（病名）；脾胃虚寒，肝郁气滞（证候）。

西医诊断：肠易激综合征。

治法：健脾温中，疏肝理气。

方药：黄芪建中汤、六君子汤合痛泻要方加减。

【辨证要点】脾阳不足，寒邪内生，脉络失于温养，症见畏寒遇冷则痛则泻，脉弦细，舌淡红苔薄白；又忧思恼怒，气郁伤肝，肝木失于疏泄，横逆犯胃，气机阻塞，症见胸胁郁闷。

【疗效】调整治疗1个月，诸症改善，显效。

【整理时间】2009年10月20日。

第二十二节 泻肝补脾法治疗肠易激综合征

肝为起病之源，脾为传病之所。《血证论》云："木之性主于疏泄，食气入胃，全赖肝木之气以疏泄之，而水谷乃化，肝之清阳不升，则不能疏泄水谷，渗泄中满之证，在所难免。"肝气郁滞，肝实乘脾，脾受肝制而运化不利，久则脾虚不运，清浊不分，发为泄泻，治当泻肝补脾。

王某，女，58岁。2009年5月8日初诊。

主诉：反复腹泻1年余。

初诊：患者1年多来反复出现晨起黎明之时，肠中鸣响，腹痛即泻。每次泻后腹痛减，便多稀溏，混有黏液，无脓血；脘闷不饥，时有矢气，排气后腹胀改善；脉弦，舌红，苔薄黄而腻。便常规：未见脓细胞，有少量黏液。外院肠镜示：未见明显异常。中医诊断：泄泻。辨证：肝气乘脾证。治则：泻肝补脾，调和气机。方药：痛泻要方合四逆散加减。处方：柴胡 8g，枳壳 9g，炒白芍 15g，炒白术 9g，陈皮 9g，防风 9g，茯苓 20g，薏苡仁 20g，宣木瓜 6g，石榴皮 12g，炙甘草 6g。水煎服，每日 1 剂，连服 5 日。

二诊：2009 年 5 月 13 日。服药后腹泻腹痛明显改善，大便仍不成形。原方加山药 20g，木香 8g。续服 7 剂，水煎服，每日 1 剂。

三诊：2009 年 5 月 20 日。服药后腹痛明显好转，大便成形。再服 10 剂，每日 1 剂。以后嘱其注意饮食及情绪调节，间断服药，1 个月后随访未见复发。

按 本案病属泄泻，辨证肝气乘脾证，肝属木，脾属土，木强则可以克土，土虚则肝木易乘。《素问·保命全形论》云："土得木而达。"《血证论》也云："木之性主于疏泄，食气入胃，全赖肝木之气以疏泄之，而水谷乃化，肝之清阳不升，则不能疏泄水谷，渗泄中满之证，在所难免。"脾主运化的功能有赖于肝之疏泄，疏泄有度则水谷精微输布全身，糟粕下传大肠。若情志不舒或精神紧张，致肝气郁滞，肝失疏泄，横乘脾土，脾主运化水湿功能受制，则水湿并走肠道而成泄泻。肝脾不和型腹泻型肠易激综合征的病机主要是肝气郁滞，肝实乘脾，脾受肝制而运化不利，久则脾虚，即所谓"肝为起病之源，脾为传病之所"。痛泻要方出自《丹溪心法》，有疏肝健脾的功效，是治疗肝郁乘脾之泄泻的主方。《医方考》曰："泻责之脾，痛责之肝，肝责之实，脾则之虚，脾虚肝实，故令痛泻。"方中炒白芍属手足太阴经引经药，能顺血脉，柔肝止痛，补中寓泻，治脘腹挛急作痛；炒白术补脾和中；炒防风具升散之性，且可止泻；陈皮理胸中滞气，能散能泻，理气醒脾，合四逆散透邪解郁，疏肝理脾共达泻肝实脾之效。

医 案 信 息

【医案标题】泻肝补脾法治疗肠易激综合征。

【关键词】

中医诊断：泄泻（病名）；肝气乘脾（证候）。

西医诊断：肠易激综合征。

治法：泻肝补脾，调和气机。

方药：痛泻要方合四逆散加减。

【辨证要点】此病乃七情所伤，气机不利，肝失疏泄，横逆乘脾，脾失健运，肠道郁滞，肝脾不和，斡旋失常，故腹痛即泄，泻后痛减。湿郁肠道，气不畅通，故肠鸣矢气；腑以通为顺，以降为和，肝郁气滞，胃失和降，故嗳气食少，恶心泛酸；脉弦，舌红，苔薄黄，提示肝郁脾虚。

【疗效】治疗 1 个月，临床显效。

【整理时间】2009 年 8 月 16 日。

第二十三节 消食导滞法治疗肠易激综合征

《素问·痹论》曰："肠痹者，数饮而出不得，中气喘争，时发飧泄，饮食自倍，肠胃乃伤。"肠易激综合征可与中医的"泄泻"病相对应，可因饮食不化，积聚阳明之府，使脾气失健，升降失调，发生泄泻。

张某，女，56 岁。1984 年 10 月 7 日初诊。

主诉：腹痛腹泻 10 个月余，加重 3 天。

初诊：患者反复出现腹泻，病程 10 个月余。3 天前因饮食油腻过饱出现腹痛腹泻，痛即欲泻，泻后痛减，大便稀溏，每日 2～4 次，夹有不消化食物和残渣，气味秽臭如败卵；病程中伴有嗳腐嘈杂，无恶心呕吐，口不干苦；脉滑数，舌苔厚腻。电子结肠镜提示：未见明显异常；便常规提示：可见脂肪粒、白细胞 3～5 个。中医诊断：泄泻。辨证：食滞胃肠。治则：消积导滞。方药：保和丸加减。厚朴 10g，茯苓 20g，陈皮 10g，莱菔子 10g，神曲 10g，木香 9g，黄连 6g，砂仁 6g，焦山楂 15g，甘草 5g。水煎服，每日 1 剂，连服 5 日。

二诊：1984 年 10 月 12 日。连服 5 剂后腹泻较前明显缓解，每日 1～2 次，大便溏软，无不消化食物，无腹痛，时感脘腹稍闷胀。现患者食积已去十之八九，脾气未复，予香砂枳术丸以健脾开胃、行气消痞。

三诊：1984 年 10 月 25 日。现患者诸症皆除，嘱患者清淡饮食，勿暴饮暴食，忌食辛辣刺激之品，后患者再未复发来诊。

按 《素问》云："饮食自倍，肠胃乃伤。"患者因暴饮暴食而至食滞胃肠，郁滞不去，脾胃升降失调，浊阴不降，则嗳腐吞酸，饮食不化，肠腑传导失司，而见腹痛腹泻，大便夹杂未消化之物，气味臭秽如败卵。治疗上当以消食导滞为主，方中山楂、神曲消食助化；莱菔子消食下气；厚朴化湿，合莱菔子降气通腑导滞；茯苓、陈皮健脾祛湿，和中止泻；木香归肝胆脾胃大肠，具有行气止痛、健脾消食之功；砂仁化湿醒脾，使湿去泄止，脾运食化；黄连可去湿食积热，亦可防方中温燥药助积热；甘草助茯苓健脾，调和诸药。全方共奏消食导滞、化湿和胃之功。使食积得去，脾气得健，脾胃升降有序，切中病机，疗效显著。

医 案 信 息

【医案标题】消食导滞法治疗肠易激综合征。

【关键词】

中医诊断：泄泻（病名）；食滞胃肠（证候）。

西医诊断：肠易激综合征。

治法：消积导滞。

方药：保和丸加减。

【辨证要点】患者因暴饮暴食而致食滞胃肠，郁滞不去，脾胃升降失调，胃气不降，脾气不升，肠道传导失司所致腹泻腹痛，痛即欲泻，泻后痛减，大便稀溏，夹有不消化食物和残渣，气味秽臭如败卵。脉滑数，舌苔厚腻乃食滞胃肠、湿热内蕴之象。

【疗效】治疗半个月余，痊愈。

【整理时间】2016 年 11 月 12 日。

第二十四节 清化湿浊法治疗胃肠功能紊乱

便垢不爽，病在于肠，大肠为六腑之一，以通为顺。肠垢乃湿浊所成，留于肠内有碍传导，清除出肠则利于降浊。《素问·五脏别论》有"胃实而肠虚"和"肠实而胃虚"的论述，这说明了饮食物在胃肠中必须更替运化而不能久留，故后世医家有"六腑以通为用"和"腑病以通为补"的说法。

王某，男，42 岁，1992 年 9 月 30 日初诊。

主诉：腹部胀满1个月余。

初诊：患者近1个多月来出现脘腹胀满，下腹隐痛，大便时干时稀，近2周大便每日3～5次，大便不爽，时有黏液，肛门下坠，灼热；脉濡滑，舌淡，苔垢略腻。中医诊断：痞满。辨证：湿浊蕴结肠胃。治则：清化湿浊，理肠通利。方药：藿香正气散加减。藿梗10g，厚朴9g，茯苓15g，滑石（包）16g，陈皮10g，杏仁10g，生苡仁30g，冬瓜子10g，马齿苋15g，神曲15g，炒麦芽10g，茵陈15g，槟榔6g，白蔻仁8g，甘草6g。水煎服，7剂，每日1剂。

二诊：1992年10月7日。药进7剂后，诸症皆除，继以木香顺气丸和香连丸善其后。

按　《素问·至真要大论》云："诸湿肿满，皆属于脾。"湿为阴邪，其性黏滞，湿胜则阳微，湿从寒化，寒湿困脾，中焦气机不利，脘腹闷胀，大便溏薄。清化湿浊是治疗泄泻、痞满之基本法则。本方源于藿香正气散加味，因正气散为苦辛微寒之剂，去原方中紫苏、白芷，无须发表；去桔梗，此证以中焦为扼要，不必升提上焦之故；以藿梗、厚朴、陈皮、槟榔、茯苓除湿消满，加杏仁以利肺；神曲、麦芽升发脾胃之气；茵陈可宣湿郁而动生发之气；藿香用梗，取其走中不走升；伍以冬瓜子、滑石、生苡仁意在健脾利湿；马齿苋为清肠化浊之经验药。诸药共奏清化湿浊之功。

医案信息

【医案标题】清化湿浊法治疗胃肠功能紊乱。

【关键词】

中医诊断：痞满（病名）；湿浊蕴结肠胃（证候）。

西医诊断：胃肠功能紊乱。

治法：清化湿浊，理肠通利。

方药：藿香正气散加减。

【辨证要点】患者主症以脘腹胀满1个月余为主症，诊断为痞满。脘腹胀满，下腹隐痛，是为湿浊阻滞气机；大便时干时稀1个月，近2周大便每日3～5次，大便不爽，时有黏液，肛门下坠，灼热，是为肠腑不通，湿浊久滞，郁而化热所致。脉濡滑，舌淡，苔垢略腻乃湿浊蕴结肠胃之象。治以清化湿浊，理肠通利为主。

【疗效】治疗1周，显效。

【整理时间】2016年11月13日。

第二十五节　芳香化湿法治疗急性肠胃炎

《难经》"湿多成五泄"，说明泄泻究其本源，无不与湿相关。夏暑易感风寒，湿浊伤中，每贪寒凉常常易成风寒外束，内伤湿滞之证。对此，马老常用藿香正气散加减，解表化湿，理气和中，疗效显著。

罗某，男，48岁。1981年8月25日初诊。

主诉：泄泻1天。

初诊：患者1天前因脱衣不慎出现头身疼痛，微恶寒热，体温37.8℃，当晚出现腹胀肠鸣，大便水泻，每日3～5次，色清不臭，腹部隐痛，伴有胸闷轻咳，纳谷不香，口淡不渴；脉濡缓，舌淡苔白腻。中医诊断：泄泻。辨证：外感风寒，内伤湿滞。治则：芳香化湿，解表散寒。方药：藿香正气散加减。藿香10g，紫苏10g，半夏10g，陈皮10g，茯苓10g，前胡 10g，神曲 10g，苍术 9g，煨葛根 6g，桔梗 5g，防风 5g，甘草 6g。水煎服，每日 1 剂，连服 3 日。

二诊：1981 年 8 月 29 日。患者服药 3 剂后外感已解，大便正常，仍纳谷不香，口淡不渴；脉缓，舌淡苔白腻。此乃外感内湿已去，脾气未复，嘱患者米粥养胃，避风寒，后患者诸症皆除。

按 《难经》所谓"湿多成五泄"，说明泄泻究其本源，无不与湿相关。此患者因贪凉脱衣不慎出现头身疼痛，恶寒，肠鸣腹泻，此为外感风寒、内伤湿滞之证；恶寒发热为风寒外束，卫阳郁遏所致。因病发于夏季，暑多夹湿，湿邪内伤脾胃，"湿胜则濡泻"，而出现肠鸣腹泻等症。治疗上予以藿香正气散加减，芳香化湿，解表散寒。方中藿香解表化湿，为君药；紫苏、桔梗、前胡助君散表邪；防风既能走表助藿香等解表之品散表邪，亦能入脾经，助苍术、半夏燥脾胜湿，充分体现了马老"泄泻之本无不由于脾"的思想；葛根既能助解表药解表退热，又能配防风升发脾胃清阳；以上诸药合用，表邪得祛，内湿得除，清阳得升而泻止。

医 案 信 息

【医案标题】芳香化湿法治疗急性肠胃炎。

【关键词】

中医诊断：泄泻（病名）；外感风寒，内伤湿滞（证候）。

西医诊断：急性肠胃炎。

治法：芳香化湿，解表散寒。

方药：藿香正气散加减。

【辨证要点】外感风寒，卫阳郁遏，则头身疼痛，微恶寒热，口淡不渴。内伤湿滞，脾失健运，清浊不分，见腹胀肠鸣，大便水泻，纳谷不香；脉濡缓，舌淡，苔白腻乃外感风寒，内伤湿滞之象。

【疗效】调治 1 周，痊愈。

【整理时间】2016 年 11 月 12 日。

第二十六节　清热利湿法治疗急性肠炎

《素问·至真要大论》云："暴注下迫，皆属于热。"葛根芩连汤为治疗热痢、热泻之名方，主治表证未解，里热以成之候。临床不管有无表证，皆可用之，马老常用此方治疗湿热伤中所致热泻。

江某，男，39 岁。1986 年 6 月 19 日初诊。

主诉：腹痛腹泻 5 日。

初诊：患者 5 日前出现腹痛泄泻，日数次，大便色黄而臭，泻下急迫，口渴欲饮，小便短赤，精神疲乏，食欲减退，肛门灼热；体温 38.0℃；脉滑数，舌红苔黄腻。电子结肠镜提示：未见器质性病变。中医诊断：泄泻。辨证：湿热伤中。治则：清热利湿，辅以生津法。方药：葛根芩连汤加减。黄连 9g，葛根 10g，黄芩 10g，厚朴 10g，麦冬 10g，扁豆 10g，车前子 10g，六一散 20g，茵陈 15g，白头翁 15g，炒莱菔子 6g，白蔻仁 6g。水煎服，每日 1 剂，连服 3 日。

二诊：1986 年 6 月 22 日。3 剂后患者大便成形，小便正常，身热已退，仍纳谷不香，口干欲饮，脉弱小数，舌淡苔白。此乃湿热得去，气津未复，当以健脾益气，和胃生津。方药：七味白术散合香连丸加减。党参10g，茯苓12g，炒白术12g，葛根15g，木香8g，白豆蔻6g，石斛10g，黄连8g，麦冬10g，水煎服，每日1剂，连服5剂而愈。

　　按　葛根芩连汤来源于《伤寒论》，原文："太阳病，桂枝证，医反下之，利遂不止，脉促者，表未解也。喘而汗出者，葛根黄芩黄连汤主之。"本案患者见身热口渴，小便短赤，泻下急迫臭秽等症，为胃肠湿热，表证未解之证。马老以本方为基础，加用茵陈、白头翁，清热祛湿解毒；《景岳全书》云"泄泻之病，多见小水不利，水谷分则泻自止"，故合车前子、六一散，分利湿热；厚朴、白豆蔻、扁豆既化湿行脾以助泻止，又防寒凉药伤及脾胃，3剂后使湿热得祛。临床泄泻病病因复杂，只要辨证准确，对症下药，便可运筹帷幄，取得满意的临床疗效。

医 案 信 息

【医案标题】清热利湿法治疗急性肠炎。

【关键词】

中医诊断：泄泻（病名）；湿热伤中（证候）。

西医诊断：急性肠炎。

治法：清热利湿，辅以生津。

方药：葛根芩连汤加减。

【辨证要点】患者身热口渴，小便短赤等表证未解，而见里热已炽，湿蕴脾胃，肠腑传化失常，泻下急迫臭秽，肛门灼热。综合患者临床表现，辨为胃肠湿热，表证未解之证。脉滑数，舌红，苔黄腻为湿热内蕴，肠胃传导失司之象。

【疗效】治疗1周，痊愈。

【整理时间】2016年11月12日。

第二十七节　健脾化湿法治疗慢性结肠炎

　　《素问·脏气法时论》云："脾欲缓，急食甘以缓之；用苦泻之，甘补之。"慢性结肠炎患者多以湿邪为患，虚实夹杂。临床应用参苓白术散，温而不燥，健脾祛湿，契和脾虚湿胜之慢性结肠炎患者。

　　汤某，男，58岁。1989年11月9日初诊。

　　主诉：反复腹泻半年余。

　　初诊：患者素有"慢性结肠炎"病史半年余，反复大便稀溏，日行数次，偶有夹杂不消化食物，无黏液脓血；腹痛肠鸣，喜揉按，纳谷不香，厌油腻，形体消瘦；脉濡细，舌淡苔白。中医诊断：泄泻。辨证：脾虚湿盛。治则：健脾化湿。方药：参苓白术散加减。炒山药15g，炒薏苡仁15g，党参10g，炒白术10g，神曲10g，茯苓15g，鸡内金15g，厚朴10g，扁豆10g，木香8g，陈皮8g，砂仁6g，甘草5g。水煎服，每日1剂，连服7日。

　　二诊：1989年11月16日。患者服药7剂后症状明显改善，大便基本成形，仍纳谷欠佳，脉细弱，舌淡苔白。效不更方，上方继服7剂。

　　三诊：1989年11月23日。患者服药后诸症皆消，嘱患者继服15剂，隔日1剂。并清淡饮食，忌烟酒。随访半年，未复发，体重渐增。

　　按　《张聿青医案·泄泻》指出："上则嗳噫，下则便泄，厥气不和，克制脾土。"说明泄泻的发生,主要由外感或内伤损伤脾胃所致。患者素有"慢性结肠炎"病史,病程较长,脾胃虚弱,纳运乏力,故纳谷乏味,饮食不化,而见大便夹杂不消化食物;水谷不化,清浊不分,而见肠鸣泄泻;脾主四肢肌肉,脾虚则气血生化乏源,四肢肌肉失于濡养,而见形体消瘦。治疗上当予健脾化湿法,拟参苓白术散加减。《医方考》曰:"脾胃者,土也。土为万物之母,诸脏腑百骸受气于脾胃而后能强,若脾胃一亏,则众体皆无以受气,日见羸弱矣……是方也。"纵观全方,补中气,渗湿浊,行脾气,使得脾气健运,湿邪得祛,诸症自除。

医 案 信 息

【医案标题】健脾化湿法治疗慢性结肠炎。

【关键词】

中医诊断:泄泻(病名);脾虚湿盛(证候)。

西医诊断:慢性结肠炎。

治法:健脾化湿。

方药:参苓白术散加减。

【辨证要点】患者素体脾胃虚弱,纳运失职,气血生化乏源,而见反复泄泻,纳谷不香,形体消瘦,脉濡细,舌淡苔白。

【疗效】治疗1个月余,痊愈。

【整理时间】2016年11月12日。

第二十八节 抑肝扶脾法治疗慢性结肠炎

辨证论治是中医治疗疾病的基本原则,是决定治疗方案的依据。马老根据慢性结肠炎患者不同病情,确定中医诊断,司外揣内以查病机,继而确定治法,验方加减,疗效显著。

陈某,女,52岁。1986年3月21日初诊。

主诉:反复腹痛腹泻1年余。

初诊:患者有"慢性结肠炎"病史1年余,反复出现腹痛腹泻,大便稀溏,每日3～5次,泄后痛缓,少量黏液,无脓血,无里急后重。病程中患者性情急躁,体倦乏力,脘闷纳呆,嗳气;脉弦缓,舌淡苔白。中医诊断:泄泻。辨证:肝强脾弱。治则:抑肝扶脾,渗湿止泻。方药:痛泻要方合甘麦大枣汤加减。炒白芍、炒白术、防风各5g,陈皮、香附、神曲、茯苓、茯神各10g,浮小麦、炒薏苡仁各15g,砂仁、甘草各6g,大枣4枚。水煎服,每日1剂,连服5日。

二诊:1986年3月26日。患者服药5剂后腹泻明显好转,时有腹部隐痛、纳呆、神疲乏力,时有嗳气,此为湿浊已除,脾气虚弱,肝脾渐和之候,后期予以逍遥散、六君子加减调和肝脾,图治而愈,随访6年未见发作。

按 本案病位虽在大肠,但与肝脾失调密切相关,患者慢性结肠炎久治不愈,性情急躁,肝失疏泄,肝郁克土,脾胃升降失调,清浊不分,而见诸症。对于此类泄泻病,诚如《医方考》所云"泄责之脾,痛责之肝;肝责之实,脾责之;脾虚肝实,故令痛泄"。治疗上当抑肝扶脾,胜湿止泄,方中白术补脾燥湿以治土虚;白芍柔肝缓急止痛,与白术相配,为土中泄木;陈皮理气燥湿;防风辛香,辛能助香附散肝郁,香能助砂仁舒脾气,且能渗湿以止泻;茯苓、薏苡仁分利湿邪从小便而出;神曲健胃消食,正如《景岳全书》云:"凡遇怒气便作泄泻者,必先以怒时夹食,致伤脾胃。"同时加入甘麦大枣汤养肝除烦,诸药和用,肝脾调和,湿祛而泻止。

医 案 信 息

【医案标题】抑肝扶脾法治疗慢性结肠炎。

【关键词】

中医诊断：泄泻（病名）；肝强脾弱（证候）。

西医诊断：慢性结肠炎。

治法：抑肝扶脾，胜湿止泻。

方药：痛泻要方合甘麦大枣汤加减。

【辨证要点】病程日久，肝失疏泄，肝郁克土，脾胃升降失调，清浊不分，而见腹痛腹泻，泄后痛缓，脘闷纳呆，嗳气，体倦乏力。脉弦缓，舌淡苔白乃肝郁脾虚之象。

【疗效】显效。

【整理时间】2016 年 11 月 18 日。

第二十九节　益火补土法治疗慢性结肠炎

《医方集解》云："久泻皆由命门火衰，不能专责脾胃。"四神丸为治疗命门火衰，火不暖土所致久泻常用方。马老常用此方治疗属"脾肾阳虚"之慢性结肠炎患者，屡治不爽。

施某，男，62 岁。1990 年 10 月 29 日初诊。

主诉：反复腹泻 10 年余。

初诊：10 年前患痢疾基本治愈，此后大便稀溏，时有黏液，无脓血，里急后重感不明显，便前腹部隐痛，泻后即缓，如饮食不慎或过食生冷，即便泄泻，近几年来更为明显。目前症见大便稀溏，每日 3～5 次，甚则食后即泻，腹胀肠鸣，手足不温，夜间尿频，入冬更甚，倦怠无力，腰酸腿软；脉沉细而缓，舌淡苔白腻。结肠镜示：慢性结肠炎。中医诊断：泄泻。辨证：脾肾阳虚。治则：益火生土，温肾暖脾，固肠止泻。方药：四神丸合理中汤加减。炒山药 30g，补骨脂、肉豆蔻、益智仁、怀牛膝各 10g，炒白术 15g，干姜 7g，肉桂、木香各 5g，炙甘草 6g。水煎服，每日 1 剂，连服 14 日。

二诊：1990 年 11 月 13 日。患者服药 14 剂后，大便次数减少，每日 2～3 次，无黏液，手足转温，夜尿 2～3 次，仍倦怠乏力，腰酸腿软，脉沉细而缓，舌淡苔白。效不更方，继服 14 剂，水煎服，每日 1 剂。

三诊：1990 年 11 月 27 日。患者诸症显减，大便每日 1 次，手足稍温，乏力、腰腿酸软明显好转，脉缓，舌淡苔薄，宗上方去益智仁加附子 8g、党参 15g，改山药为 15g、干姜为 10g，继服 14 剂，水煎服，每日 1 剂。

四诊：1990 年 12 月 11 日。患者大便成形，每日 1 次，劳累后稍感腰酸腿软，手足温，余无不适。予以附子理中丸、异功散以善其后，随访半年未在复发。

按　慢性结肠炎属于中医的"痢疾""泄泻""便血""肠风"等范畴，病情反复，轻重不一，西医病因病机复杂，治疗效果不佳。中医对于慢性结肠炎，临证不可不辨，辨证不可拘泥。本案患者当诊断为泄泻病，如《医方集解》所云"久泻皆由命门火衰，不能专责脾胃"，辨证为脾肾阳虚证。故见泄泻，手足不温，腰膝酸软，夜间尿频。寒者热之，虚者补之，故当以益火补土法，补益脾肾阳气，固涩止泻。患者病程日久，初诊以山药、补骨脂、益智仁，肉豆蔻补肾固涩止泻为主；次以干姜、肉桂补益脾肾阳气。后患者泻止，此时以附子、干姜、肉桂等大补脾肾阳气，振奋阳气。本案充分体现了马老临证对标本缓急先后论治原则的灵活掌握。

医 案 信 息

【医案标题】益火补土法治疗慢性结肠炎。

【关键词】

中医诊断：泄泻（病名）；脾肾阳虚（证候）。

西医诊断：慢性结肠炎。

治法：益火生土，温肾暖脾，固肠止泻。

方药：四神丸合理中汤加减。

【辨证要点】患者病久，命门火衰，火不暖土，脾阳不升，水谷下趋而至久泻不愈。症见大便稀溏，腹胀肠鸣，手足不温，夜间尿频，入冬更甚，倦怠无力，腰酸腿软。脉沉细而缓，舌淡苔白腻，乃脾肾阳虚之象。

【疗效】显效。

【整理时间】2016 年 11 月 18 日。

第三十节　补火生土、益肾止泻法治疗慢性腹泻

脾病及肾，可成命门火衰之五更泄泻。肾阳虚衰之泄泻，多在黎明之前，以腹痛肠鸣即泻，泻后则安，形寒肢冷，腰膝酸软为特点。泄泻之肾阳虚弱，火不生土之证，治以补火生土，益肾止泻。

李某，女，60 岁。2009 年 4 月 6 日初诊。

主诉：反复发作晨起泄泻 7 年余。

初诊：患者有慢性腹泻史，7 年前无明显诱因下出现泄泻，曾经服用过中药参苓白术散、附子理中汤、补中益气丸等，收效甚微。刻下久泻不止，每泻必以晨起五更时为著，有时衣服穿不及时即大便，其则解到衣裤上，大便稀薄无黏液，肠鸣，腹中微有小胀痛，纳谷渐少。刻下面色黄白少华，腰膝酸软，身冷畏寒，夏天畏电扇、空调，冬天怕出门，唯恐受凉腹泻加重；脉沉小弱，舌苔薄白。中医诊断：泄泻。辨证：肾阳虚弱，火不生土。治则：补火生土，益肾止泻。方药：四神丸加减。补骨脂 10g，煨肉果 12g，吴茱萸 5g，五味子 10g，干姜 10g，党参 10g，炒白术 10g，陈皮 10g，茯苓 15g，炒山药 15g，炒薏苡仁 15g，桂枝 5g，砂仁 5g，芡实 12g，甘草 5g。水煎服，每日 1 剂，共 7 剂。

二诊：2009 年 4 月 13 日。服上方 7 剂后，五更泻明显减少，大便日解 2 次，也不一定在早晨。上方续服 7 剂，水煎服，每日 1 剂。

三诊：2009 年 4 月 20 日。药后腹泻基本停止，纳谷正常。继续上方服 14 剂巩固疗效，水煎服，每日 1 剂。

按　《景岳全书·泄泻》云："肾为胃关，开窍于二阴，所以二便之开闭，皆肾脏之所主，今肾中阳气不足，则命门火衰……阴气盛极之时，即令人洞泄不止也。"又云："泄泻之本，无不由于脾胃。"五更泻又名五更脾肾泻，其病理基础是脾肾阳虚，若治标不治本或泻止而不调理，皆得不到很好的疗效。而四神丸作为温补脾肾、涩肠止泻的基本方，对由脾肾虚寒所致的泄泻尤常用，能起到治标与治本兼顾，止泻与调理兼顾之功效。

医 案 信 息

【医案标题】补火生土、益肾止泻法治疗慢性腹泻。

【关键词】

中医诊断：泄泻（病名）；肾阳虚弱，火不生土（证候）。

西医诊断：慢性腹泻。

治法：补火生土，益肾止泻。

方药：四神丸加减。

【辨证要点】久病之后，损伤肾阳，或年老体衰，阳气不足，脾失温煦，运化失常，而致泄泻。症见晨起则泻，大便稀薄无黏液，腹中微有小胀痛，纳谷渐少，面色黄白少华，腰膝酸软，身冷畏寒，受凉腹泻加重。脉沉小弱，舌苔薄白乃脾肾阳虚之象。

【疗效】上方服用 1 个月余，主症消失。治愈。

【整理时间】2009 年 9 月 25 日。

第三十一节　滋阴养血、通降腑气法治疗慢性功能性便秘

《兰室秘藏·大便结燥门》云："若饥饱失节，劳役过度，损伤胃气，及食辛热厚味之物，而助火邪，伏于血中，耗散真阴，津液亏少，故大便燥结。"马老认为慢性功能性便秘病机虚实夹杂，当补虚泻实、标本兼顾，不可过用攻伐之品，以防伤脾败胃，致使日久不愈。

程某，男，56 岁。2007 年 9 月 3 日初诊。

主诉：大便干燥难解伴腹胀 2 年余。

初诊：患者 2 年前情绪郁闷后出现大便干燥难解，3～5 日一行，经中西医结合治疗未见明显缓解。刻下大便干燥难解，腹胀，便后则头晕目眩、心悸气短，便后不尽感，口干渴，饮食、睡眠正常；脉弦细数，舌淡红苔薄黄。电子纤维结肠镜及便常规检查均未见明显异常。中医诊断：便秘。辨证：肠腑气滞，血虚津少，肠腑失养。治则：养血润燥，行气通便。方药：增液汤、润肠丸合六磨汤加减。木香 10g，乌药 6g，沉香 10g，大黄 10g，槟榔 6g，枳实 6g，莪术 10g，当归 12g，生地黄 15g，火麻仁 20g，桃仁 12g，玄参 20g，麦冬 15g，黄芪 15g，肉苁蓉 10g，炙甘草 6g。水煎服，每日 1 剂，共 7 剂。

二诊：2007 年 9 月 10 日。大便变软，每日 1 行，气机稍顺，仍宗上方。水煎服，每日 1 剂，共 7 剂。

三诊：2007 年 9 月 17 日。诸症已平，大便调畅。去木香、乌药、沉香、大黄、槟榔、枳实，加西洋参 15g、白术 10g、茯苓 10g。水煎服，每日 1 剂，共 7 剂。

四诊：2007 年 9 月 24 日。药后平善，无特殊不适。处方：玄参 20g，生地黄 15g，西洋参 15g，麦冬 10g，白术 10g，茯苓 10g，炙甘草 6g。水煎服，每日 1 剂，共 7 剂，以资巩固。

按　宋代严用和《济生方》指出"燥则润之、湿则滑之、秘则通之、寒则温之"，这为治疗便秘提供了基本治则。清代吴瑭《温病条辨》云："温病之不大便，不出热结、液干二者之外。其偏于阳邪炽甚，热结之实证，则从承气汤法矣；其偏于阴亏液涸之半虚半实证，则不可混施承气，故以此法代之。"又云"阳明温病，无上焦证，数日不大便，当下之，其人阴素虚，不可行承气者，增液汤主之""水不足以行舟，而结粪不下者当增液行舟"。因此吴瑭认为便秘主要分为热结实证与液干虚证便秘，治疗热结实证当用承气汤通之，治疗液干证当用增液汤润之。该患者热象不显，以津亏血少为主，故用增液汤增液润燥以行舟。《景岳全书·秘结》云："凡下焦阳虚，则阳气不行，阳气不行，则不能传送，而阴凝于下，此阳虚阴结也。下焦

阴虚能致精血枯燥，精血枯燥则精液不到而脏腑干槁，此阴虚阳结也。"《医学入门·大便燥结》认为"血液枯"亦可导致便秘。治疗上，李杲以润燥和血之润肠丸治疗血虚便秘。患者便后则头晕目眩、心悸气短，当燥则润之宜用润肠丸。《医学入门·大便燥结》认为"七情气闭"可致便秘；《金匮翼·便秘》曰："气秘者，气内滞，而物不行也。"宋代严用和《济生方》首次提出气秘，并提出秘则通之；治疗上李杲以神保丸治疗气秘；《证治要诀·大便秘》以苏子降气汤治疗气秘。《世医得效方》以六磨汤治疗气滞腹痛，大便秘涩而有热者。由此可知气秘治疗均以通字立法。该患者情志不遂、腹胀、口渴辨证为气秘、热秘，当用六磨汤治之。病至后期，气机渐顺，腑气已通，邪气去而正虚显，故又当缓以治本，故用增液汤合四君子汤益气健脾，盖气能生血以治疗血虚便秘，培土生金，肺气足则便自通，乃仿增液汤以补药之体作泻药之用之义，既可以攻实，又可以防虚。总而言之，该患者便秘病机虚实夹杂，当燥则润之、秘则通之。

医 案 信 息

【医案标题】滋阴养血、通降腑气法治疗慢性功能性便秘。

【关键词】

中医诊断：便秘（病名）；肠腑气滞，血虚津少，肠腑失养（证候）。

西医诊断：慢性功能性便秘。

治法：养血润燥，行气通便。

方药：增液汤、润肠丸合六磨汤加减。

【辨证要点】情志失调，忧愁思虑或郁怒伤肝，或久坐少动以致气机郁滞，木郁乘土，而便秘虽病位在大肠，然大肠之气血运行，全赖脾胃升降，为气机升降之枢，肝郁乘脾，升降失司，腑气通降不顺，故见大便难解，腹胀，便后不尽感。五脏六腑全赖气血濡养，血虚津少，大肠失于滋润濡养，故见大便干燥，口干口渴，便后则头晕目眩，心悸气短，脉弦细数，舌淡红。

【疗效】调整治疗 1 个月，诸症改善，显效。

【整理时间】2016 年 11 月 23 日。

第三十二节　升清降浊、降逆和胃法治疗急性胃肠黏膜损伤

《景岳全书·心腹痛》云："胃脘痛证，多有因食，因寒，因气不顺者。"患者因外感燥邪中伤肺卫，复因自服苦寒药物伐伤脾胃，肺失宣肃之职，痰湿内滞，脾胃失纳运之能，清浊反作，中焦不运，升降失调，发作胃痛。治当升清降浊，降逆和胃。

唐某，男，26 岁。2009 年 6 月 1 日初诊。

主诉：上腹胀痛 3 天余。

初诊：6 天前因感冒发热咳嗽，服用感冒通，每次 1 片，每日 3 次。服药 3 天后，出现胃脘胀痛，纳呆恶心，胸膈不舒，咳嗽痰黏，空腹灼热似饥，纳则恶心欲吐，嗳气频，少有反酸，大便稀；脉弦细，舌红，苔薄白黄。胃镜检查示：十二指肠球炎并糜烂。中医诊断：胃痛。辨证：中焦不运，升降失调。治则：升清降浊，降逆和胃。方药：小柴胡汤合旋覆代赭汤加减。旋覆花 10g，代赭石 20g，紫苏梗 10g，柴胡 10g，黄连 3g，法半夏 6g，橘皮 10g，枳壳 10g，浙贝 10g，乌贼骨 15g，太子参 15g，白术 10g，莪术 10g，九香虫 6g，厚朴 10g，炒麦芽 15g，甘草 3g。水煎服，每日 1 剂，连服 7 剂。

二诊：2009年6月8日。服药呕恶未作，胃脘胀痛轻，嗳气较少，思纳，便软。上方去代赭石、旋覆花。水煎服，每日1剂，连服5剂。

三诊：2009年6月13日。服药上腹隐痛除，纳眠可，二便调。上方加白及15g、蒲公英30g。续服14剂，水煎服，每日1剂，巩固疗效。

按　《景岳全书·心腹痛》云："胃脘痛证，多有因食，因寒，因气不顺者。"患者因外感燥邪发热咳嗽，复因苦寒伐伤脾胃，肺失宣肃之职，痰湿内滞，脾胃失纳运之能，清浊反作，中焦不运，升降失调，发作胃痛。故治疗拟温中和胃，使痰湿内化，升清降浊，恢复脾胃纳运功能。方中取紫苏、半夏之辛温温中；黄连之苦寒清热；代赭石、旋覆花和胃降逆；橘皮祛痰止咳、理气消痞、祛瘀消积；四君子汤健脾益气。诸药合用，相得益彰。

医案信息

【医案标题】升清降浊、降逆和胃法治疗急性胃肠黏膜损伤。

【关键词】

中医诊断：胃痛（病名）；中焦不运，升降失调（证候）。

西医诊断：急性胃肠黏膜损伤：十二指肠球炎并糜烂。

治法：升清降浊，降逆和胃。

方药：小柴胡汤合旋覆代赭汤加减。

【辨证要点】患者因外感燥邪发热咳嗽，复因苦寒伐伤，肺失宣肃之职，痰湿内滞，脾胃失纳运之能，清浊反作，中焦不运，升降失调所致。

【疗效】调整治疗1个月，诸症改善，显效。

【整理时间】2010年1月22日。

第三十三节　清化肠腑湿热、调和营卫气血法治疗溃疡性结肠炎

《景岳全书·痢疾》云："凡治痢疾，最当察虚实，辨寒热，此泻痢中最大关系。"溃疡性结肠炎属中医学"痢疾"范畴，是一种临床难治病，迁延日久，患者痛苦不堪，治疗上宜先标后本，清化肠腑湿热，调和营卫气血。

霍某，女，55岁。2009年1月12日初诊。

主诉：腹痛下痢反复发作6年，加重2个月。

初诊：患者自2003年4月起病，下腹隐痛大便稀溏，带脓血，肛门有里急后重感，下利每日3~5次，经外院诊治，服药后症状逐渐控制。2004年秋又有类似发作，经历3个月治疗好转，但以后腹痛、便溏等症一直存在，如此迁延反复，已经6年。近2个月加重伴有发热，形寒，身微热，体温38.0~38.5℃，上午轻，下午重，稍有汗出，头昏神倦，食欲不振，近期大便每日10次，溏而带脓血，白多红少，下腹隐痛；脉虚数，舌质淡苔白稍腻。外院肠镜示：慢性溃疡性结肠炎。曾服用多种药物，症状反复，体重下降。中医诊断：痢疾。辨证：休息痢。治则：清化肠腑湿热，调和营卫气血。方药：白头翁汤加减。白头翁15g，秦皮15g，苦参10g，木香10g，炒白芍20g，炒当归10g，地榆15g，仙鹤草15g，炒防风10g，青蒿15g，焦楂曲各15g，谷麦芽各20g，炙甘草3g。水煎服，每日1剂，连服7天。

二诊：2009年1月19日。服药后形寒症状好转，体温下午37.2℃，晨起36.4℃，每日大

便5～6次，脓血显著减少，但仍然腹痛，便前明显，里急后重感减轻，舌脉不变。原方去防风、炒当归，加石榴皮20g、炮姜炭5g，苦参改5g。水煎服，每日1剂，续服14剂。

三诊：2009年2月4日。服药后体温正常。大便每日2～3次，无脓血、里急后重感觉，腹痛也有好转，精神改善，脉细，舌偏暗。考虑肠腑湿热渐去，久痢脾虚，命火不足，转从健脾益气，佐以温肾抑肝与清化之品。方药：炒白术10g，炒山药20g，茯苓15g，炒扁豆衣15g，炒白芍20g，藿香10g，地榆15g，仙鹤草15g，益智仁10g，补骨脂10g，炒川连6g，焦楂曲各15g。10剂，每日1剂。共服30余剂。诸症均平，食欲显著改善，腹不痛，大便每日1～2次，逐渐成形。

按 《景岳全书·痢疾》云："凡治痢疾，最当察虚实，辨寒热，此泻痢中最大关系。"以本案腹痛下利赤白，里急后重，当属痢疾范畴。治疗痢疾，刘河间提出"调气则后重自除，行血则便脓自愈"的原则。患者病史多年，久病复发，发则治标，痢无补法，当务之急宜以清化湿热，调和气血为先。但究属久痢反复，腹痛隐隐，舌苔稍腻，肠中积滞不甚，故不必过于祛积攻滞。初诊方用白头翁汤、芍药汤复方加减，苦参苦寒有毒，入小肠、大肠、胃、肝、心经，功善燥湿、祛风杀虫，与木香相配原为治疗痢疾之方，其对下利赤白，里急后重感明显者效果优于香连丸，短时用可稍大用量，5～10剂后宜减量，巩固疗效。待病情改善，考虑肠腑湿热渐去，久痢脾虚，命火不足，转从健脾益气，佐以温肾抑肝与清化之品。

医 案 信 息

【医案标题】清化肠腑湿热、调和营卫气血法治疗溃疡性结肠炎。

【关键词】

中医诊断：痢疾（病名）；休息痢（证候）。

西医诊断：溃疡性结肠炎。

治法：清化肠腑湿热，调和营卫气血。

方药：白头翁汤加减。

【辨证要点】患者腹痛痢下赤白，里急后重，当属痢疾。病情长，且反复发作，属休息痢。伴发热，热不高而缠绵不愈，是由肠腑湿热未尽，气血不和，营卫失调所致。病久脾胃虚弱，气血生化之源不足，本虚标实，虚实夹杂，脉虚数，舌质淡苔白稍腻。

【疗效】治疗3个月余，痢疾消失，临床显效。

【整理时间】2009年5月25日。

第三十四节 健脾祛湿法治疗溃疡性结肠炎

痢疾，《内经》谓之肠澼，《难经》谓之大瘕泄，《备急千金要方》称滞下。其病机复杂，主要为湿邪内蕴肠腹，气血壅滞，传导失司，肠道脉络受伤所致。治疗当切中病机，明辨寒热虚实，辨证施治。

卢某，男，45岁。1999年8月15日就诊。

主诉：反复解黏液便2年，加重1个月。

初诊：患者2年前因腹泻好转后出现大便不规律，日解2～4次不等，为稀软样便，腹痛，后渐行加重，出现里急后重，夹有黏液，偶有脓血，曾服美沙拉嗪可缓解症状。近1个月黏液便复发，里急后重感加重，时有脓血，口服美沙拉嗪效果不佳，于外院查肠镜示：溃疡性结肠炎。为求中医治疗，特来马老处诊治。刻下腹痛，时有腹胀，大便不爽，里急后重，时有黏液脓血，日解 3~7 次，神疲乏力，消瘦，纳差，脉沉细濡，舌质红，苔腻。中医诊断：痢疾。辨证：脾胃虚弱，湿毒蕴阻。治则：健脾燥湿，解毒通络。方药：健脾解毒化湿汤加减。党参 15g、炒白术 10g、炒白芍 20g、炒当归 10g、仙鹤草 15g、白头翁 15g、炒薏苡仁 30g、砂仁 6g、白豆蔻 6g、黄连 6g、三七块 8g、木香 10g、黄芩 10g、炮姜 3g、炙甘草 6g。水煎服，每日 1 剂，连服 7 日。

二诊：1999 年 8 月 22 日。服药后腹痛腹胀及黏液便较前大减，未见脓血，脉沉，舌淡，苔腻，此为毒邪已去大半，脾气尚未回复，仍有湿象。此病病程日久，需图谋缓治，上方去白头翁、黄芩，加陈皮 10g、槐米 10g、地锦草 15g、山药 20g。继服 7 剂，水煎服，每日 1 剂。

三诊：1999 年 8 月 29 日。患者偶有腹痛，时有黏液，无脓血，大便好解，说明药中病机，效不更方，以上方加减继服，图治 3 个月，诸症消失，随访 1 年，未见复发。

按 本案患者患病多年，"久病必虚""久病必瘀"，而成脾胃虚弱，气血失调，湿毒壅滞肠腹之证。病有轻重、缓急、虚实之分，治有标本缓解之不同。患者形体消瘦，神疲乏力较为突出，若冒然攻邪，恐当邪气未除，脾胃则雪上加霜，虚则益损，故治疗首当扶正为主，即方中大量党参、白术、仙鹤草、薏苡仁等健脾益气；其次化湿解毒为辅，即方中白头翁、黄芩、黄连等清热燥湿。诸药共伍，扶正祛邪，即所谓"正气存内，邪不可干"之理。

医 案 信 息

【医案标题】健脾祛湿法治疗溃疡性结肠炎。

【关键词】

中医诊断：痢疾（病名）；脾胃虚弱，湿毒蕴阻（证候）。

西医诊断：溃疡性结肠炎。

治法：健脾燥湿，解毒通络。

方药：健脾解毒化湿汤加减。

【辨证要点】腹痛，时有腹胀，大便不爽，里急后重，时有黏液脓血，日行 3~7 次，由湿毒蕴阻所致；神疲乏力，消瘦，纳差，舌质红，苔腻，脉沉细濡，乃脾胃虚弱，虚实夹杂之象。

【疗效】显效。

【整理时间】2016 年 11 月 20 日。

第三十五节　清热解毒、理气活血法治疗克罗恩病

《景岳全书·杂病谟·泄泻》云："泄泻之本，无不由于脾胃。"《灵枢·师传》云："肠中热则出黄如糜，脐以下皮寒……肠中寒，则肠鸣飧泄。"湿热瘀阻型克罗恩病，早期以邪实为主，当清凉、疏利、燥脾。病至后期，中气虚弱，又当甘缓补中。

魏某，女，33 岁。2005 年 7 月 29 日初诊。

主诉：反复发作性腹痛、腹泻 1 年余。

初诊：患者于 1 年前因反复发作性腹痛、腹泻，就诊于他院，经纤维肠镜及腹部超声等检查确诊为克罗恩病，予以美沙拉嗪及中药治疗，但症状未见明显缓解。刻下少腹部痞胀不适，偶有隐痛；大便 1 日两三行，有少量黏液脓血便，肛门重坠；少气乏力，精神萎靡，纳谷不香；脉弦细，舌淡红，苔薄黄。中医诊断：泄泻。辨证：脾虚气滞，湿热内蕴，肠络失和。治则：

清热利湿，益气健脾，化瘀通络。方药：白头翁汤合香连丸加减。白头翁 15g，秦皮 10g，炒黄柏 9g，炒黄连 8g，广木香 9g，石榴皮 15g，马齿苋 20g，薏苡仁 20g，白豆蔻 6g，冬瓜皮 20g，山药 20g，赤白芍各 10g，仙鹤草 15g，三七 6g，神曲 10g，甘草 6g。7 剂，水煎服，每日 1 剂。

二诊：2005 年 8 月 7 日。服药后小腹胀满减轻，大便仍有少量黏液脓血便，纳食增加；脉细缓，舌淡苔薄白。证不变则法不移，上方略作变化，去冬瓜皮、神曲，加党参 10g、炮姜 5g、白及 15g。10 剂，水煎服，每日 1 剂。以增强益气健脾、收敛止血之力。

三诊：2005 年 8 月 17 日。症情稳定，体力渐增，纳可，精神转佳。效不更方。二诊方减白头翁为 10g，生甘草改为炙甘草 6g。12 剂，水煎服，每日 1 剂。

四诊：2005 年 8 月 29 日。药后平善，守三诊方续服 24 剂，大便转为黄色稀软便，乏力体倦等皆明显好转，饮食正常，遂投资生丸巩固疗效。

按 《景岳全书·杂病谟·泄泻》云："泄泻之本，无不由于脾胃。"《杂病源流犀烛·泄泻源流》曰："是泄虽有风寒热虚之不同，要未有不源于湿者也。"这充分说明了脾虚湿盛为泄泻的基本病机。该患者辨证为湿热瘀阻证，后期辨证为脾胃虚弱证。按《医宗必读·泄泻》治泄九法，当清凉、疏利、燥脾、甘缓。故用《伤寒论》之白头翁汤清凉、燥脾以治热痢。刘河间《素问病机气宜保命集》中"调气则后重自除，行血则便脓自愈"，而香连丸源于《太平惠民和剂局方》，清热化湿、行气化滞，助白头翁汤之力，又疏利气机，后重自除；加三七、赤芍、白芍行血，脓血自愈。二方均为疏利法的具体体现。病至后期，脾胃虚弱，又当甘缓补中，投资生丸以标本兼治，最终取得良好疗效。

医 案 信 息

【医案标题】清热解毒、理气活血法治疗克罗恩病。

【关键词】

中医诊断：泄泻（病名）；脾虚气滞，湿热内蕴，肠络失和（证候）。

西医诊断：克罗恩病。

治法：清热利湿，益气健脾，化瘀通络。

方药：白头翁汤合香连丸加减。

【辨证要点】素体脾胃虚弱，情志不遂，肝脾不和，脾虚气滞，湿自内生，久则化热，湿热下注肠腑，则见腹痛、腹泻，解黏液脓血便，肛门重坠；少气乏力，精神萎靡，纳谷不香；脉弦细，舌淡红，苔薄黄。

【疗效】治疗 3 个月余，痢疾消失，临床显效。

【整理时间】2016 年 11 月 20 日。

第三十六节 清肝降逆、利胆和胃法治疗慢性胆囊炎

胆为六腑之首，与肝相连，胆汁为肝之精气化生，汇集于胆，泄于胃肠而助饮食消化，是脾胃运化功能得以正常运行的重要条件。《素问·宝命全形论》曰："土得木而条达。"若肝的疏泄功能正常，胆汁排泄畅达，脾胃运化功能健旺。反之，胆汁排泄不利会影响脾胃的运化功能。

王某，女，51 岁。1995 年 3 月 18 日初诊。

主诉：右胁及上腹胀痛 3 年余。

初诊：患者 3 年来反复出现右胁及上腹胀痛，牵及右后背和肩部，食后作胀，大便不畅，胃纳欠佳，口苦，泛恶欲呕；脉细弦，舌质红，苔薄黄略腻。1992 年 B 超检查：慢性胆囊炎伴结石；1995 年 1 月胃镜示：慢性浅表性胃炎。中医诊断：胁痛。辨证：湿热中阻。治则：清肝降逆，利胆和胃。方药：小柴胡汤加减。柴胡 9g，赤白芍各 9g，黄芩 9g，制半夏 9g，广郁金 9g，焦山栀 6g，广木香 9g，炒枳实 9g，生川军 5g，金钱草 30g，延胡索 10g，冬瓜仁 10g，甘草 6g。10 剂，水煎服，每日 1 剂。

二诊：1995 年 3 月 28 日。患者服上方 10 剂，诸症大减，胁痛未作，泛恶欲呕已除，大便日行 3～5 次；脉弦缓，舌淡红，苔薄微黄。上方去生川军、山栀，加白术 10g、茯苓 15g。10 剂，水煎服，每日 1 剂。

三诊：1995 年 4 月 8 日。服上药 10 剂后诸症消除，胃纳佳，乃宗二诊方继服 10 剂巩固治疗，善其后。

按　《景岳全书·胁痛》云："胁痛之病本属肝胆二经，以二经之脉皆循胁肋故也。"故疏利肝胆乃治疗胁痛之大法。方中柴胡、黄芩清解少阳之郁热；广郁金、枳实走胸胁，入肝胆之气分；赤、白芍入肝胆之营分，相互协调，理气和营止痛；半夏和胃降逆以止呕；生川军、桃仁、金钱草清泄肝胆、荡涤胃腑实热。临床证明此方有消炎疏肝利胆、和胃降逆、止痛通腑之功。

医 案 信 息

【医案标题】清肝降逆、利胆和胃法治疗慢性胆囊炎。

【关键词】

中医诊断：胁痛（病名）；湿热中阻（证候）。

西医诊断：慢性胆囊炎。

治法：清肝降逆，利胆和胃。

方药：小柴胡汤加减。

【辨证要点】患者右胁及胃脘胀痛，牵及右背和肩部，食后作胀，大便不畅，是为肝气郁阻，肝胆不疏，木强土壅所致。湿热中阻，蕴结胆胃，致肝胆失于疏泄，腑气失于通降，中气被遏，胃气上逆，故出现胃纳欠佳，口苦，泛恶欲呕；脉细弦，舌质红，苔薄黄略腻。治以清肝降逆，利胆和胃为主。

【疗效】治疗 2 周，显效。

【整理时间】2016 年 11 月 13 日。

第三十七节　健脾化湿、清热祛痰法治疗脂肪肝

减肥首先从源头抓起，即合理膳食；其次，适当锻炼；最后，针药辅助治疗。肥胖者往往嗜食肥甘厚腻，这些都是不易运化之物。正如《临证指南医案》所言："湿从内生者，必其人膏粱酒醴过度。"久之，脾气虚，痰湿生，痰湿久郁化热，痰热互结，易生他证。痰湿最易犯肺，可发咳嗽、咳痰、咳喘等症；若阻于筋脉，可发关节疼热等。

张某，女，56 岁。2005 年 6 月 15 日初诊。

主诉：右上腹胁肋疼痛不适 10 年余。

初诊：患者平素嗜食肥甘厚腻，体重 75kg，身高 160cm，且保持 10 余年，患者单位体检时发现有脂肪肝、高脂血症，常感觉右上腹胁肋疼痛不适。1 周前体检结果报告单：血脂

常规示：三酰甘油 4.1mmol/L，总胆固醇 8.5mmol/L，高密度脂蛋白胆固醇 0.92mmol/L，低密度脂蛋白胆固醇 6.72mmol/L；肝脏彩超示：脂肪肝（中度）。要求中医药治疗，刻下患者形体肥胖，右胁肋胀痛、体倦乏力、少气懒言、偶有咳痰、晨起必吐黄黏痰，面色红；脉弦细数，舌红，苔黄腻。中医诊断：胁痛。辨证：脾虚痰阻。治则：健脾祛湿，清化热痰。方药：参苓白术散合二陈汤加减。党参 12g，茯苓 12g，苍白术各 12g，白扁豆 20g，薏苡仁 20g，陈皮 12g，山药 12g，砂蔻仁各 12g，山楂 12g，荷叶 12g，决明子 12g，法半夏 9g，浙贝母 9g，竹茹 9g，生甘草 6g。14 剂，水煎服，每日 1 剂，分两次服。并嘱饮食忌肥甘厚腻，每日加强锻炼。

二诊：2005 年 6 月 30 日。诉体重减轻 3kg，右胁肋胀痛消失。复查三酰甘油 2.5mmol/L，总胆固醇 5.8mmol/L，高密度脂蛋白胆固醇 1.05mmol/L，低密度脂蛋白胆固醇 3.9mmol/L。脉弦细，舌质红，苔薄白腻。上方加丹参 10g，继服 14 剂。

三诊：2005 年 7 月 14 日。体重又减轻 3kg，无不适。复查血脂正常。疗效甚佳，患者信心大增，继续服药巩固。

按 《素问·藏气法时论》云："肝病者，两胁下痛。"本案之胁痛乃痰湿蕴结肝胆所为，治当健脾祛湿，清化热痰。方中参苓白术散健脾祛湿，脾主运化水谷，脾失运化，水湿多从内生，正如《临证指南医案》所言："湿从内生者，必其人膏粱酒醴过度。"二陈汤是化痰基础方，治疗痰证多在此方基础上加减用药，寒痰可加五味子、细辛辈；热痰可加浙贝母、竹茹等。两方合用相得益彰，共奏健脾化湿、清热祛痰之效。

医 案 信 息

【医案标题】健脾化湿、清热祛痰法治疗脂肪肝。

【关键词】

中医诊断：胁痛（病名）；脾虚痰阻（证候）。

西医诊断：脂肪肝。

治法：健脾祛湿，清化热痰。

方药：参苓白术散合二陈汤加减。

【辨证要点】患者形体肥胖，常觉乏力、少气懒言、偶有咳痰、晨起必吐黄黏痰是由脾虚不能运化水湿，湿聚成痰，痰久郁而化热所致。痰气瘀阻中焦，中焦气机不利，肝气不舒，故右上腹胁肋疼痛不适。面色红，舌红，苔黄腻，脉弦细数皆为痰热之象。治以健脾祛湿，清化热痰为主。

【疗效】治疗 2 个月，显效。

【整理时间】2016 年 11 月 13 日。

第三十八节 疏肝健脾、活血利水法治疗肝硬化

使用经方，宜活用，切忌生搬硬套。古方并非不能治今病，但今日之病相对较为复杂，常常虚实寒热互见，立法处方遣药时要仔细辨证，随证变化，即仲景所言"观其脉证，知犯何逆，随证治之"。

王某，女，58 岁。2009 年 10 月 25 日初诊。

主诉：反复出现右侧肋下胀痛不适 1 年余。

初诊：患者有肝炎病史 10 年，平素既有乏力、纳差、腹胀等不适，未给予正规治疗。1

年多前反复出现右肋下胀痛,固定不移,腹胀满明显,纳差,寐不安。1周前某院门诊B超提示:肝硬化伴门脉高压;脾大;轻度腹水。今日来马老处求诊,见患者面色紫暗有瘀斑,脉弦涩,舌暗红,舌下脉络暴露,舌苔薄白。中医诊断:积聚。辨证:肝郁脾虚,气血郁阻。治则:疏肝健脾,活血利水。方药:柴胡疏肝散加减。柴胡10g,醋青皮12g,枳实、枳壳各6g,香附12g,太子参12g,炒白术15g,茯苓12g,车前子12g,大腹皮10g,赤白芍各8g,川芎12g,三七粉(冲)6g,炙甘草6g。7剂,水煎服,每日1剂。

二诊:2009年11月2日。胁肋胀满疼痛大减,腹胀大减,仍感乏力、口干;脉弦缓,舌质暗,苔滑润。上方去柴胡、青皮、三七粉,加丹参12g、冬瓜皮15g、通草10g,以加强活血利水消胀之效。10剂,水煎服,每日1剂。

三诊:2009年11月12日。面色可见光泽,其他症状均减轻。守二诊方,改丹参为20g。10剂,水煎服,每日1剂。

四诊:2009年11月22日。服药后症状基本消失,面色红润;脉弦细,舌淡红,苔薄白。用香砂六君子汤,以扶正、顾护胃气。太子参20g,白术10g,茯苓15g,陈皮10g,姜半夏9g,砂蔻仁各6g,木香10g,苏梗10g,生薏苡仁30g,甘草6g。10剂,水煎服,每日1剂。

五诊:2009年12月2日。无特殊不适,守四诊方,继服10剂。随访病情稳定。

按 患者患有肝积已10年余,服用各类方剂中,不乏以软坚散结为主的方药。常用莪术等破气之品,此类药力雄厚,攻伐邪气,不免伤及脾胃。来诊时,已然脾胃衰弱之象显露,再行攻伐之药,恐不妥,故方中多用健脾、固护胃气之药物,如炒白术、太子参。且白术健脾化湿切合病机,正如《内经》云:"诸湿胀满,皆属于脾。"本病病机是木强土壅,气滞血瘀,水湿内停,故采用疏肝气之名方柴胡疏肝散,合用活血利水之药。

医 案 信 息

【医案标题】疏肝健脾、活血利水法治疗肝硬化。

【关键词】

中医诊断:积聚(病名);肝郁脾虚,气血郁阻(证候)。

西医诊断:肝硬化。

治法:疏肝健脾,活血利水。

方药:柴胡疏肝散加减。

【辨证要点】患者主症以反复出现右侧肋下胀痛不适为主,固定不移,诊断为积聚。平素既有乏力、纳差、腹胀等不适,是为脾虚。肋下胀满疼痛是为肝郁。故治以疏肝健脾,活血利水。

【疗效】治疗2个月,显效。

【整理时间】2016年11月13日。

第三十九节 温阳健脾、活血利水法治疗肝癌

目前现代中医药研究发现了许多有抗癌成分的中药,但因药物各有偏性,应整体审察,不可妄自添加抗癌作用的药物。当从症、证、病机着手,灵活配伍,时刻以"辨证施治"的临床思维,方可起到整体调节的作用。

何某,男,77岁。2008年6月21日初诊。

主诉:腹部胀满1个月余。

初诊：患者有乙肝病史 10 余年，高血压、高脂血症病史 20 余年，未规律服药治疗。平素易疲乏、感冒，纳差。1 个月前因腹部胀满到某院入院治疗，诊断为原发性肝癌肺转移伴腹水，患者拒绝化疗、手术，出院后为寻求中医治疗，至马老门诊。刻下腹部胀满，纳差，口干思饮，饮而不多，大便干结，3 日一行，小便量少而黄；观其面色晦暗，腹部膨隆，双下肢轻度浮肿；脉沉弦细，舌淡暗，苔白。中医诊断：积聚。辨证：脾肾阳虚，瘀水内停。治则：温阳健脾，活血利水。方药：实脾饮加减。厚朴 10g、炒白术 10g、木瓜 10g、木香 10g、附子 10g、干姜 15g、大腹皮 10g、桑白皮 10g、茯苓皮 10g、冬瓜皮 10g、太子参 10g、丹参 10g、郁金 10g、赤白芍各 10g、茵陈 15g、半枝莲 15g、甘草 6g。10 剂，水煎服，每日 1 剂。

二诊：2008 年 7 月 1 日。患者服上方 10 剂，腹部胀满减轻，纳食增多，小便增多，大便 2 日一行。脉沉弦，舌淡红，苔薄白，继服上方 10 剂。

三诊：2008 年 7 月 11 日。患者服上方 10 剂，腹部胀满改善，纳食增多，小便增多，大便稍干，每日一行。脉弦缓，舌淡红，苔薄白，效不更方，继服用上方巩固疗效。

按　积聚病因多端，但其病机，主要是气滞而导致血瘀内结。同时本病的形成与正气强弱密切相关。正如《素问·经脉别论》云："勇者气行则已，怯者则著而为病也。"说明本病演变亦与正气有关，一般初病多实，久则多虚实夹杂，后期则正虚邪实。本案患者因脾肾阳虚，瘀水内停患病，故方用实脾饮以温阳健脾，加大腹皮、桑白皮、茯苓皮、冬瓜皮以利水湿，有五皮饮之意，丹参、郁金、赤白芍可柔肝化瘀；太子参以养阴益气，一则防清泄太过，二则固护正气；茵陈清热，防全方热性太过；现代研究半枝莲有抗癌之效，且有清热解毒、散瘀止血、利尿消肿之功。全方配伍兼顾标本、虚实、寒热。

医 案 信 息

【医案标题】温阳健脾、活血利水法治疗肝癌。

【关键词】

中医诊断：积聚（病名）；脾肾阳虚，瘀水内停（证候）。

西医诊断：肝癌肺转移。

治法：温阳健脾，活血利水。

方药：实脾饮加减。

【辨证要点】患者系老年，且久病，五脏俱损，来诊时，虚证可见有易疲乏，感冒，纳差等。实证可见有腹部胀满、腹水征阳性等瘀水内停之象。口干思热饮，饮而不多是由瘀水互结、津不上承所致；瘀水本为阴邪，故饮而不多。治以温阳健脾、活血利水为主。

【疗效】治疗 1 个月余，显效。

【整理时间】2016 年 11 月 13 日。

第四十节　益气养血、扶正祛邪法治疗乙状结肠癌化疗后疼痛

乙状结肠癌患者手术化疗后，正气亏虚，不荣则痛，当大补气血，甘缓止痛，同时注意虚实夹杂，扶正以祛邪。

刘某，女，57 岁。2010 年 8 月 17 日初诊。

主诉：乙状结肠癌化疗后 2 个月。

初诊：患者 1 年前因腹痛腹胀、腹泻与便秘交替发作诊断为慢性结肠炎，予以抗感染及中药治疗未见明显缓解，后至某医院就诊，经纤维结肠镜及病理诊断为乙状结肠癌中晚期伴腹腔转移。肺部 CT 未见转移。予以手术及化疗治疗。刻下患者化疗后食欲减退，进食后则腹胀，

恶心呕吐，全身疼痛，形体消瘦，脱发，大便秘结。中医诊断：肠蕈。辨证：气血亏虚，胃气上逆，不荣则痛。治则：益气健脾，养血润燥，补虚降逆化痰。方药：十全大补汤、旋覆代赭汤合润肠丸加减。熟地黄15g，白芍10g，当归10g，川芎10g，人参15g，白术15g，黄精15g，茯苓10g，桃仁10g，大黄6g，白屈菜10g，延胡索10g，旋覆花10g，代赭石10g，法半夏10g，甘草6g，生姜3片，大枣5枚。10剂，水煎服，每日1剂。

　　二诊：2010年8月27日。患者大便正常，疼痛缓解，仍有腹痛腹胀，加木香、枳壳各10g。10剂，水煎服，每日1剂。

　　三诊：2010年9月8日。患者恶心呕吐、形体消瘦好转。守二诊方10剂，水煎服，每日1剂。

　　上方加减共服30余剂，患者诸症明显减轻。

　　按　患者化疗后出现腹胀、恶心呕吐，形体消瘦，当属脾肾两亏、气血虚衰所为。脾胃虚弱，失其健运，则气血生化乏源；脾胃属土，脾主肌肉，气血不荣，肌肉不充，患者周身疼痛；故治当益气健脾，使气血充沛，则体重节痛自除。脾不健运，胃不降浊则大肠传导失司，故见便秘；治当益气健脾养血润燥，故用润肠丸。脾胃又为后天之本，久则及肾，使得先后天不足，故见脱发；治当益气补血，填精益髓，十全大补汤治之。脾不升清，胃不降浊，胃气上逆，则恶心呕吐；治当补虚降逆化痰，用旋覆代赭汤治之。

医　案　信　息

【医案标题】益气养血、扶正祛邪法治疗乙状结肠癌化疗后疼痛。

【关键词】

中医诊断：肠蕈（病名）；气血亏虚，胃气上逆，不荣则痛（证候）。

西医诊断：乙状结肠癌。

治法：益气健脾，养血润燥，补虚降逆化痰。

方药：十全大补汤、旋覆代赭汤合润肠丸。

【辨证要点】患者形体消瘦，说明化疗以后，脾胃虚弱，脾不运化水谷精微，气血生化乏源。后天之本虚衰，则不能充养先天。久病及肾，肾精亏虚，故见脱发。脾胃虚弱，升降失常，则大肠传导功能失司，故见便秘。脾不升清，胃不降浊，胃气上逆，则恶心呕吐。脾胃属输土，输主体重节痛，脾失健运，气血虚衰，则体重节痛。

【疗效】调整治疗1个月，诸证改善，显效。

【整理时间】2016年10月20日。